Evidenzbasierte Chirurgie

Reihe herausgegeben von:
E. Sebastian Debus, Universitätsklinikum Hamburg-Eppendorf,
Berlin, Deutschland

Reinhart T. Grundmann, ehem. Wissenschaftlicher
Medizinischer Direktor Kreiskliniken Altötting-Burghausen,
Burghausen, Deutschland

Für die wichtigsten Indikationen der einzelnen chirurgischen Fachgebiete ermöglichen die Bände dieser Reihe eine gezielte evidenzbasierte Therapiewahl. Grundlagen sind die weltweit publizierten aktuellen Behandlungsergebnisse zu offenen und minimal-invasiven Eingriffen:
- Was empfehlen die nationalen und internationalen Leitlinien?
- Welche wichtigen Informationen stehen nicht in den Leitlinien?
- Welche Behandlungsergebnisse wurden in Metaanalysen und Cochrane-Reviews und weiteren randomisierten Studien veröffentlicht, und wie sind diese zu bewerten?
- Wie sehen die Ergebnisse in Zentren und in der Fläche aus?

Die Analyse der Daten führt zu gut begründeten, differenzierten Therapieempfehlungen, die unmittelbar in Klinik und Praxis angewandt werden können.

E. Sebastian Debus · Reinhart T. Grundmann

Evidenzbasierte Gefäßchirurgie

Leitlinien und Studienlage

3. Auflage

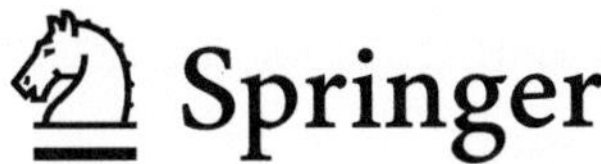

E. Sebastian Debus
Klinik und Poliklinik für Gefäßmedizin
Universitätsklinikum Hamburg-Eppendorf
Hamburg, Deutschland

Reinhart T. Grundmann
ehem. Wissenschaftlicher Medizinischer
Direktor Kreiskliniken Altötting-Burghausen
Burghausen, Deutschland

ISSN 2522-8064   ISSN 2522-8072   (electronic)
Evidenzbasierte Chirurgie
ISBN 978-3-662-66421-6   ISBN 978-3-662-66422-3   (eBook)
https://doi.org/10.1007/978-3-662-66422-3

Die Deutsche Nationalbibliothek verzeichnet diese Publikation in der Deutschen Nationalbibliografie; detaillierte bibliografische Daten sind im Internet über http://dnb.d-nb.de abrufbar.

Planung/Lektorat: Fritz Kraemer

Springer ist ein Imprint der eingetragenen Gesellschaft Springer-Verlag GmbH, DE und ist ein Teil von Springer Nature.
Die Anschrift der Gesellschaft ist: Heidelberger Platz 3, 14197 Berlin, Germany

Vorwort

Dieses Buch ist nun bereits die 3. Auflage des Bandes Evidenzbasierte Gefäßchirurgie und erscheint in einer Reihe zur evidenzbasierten Chirurgie, die mittlerweile auch die Viszeralchirurgie abdeckt. Die rasche Folge der Auflagen beweist den Erfolg der Reihe und macht die Sinnhaftigkeit des Gesamtkonzeptes deutlich. Es handelt sich hier nicht um ein Lehrbuch, das wie so viele andere operative Techniken beschreibt, sondern der Leser soll zu der Frage beraten werden, welches operative oder endovaskuläre Vorgehen in der Gefäßchirurgie zurzeit das am besten begründete ist (Indikationsstellung) und wie die Ergebnisse unter dem Aspekt der Qualitätssicherung aussehen – oder aussehen sollten! Dies beginnt mit der Darstellung von Leitlinienempfehlungen, die nicht unbedingt in allen Ländern identisch sind. Aufgabe war es folglich, neben den deutschen die wichtigsten internationalen Leitlinien herauszusuchen und deren Kern-Aussagen übersichtlich zusammenzustellen – speziell dann, wenn keine aktuellen deutschen Leitlinien in den letzten Jahren zu den entsprechenden Themen veröffentlicht wurden. Ein weiterer Schwerpunkt des vorliegenden Bandes besteht in der Darstellung der Ergebnisse von Metaanalysen, Cochrane-Reviews, randomisierten Studien und Registererhebungen.

Vom Aufbau und Zielsetzung her hat sich in der vorliegenden Ausgabe nichts seit der Konzipierung der 1. Auflage geändert. Trotzdem handelt es sich um weit mehr als nur eine Neuauflage oder Überarbeitung – in Wirklichkeit überreichen wir dem Leser ein völlig neues Buch, das er als Fortsetzung der 2. Auflage verstanden wissen sollte. Grund hierfür ist eine weitere Zielsetzung dieser Reihe, die Aktualität. Es sind folglich auf Basis einer umfassenden, systematischen Literaturrecherche *alle* wichtigen Publikationen der letzten 4 Jahre, seit Veröffentlichung der zweiten Auflage, hier dargestellt. Dem Leser wird damit nicht nur die Evidenz, sondern auch der neueste Wissens- oder auch Diskussionsstand vermittelt. Um den Umfang nicht zu sprengen, mussten hierzu ein Großteil der Publikationen aus den Vorjahren gestrichen werden, die durchaus noch von Wert sein können, weshalb jede Neuauflage dieser Reihe eher eine Ergänzung als einen Ersatz der vorhergehenden Auflage darstellt. Beispielhaft sei dies an den Leitlinienempfehlungen erläutert: in insgesamt 21 Kapiteln wurden 23 neue Leitlinien zitiert, sei es, dass es sich um Neuauflagen handelte oder dass sie erstmals veröffentlicht wurden.

Neu hinzugekommen sind in dieser Auflage zum einen ein Kapitel zum Ulcus cruris. Zum anderen wurde erstmalig für wichtige Kapitel wie die zu den Eingriffen bei Karotisstenose, thorakalen Dissektionen und Aneurysmen, Bauchaortenaneurysma und bei pAVK im Anschluss an die Hauptkapitel noch ein zusätzlicher Abschnitt zum perioperativen Management eingefügt. Basierend auf Leitlinienempfehlungen oder den neuesten Publikationen findet der Leser hier alles, was er zur Evidenz von perioperativer Antibiotikaprophylaxe über die Thrombozytenaggregationshemmung, Antikoagulation und Statintherapie bis hin zu Anästhesie und neurophysiologischem Monitoring wissen sollte.

Angesprochen ist ein breites Publikum: Ärzte in Weiterbildung oder solche vor der Facharztprüfung, aber auch langjährig praktisch Tätige werden über den neuesten Entwicklungsstand unseres Fachgebiets informiert – was gerade bei Leitlinienempfehlungen auch durchaus praktische und möglicherweise justiziable

Konsequenzen haben kann. Auch die Erarbeitung von Gutachten wird so erleichtert (und die Diskussion mit dem medizinischen Dienst), was nicht nur Gefäßchirurgen nützlich sein sollte.

Abschließend danken wir allen Mitarbeitern des Springer-Verlags, die in dieses Projekt eingebunden waren für ihre Hilfe, allen voran Herrn Dr. Fritz Krämer, der von Anfang an von unserem Konzept überzeugt war und es tatkräftig unterstützte.

Auch diese Auflage widmet der Seniorautor seiner im April 2018 verstorbenen Ehefrau Margarethe Grundmann, die ihn so viele Jahre treusorgend begleitet hat.

Sebastian Debus

Reinhart T. Grundmann

Inhaltsverzeichnis

Abkürzungsverzeichnis

AAA	abdominelles Aortenaneurysma
ABI	ankle brachial index
ACC	American College of Cardiology
ACEI	Angiotensin-Converting Enzyme Inhibitor
ACT	Asymptomatic Carotid Trial
ADSORB	Acute Dissection Stent Grafting or Best Medical Treatment
AHA	American Heart Association
ALI	acute limb ischemia
AMI	akute mesenteriale Ischämie
ARB	Angiotensin-Rezeptor-Blocker
ASI	aortic size index
ATOS	arterielles Thoracic-Outlet-Syndrom
AV	arteriovenös
AVF	American Venous Forum
BKA	below-knee amputation
BMS	bare metal stent
BMT	best medical treatment
CAC	Cyanoacrylat-Kleber
CAS	carotid artery stenting
CCO	contralateral carotid occlusion
CEA	carotid endarterectomy
CLI	critical limb ischemia
CLTI	chronic limb-threatening ischaemia
CMI	chronische mesenteriale Ischämie
COPD	chronic obstructive pulmonary disease
CREST	Carotid Revascularization Endarterectomy versus Stenting Trial
CSF	cerebrospinale Flüssigkeit
CSI	Claudication Symptom Instrument
CTA	computerized tomographic angiography
CTEPH	chronische thromboembolische pulmonale Hypertension
DAPT	duale Thrombozytenaggregationshemmung
DCB	drug-coated balloon
DES	drug eluting stent
DFI	diabetische Fußinfektion
DFO	diabetische Fußosteomyelitis
DFU	diabetisches Fußulkus
DR	direkte Revaskularisation
DRG	Diagnosis Related Groups
DSA	digitale Subtraktionsangiographie
DTAA	deszendierendes thorakales Aortenaneurysma
EAST	Eastern Association for the Surgery of Trauma
ECB	extrakorporaler Bypass
ELT	endovenöse Lasertherapie
EMG	Elektromyographie
ER	endovascular repair
ESC	European Society of Cardiology
ESVS	European Society for Vascular Surgery
ESWT	extrakorporale Stoßwellentherapie
EVAR	endovaskuläre Versorgung
FMD	fibromuskuläre Dysplasie
GA	Allgemeinanästhesie
GCP	good clinical practice
GFR	glomeruläre Filtrationsrate
HBOT	hyperbare Sauerstofftherapie
HCA	hypothermer cirkulatorischer Stillstand
HFM	hemodialysis fistula maturation
HL	hohe Ligatur
HLS	hohe Ligatur mit Stripping
HR	Hazard Ratio
HTA	Health Technology Assessment
IC	Claudicatio intermittens
ICSS	International Carotid Stenting Study

IDSA	Infectious Diseases Society of America
IMH	intramurales Hämatom
IR	indirekte Revaskularisation
IRAD	International Registry of Acute Aortic Dissection
IU	international unit
IVC	Vena cava inferior
IWGDF	International Working Group on the Diabetic Foot
KBT	Katheter-basierte Thrombolyse
LA	Lokalanästhesie
LHB	Linksherzbypass
LSA	linke A. subclavia
MACE	major adverse cardiovascular event
MAL	Ligamentum arcuatum medianum
MALE	major adverse limb event
MALS	median arcuate ligament syndrome (Truncus-coeliacus-Kompressionssyndrom)
MEP	motorisch evozierte Potentiale
MOCA	mechanochemische endovenöse Ablation
MRA	magnetic resonance angiography
MTQIP	Michigan Trauma Quality Improvement Program
NAA	Nierenarterienaneurysma
NASt	Nierenarterienstenose
NEAT	Novel Endovascular Access Trial
NHS	National Health Service
NHSN	National Healthcare Safety Network
NICE	National Institute for Health and Care Excellence
NIS	Nationwide Inpatient Sample
NOMI	nicht-okklusive intestinale Ischämie
NPWT	negative pressure wound therapy
NSQIP	National Surgical Quality Improvement Program
NTDB	National Trauma Data Bank
NTOS	neurogenes Thoracic-Outlet-Syndrom
OAR	open aneurysm repair
OPG	objective performance goals
OR	Odds Ratio
OR	open repair
PAA	Poplitealarterienaneurysma
PAES	popliteal artery entrapment syndrome
PAU	penetrierendes Aortenulkus
PAVK	periphere arterielle Verschlusskrankheit
PES	poplitea entrapment syndrome
PETTICOAT	Provisional Extension To Induce Complete Attachment
PEVAR	percutaneous endovascular aneurysm repair
PKBT	pharmakomechanische Katheter-basierte Thrombolyse
POBA	plain old balloon angioplasty
PRP	Plättchen-reiches Plasma
PSV	systolische Spitzengeschwindigkeit
PTA	perkutane transluminale Angioplastie
PTFE	Polytetrafluorethylen
PTOS	Pennsylvania Trauma Outcome Study
PTS	postthrombotisches Syndrom
QALY	qualitätsadjustiertes Lebensjahr
RCT	randomized controlled trial
RFA	Radiofrequenzablation
RR	relatives Risiko
rTAA	rupturiertes thorakales Aortenaneurysma
SAPT	single antiplatelet therapy
SCAI	Society for Cardiovascular Angiography and Interventions
SCI	spinal cord ischemia

SET	supervised exercise training
SINE	stentgraftinduzierter neuer Eintritt
SMA	A. mesenterica superior
SOD	Splanchnicus occlusive disease
SSEP	somatosensorisch evozierte Potentiale
SVS	Society for Vascular Surgery
TAA	thorakales Aortenaneurysma
TAAA	thorakoabdominelles Aortenaneurysma
TAH	Thrombozytenaggregationshemmer
TASC	Transatlantic Inter-Society Consensus
TBAD	Typ B Aortendissektion
TCAR	TransCarotidale Arterielle Revaskularisation
TEA	Thrombendarteriektomie
TEVAR	thoracic endovascular aortic repair
TIA	transitorische ischämische Attacke
TOS	Thoracic-Outlet-Syndrom
TRAD	thermal resistance anastomosis device
UGSS	Ultraschall-gesteuerte Schaum-Sklerotherapie
USRDS	United States Renal Data System
VAA	Viszeralarterienaneurysma
VASQIP	Veterans Affairs Surgical Quality Improvement Project
VCSS	Venous Clinical Severity Score
VGNW	Vascular Governance Northwest
VQI	Vascular Quality Initiative
VSGNE	Vascular Study Group of New England
VTE	venöse Thromboembolie
VTOS	venöses Thoracic-Outlet-Syndrom
WIQ	Walking Impairment Questionnaire
WVS	Western Vascular Society
ZVK	zentralvenöser Katheter

Extrakranielle Karotisstenose

Inhaltsverzeichnis

© Springer-Verlag GmbH Deutschland, ein Teil von Springer Nature 2022
E. S. Debus, R. T. Grundmann, *Evidenzbasierte Gefäßchirurgie*, Evidenzbasierte Chirurgie,
https://doi.org/10.1007/978-3-662-66422-3_1

1.1 Leitlinien

1.1.1 Deutsche S3-Leitlinie

Zur Therapie

Konservative (Begleit-) Therapie der asymptomatischen Karotisstenose

Die deutsche S3-Leitlinie (Eckstein et al. 2020) gibt zur konservativen Therapie der asymptomatischen Karotisstenose u. a. folgende Empfehlungen:

- Allen Patienten mit einer asymptomatischen Karotisstenose soll eine gesunde Vollwert-Mischkost und körperliche Aktivität empfohlen werden. Rauchen soll beendet werden (Evidenz-Stärke 2a, starke Empfehlung)
- Alle Patienten mit einer >50 %igen asymptomatischen arteriosklerotischen Karotisstenose sollten 100 mg Acetylsalicylsäure (ASS)/Tag einnehmen, sofern das Blutungsrisiko niedrig ist (Evidenz-Stärke 2a, Empfehlung)
- Bei Vorliegen eines Diabetes mellitus und/oder einer arteriellen Hypertonie sollen der Diabetes und/oder die Hypertonie leitliniengerecht behandelt werden (Expertenkonsensus)
- Alle Patienten mit einer >50 %igen asymptomatischen Karotisstenose sollen zur Langzeitprävention kardiovaskulärer Ereignisse (Schlaganfall, Myokardinfarkt etc.) ein Statin einnehmen. Das LDL-Cholesterin soll dabei entsprechend der aktuellen LL risiko-adaptiert abgesenkt werden (Expertenkonsensus)
- Patienten mit einer asymptomatischen Karotisstenose <60 % sollten konservativ behandelt werden, da sie von einer invasiven Therapie nicht profitieren (Expertenkonsensus)

Operative und endovaskuläre Therapie der asymptomatischen Karotisstenose

- Beim Vorliegen einer 60–99 %igen asymptomatischen Karotisstenose sollte eine CEA erwogen werden, sofern kein erhöhtes OP-Risiko vorliegt und einer oder mehrere klinische oder bildgebende Befunde vorliegen, die mit einem erhöhten Risiko eines Carotis-bedingten Schlaganfalls im Follow-up assoziiert sind (Evidenz-Stärke 1, Empfehlung)
- Beim Vorliegen einer 60–99 %igen asymptomatischen Karotisstenose kann CAS erwogen werden, sofern kein erhöhtes Behandlungsrisiko vorliegt und ein oder mehrere klinische oder bildgebende Befunde vorliegen, die vermutlich mit einem erhöhten Risiko eines Carotis-assoziierten Schlaganfalls im Follow-up assoziiert sind (Evidenz-Stärke 2a, Empfehlung offen)
- Die periprozedurale Schlaganfallrate/ Letalität soll bei der CEA oder CAS einer asymptomatischen Stenose so gering wie möglich sein. Die Schlaganfallrate/Letalität soll fach-neurologisch kontrolliert werden und maximal 2 % während des stationären Aufenthalts betragen (Evidenz-Stärke 2a, starke Empfehlung)

Konservative (Begleit)-Therapie der symptomatischen Karotisstenose

- Allen Patienten mit einer symptomatischen Karotisstenose soll eine Vollwertmischkost und körperliche Aktivität empfohlen werden. Rauchen soll beendet werden (Evidenz-Stärke 2a, starke Empfehlung)
- Patienten mit einer symptomatischen Karotisstenose sollen mit einem Thrombozytenaggregationshemmer (ASS 100 mg oder Clopidogrel 75 mg) behandelt werden (Evidenz-Stärke 2a, starke Empfehlung)

- Bei Patienten, die sich innerhalb von 12 Stunden nach Symptombeginn mit einem milden neurologischen Syndrom (TIA mit hohem Rezidivrisiko, NIHSS [National Institute of Health Stroke Scale] ≤4) vorstellen, kann eine duale Plättchenhemmung für 10 bis 21 Tage mit 100 mg ASS und 75 mg Clopidogrel nach Loading mit 300 mg Clopidogrel erwogen werden (Evidenz-Stärke 2a, Empfehlung offen)
- Ein Diabetes mellitus oder eine arterielle Hypertonie sollen leitlinien-gerecht konsequent behandelt werden (Expertenkonsensus)
- Alle Patienten mit einer symptomatischen Karotisstenose sollen zur Langzeitprävention kardiovaskulärer Ereignisse ein Statin einnehmen. Das LDL-Cholesterin soll dabei entsprechend der aktuellen LL risikoadaptiert abgesenkt werden (Expertenkonsensus)
- Patienten mit einer symptomatischen Karotisstenose <50 % sollen konservativ behandelt werden, da sie von einer invasiven Therapie nicht profitieren (Evidenz-Stärke 1a, starke Empfehlung)

Operative und endovaskuläre Therapie der symptomatischen Karotisstenose

- Bei Patienten mit einer 70–99 %igen Stenose nach retinaler Ischämie, TIA oder nicht behinderndem Schlaganfall soll eine CEA durchgeführt werden (Evidenz-Stärke 1a, starke Empfehlung)
- Eine CEA sollte auch bei Patienten mit einer symptomatischen Stenose von 50–69 % durchgeführt werden, wenn kein erhöhtes OP-Risiko vorliegt. Männer mit kürzlich zurückliegenden hemisphäralen Symptomen (retinale Ischämie, TIA, Hirninfarkt mRS <3) profitierten am ehesten (Evidenz-Stärke 2a, Empfehlung)

- Bei symptomatischen Patienten mit einer 50–99 %igen Karotisstenose und normalem OP-Risiko kann CAS erwogen werden (Evidenz-Stärke 2a, Empfehlung offen)
- Die Komplikationsraten von CEA und CAS symptomatischer Karotisstenosen sollen fach-neurologisch kontrolliert werden. Die während des Krankenhausaufenthalts dokumentierte periprozedurale Schlaganfallrate/Letalität soll bei allen (früh-) elektiven CEA oder CAS bei maximal 4 % liegen (Expertenkonsensus)
- Bei der Entscheidung über die Behandlungsmodalität sollen neben patientenspezifischen Faktoren und anatomischen Gegebenheiten auch die persönlichen Präferenzen des Patienten berücksichtigt werden. Voraussetzung hierfür ist eine den Bedürfnissen des Patienten gerechte Information und Aufklärung (Expertenkonsensus)

Subgruppen mit symptomatischer Stenose, die eher von CEA, CAS oder BMT allein profitieren

- Eine CEA soll möglichst früh (innerhalb von 3–14 Tagen) nach dem Indexereignis durchgeführt werden (Evidenz-Stärke 2, starke Empfehlung)
- Patienten mit behinderndem Schlaganfall (mRS >2) können ebenfalls mittels CEA oder CAS behandelt werden, wenn ein sekundärprophylaktischer Nutzen in Bezug auf eine neurologische Verschlechterung zu erwarten ist. Die Patienten sollten vor dem Eingriff neurologisch stabil sein (Expertenkonsensus)
- CEA und CAS sollen bei symptomatischen <50 %igen Stenosen nur dann erwogen werden, wenn rezidivierende Stenose-assoziierte Symptome unter bestmöglicher medikamentöser Therapie vorliegen. In diesen seltenen Situationen soll immer ein interdisziplinärer Konsens hergestellt werden (Expertenkonsensus)

- Bei Patienten mit Pseudookklusionen und rezidivierenden Symptomen unter bestmöglicher medikamentöser Therapie kann eine CEA oder CAS erwogen werden (Expertenkonsensus)
- Eine CEA kann in folgenden Situationen Vorteile gegenüber CAS bringen:
  - ältere Patienten (>70. Lebensjahr)
  - früh-elektive CEA nach neurologischem/retinalem Indexereignis
  - langstreckige, stark verkalkte, elongierte oder ulzerierte Stenosen
  - erschwerter Zugang für CAS: AO-Bogen Typ III, Kalkläsionen im AO-Bogen
  (Expertenkonsensus)
- CAS sollte bei symptomatischen Patienten mit hohem chirurgischen OP-Risiko als eine Alternative zur CEA in Betracht gezogen werden (Evidenz-Stärke 2, Empfehlung)
- CAS kann in folgenden Situationen Vorteile gegenüber der Operation bringen, wenn sie in einem erfahrenen Zentrum unter Qualitätskriterien durchgeführt wird:
  - Restenosen nach CEA
  - radiogene Stenosen
  - hochzervikale Stenosen
  - Tandemstenosen mit höhergradiger intrakranieller Stenose
  - Tandemstenosen mit höhergradiger intrathorakaler Stenose
  - kontralaterale Parese des N. laryngeus recurrens
  (Expertenkonsensus)
- Da ein kontralateraler Verschluss das Behandlungsrisiko erhöhen kann, sollen Indikationsstellung und Verfahrenswahl (CEA oder CAS) anhand klinischer und morphologischer Variablen erfolgen (Expertenkonsensus)

Notfall-CEA und Notfall-CAS

- Patienten mit akutem Schlaganfall und embolischem Verschluss einer großen intrakraniellen Arterie auf dem Boden einer extrakraniellen Karotisstenose oder eines Karotisverschlusses sollen ohne Verzögerung einer endovaskulären Revaskularisierung zugeführt werden (Evidenz-Stärke 1a, starke Empfehlung)
- In selektierten Fällen (z. B. Stroke in evolution, flottierender Thrombus, Crescendo TIA) sollte eine CEA oder CAS auch in den ersten Stunden nach dem Indexereignis in Rücksprache mit den Schlaganfallspezialisten durchgeführt werden (Evidenz-Stärke 2, Empfehlung)

Wie soll beim Vorliegen einer hochgradigen Karotisstenose und einer geplanten koronaren Bypass-OP vorgegangen werden?

- Bei Patienten mit retinaler Ischämie, TIA, Zentralarterienverschluss oder Schlaganfall in den letzten 6 Monaten soll vor einer geplanten koronaren Bypassoperation eine Carotis-DUS oder andere nicht-invasive Carotisdiagnostik erfolgen (Evidenz-Stärke 1a, starke Empfehlung)
- Bei Patienten ohne retinale Ischämie, TIA oder Schlaganfall in den letzten 6 Monaten kann vor einer geplanten koronaren Bypassoperation eine Carotis-DUS in folgenden Situationen erwogen werden: Lebensalter über 70 Jahre, koronare Mehrgefäßerkrankung, pAVK oder Strömungsgeräusch (Evidenz-Stärke 2a, Empfehlung offen)
- Die Differenzial-Indikation zur Simultan-OP oder sequenziellen Therapie der Karotisstenose soll im multidisziplinären Team (Kardiologie, Herzchirurgie, Neurologie, Gefäßchirurgie, Neuro-

1

radiologie) gestellt werden (Experten-konsensus)

- Bei einer symptomatischen 50–99 %igen Karotisstenose und geplanter koronarer Bypass-Operation soll eine sequenzielle oder simultane CEA der Karotisstenose durchgeführt werden. Die klinisch führende Symptomatik soll dabei besonders gewürdigt werden (Evidenz-Stärke 2a, starke Empfehlung)
- Bei Vorliegen beidseitiger 70–99 %iger asymptomatischer Karotisstenosen oder einer unilateralen 70–99 %igen Stenose und einem kontra-lateralen Karotisverschluss und einer notwendigen koronaren Bypass-Operation kann eine simultane oder sequenzielle Revaskularisierung der Karotisstenose erwogen werden (Evidenz-Stärke 2a, Empfehlung offen)

Zur Operationstechnik

Zur Operationstechnik (CEA)

- Die Wahl des OP-Verfahrens (Eversions-CEA, konventionelle CEA mit Patchplastik) soll in Abhängigkeit von der persönlichen Erfahrung des operierenden Chirurgen erfolgen (Evidenz-Stärke 1a, starke Empfehlung)
- Bei der konventionellen CEA soll immer eine Patchplastik angewandt werden, da eine Direktnaht mit einer höheren Komplikationsrate assoziiert ist. Die Evidenz für oder gegen einzelne Patchmaterialien ist gering (Evidenz-Stärke 1a, starke Empfehlung)
- Die Entscheidung zur temporären Einlage eines Shunts sollte sich an einer evtl. beobachteten Clamping-Ischämie oder an präoperativ nachgewiesenen schlechten zerebralen Kollateralverhältnissen orientieren. Es besteht keine ausreichende Evidenz für die routinemäßige (obligate) Einlage eines Shunts während einer operativen Karotis-Rekonstruktion (Evidenz-Stärke 2a, Empfehlung)

- Bei der CEA in Allgemeinanästhesie sollte ein intraoperatives Neuromonitoring erwogen werden, um eine ausreichende Kollateralversorgung anzuzeigen und bei pathologischem Befund eine Indikation zum selektiven Shunting oder zur Blutdruckanhebung bei Clamping-Ischämie zu stellen (Evidenz-Stärke 2a, Empfehlung)
- Die Durchführung einer intraoperativen Duplex-Sonographie und/oder Angiographie sollte als intraoperative Qualitätskontrolle erfolgen, um das periprozedurale Schlaganfallrisiko zu minimieren (Evidenz-Stärke 2b, Empfehlung)

Perioperatives medikamentöses Management bei der CEA

- Im Intervall zwischen neurologischem Indexereignis und CEA einer symptomatischen Karotisstenose kann die kombinierte Gabe von Acetylsalicylsäure (100 mg) und Clopidogrel (75 mg) erwogen werden, um das Risiko einer erneuten zerebralen Ischämie zu verringern (Evidenz-Stärke 2b, Empfehlung offen)
- Zur Reduktion des perioperativen Schlaganfallrisikos kann die CEA unter der simultanen Gabe von Acetylsalicylsäure (100 mg) und Clopidogrel (75 mg) erwogen werden (Evidenz-Stärke 1b, Empfehlung offen)
- Vor dem Clamping der A. carotis soll eine i. v. Bolus Heparinisierung verabreicht werden. Eine Heparin-Antagonisierung mit Protamin nach Wiederfreigabe (identische Dosis wie Heparin) kann erwogen werden, um die Anzahl OP-pflichtiger Halshämatome zu verringern (Expertenkonsens)
- Eine präoperative Therapie mit Antikoagulantien (Vorhofflimmern, künstliche Herzklappe, Lungenembolie) soll unter Berücksichtigung des individuellen Blutungs- und Thromboembolie-Risikos überbrückt werden (Expertenkonsens)

- Beta-Blocker und/oder oral eingenommene Antiarrhythmika sollen perioperativ weitergegeben werden (Evidenz-Stärke 2a, starke Empfehlung)
- Bei Patienten mit Diabetes mellitus soll vor einer CEA eine strikte Kontrolle des Blutzuckers (Tagesprofil, Zielwert <180 mg/dl, <10 mmol/L) erfolgen. Perioperativ sollen Hypoglykämien vermieden werden (Evidenz-Stärke 2a, starke Empfehlung)

Zur Operationstechnik (CAS)

- Bei der endovaskulären Behandlung von Karotisstenosen soll eine primäre Stentimplantation angewandt werden (Evidenz-Stärke 2b, starke Empfehlung)
- Für die Karotis-Stentimplantation sollen selbst expandierende, für diese Indikation zugelassene Stents verwendet werden (Evidenz-Stärke 2a, starke Empfehlung)
- Die CAS-Indikationsstellung sollte nach sorgfältiger Nutzen-Risiko-Abwägung erfolgen. Eventuell erhöhte Risiken bei älteren, über 70-jährigen Patienten und in frühen Zeitfenstern nach zerebraler/okulärer Ischämie sollen dabei berücksichtigt werden. Ggf. ist alternativ die CEA zu erwägen (Evidenz-Stärke 2a, Empfehlung)
- Vor einer CAS sollte eine duale Plättchenhemmung mit ASS (100 mg) und Clopidogrel (75 mg) erfolgen (Evidenz-Stärke 3, Empfehlung)
- Die Behandlung mit Clopidogrel sollte wenigstens drei Tage vor dem Eingriff mit 75 mg/Tag oder mit 300 mg am Tag vor dem Eingriff begonnen werden
- (Expertenkonsens)
- Die duale Plättchenhemmung sollte für mindestens einen Monat beibehalten werden (Expertenkonsens)
- Zur Erkennung und medikamentösen Behandlung von Kreislauf-Reaktionen mit Bradykardie und Hypotonie oder Blutdruckanstiegen sollte bei CAS-Eingriffen ein peri- und postinterventionelles Monitoring erfolgen (Expertenkonsens)
- Folgende Maßnahmen sollten dabei eingesetzt werden:
  - Bradykardie-Prophylaxe mit Atropin-Gaben vor der Freisetzung und
  - Nachdilatation des Stents
  - Gabe Kreislauf-aktiver Medikamente bei Hypotonie
  - Einstellung normotoner Blutdruckwerte zur Prävention von Reperfusionsschäden
- Nach CAS sollte abschließend eine angiographische Darstellung der intrakraniellen Arterien erfolgen (Expertenkonsens)

Management periinterventioneller Komplikationen

- Bei Verdacht auf das Vorliegen einer intraprozeduralen zerebralen Ischämie soll umgehend eine Angiographie der A. carotis und der abhängigen intrakraniellen Arterien erfolgen (Evidenz-Stärke 1, starke Empfehlung)
- Beim Vorliegen eines frühpostinterventionellen neurologischen Defizits sollte umgehend eine zerebrale und vaskuläre Bildgebung erfolgen (Expertenkonsens)
- Bei periinterventionell aufgetretener Thromboembolie mit Verschluss eines funktionell relevanten intrakraniellen Hauptastes sollte umgehend eine kathetergestützte Thrombektomie erfolgen (Evidenz-Stärke 1, starke Empfehlung)
- Bei Verdacht auf das Vorliegen eines postinterventionellen Hyperperfusionssyndroms (HPS) und/oder einer zerebralen Blutung, soll umgehend eine neurologische Untersuchung, eine Computertomographie (CCT) oder alternativ ein MRT des Gehirns erfolgen (Evidenz-Stärke 3, starke Empfehlung)

1.1.2 Leitlinie der European Society for Vascular Surgery (ESVS)

Die Leitlinie führt als neue Empfehlungen unter anderen auf (Naylor et al. 2022):

- **Klasse I:**
- Nr. 23: Für Patienten mit symptomatischer Karotisstenose, die nicht für eine CEA oder CAS nach einer TIA oder kleinerem ischämischem Schlaganfall in Betracht gezogen werden, wird kurzfristig Aspirin und Clopidogrel für 21 Tage gefolgt von Clopidogrel Monotherapie oder langfristig Aspirin und Dipyridamol mit modifizierter Freisetzung empfohlen.
- Nr. 24: Für kürzlich symptomatische Karotisstenose-Patienten, die nicht für eine CEA oder CAS in Betracht gezogen werden und die intolerant oder allergisch auf Aspirin und Clopidogrel sind, wird eine Dipyridamol Monotherapie oder Ticagrelor Monotherapie empfohlen.
- Nr. 25: Für kürzlich symptomatische Karotisstenose-Patienten, die für eine CEA in Betracht gezogen werden, wird empfohlen, dass Neurologen/Schlaganfallärzte und Gefäßchirurgen lokale Protokolle entwickeln, um die bevorzugten Regime für Thrombozytenaggregationshemmer zu spezifizieren (Kombinationstherapie vs. Monotherapie), um so nicht die dringliche Chirurgie zu verzögern.
- Nr. 58: Für Patienten, die sich mit kürzlichen territorialen Karotissymptomen und Beleg für einen frei flottierenden Thrombus innerhalb der A. carotis vorstellen, wird eine therapeutische Antikoagulation empfohlen.
- Nr. 63: Bei Patienten mit TIA oder Minor-Schlaganfall wird bei Vorhandensein eines neu diagnostizierten oder bekannten Vorhofflimmerns und ipsilateraler 50–99 % Karotisstenose eine umfassende neurovaskuläre Aufarbeitung mit multidisziplinärer Beurteilung empfohlen, um festzulegen, ob eine dringliche Karotisrevaskularisation oder eine Antikoagulation allein indiziert ist.
- Nr. 64: Für einen Patienten, bei dem mit der Antikoagulation begonnen wurde (auf der Basis, dass eine kardiale Embolie als die wahrscheinliste Ursache einer TIA oder Schlaganfall angesehen wurde), der dann aber rezidivierende Ereignisse im ipsilateralen Territorium einer 50–99 % Karotisstenose aufweist, bei therapeutischer Antikoagulation, wird eine CEA oder CAS empfohlen.
- Nr. 66: Für Patienten, die sich einer CEA unterziehen, wird empfohlen, dass die Operation eher durch trainierte Gefäßchirurgen als durch Chirurgen anderer Spezialitäten vorgenommen wird.
- Nr. 91: Bei Patienten mit perioperativen Schlaganfall wird empfohlen, zwischen intra – und postoperativem Schlaganfall zu unterscheiden.
- Nr. 92: Wenn eine CEA unter lokoregionärer Anästhesie vorgenommen wird und der Patient entwickelt ein ipsilaterales neurologisches Defizit nach Flusswiederherstellung nach Freigabe der Karotis-Abklemmung, wird eine sofortige Reexploration der Karotisarterie empfohlen.
- Nr. 93: Bei Patienten, die einen ipsilateralen oder kontralateralen Schlaganfall zu irgendeinem Zeitpunkt nach CEA entwickeln, wird eine dringliche neurovaskuläre Bildgebung beider Karotisarterien und des Gehirns empfohlen.

- **Klasse II a:**
- Nr. 49: Bei Patienten mit akutem ischämischem Schlaganfall aufgrund einer symptomatischen 50–99 % Karotisstenose, die eine intravenöse Thrombolyse erhalten haben, sollte das Verschieben der CEA oder CAS für 6 Tage nach Komplettierung der Thrombolyse erwogen werden.

- Nr. 54: Bei kürzlich symptomatischen Patienten mit 50–99 % Karotisstenose mit kontralateralem Karotisverschluss oder vorausgegangener zervikaler Strahlentherapie, sollte die Wahl von CEA oder CAS auf individueller Basis erwogen werden.
- Nr. 62: Für Patienten mit bestätigtem okulärem Ischämiesyndrom und einer 50–99 % ipsilateralen Karotisstenose sollten CEA oder CAS in Erwägung gezogen werden, um eine weitere Ischämie-induzierte retinale Neovaskularisation zu verhindern.
- Nr. 77: Bei Patienten, die sich einer CEA unterziehen, sollte eine intraoperative Komplettierungs-Bildgebung mit Angiographie, Duplex-Ultraschall oder Angioskopie in Betracht gezogen werden, um das Risiko eines postoperativen Schlaganfalls zu reduzieren.
- Nr. 79: Bei Patienten, die sich einer CEA unterziehen, sollte eine selektive Wunddrainage in Betracht gezogen werden.
- Nr. 82: Bei Patienten, die für ein CAS vorgesehen sind, sollte eine transradiale oder transcarotidale Revaskularisation in Betracht gezogen werden als Alternative zum transfemoralen CAS, speziell, wenn der transfemorale Zugang zu einem höheren Komplikationsrisiko beitragen kann.
- Nr. 83: Bei Patienten mit CAS sollten die Entscheidungen zum Stent-Design (offene Zellen, geschlossene Zellen) nach Ermessen des Operateurs erwogen werden.
- Nr. 85: Wenn bei Patienten mit CAS eine Prädilatation geplant ist, sollten Ballons mit einem Durchmesser <5 mm in Betracht gezogen werden, um periprozeduralen Schlaganfall oder TIA zu reduzieren.
- Nr. 88: Bei Patienten mit CAS sollten Entscheidungen bezüglich der Wahl der zerebralen Protektion (Filter, proximale Flussumkehr) nach Ermessen des Operateurs, der das Stenting durchführt, erwogen werden.

■ **Klasse II b**

- Nr. 51: Bei einem Patienten mit akutem ischämischem Schlaganfall, bei dem eine intrakranielle mechanische Thrombektomie bei einer Tandem-Karotisstenose 50–99 % und einem kleinen ipsilateralen Infarktgebiet vorgenommen wird, kann ein synchrones CAS erwogen werden bei Vorhandensein eines schlechten antegraden Carotis interna – Flusses oder schlechter Kollateralisation über den Circulus Willisii nach mechanischer Thrombektomie.
- Nr. 57: Für symptomatische Patienten mit Karotis-Beinaheverschluss und distalem Gefäßkollaps mit rezidivierenden territorialen Karotissymptomen (trotz bester medikamentöser Therapie) können CEA oder CAS erwogen werden nach multidisziplinärer Team-Begutachtung.
- Nr. 59: Bei Patienten mit kürzlichen territorialen Karotissymptomen und frei flottierendem Thrombus, die rezidivierende Symptome unter Antikoagulationsbehandlung entwickeln, kann die chirurgische oder endovaskuläre Thrombusentfernung in Betracht gezogen werden.
- Nr. 61: Bei kürzlich symptomatischen Patienten mit einem carotidalen Web (=regalatige Protrusionen von intimalem fibrösem Gewebe entstehend an der Hinterwand des Karotisbulbus)/fokale Intimavariante der fibromuskulären Dysplasie), bei denen keine andere Ursache eines Schlaganfalls identifiziert werden kann, können nach detaillierter neurovaskulärer Aufarbeitung CEA oder CAS in Betracht gezogen werden, um einen rezidivierenden Schlaganfall zu verhindern.
- Nr. 90: Bei Patienten mit transfemoralem CAS können wenigstens 12 Karotisstent-Prozeduren pro Jahr und Operateur als geeigneter Grenzwert für das Operateurvolumen angesehen werden, um optimale Ergebnisse zu erreichen.

1

- Nr. 101: In ausgewählten „Hochrisikochirurgie" oder Notfall-Patienten mit Verdacht auf Prothesen-Patch-Infektion kann die Insertion eines gecoverten Stents in Betracht gezogen werden, als Teil der dreistufigen EndoVAC-Technik.

- **Klasse III – Nicht-Empfehlungen**
- Nr. 60: Bei Patienten mit kürzlichen territorialen Karotissymptomen und Evidenz für einen frei flottierenden Thrombus, wird eine intravenöse Thrombolyse *nicht* empfohlen.
- Nr. 86: Bei Patienten mit CAS wird eine Post-Dilatation *nicht* empfohlen, wenn die Residualstenose <30 % ist, um eine hämodynamische Instabilität zu verringern.
- Nr. 128: Für Patienten, die sich mit einer TIA oder Schlaganfall im vertebrobasiliären Gebiet vorstellen bei 50–99 % A. Vertebralisstenose wird ein routinemäßiges Stenting *nicht* empfohlen.

1.2 Ergebnisse

1.2.1 Randomisierte Studien

Definition asymptomatischer Patienten

In dem Carotid Revascularization Endarterectomy vs Stenting Trial (CREST) befanden sich gepoolt (CAS+CEA) 1181 asymptomatische Patienten, von denen 1104 (93 %) immer asymptomatisch waren, sowie 77 Patienten (7 %), die vor mehr als 180 Tagen symptomatisch waren. Eine Analyse von Moore et al. (2019) ergab, dass beide Gruppen ein ähnliches Risiko für Schlaganfall und Tod periprozedural (2,0 vs. 1,3 %) und nach 4 Jahren aufwiesen (3,6 % vs. 3,2 %). Die Botschaft war, dass Patienten mit Karotisstenose und Symptomen, die vor mehr als 180 Tagen aufgetreten waren, als asymptomatisch angesehen werden sollten.

CEA und CAS bei asymptomatische Karotisstenose

Bei dem ACST-2 Trial (Halliday et al. 2021) handelt es sich um eine randomisierte Multizenterstudie, in der insgesamt 3625 Patienten mit asymptomatischer Karotisstenose entweder CEA (n = 1814) oder CAS (n = 1811) zugeteilt wurden, mit guter medizinischer Therapie und einer mittleren Nachbeobachtungszeit von 5 Jahren. Insgesamt entwickelten 1 % der Patienten periprozedural einen behindernden Schlaganfall (15 bei CAS und 18 bei CEA) und 2 % einen nicht-behindernden Schlaganfall (48 bei CAS und 29 bei CEA). In jeder Gruppe war die Rate an tödlichem oder behinderndem nichtprozedurbedingtem Schlaganfall Kaplan-Meier geschätzt 2,5 % nach 5 Jahren, und 5,3 % versus 4,5 % bei CAS vs. CEA für Schlaganfall jeglicher Art. Die Folgerung war, dass schwere Komplikationen ähnlich selten sind bei kompetenter CAS und CEA und dass die Langzeitauswirkungen beider Carotisprozeduren hinsichtlich tödlichem oder behinderndem Schlaganfall vergleichbar sind.

Langzeitergebnis nach CEA und CAS

Für einen Vergleich des Langzeitergebnisses nach CEA und CAS bei Patienten mit symptomatischer Karotisstenose poolten Brott et al. (2019) die Daten von 4 randomisierten Studien (EVA-3S, SPACE, ICSS und CREST). 4754 Patienten wurden für ein Maximum von 12,4 Jahre nachbeobachtet. Die mediane Länge der Nachbeobachtungszeit der einzelnen Studien reichte von 2,0 bis 6,9 Jahre. Die gepoolte Analyse ergab, dass die Langzeitergebnisse nach CAS und CEA bemerkenswert ähnlich waren, mit einer jährlichen Rate an ipsilateralem Schlaganfall pro Personenjahr von 0,60 % bei CEA und 0,64 % bei CAS. Folglich wurden Patienten, die in der periprozeduralen Periode keine unerwünschten Ereignisse erlebten, mit CAS und CEA qualitativ ähnlich versorgt. Nichtsdestoweniger führten die höheren frühen Risiken nach CAS dazu, dass das primäre Outcome für jeglichen Schlaganfall und Tod bis zu 120 Tage und für ipsilateralen Schlaganfall auch danach CEA favorisierte, sogar bis zu 10 Jahre Follow-up (HR 1,45 [95 % CI 1,20–1,75]). Die Autoren kamen zu dem Schluss, dass zwar das Langzeitergebnis (periprozedurale und postprozedurale Risiken kombiniert) weiterhin CEA favorisiert. Jedoch deutet die Ähnlichkeit der postprozeduralen Ergebnisse darauf hin, dass Verbesserungen in der periprozeduralen Sicherheit von CAS in der Zukunft ähnliche Ergebnisse beider Prozeduren liefern könnten.

1.2.2 Metaanalysen offenes Vorgehen und CAS

Cochrane Reviews – CEA und CAS bei symptomatischen und asymptomatischen Karotisstenosen

Ein Cochrane Review (Rerkasem et al. 2020) kam auf Basis der gepoolten Daten von drei randomisierten Studien mit 6092 Patienten zu folgenden Ergebnissen hinsichtlich der Balance von Nutzen vs. Risiko der CEA im Vergleich zu bestmöglicher medikamentöser Behandlung bei Patienten mit kürzlicher TIA oder nicht-behinderndem Schlaganfall:

- Der chirurgische Eingriff erhöhte das 5-Jahres-Risiko für irgendeinen Schlaganfall oder operativen Tod bei Teilnehmern mit einer Stenose <30 % (Risiko-Ratio 1,25; 1746 Teilnehmer, hohe Qualität der Evidenz).
- Der chirurgische Eingriff senkte das 5-Jahres-Risiko für irgendeinen Schlaganfall oder operativen Tod bei Teilnehmern mit einer Stenose 30 % bis 49 % (Risiko-Ratio 0,97; 1429 Teilnehmer, hohe Qualität der Evidenz).
- Der chirurgische Eingriff war von Nutzen bei Teilnehmern mit einer Stenose 50 % bis 69 % (Risiko-Ratio 0,77; 1549 Teilnehmer, mäßige Qualität der Evidenz).
- Der chirurgische Eingriff war von hohem Nutzen bei Teilnehmern mit einer Stenose 70 % bis 99 % ohne Beinaheverschluss (Risiko-Ratio 0,53; 1095 Teilnehmer, mäßige Qualität der Evidenz).
- Der chirurgische Eingriff senkte das 5-Jahres-Risiko für irgendeinen Schlaganfall oder operativen Tod bei Teilnehmern mit einem Beinaheverschluss (Risiko-Ratio 0,95; 271 Teilnehmer, mäßige Qualität der Evidenz).

Ein zweiter Cochrane Review (Müller et al. 2020) ging dem Vergleich von CAS und CEA bei asymptomatischen und symptomatischen Patienten mit Karotisstenose auf Basis von 22 Studien (9753 Teilnehmer) nach. In diese Analyse wurden auch Studien eingeschlossen, die CAS mit medikamentöser Therapie allein verglichen. Danach ist das Stenting bei Patienten mit symptomatischer Karotisstenose mit einem höheren Risiko an periprozeduralem Schlaganfall oder Tod assoziiert als die CEA. Das zusätzliche Risiko ist hauptsächlich auf eine Zunahme an kleineren, nicht-behindernden Schlaganfällen bei Patienten älter als 70 Jahre zurückzuführen. Nach der periprozeduralen Periode ist CAS ebenso effektiv wie CEA, einen rezidivierenden Schlaganfall zu verhindern. Die Kombination (Sicherheit der Prozedur und Langzeiteffektivität) favorisiert immer noch die Endarteriektomie. Bei Patienten mit asymptomatischer Karotisstenose könnte bei Stenting im Vergleich zur Endarteriektomie eine geringe Risikozunahme an periprozeduralem Schlaganfall oder Tod bestehen. Jedoch sind die Konfidenzintervalle hinsichtlich der Behandlungseffekte weit und zusätzliche Daten von randomisierten Studien sind bei Patienten mit asymptomatischer Stenose notwendig.

Wiederholungsstenting oder CEA bei In-Stent-Stenose

Guo et al. (2021) fanden in einer Metaanalyse auf Basis von 11 Studien 1057 Patienten, bei denen eine Revaskularisation wegen einer In-Stent-Stenose vorgenommen wurde, in 894 Fällen ein Wiederholungsstenting (rCAS) und in 163 Patienten CEA. Über alles ergaben sich keine signifikanten Unterschiede zwischen beiden Vorgehensweisen bezüglich kurz- und mittelfristiger Schlaganfallrate, Tod und anderen perioperativen Komplikationen. Bei den meisten Patienten wird aber rCAS bei In-Stent-Stenose als das weniger invasive Verfahren der CEA vorgezogen, abhängig von der Erfahrung des Teams vor Ort.

Tandemläsionen in A. carotis communis und A. carotis interna

Tandemläsionen, definiert als Stenosen in der A. carotis communis kombiniert mit Stenosen in der ipsilateralen A. carotis interna oder Carotisbifurkation, können mit einem Hybridvorgehen behandelt werden (CEA der A. carotis interna/Bifurkation und Ballonangioplastie/Stenting der proximalen Läsion über denselben offenen Zugang). Qi et al. (2021) erstellten hierzu eine Metaanalyse auf Basis von 15 Studien und 275 Patienten. Sie nannten eine technische Erfolgsrate von 99,8 % und gepoolte perioperative Komplikationen von Tod 1,5 %, Schlaganfall 2,6 %, Schlaganfall/Tod 3,3 % und Herzinfarkt 3,2 %. Die primären Offenheitsraten waren 99,2 % und 88,2 % nach 1 bzw. 2 Jahren. Die Reinterventionsrate machte 6,6 % aus, die gepoolten Überlebensraten waren 89,9 %, 83,7 % und 75,9 % nach 1, 3 und 5 Jahren. Eingriffe, bei denen zunächst die CEA erfolgte, hatten ein höheres perioperatives Schlaganfallrisiko verglichen mit solchen, bei denen zunächst die proxi-

male Intervention durchgeführt wurde (5,7 % vs. 0,0 %; p = 0,01). Die Autoren bezeichneten das Hybridvorgehen als eine vernünftige Option bei Tandemläsionen, mit hoher technischer Erfolgsrate. Dabei sollte das Stenting vor der CEA erfolgen und perioperativ eine duale Thrombozytenaggregationshemmung vorgenommen werden.

CEA oder CAS bei kontralateralem Karotisverschluss

Der kontralaterale Karotisverschluss gilt als ein Risikofaktor bei CEA. Inwieweit in dieser Situation CAS der CEA gleichwertig ist, untersuchten Sun et al. (2021) in einer Metaanalyse (6 retrospektive Studien/6953 Patienten). Hinsichtlich des perioperativen Schlaganfalls gab es keine signifikanten Unterschiede, jedoch war CEA im Vergleich zu CAS mit einem reduzierten Sterblichkeitsrisiko assoziiert (Odds Ratio: 0,45; 95 % CI: 0,29–0,70; P < 0,001). Bezüglich des perioperativen Herzinfarktrisikos und dem Risiko größerer unerwünschter kardiovaskulärer Ereignisse unterschieden sich CEA und CAS nicht. Das verminderte Sterblichkeitsrisiko ergab sich vor allem in den Subgruppen Patienten <70 Jahre, Anteil Männer >70 %, Anteil Koronarerkrankungen <40 %, Anteil Hypertoniker >80 %, Anteil Diabetes mellitus >30 % und Anteil Raucher >40 %. Die Autoren sahen diese Faktoren als einen Hinweis auf schwere Arteriosklerose an, mit möglicherweise Plaquebildung, und in der Folge mit dem Ablösen von Plaques bei CAS.

Synchrone CEA und Koronarer Bypass vs. CAS

Giannopoulos et al. (2020) verglichen in einer Metaanalyse Patienten mit CEA und simultanem Koronarbypass mit Patienten, bei denen CAS und Koronarbypass zeitlich abgestuft vorgenommen wurden. Sie fanden 5 Studien mit 16.712 Patienten. Die Koronarbypässe wurden synchron mit der

CEA durchgeführt (gleicher Operationssaal, gleicher Tag) oder nach dem CAS, entweder während des gleichen Krankenhausaufenthaltes oder bis zu 2 Monate danach vorgenommen. Hinsichtlich perioperativem Schlaganfall, TIA und Herzinfarkt gab es zwischen beiden Gruppen keine signifikanten Unterschiede, jedoch hatten Patienten mit simultaner CEA und Koronarbypass eine signifikant höhere Letalität (4 % vs. 2 %). Inwieweit die unterschiedlichen Ergebnisse auf einer Patientenselektion beruhten, konnte bei dem retrospektiven Charakter der Studie nicht geklärt werden, so dass letztlich die Frage, ob ein abgestuftes Vorgehen unter Bevorzugung von CAS Vorteile hat, ohne weitere Studien offen bleiben muss.

Karotisinterventionen nach Thrombolyse

Ca. 10 % bis 20 % der Patienten, die bei akutem Schlaganfall thrombolysiert werden, haben eine zugrundeliegende 50 % bis 90 % Stenose der ipsilateralen A. carotis interna und können so Kandidaten für eine CEA oder CAS werden. Die Frage ist, wann bei dem zu erwartenden höheren Blutungsrisiko der Eingriff am besten erfolgt. In einer Metaanalyse von Kakkos et al. (2021) unterzogen sich in 25 Studien (n = 147.810 Patienten) 2076 Patienten einer CEA und 481 einem CAS nach Thrombolysetherapie. Die Metaanalyse demonstrierte, dass bei Patienten mit CEA nach Thrombolyse im Vergleich zu CEA ohne vorausgegangene Thrombolyse das Risiko an intrazerebralen Hämatomen und lokalen Hämatomen signifikant höher war. Auch für CAS war das periprozedurale Risiko signifikant höher. In der Metaregressionsanalyse betrug das Risiko für perioperativen Tod/Schlaganfall 13 %, wenn die CEA 3 Tage nach Thrombolyse erfolgte, 10,6 % nach 4 Tagen und bis zu 6 % nach 6 bis 7 Tagen. Die Botschaft war, die CEA nicht vor 6 bis 7 Tage nach Thrombolyse vorzunehmen.

Nahinfrarotspektroskopie (NIRS) bei CEA

Die Nahinfrarotspektroskopie (NIRS) ist ein kostengünstiges Verfahren, um kontinuierlich nicht-invasiv die zerebrale Oxygenierung zu erfassen. NIRS quantifiziert den Gehalt an oxygeniertem Hämoglobin basierend auf seiner Absorption von Licht im Infrarot-Spektrum. Khan et al. (2021) gingen in einer systematischen Übersicht (67 Artikel) der Frage nach, inwieweit die NIRS in der Lage ist, bei CEA zerebrale Ischämien zu erkennen. Sie kamen zu dem Schluss, dass NIRS eine niedrige Sensitivität und hohe Spezifität hat, um intraoperative Ischämien zu identifizieren im Vergleich zum Monitoring des wachen Patienten. Das Bias-Risiko der Berichte war unklar. Das NIRS-Signal fiel in den meisten Studien konstant nach Clamping der Arterie ab und erholte sich nach De-Clamping auf die Ausgangswerte, wobei bei ischämischen Ereignissen größere Abfälle beobachtet wurden. Ohne weitere Studien wollten die Autoren den Wert des Verfahrens nicht definitiv beurteilen, auch weil nach Studienlage die A. carotis externa zu 15 % bis ca. 20 % der Signale beiträgt. Sie kamen lediglich zu dem Schluss, dass die Abfälle der Signale nach Carotisabklemmung nützlich sein können, Patienten mit ischämischen Ereignissen zu identifizieren.

Verschlusstechniken bei CEA

In eine Netzwerk Metaanalyse von Lazarides et al. (2021) zum Arterienverschluss nach CEA gingen 23 randomisierte Studien mit 4440 Patienten ein. Überprüft wurden primärer Verschluss, n = 753; Eversionsendarteriektomie, n = 431; Venenpatch n = 973; PTFE-Patch, n = 948; Dacronpatch, n = 828; bovines Perikardium, n = 249; und Polyurethanpatch, n = 258. Die Netzwerkmetaanalyse ergab für die Eversionsendarteriektomie eine verringerte kombinierte Schlaganfall/Tod-Rate nach 30 Tagen gegenüber allen anderen Methoden des Arterienverschlusses, mit Ausnahme von PTFE- und Rinderperikard-Patch. Zusätzlich war die Eversionsendarteriektomie mit der niedrigsten Restenoserate verglichen mit allen anderen Methoden assoziiert. Die Eversionsendarteriektomie war den Dacron-Patches hinsichtlich der späten Restenose signifikant überlegen. Seltene katastrophale Komplikationen wie das Aufblähen des Venenpatches oder synthetische Patchinfektion wurden insgesamt in 0,2 % der Fälle beobachtet, so dass keine Vergleiche angestellt werden konnten. Eversionsendarteriektomie und Patching mit Rinderperikard oder PTFE scheinen demnach die besten Verfahren beim Karotisverschluss darzustellen.

Kostenffektivität von CEA und Stenting

Sridharan et al. (2022) verglichen die Kosteneffektivität der CEA mit der von transfemoralem Carotisstenting (TFCAS) und transcarotidaler arterieller Revaskularisation (TCAR). Eingeschlossen in die Analyse wurden Daten von CREST (Carotid Revascularization Endarterectomy vs. Stenting Trial), des Vascular Quality Initiative Surveillance Project, und lokale Kostendaten. Entwickelt hierzu wurde ein Markov state-transition Modell, um die lebenslangen Kosten in $ US und die Effektivität in QALYs (Qualitätsadjustierte Lebensjahre) sowohl für asymptomatische als auch symptomatische Patienten zu ermitteln. Im Basisszenario betrugen die Kosten pro gewonnenes Lebensjahr bei TCAR $160.642 verglichen mit CEA. TFCAS war weniger effektiv als die anderen Strategien und teurer, hauptsächlich wegen dem größeren periprozeduralen Schlaganfallrisiko. Wenn das Schlaganfallrisiko bei TCAR <0,9 % liegt, war TCAR ökonomisch günstiger als CEA bei den gegenwärtigen Prozedurkosten. In einer Sensitivität-Wahrscheinlichkeit-Analyse wurde CEA in 80 % der Modell-Wiederholungsschleifen bei $ 100.000/QALY favorisiert, TCAR in 19 %. Bei den

gegenwärtigen Kosten und Ergebnissen erreichte TCAR nicht die traditionelle Kosten-Effektivitätsgrenze, um CEA als die primäre Behandlungsmodalität der Karotisstenose zu ersetzen. TFCAS ist die am wenigsten kosteneffektive Strategie bei der Karotisrevaskularisation.

1.2.3 Registerdaten

Prognose asymptomatischer Patienten

Chang et al. (2022) berichteten über eine retrospektive Kohortenstudie mit 3737 Erwachsenen mit schwerer (70–99 %) asymptomatischer Karotisstenose, die in den Jahren 2008 bis 2012 diagnostiziert wurde. Die Patienten hatten zuvor in den letzten 6 Monaten kein ipsilaterales neurologisches Ereignis oder eine Carotis-Intervention aufgewiesen. Das Follow-up reichte bis 2019. Die mittlere jährliche Schlaganfallrate betrug in diesem Kollektiv 0,9 %, Kaplan-Meier geschätzt war die ipsilatarale Schlaganfallrate nach 5 Jahren 4,7 % (95 % CI 3,9 %–5,7 %). Die nicht-adjustierte Sterblichkeit betrug über alles 51,4 %, bei einer mittleren jährlichen Sterblichkeitsrate von 13,6 %. Die Autoren kamen zu dem Schluss, dass die Zahl der Patienten mit hohem Schlaganfallrisiko bei asymptomatischer Karotisstenose deutlich kleiner sein dürfte als die gegenwärtigen Standards vermuten lassen.

CAS und CEA vs. medikamentöse Therapie

Keyhani et al. (2022) führten eine retrospektive Kohortenstudie auf Basis der Daten von 219.979 Veteranen ≥65 Jahre durch, bei denen eine Karotis-Bildgebung bei asymptomatischer Karotisstenose in den Jahren 2005–2009 erfolgt war und die in der US Veterans Health Administration-Datenbank erfasst wurden. Sie konstruierten zwei vergleichbare Gruppen von Patienten, die entweder eine medikamentöse Behandlung bekamen (n = 2509) oder gestentet wurden (CAS n = 551) und für 5 Jahre nachverfolgt wurden. Die beobachtete Rate an Schlaganfall/Tod (perioperative Komplikationen) betrug nach 30 Tagen in dem CAS-Arm 2,2 %. Das 5-Jahresrisiko für tödlichen und nicht-tödlichem Schlaganfall war für beide Gruppen ähnlich (CAS 6,9 %, medikamentöse Therapie 7,1 %). Die Botschaft war, dass in dieser Untersuchung älterer Männer keine Unterschiede in der Behandlung asymptomatischer Karotisstenosen zwischen medikamentöser Therapie und CAS gefunden wurden.

Dieselbe Arbeitsgruppe ging anhand der US Veterans Health Administration-Datenbank auch der Frage nach, ob eine frühe CEA bei Patienten mit asymptomatischer Karotisstenose einer initialen medikamentösen Behandlung überlegen ist (Keyhani et al. 2020). 2712 Patienten (98,8 % Männer, mittleres Alter 73,6 Jahre) erhielten CEA, und 2509 Patienten (98,8 % Männer, mittleres Alter 73,6 Jahre) eine initiale medikamentöse Therapie innerhalb 1 Jahres nach der Index-Karotis-Bildgebung. Die beobachtete Rate an Schlaganfall/Tod (perioperative Komplikationen) betrug nach 30 Tagen in der CEA-Kohorte 2,5 %. Das 5-Jahresrisiko für tödlichen und nicht-tödlichem Schlaganfall war bei Patienten, die zu CEA randomisiert wurden, niedriger (5,7 %) im Vergleich zu Patienten, die zu initialer medikamentöser Behandlung randomisiert wurden (7,8 %). Wurde in die Analyse das nicht-Schlaganfall-bedingte Sterberisiko zusätzlich inkludiert, gab es keine signifikanten Unterschiede im Sterberisiko zwischen beiden Kohorten. In dieser Studie war die absolute Reduktion des Risikos für tödlichen und nicht-tödlichen Schlaganfall in Verbindung mit früher CEA weniger als halb so hoch als dies noch in den vor 20 Jahren initiierten Studien beschrieben wurde. Die Daten dieser Studie deuten darauf hin, dass in Anbetracht des vorhandenen perioperativen Ausgangsrisiko bei CEA die initiale medikamentöse Behandlung eine akzeptable Behandlungsstrategie bei asymptomatischer Karotisstenose sein kann.

Ergebnisse CEA und CAS

Krawisz et al. (2021) fanden unter 58.423 Patienten mit Karotisrevaskularisation 4624 (7,9 %) Patienten mit einem kontralateralen Karotisverschluss. Von diesen waren 68,9 % (n = 3185) mit CAS und 31,1 % (n = 1439) mit CEA behandelt worden. Nichtadjustiert war der Kompositendpunkt (perioperativer Tod/Schlaganfall/Herzinfarkt) nach CAS niedriger als nach CEA (2,1 % vs. 3,6 %). Nach Adjustierung der Daten war der kontralaterale Karotisverschluss mit einer relativen Zunahme der Odds für unerwünschte Ereignisse um 71 % bei CEA assoziiert, verglichen mit keiner Zunahme bei CAS. Dies bedeutet, dass nur bei CEA, nicht aber bei CAS der kontralaterale Karotisverschluss das operative Risiko erhöhte.

Perioperatives Outcome und Wiederaufnahmeraten bei insgesamt 378.354 CEA- und 57.273 CAS-Patienten wurden über eine 6-Jahresperiode (2010 bis 2015) von Cole et al. (2020) anhand der Nationwide Readmissions Database der USA ermittelt. Das Fallvolumen nahm durchschnittlich jährlich um 2669 Eingriffe bei CEA ab ($p = 0{,}001$), bei CAS blieb es stabil. Nach Matching (CEA n = 24.411/CAS n = 24.403) hatten CEA-Patienten eine höhere Rate an periprozeduralem Schlaganfall, hervorgerufen durch ein höheres Schlaganfallrisiko bei symptomatischen Patienten (8,1 % vs. 5,6 %; $p < 0{,}001$), aber eine niedrigere Krankenhaussterblichkeit über alles (0,8 % vs. 1,4 %; $p < 0{,}001$) (◘ Tab. 1.1). CEA-Patienten wurden innerhalb von 30 Tagen weniger häufig wieder aufgenommen (7,2 % vs. 8,0 %; $p = 0{,}018$). Dasselbe galt für die Wiederaufnahmerate nach 90 Tagen (12,3 % vs. 14,1 %; $p < 0{,}001$). Die mittleren Krankenhauskosten waren bei CEA geringer mit $14.433 vs. $19,172 bei CAS ($p < 0{,}001$). Die Autoren betonten, dass sich

▣ Tab. 1.1 Ergebnisse nach CEA und CAS. Daten der Nationwide Readmissions Database. Propensity-Score gematchter Vergleich. (nach Cole et al. 2020)

Parameter	CAS (n = 24.403)	CEA (n = 24.411)	P
Periprozedural			
- Schlaganfall	454 (1,9 %)	635 (2,6 %)	<0,001
- Herzinfarkt	324 (1,3 %)	374 (1,5 %)	0,062
- Periphere vaskuläre Komplikation	114 (0,5 %)	18 (0,07 %)	<0,001
- Respiratorische Komplikation	1013 (4,2 %)	1187 (4,9 %)	<0,001
- Hämatom od. Blutung	1014 (4,2 %)	1553 (6,4 %)	<0,001
Bei Entlassung			
- Tod	342 (1,4 %)	192 (0,8 %)	<0,001
- Kosten (USD)	19.172	14.433	<0,001
- Wiederaufnahme n. 30 Tagen	1946 (8,0 %)	1763 (7,2 %)	0,002
- Wiederaufnahme n. 90 Tagen	3439 (14,1 %)	3009 (12,3 %)	<0,001

seit Erscheinen des CREST-Trials, bei dem noch das Schlaganfallrisiko bei CAS beinahe doppelt so hoch wie bei CEA war, die Ergebnisse des CAS signifikant verbessert haben.

Hammar et al. (2022) identifizierten für die Jahre 2008 bis 2017 im schwedischen Swedvasc-Register 7653 Patienten (mittleres Alter 72 ± 8 Jahre, 68 % Männer), bei denen wegen symptomatischer Karotisstenose eine primäre CEA oder CAS vorgenommen wurden. Perioperativ kam es zu 64 Todesfällen und 211 Schlaganfällen (3,6 %). Die mittlere Nachbeobachtungszeit wurde mit 4,21 ± 2,55 Jahre angegeben. In dieser Kohorte betrug die Inzidenz eines Schlaganfalls 1,9 % pro Jahr nach der perioperativen Periode. 1485 (19,6 %) Patienten verstarben, entsprechend einer Sterblichkeitsrate von 4,6 %/Jahr. Patienten, die mit CAS behandelt wurden, hatten im Vergleich zu CEA ein erhöhtes Risiko eines ipsilateralen ischämischen Schlaganfalls (adjustierte HR 3,20, 95 % CI 2,03–5,03). Gleiches galt für Patienten über 80 Jahre im Vergleich zu Patienten im Alter von 65–79 Jahren (erhöhtes Risiko eines ipsilateralen Schlaganfalls HR 1,94, 95 % CI 1,43–2,65). Schlaganfall jeglicher Art wurde bei 7,7 % der Patienten beobachtet. Die Autoren meinten, dass diese Daten die Dauerhaftigkeit und Effektivität des chirurgischen Eingriffs in realiter bei Patienten mit symptomatischer Karotisstenose belegen.

1.2.4 Transcarotidale arterielle Revaskularisation (TCAR)

Metaanalysen zum Outcome nach TCAR

Eine systematische Übersicht mit Metaanalyse zum Outcome nach transcarotidaler arterieller Revaskularisation (TCAR) erstellten Sagris et al. (2021) auf Basis von 45 Studien mit 14.588 Patienten, publiziert bis Mai 2020 (▣ Tab. 1.2). Die Revaskularisation gelang in 99 % der Fälle. Hirnnervenverletzungen waren sehr selten (33 bei 8994 Patienten), Blutungskomplikationen wurden mit 2 % angegeben.

◘ Tab. 1.2 Outcome nach transcarotidaler arterieller Revaskularisation (TCAR) (n. Sagris et al.) (2021). Metaanalyse auf Basis von 45 Studien mit 14.588 Patienten

Parameter	Eingeschlossene Studien (n)	Ereignisse/Patienten gesamt, n (%)
30-Tage-Sterblichkeit	44	75/14.427 (0,5)
30-Tage-Schlaganfall (gesamt)	41	179/13.744 (1,3)
- nur symptomatische Patienten	10	61/3830 (1,6)
30-Tage-TIA (gesamt)	30	97/12,667 (0,8)
- nur symptomatische Patienten	5	15/1953 (0,8)
30-Tage-Herzinfarkt (gesamt)	34	65/14.173 (0,6)
- nur symptomatische Patienten	9	10/3674 (0,3)
Technischer Erfolg	30	1195/1223 (99,0)
Zugangskomplikationen	30	288/9305 (2,0)
Schädigung Hirnnerven	21	33/8994 (0,36)
Hämodynamische Instabilität	6	1306/5183 (21,0)
Blutung	20	278/8726 (2,0)

Die 30-Tagesterblichkeit war 0,5 %, die Rate an periprozeduralem Schlaganfall 1,3 % und die TIA-Rate 0,8 %. Über eine In-Stent-Restenose wurde in 1,5 % und über einen frühen Reverschluss oder akute Thrombose der Zielläsion in ca. 1 % berichtet. Die Ergebnisse demonstrierten TCAR als ein sehr sicheres Verfahren. Einen direkten Vergleich mit CAS und CEA ließen die Daten aber nicht zu, es handelte sich überwiegend um einarmige Studien.

Eine weitere Metaanalyse (Galyfos et al. 2021) umfasste 18 Publikationen, veröffentlicht bis September 2020, mit 4852 Patienten. Die Autoren gaben eine gepoolte 30-Tagesterblichkeit von 0,7 %, eine 30-Tage-Schlaganfallrate von 1,4 % und eine Schlaganfall/TIA-Rate von 2 % an. Die gepoolte technische Erfolgsrate war 97,6 %. Hirnnervenverletzungen (10 Studien) wurden in 1,2 % beobachtet, die frühe Herzinfarktrate war 0,4 %. Die Rate an Hämatomen/Blutungen war 3,4 % (ein Drittel dieser Fälle benötigte eine Drainage oder Intervention). In einem Follow-up von 3–40 Monaten war die Restenoserate 4 % (9 Studien) und die Schlaganfall/Tod-Rate 4,5 % (5 Studien). Die Autoren nannten für symptomatische Patienten ein höheres Risiko für frühen Schlaganfall/TIA als für asymptomatische Patienten (2,5 % vs. 1,2 %). Beide Metaanalysen bezeichnen TCAR als ein vielversprechendes Verfahren mit niedriger Rate an frühem Tod, Schlaganfall und anderen Komplikationen. Langzeitergebnisse bleiben abzuwarten.

TCAR-Studienergebnisse

Columbo et al. (2021) testeten die Hypothese, dass TCAR speziell bei Patienten mit komplizierter Anatomie (hohe Carotisbifurkation, Läsionen nahe der Schädelbasis) von Nutzen ist, wo CEA Schwierigkeiten bereitet. Die zusätzliche Aufnahme von TCAR in das Behandlungs-Armamentarium – mit günstigeren Ergebnissen als CEA in diesen Situationen – müsste demnach zu insgesamt besseren Ergebnissen der Karotisrevaskularisation führen. Analysiert wurde die Datenbasis der VQI (7664 (8,9 %) Patienten mit TCAR, 78.363 (91,1 %) mit CEA). Der Anteil von TCAR an der Gesamtheit der Karotis-Revaskularisationen stieg von 0,7 % im Jahr 2015 auf 17 % im Jahr 2019 an. Insgesamt war die Rate an MACE (Major Adverse Cardiovascular Events = Komposit Schlaganfall, Herzinfarkt, Tod) bei TCAR (2,3 %) und CEA (2,4 %) ähnlich. Über die Zeit nahm aber MACE bei CEA ab (von 2,5 % auf 1,9 %); dies war auch bei TCAR der Fall, aber nicht signifikant (von 3,1 % auf 2,2 %). Zentren, die TCAR in ihr Behandlungsspektrum aufgenommen hatten, wiesen eine Abnahme um 10 % in der MACE-Rate auf verglichen mit Zentren, die weiterhin nur CEA durchführten. Die Studie belegte, dass das Vorhandensein von TCAR in einem Krankenhaus zu einer Abnahme der Wahrscheinlichkeit von perioperativen MACE bei Karotis-Revaskularisation führte.

Ob speziell 80-jährige Patienten von TCAR Vorteile hätten, untersuchten Mehta et al. (2021) in einer retrospektiven Analyse der VQI Daten. Unter 33.115 Patienten, die entweder CEA, TFCAS oder TCAR unterzogen wurden, waren 21 % wenigstens 80 Jahre alt. Über alle hatten 80-jährige Patienten höhere Tod/Schlaganfallraten im Vergleich zu jüngeren Patienten. Bei den 80-Jährigen waren die adjustierten Hazards der TCARs im Vergleich zu denen der CEAs ähnlich sowohl für 30-Tage Schlaganfall/Tod (Hazard Ratio [HR], 1,12) als auch für die Rate an Schlaganfall/Tod nach 1 Jahr (HR 1,28), während TFCAS höhere Hazards sowohl nach 30 Tagen (HR 1,78) als auch nach 1 Jahr (HR 1,85) aufwies. TCAR erwies sich demnach nach Ansicht der Autoren als eine vielversprechende weniger invasive Alternative zu CEA bei älteren Patienten, bei denen ein hohes anatomisches, chirurgisches oder klinisches Risiko bei CEA angenommen wird. Die Einführung von TCAR in das Behandlungsspektrum der Karotis-Revaskularisation führt zu insgesamt besseren Ergebnissen. Speziell alte Patienten profitieren möglicherweise von TCAR.

1.3 Fazit für die Praxis

Übersicht

1. Die CEA ist die Methode der Wahl zur Behandlung der asymptomatischen und symptomatischen Karotisstenose. Gleichwohl deutet die Ähnlichkeit der postprozeduralen Ergebnisse nach CEA und CAS darauf hin, dass Verbesserungen in der periprozeduralen Sicherheit von CAS in der Zukunft ähnliche Ergebnisse beider Prozeduren liefern könnten.

2. Alle Patienten sollen vor und nach einer CEA-Acetylsalicylsäure (ASS, 100 mg) einnehmen, eine Dauertherapie mit ASS soll nicht unterbrochen werden. Alle Patienten sollen vor und nach CEA mit einem Statin behandelt werden, eine Dauertherapie mit Statinen soll nicht unterbrochen. Vor einer CAS sollte eine duale Plättchenhemmung mit ASS (100 mg) und Clopidogrel (75 mg) erfolgen. Die duale Plättchenhemmung sollte für mindestens einen Monat beibehalten werden.

3. Eine CEA soll möglichst früh (innerhalb von 3–14 Tagen) nach dem Indexereignis durchgeführt werden.

4. Die Wahl des OP-Verfahrens (Eversions-CEA, konventionelle CEA mit Patchplastik) soll in Abhängigkeit von der persönlichen Erfahrung des operierenden Chirurgen erfolgen.

5. Bei der konventionellen CEA soll immer eine Patchplastik angewandt werden. Es besteht keine ausreichende Evidenz für die routinemäßige (obligate) Einlage eines Shunts während einer operativen Karotis-Rekonstruktion. Bei der CEA in Allgemeinanästhesie sollte ein intraoperatives Neuromonitoring erwogen werden.

6. Die transcarotidale arterielle Revaskularisation (TCAR) ist ein vielversprechendes Verfahren mit niedriger Rate an frühem Tod, Schlaganfall und anderen Komplikationen. Langzeitergebnisse bleiben abzuwarten. Einen direkten Vergleich mit CAS und CEA lassen die Daten aber bisher nicht zu, es handelt sich bei den Berichten überwiegend um einarmige Studien.

1.4 Perioperatives Management

1.4.1 Prätherapeutische Diagnostik

Leitlinienempfehlungen

Deutsche S3-Leitlinie (Eckstein et al. 2020)
- Alle Patienten mit Karotisstenose sollen klinisch neurologisch untersucht werden.
- Bei allen Patienten mit Karotisstenose soll eine systematische Erfassung vaskulärer Risikofaktoren erfolgen.
- Wegen der Möglichkeit des Vorliegens weiterer arteriosklerotischer, prognostisch bedeutsamer Erkrankungen anderer Organsysteme, sollen bei Patienten mit Karotisstenosen gemäß der entsprechenden Leitlinien kardiovaskuläre und periphere vaskuläre Untersuchungen erfolgen.
- Falls eine CEA erwogen wird, sollte die duplexsonographische Abschätzung des Stenosegrades durch CTA oder MRA oder durch eine erneute DUS durch einen weiteren qualifizierten Untersucher bestätigt werden.
- Falls CAS erwogen wird, soll jedwede DUS durch eine CTA oder MRA ergänzt werden, um zusätzliche Informa-

tionen zum Aortenbogen, zur Stenosemorphologie sowie der extra- und intrakraniellen Zirkulation zu erhalten.
- Vor einer geplanten Revaskularisation der A. carotis soll bei symptomatischen Patienten eine Bildgebung des Hirnparenchyms erfolgen. Auch bei asymptomatischen Patienten kann die Parenchymbildgebung wichtige Zusatzinformationen liefern.

1.4.2 Anästhesie

Leitlinienempfehlungen

Deutsche S3-Leitlinie (Eckstein et al. 2020)
- Da zwischen der Lokal-/Regionalanästhesie und der Allgemeinnarkose keine eindeutigen Unterschiede im 30-Tages-Ergebnis bestehen, können beide Verfahren ausgewählt werden. Bei der Entscheidung für das eine oder andere Verfahren soll der Patientenwunsch und die individuelle Erfahrung und Kompetenz des anästhesiologischen-gefäßchirurgischen Teams berücksichtigt werden. (starke Empfehlung/Evidenzlevel 1)
- Das anästhesiologisch-gefäßchirurgische Team sollte die Möglichkeit zur Lokal-/Regionalanästhesie anbieten, da durch das Wach-Monitoring eine Clamping-Ischämie schneller erkannt werden kann. (Empfehlung/Evidenzlevel 2c)
- Die loko-regionäre Anästhesie soll Ultraschall-gesteuert als superfiziale Blockade des Plexus cervikalis durchgeführt werden. (Empfehlung/Evidenzlevel 2a)

European Society for Vascular Surgery (ESVS) (Naylor et al. 2022)
- Bei Patienten, die sich einer CEA unterziehen, sollte die Entscheidung hinsichtlich der Wahl der Anästhesie (lokoregional, allgemein) der Entscheidung des

Chirurgen/Anästhesisten, der die Prozedur durchführt, überlassen bleiben, unter Berücksichtigung von lokaler Erfahrung, Patientenpräferenz und bevorzugter Strategie der Thrombozytenaggregationshemmung. (Klasse IIA/Evidenzlevel B)

Aktuelle Studienlage

Harky et al. (2020) veröffentlichten eine Metaanalyse zum Vergleich von Allgemeinnarkose und Lokalanästhesie (LA) bei der CEA. 31 Studien (davon 6 RCTs) mit insgesamt 152.376 Patienten wurden analysiert. Die LA war mit einer kürzeren Operationsdauer (mittlerer Unterschied −9,15 Minuten; p = 0,005), weniger Schlaganfällen (OR = 0,76; 95 % CI = 0,59–0,92; p = 0,006), kardialen Komplikationen (OR = 0,59; 95 % CI = 0,47–0,73; p < 0,00001) und geringerer Kliniketalität (OR = 0,72; 95 % CI = 0,59–0,9; p = 0,003) assoziiert. Vorübergehende neurologische Defizite traten in beiden Gruppen ähnlich häufig auf. In einer Subgruppen-Analyse wurden nur die randomisierten kontrollierten Studien bewertet. Die Zahl der dort eingeschlossenen Patienten war relativ gering (insgesamt n = 3956). Hier gab es keinen signifikanten Unterschied zwischen der LA und der Allgemeinnarkose bei einer CEA. Zusammenfassend zeigte diese Metaanalyse eine geringe Überlegenheit der LA gegenüber der Allgemeinnarkose bei Auswertung der nicht-randomisierten (größeren) Datenmenge, während die randomisierten Studien keine Unterschiede erkennen ließen. Die Wahl der Anästhesieverfahrens hängt demnach von der Erfahrung des Anästhesisten und Chirurgen und von dem Patientenwunsch ab.

1.4.3 Perioperative Antibiotikaprophylaxe

Leitlinien

Weder die Deutsche S3-Leitlinie (Eckstein et al. 2020) noch die Leitlinie der European Society for Vascular Surgery (ESVS) (Naylor et al. 2022) nehmen zur perioperativen Antibiotikaprophylaxe bei CEA und CAS dezidiert Stellung. In den Empfehlungen der Kommission für Krankenhaushygiene und Infektionsprävention (KRINKO) beim Robert Koch-Institut (2018) heißt es lediglich bei den sauberen Eingriffen, dass der Einbau von Gefäß- und Gelenkimplantaten zu den gesicherten Indikationen einer perioperativen Antibiotikaprophylaxe zählt. Wie bei Eingriffen ohne Implantation eines Patches vorzugehen ist, wird nicht beschrieben.

Genauer sind die Leitlinien der Surgical Infection Society (Bratzler et al. 2013). Dort wird bei Einsatz prothetischen Materials die perioperative Antibiotikaprophylaxe empfohlen, für die CEA ohne Implantation eines Patches heißt es aber dezidiert:

- Patienten, die sich einem brachiocephalen Eingriff unterziehen (z. B. CEA, Versorgung der A. brachialis) scheinen keinen Nutzen von der routinemäßigen Antibiotikaprophylaxe zu haben, wenn kein prothetisches Material implantiert wird.

  Das Steering Komitee der Französischen Gesellschaft für Anästhesie und Reanimation (Martin et al. 2019) hat in gleichem Sinn festgehalten:
- Karotiseingriffe mit Patch: perioperative Antibiotikaprophylaxe mit 2 g Cefazolin oder Cefamandol oder Cefuroxim 1,5 g langsam i. v.

- Karotiseingriffe ohne Patch: Keine Antibiotikaprophylaxe.

Diese Leitlinien gehen auch auf interventionelle Eingriffe generell ein. Bei Angiographie und Angioplastie wird keine periinterventionelle Antibiotikaprophylaxe empfohlen, bei zusätzlicher Implantation eines Stents die Einmalgabe von Cefazolin 2 g langsam i. v.

1.4.4 Beta-Blocker perioperativ

European Society of Cardiology (ESC) and the European Society of Anaesthesiology (ESA)-Leitlinie (Kristensen et al. 2014)

In dieser Leitlinie werden CEA und CAS bei Patienten mit asymptomatischer Karotisstenose als Eingriffe mit geringem perioperativem Risiko bezeichnet, bei Patienten mit symptomatischer Karotisstenose werden CEA und CAS der Kategorie mittleres perioperatives Risiko zugeordnet. Für diese Kategorien gelten hinsichtlich der Handhabung der perioperativen Medikation mit Beta-Blockern folgende Empfehlungen:

- Die perioperative Fortsetzung einer Behandlung mit Beta-Blockern wird bei Patienten empfohlen, die gegenwärtig diese Therapie erhalten.
- Die präoperative Einleitung einer Behandlung mit Beta-Blockern kann bei Patienten mit Hochrisikochirurgie in Betracht gezogen werden, die zwei klinische Risikofaktoren oder ASA 3-Status haben [hierzu zählen CAS und CEA nicht].
- Die präoperative Einleitung einer Behandlung mit Beta-Blockern kann bei Patienten in Betracht gezogen werden, die eine bekannte ischämische Herzerkrankung oder myokardiale Ischämie haben.
- Die präoperative Einleitung einer Behandlung mit Beta-Blockern wird bei Patienten, die für einen Eingriff mit geringem Risiko vorgesehen sind, nicht empfohlen [dies wären also generell CEA und CAS bei asymptomatischer Karotisstenose].

1.4.5 Blutdruckmanagement nach Carotisintervention

ESVS-Leitlinie (Naylor et al. 2022)

- Bei Patienten mit TIA oder Minor-Schlaganfall und Hypertension wird eine antihypertensive Behandlung empfohlen (Empfehlungsklasse I, Evidenzlevel A).
- Bei symptomatischen Karotisstenose-Patienten, die auf eine CEA oder Stenting warten, sollte Vorsicht bei der plötzlichen Blutdrucksenkung in der frühen Zeit nach Beginn der Symptomatik angebracht sein, aber ein nicht-kontrollierter Hypertonus (>180/90 mmHg) sollte behandelt werden (Empfehlungsklasse IIa, Evidenzlevel C).
- Als Erstlinienbehandlung für Patienten mit einer Hypotension nach Carotisintervention sollte die Verabreichung von intravenösen kristalloiden Lösungen und Volumenexpandern angesehen werden. Wenn dies nicht ausreicht, den Blutdruck zu verbessern, sollten titriert intravenöse Vasopressoren in Betracht gezogen werden, um einen systolischen Blutdruck von >90 mmHg aufrecht zu erhalten. (Empfehlungsklasse IIa, Evidenzlevel C)
- Bei Patienten mit Karotisintervention wird die regelmäßige Blutdruck-Kontrolle in den erstem 3 bis 6 Stunden nach CEA empfohlen, ebenso bei CAS-Patienten, die bei der Prozedur eine hämodynamische Instabilität entwickelt haben. (Empfehlungsklasse I, Evidenzlevel C).
- Für CAS-Patienten, die hämodynamische Instabilität während der Prozedur entwickeln, wird die regelmäßige Blutdruckkontrolle für die ersten 24 Stunden nach Karotisrevaskularisation empfohlen (Empfehlungsklasse I, Evidenzlevel C).
- Es wird empfohlen, dass Zentren, die Karotisinterventionen durchführen, schriftliche Kriterien zur Behandlung

der postprozeduralen Hypertonie haben. (Empfehlungsklasse I, Evidenzlevel C).

Aktuelle Studienlage

Zum perioperativen hämodynamischen Management in der Carotischirurgie liegt eine Übersicht von Vanpeteghem et al. (2016) vor. Danach ist eine schwere postoperative Hypertonie durch einen systolischen Blutdruck von wenigstens 180 mm Hg definiert. In diesen Fällen wird ein invasives Blutdruckmonitoring empfohlen, mit dem Ziel, den systolischen Blutdruck unter 160 mmHg zu halten. Die dabei gewöhnlich in der Carotischirurgie verwendete Antihypertensiva sind in ◘ Tab. 1.3 aufgeführt.

Inwieweit Dexmedetomidin zur Blutdruckstabilisierung nach CEA beitragen kann, überprüften Tsujikawa und Ikeshita (2019) in einer doppelblinden randomisierten Studie. Bei Dexmedetomidin handelt es sich um einen hochselektiven α2-Adrenozeptor-Agonisten, der deutlich spezifischer als Clonidin ist. Dexmedetomidin vermindert die Freisetzung von Noradrenalin. In dieser Studie erhielten Patienten in der Therapiegruppe intraoperativ und in den ersten 3 Stunden nach dem Eingriff Dexmedetomidin verabreicht, was im Vergleich zur Kontrollgruppe zu einem signifikant geringeren Einsatz von Nicardipin zur Blutdruckregulierung führte. Der Einsatz von Dexmedetomidin erleichtert das Blutdruckmanagement in der unmittelbaren postoperativen Phase nach CEA in Allgemeinanästhesie.

Hyperperfusionssyndrom

Das zerebrale Hyperperfusionssyndrom (CHS) stellt eine vermeidbare Ursache eines perioperativen Schlaganfalls nach CEA dar (Bouri et al. 2011). Es entwickelt sich typischerweise in der ersten postoperativen Woche, mit einem Gipfel am Tag 6 nach CEA und nach 12 Stunden bei CAS. Die zerebrale Hyperperfusion ist definiert als ein Anstieg der Blutflussgeschwindigkeit in der A. cerebri media >100 % verglichen mit dem präoperativen Basiswert (Vanpeteghem et al. 2016). Bouri et al. (2011) haben für das CHS folgende Definition vorgeschlagen:

◘ **Tab. 1.3**   Häufig gebrauchte Antihypertensiva in der Carotischirurgie. (Nach Vanpeteghem et al. 2016)

Medikament	Wirkmechanismus	Empfohlene i. v. Dosierung
Esmolol	Selektiver β_1-Antagonist	- Ladungsdosis 0,5–1 mg/kg - kontin. Infusion: 25–300 µg/kg/min
Labetolol	Selektiver α_1-Antagonist, nichtselektiver β-Antagonist	- Ladungsdosis 20 mg - kontin. Infusion: 0,5–2 mg/min
Nicardipin	Kalziumkanal-Blocker	- 2–4 mg/min bis zum gewünschten Effekt - Erhaltungsdosis 3–30 mg/Std.
Clonidin	α_2-Agonist	- Ladungsdosis 2–4 µg/kg - kontin. Infusion: 1–4 µg/kg/Std.
Natrium-Nitroprussid	NO-Freisetzung	- kontin. Infusion: 0,25–2 µg/kg/min
Nitroglycerin	NO-Freisetzung	- kontin. Infusion: 0,25–2 µg/kg/min

1. Auftreten innerhalb 30 Tagen nach CEA
2. Nachweis der Hyperperfusion (durch transkraniellen Doppler [TCD], single photon emission Computertomographie [SPECT] oder CT/MR-Perfusionsbildgebung) oder systolischer Blutdruck >180 mm Hg
3. Klinische Zeichen wie Kopfschmerz, Krämpfe, Hemiparese, Glasgow Coma Scale (GCS) <15 oder radiologische Merkmale wie zerebrales Ödem oder intrazerebrale Blutung und
4. Kein Nachweis einer neuen zerebralen Ischämie, eines postoperativen Karotisverschluss oder metabolische oder pharmakologische Ursache.

Die Therapie besteht in einer Senkung des Blutdrucks auf systolisch <140 mm Hg oder höher, wenn die Symptome verschwinden. Die Patienten sollen in eine Überwachungseinheit aufgenommen werden. Eine weitere Konsequenz ist, Patienten mit schwerem Hypertonus nach CEA oder ansteigendem systolischem Blutdruck nicht nach Hause zu entlassen.

1.4.6 Perioperatives Management von Patienten mit Antikoagulantien

Leitlinienempfehlungen

European Society of Cardiology (ESC) and the European Society of Anaesthesiology (ESA)-Leitlinie (Kristensen et al. 2014)

— Patienten, die mit oralen Vitamin-K-Antagonisten (VKAs) behandelt werden, sind einem erhöhten peri- und postoperativem Blutungsrisiko ausgesetzt. Wenn die INR (international normalized ratio) <1,5 ist, kann ein Eingriff sicher durchgeführt werden. Jedoch ist bei Patienten mit hohem Thromboembolierisiko eine Unterbrechung der VKAs riskant und diese Patienten benötigen ein Bridging mit unfraktioniertem Heparin (UFH) oder therapeutisch-dosiertem niedermolekularem Heparin (NMH). Hierzu gehören Patienten mit:
  – Vorhofflimmern und CHA2DS2-VASc [Cardiac failure, Hypertension, Age ≥75 (Doubled), Diabetes, Stroke (Doubled) – Vascular disease, Age 65–74 and Sex category (Female)] Score > 4 oder
  – mechanischer Herzklappenprothese, kürzlich implantierte biologische Herzklappe oder
  – Mitralklappenreparatur innerhalb der letzten 3 Monate oder
  – kürzlicher venöser Thromboembolie (VTE) (in den letzten 3 Monaten) oder
  – Patienten mit Thrombophilie.

Im Allgemeinen besteht bessere Evidenz für die Wirksamkeit und Sicherheit von NMH im Vergleich zu UFH. NMH wird gewöhnlich subkutan gewichtsadaptiert appliziert, ein- oder zweimal täglich, ohne Laborkontrolle. Für Patienten mit hohem TE-Risiko werden therapeutische Dosierungen (NMH 2× täglich) empfohlen, bei niedrigem TE-Risiko eine prophylaktische Dosis (NMH 1× täglich). Die letzte NMH-Dosis sollte nicht später als 12 Std. vor dem Eingriff gegeben werden. Eine weitere Anpassung der Dosierung ist notwendig bei Patienten mit mäßig bis stark eingeschränkter Nierenfunktion. Es wird empfohlen, die Behandlung mit VKA 3 bis 5 Tage vor dem Eingriff zu beenden (abhängig von der Art des VKA), mit täglichen INR-Bestimmungen, bis <1,5 erreicht ist, und dass mit NMH oder UFH einen Tag nach dem Abbruch von VKA begonnen wird – oder später, sobald INR von 2,0 erreicht wird.

Die VKA-Behandlung sollte am Tag 1 oder 2 nach dem Eingriff wieder aufgenommen werden – abhängig von einer adäquaten Blutstillung – mit der präoperativen Erhaltungsdosis plus einer 50 % Auflade-

1

dosis für zwei konsekutive Tage. NMH oder UFH sollten fortgesetzt werden, bis die INR therapeutische Spiegel erreicht hat.

— Bei Patienten, die mit den direkten oralen Antikoagulantien (DOACs) Dabigatran, Rivaroxaban, Apixaban oder Edoxaban behandelt werden, ist ein Bridging in den meisten Fällen unnötig, aufgrund ihrer kurzen biologischen Halbwertszeit. Eine Ausnahme von dieser Regel stellen Patienten mit hohem thromboembolischem Risiko dar, bei denen der chirurgische Eingriff für einige Tage verschoben wird. Die Empfehlung über alle ist, die DOAC-Behandlung bei Eingriffen mit „normalem" Blutungsrisiko für die zwei- bis dreifache Zeit ihrer entsprechenden biologischen Halbwertszeit vor dem Eingriff oder Intervention zu beenden; bei Eingriffen mit hohem Blutungsrisiko sollte die Behandlung für das 4- bis 5-fache ihrer biologischen Halbwertszeit vor dem Eingriff unterbrochen werden.

Aufgrund des schnellen Wirkungseintritts sollte die Behandlung mit DOACs für 1 bis 2 Tage nach dem Eingriff (in einigen Fällen 3 bis 5 Tage) verschoben werden, bis die postoperative Blutungstendenz vermindert ist.

1.4.7 Intraoperative Heparinisierung und Antagonisierung

Leitlinienempfehlungen hierzu fehlen, jedoch war in dem European Carotid Surgery Trial (Bond et al. 2002) die einzige chirurgische Technik, die mit einem signifikanten Anstieg von Schlaganfall/Tod assoziiert war, diejenige, bei der keine intraoperative Antikoagulation erfolgte. Die meisten Chirurgen geben folglich routinemäßig intravenöses unfraktioniertes Heparin vor Abklemmen der Arterie, jedoch besteht kein Konsensus über die Dosierung. Einige titrieren die Do-

sierung anhand der aktivierten Koagulationszeit (ACT), andere verwenden eine Standarddosis von 3000 bis 5000 I.U. Evidenz, eine der beiden Methoden zu bevorzugen, gibt es nicht (Naylor 2017).

Die Frage ist, ob am Ende des Eingriffs Heparin mit Protamin antagonisiert werden soll. Die Leitlinie der ESVS (Naylor et al. 2022) empfiehlt:

— Für Patienten, die sich einer CEA unterziehen, sollte die die Antagonisierung von Heparin mit Protamin in Erwägung gezogen werden (Empfehlungsklasse IIa, Evidenzlevel B).

Abgewogen werden muss das reduzierte Blutungsrisiko nach Protamingabe gegenüber einer eventuell erhöhten Rate an thrombotischen Komplikationen. Hierzu liegt eine Metaanalyse von 12 Beobachtungsstudien mit 10.621 Patienten vor (Newhall et al. 2016). Nach dieser Analyse sollten Chirurgen den Einsatz von Protamin routinemäßig bei der CEA in Betracht ziehen, um so das Blutungsrisiko zu vermindern. Protamin führte nicht zu einer erhöhten Rate an thrombotischen Komplikationen, einschließlich Schlaganfall, Herzinfarkt oder Tod.

Mittlerweile wurden die Ergebnisse dieser Metaanalyse in einer Registererhebung der Society for Vascular Surgery Vascular Quality Initiative der Jahre 2012 bis 2018 bestätigt (72.787 Patienten mit elektiver CEA bei asymptomatischer Stenose; 1879 Chirurgen; 316 Zentren) (Stone et al. 2020). 69 % der Patienten erhielten Protamin, 31 % nicht, wobei die Protamingabe über die Zeit anstieg, auf zuletzt 73 % der Patienten. Die Arbeit zeigte in der Protamin-Gruppe eine 50 %-Reduktion bei den Reoperationen wegen Blutungsereignissen – ohne erhöhtes Risiko an Schlaganfall, Herzinfarkt oder Tod. Da Patienten, die wegen Blutungskomplikationen – unabhängig von der Protamingabe – einem Reeingriff unterzogen werden mussten, ein signifikant stark erhöhtes Risiko an Schlaganfall, Herzinfarkt oder Tod hatten, sahen es die Autoren bei der gegenwärtigen Datenlage als erwiesen an, routinemäßig Protamin einzusetzen, um intraoperativ verabreichtes Heparin zu antagonisieren. Sie betrachteten die Antagonisierung mit Protamin als einen Qualitätsindikator bei CEA.

1.4.8 Perioperative Thromboembolieprophy laxe

Zur perioperativen Thromboembolieprophylaxe bei CEA gibt es keine eindeutigen Leitlinienempfehlungen, was vielleicht an der Seltenheit der Ereignisse liegt. In einer Erhebung der National Surgical Quality Improvement Program (NSQIP)-Datenbasis (45.548 Gefäßeingriffe, davon 20.785 CEA) war unter allen Gefäßeingriffen die Rate an venösen Thromboembolien (VTE) nach CEA am seltensten und betrug lediglich 0,2 % (Ramanan et al. 2013). Die Autoren erklärten die niedrige Rate an VTE nach CEA mit der Tatsache, dass diese Patienten früh aufstehen und sich bewegen können, des Weiteren mit der relativ kurzen Operationszeit und den aggressiven Strategien der Thrombozytenaggregationshemmung. Zur Notwendigkeit einer VTE-Prophylaxe bei CEA legten sich die Autoren dementsprechend nicht fest und verwiesen auf die Empfehlungen des American College of Chest Physicians zur VTE-Prophylaxe bei nichtorthopädischen chirurgischen Patienten (Gould et al. 2012). Dort wird ebenfalls das Risiko einer VTE für die CEA mit lediglich 0,2 % angegeben und es wird ausgeführt:

- Bei Patienten mit einem sehr geringen Risiko einer symptomatischen VTE

(<0,5 %) besteht mäßige Qualität der Evidenz, dass die Nachteile der medikamentösen Prophylaxe mit niedrigdosiertem unfraktioniertem Heparin oder niedermolekularem Heparin (NMH) die Vorteile überwiegen. Verglichen mit keiner Prophylaxe kann man 0 bis 3 weniger nichttödliche VTE-Ereignisse erwarten und 4 bis 10 häufigere größere Blutungskomplikationen pro 1000 Patienten, die mit unfraktioniertem Heparin behandelt werden. Ähnliches gilt für den Vergleich von NMH und keine Prophylaxe.
- Auch die Nachteile einer mechanischen Prophylaxe überwiegen wahrscheinlich ihren Nutzen in dieser Gruppe mit sehr geringem Risiko.

In der Konsequenz ist demnach nach dieser Leitlinie eine medikamentöse Thromboembolieprophylaxe bei der CEA nicht erforderlich. Vergleichsweise vage ist die deutsche AWMF-S3-Leitlinie zur Prophylaxe der venösen Thromboembolie (Encke et al. 2015). Sie gibt nur Empfehlungen zu gefäßchirurgischen Eingriffen an den aorto-iliakalen-Gefäßen, an den Nierengefäßen sowie an den unteren Extremitäten ab. Für andere Eingriffe, wie z. B. die CEA wird lediglich vermerkt:

- Alle Patienten mit gefäßchirurgischen Eingriffen sollten Basismaßnahmen zur VTE-Prophylaxe erhalten. (Expertenkonsens). Basismaßnahmen sind in dieser Leitlinie Frühmobilisation, Bewegungsübungen, Anleitung zu Eigenübungen.

Demnach empfiehlt auch diese Leitlinie nach CEA nicht expressis verbis eine medikamentöse Thromboembolieprophylaxe.

1

1.4.9 Thrombozytenaggregationshemmung bei CEA/CAS

Leitlinienempfehlungen

Deutsche S3-Leitlinie (Eckstein et al. 2020)

- Alle Patienten sollen vor und nach einer CEA Acetylsalicylsäure (ASS, 100 mg) und ein Statin einnehmen, eine Dauertherapie mit ASS und/oder Statinen soll nicht unterbrochen werden.
- Vor einer CAS sollte eine duale Plättchenhemmung mit ASS (100 mg) und Clopidogrel (75 mg) erfolgen. Die Behandlung mit Clopidogrel sollte wenigstens drei Tage vor dem Eingriff mit 75 mg/Tag oder mit 300 mg am Tag vor dem Eingriff begonnen werden. Die duale Plättchenhemmung sollte für mindestens einen Monat beibehalten werden.
- Bei Patienten mit erhöhtem Risiko einer gastro-intestinalen Blutung unter Acetylsalicylsäure oder Clopidogrel sollte die Gabe von Protonen-Pumpen-Inhibitoren erfolgen.

European Society for Vascular Surgery (ESVS) (Naylor et al. 2022)

- Nr. 10: Für Patienten mit >50 % asymptomatischer Karotisstenose, die für Aspirin intolerant oder allergisch sind, sollten 75 mg Clopidogrel täglich in Betracht gezogen werden. Bei Intoleranz oder Allergie auf beide (Aspirin und Clopidogrel) sollte eine Dipyridamol-Monotherapie (200 mg zweimal täglich) in Betracht gezogen werden
- Nr. 11: Für Patienten mit asymptomatischer Karotisstenose, die sich einer CEA unterziehen, wird eher niedriger dosiertes Aspirin (75–325 mg täglich) als höher dosiertes Aspirin (>325 mg täglich) empfohlen.

- Nr. 27: Für kürzlich symptomatische Patienten mit 50–99 % Karotisstenose, die sich einer CEA unterziehen, sollte eine perioperative Kombinationstherapie mit Thrombozytenaggregationshemmern erwogen werden und es soll damit begonnen werden, nachdem die Bildgebung eine intrakranielle Blutung ausgeschlossen hat.
- Nr. 28: Bei kürzlich symptomatischen Patienten mit 50–99 % Karotisstenose, die sich einer CEA unterziehen sollen, wo eine Monotherapie mit Thrombozytenaggregationshemmern der Kombinationstherapie vorgezogen wird, sollte Aspirin (300–325 mg täglich für 14 Tage, gefolgt von 75–162 mg täglich) erwogen werden.
- Nr. 29: Für kürzlich symptomatische Patienten, die sich einer CEA unter Aspirin-Monotherapie unterziehen, wird eher niedriger dosiertes Aspirin (75–325 mg täglich) als höher dosiertes Aspirin (>325 mg täglich) empfohlen.
- Nr. 30: Für kürzlich symptomatische Karotisstenose-Patienten, die sich einer CEA unterziehen und die intolerant oder allergisch auf Aspirin und Clopidogrel sind, wird eine Dipyridamol Monotherapie mit modifizierter Freisetzung empfohlen (200 mg, zweimal täglich).
- Nr. 31: Für kürzlich symptomatische Patienten, die sich einer CAS unterziehen, wird eine Thrombozytenaggregationshemmung mit Aspirin (75–325 mg täglich) kombiniert mit Clopidogrel empfohlen. Mit Clopidogrel (75 mg täglich) sollte wenigstens 3 Tage vor Stenting begonnen werden oder als Einzel-Ladedosis von 300 mg in dringlichen Fällen. Aspirin und Clopidogrel sollten wenigstens für 4 Wochen nach Stenting fortgesetzt werden und es sollte dann die Langzeit-Thrombozytenaggregationshemmung (Monotherapie) (vorzugsweise mit Clopidogrel 75 mg täglich) unbegrenzt fortgesetzt werden.

- Nr. 32: Für Patienten die sich einer CEA oder CAS unterzogen haben, wird eine Langzeittherapie mit Aspirin und Clopidogrel nicht empfohlen, außer sie ist aufgrund anderer kardialer oder vaskulärer Erkrankungen erforderlich.

1.4.10 Patienten mit Vorhofflimmern – Thrombozytenaggregationshemmer (TAH) und Antikoagulation nach CEA und CAS

In einer Analyse der National Inpatient Sample (NIS) der Jahre 2005 bis 2009 (n = 672.074) wiesen 8,8 % der Patienten mit CEA oder CAS ein Vorhofflimmern auf. Vorhofflimmern war bei Patienten mit CEA, nicht aber bei Patienten mit CAS mit einer erhöhten Schlaganfallrate assoziiert (Watanabe et al. 2015). Das Risiko für den kombinierten Endpunkt „postoperativer Schlaganfall/kardiale Komplikationen/Tod" war sowohl nach CAS als auch nach CEA bei Patienten mit Vorhofflimmern im Vergleich zu Patienten ohne Vorhofflimmern erhöht, jedoch signifikant höher nach CEA im Vergleich zu CAS. Im Gegensatz hierzu war bei Patienten ohne Vorhofflimmern der kombinierte Endpunkt bei Patienten mit CEA signifikant niedriger als nach CAS. Patienten mit Vorhofflimmern haben demnach im Vergleich zu Patienten ohne Vorhofflimmern speziell nach CEA eine erhöhte Rate unerwünschter postoperativer Ereignisse.

Die Frage, inwieweit Patienten mit Vorhofflimmern nach CEA und CAS eine Komedikation von TAH und Antikoagulantien erhalten sollten, wird in der Leitlinie der ESVS und der deutschen S3-Leitlinie nicht definitiv beantwortet. Die Leitlinien der European Society of Cardiology (ESC) führen bei Vorhofflimmern aus (Kirchhof et al. 2016):

- Nach TIA oder Schlaganfall wird die Kombinationstherapie mit oralen Antikoagulantien und Thrombozytenaggregationshemmern nicht empfohlen. (Schaden; Empfehlungsgrad III/Evidenzlevel B).

Das heißt, Patienten mit Vorhofflimmern sollen in dieser Situation langfristig eine Monotherapie mit oralen Antikoagulantien erhalten. Zumindest nach CEA gibt es bei Patienten mit Vorhofflimmern keine Indikation für eine zusätzliche TAH neben der oralen Antikoagulation (Kröger und Böhner 2014). Was Patienten mit CAS angeht, so lässt die ESC-Leitlinie diese Frage unbeantwortet, Studien zur dualen Therapie mit Antikoagulantien und Thrombozytenaggregationshemmern nach CAS gibt es nicht. Analog zur koronaren Stentimplantation bei Patienten mit Vorhofflimmern ist es bisher aber üblich, aus Angst vor einem thrombotischen Frühverschluss für vier Wochen eine TAH-Monotherapie (entweder mit ASS, 75–325 mg täglich, oder Clopidogrel, 75 mg täglich, oder eine Kombination beider Medikamente) zusätzlich zur gleichzeitig unabhängig davon bestehenden Antikoagulation durchzuführen (Kröger und Böhner 2014). Ob diese Therapie länger fortgesetzt werden soll, ist ungeklärt. Für den Koronarstent heißt es in der ESC-Leitlinie:

- Nach einem akuten Koronarsyndrom mit Stentimplantation bei Patienten mit Vorhofflimmern und Schlaganfallrisiko, sollte eine kombinierte Triple-Therapie mit Aspirin, Clopidogrel und oraler Antikoagulation für 1–6 Monate in Betracht gezogen werden, um rezidivierende koronare und zerebrale ischämische Ereignisse zu verhindern. (Empfehlungsgrad IIa/Evidenzlevel C)
- Die Dauer der kombinierten antithrombotischen Behandlung, speziell der Triple-Therapie, sollte zeitlich begrenzt werden, unter abschätzender Risikoba-

lanzierung von rezidivierenden koronaren Ereignissen und Blutung. (Empfehlungsgrad IIa/Evidenzlevel B).
- Die duale Therapie mit irgendeinem oralen Antikoagulans plus Clopidogrel 75 mg täglich kann als Alternative zu einer initialen Triple-Therapie in ausgewählten Fällen erwogen werden. (Empfehlungsgrad IIb/Evidenzlevel C)

1.4.11 Lipidsenkende Therapie (Statine)

Leitlinienempfehlungen

Deutsche S3-Leitlinie (Eckstein et al. 2020)
- Alle Patienten sollen vor und nach CEA mit einem Statin behandelt werden, eine Dauertherapie mit Statinen soll nicht unterbrochen werden.

European Society for Vascular Surgery (ESVS) (Naylor et al. 2022)
- Nr. 14: Bei Patienten mit asymptomatischer Karotisstenose und Dyslipidämie, die intolerant auf Statine sind, mit oder ohne Ezetimib, sollte eine Lipidsenkende Therapie mit PCSK9-Inhibitoren erwogen werden.
- Nr. 34: Eine Statintherapie wird bei Patienten mit symptomatischer Karotis-Erkrankung empfohlen zur langfristigen Vorbeugung von Schlaganfall, Herzinfarkt und anderen kardiovaskulären Ereignissen.
- Nr. 35: Für symptomatische Karotisstenose-Patienten, die nicht ihre Lipid-Zielwerte bei maximaler Dosierung oder maximal tolerierter Dosierung von Statinen erreichen, wird Ezetimib (10 mg täglich) empfohlen.
- Nr. 36: Für symptomatische Patienten mit Karotisstenose, die intolerant sind oder die LDL-Zielwerte mit Statinen

nicht erreichen, mit oder ohne Ezetimib, sollte eine zusätzliche oder alternative Behandlung mit PCSK9-Inhibitoren erwogen werden.
- Nr. 37: Für Patienten, bei denen CEA oder CAS terminiert ist, wird empfohlen, mit der Statintherapie präoperativ zu beginnen.

European Society of Cardiology (ESC) and the European Society of Anaesthesiology (ESA)-Leitlinie (Kristensen et al. 2014)
- Die perioperative Fortsetzung der Statine wird empfohlen, mit Favorisierung von Statinen mit langer Halbwertszeit oder verlängerter Freisetzung.
- Die präoperative Einleitung einer Statinbehandlung sollte bei Patienten, die sich einem Gefäßeingriff unterziehen, erwogen werden, idealerweise wenigstens 2 Wochen vor dem Eingriff.

1.4.12 Diabetes mellitus

Leitlinienempfehlungen

European Society for Vascular Surgery (ESVS) (Naylor et al. 2022)
- Nr. 16: Bei diabetischen Patienten mit asymptomatischer Karotisstenose wird eine optimale Blutzuckerkontrolle empfohlen.

Auf die Bedeutung einer guten Diabetes-Einstellung bei Patienten mit CEA wiesen Parr et al. (2018) anhand von 614.190 Patienten der National Inpatient Sample der Jahre 2006–2013 hin. Patienten mit unkontrolliertem Diabetes zeigten eine signifikant höhere Rate an Schlaganfall (3,27 % vs. 0,93 %), Herzinfarkt (3,35 % vs. 1,10 %) und Klinikletalität (1,43 % vs. 0,25 %) als Patienten mit gut eingestelltem Diabetes. Bei Patienten ohne Diabetes waren die Vergleichszahlen 0,94 % (Schlaganfall), 0,87 % (Herzinfarkt) und 0,27 % (Klinikletalität). Neben dem ungünstigerem Outcome wurden bei Patienten mit unkontrolliertem Diabetes auch höhere Behandlungskosten und ein längerer Krankenhausaufenthalt beobachtet. Die Konsequenz ist, bei Patienten mit Diabetes den Eingriff nur nach adäquater internistischer Blutzuckereinstellung durchzuführen.

1.4.13 Wunddrainage bei CEA

European Society for Vascular Surgery (ESVS) (Naylor et al. 2022)

- Nr. 79: Bei Patienten, die sich einer CEA unterziehen, sollte eine selektive Wunddrainage in Betracht gezogen werden.

Drainagen sollen, so die Rationale, die Ansammlung von Flüssigkeit im Halsbereich vermeiden und damit respiratorischen Problemen vorbeugen. Potenziell infizierte Hämatome sollen vermieden werden. In der einzigen (kleinen) randomisierten Studie mit insgesamt 70 Patienten mit CEA sowie 106 Leistendissektionen, in der das Flüssigkeitsvolumen postoperativ exakt gemessen wurde, führte das Einlegen einer Drainage im Vergleich zu keiner Drainage nicht zu einer Reduktion der postoperativen Hämatomvolumina (Youssef et al. 2005). Die meisten Hämatome waren klein, mit und ohne Einlegen einer Drainage. Wundkomplikationen wurden durch die Drainage nicht signifikant beeinflusst und waren auch nicht zu dem Vorhandensein von Flüssigkeitsansammlungen in Beziehung zu setzen. Traten bedeutsame Flüssigkeitsansammlungen auf, waren sie durch eine Drainage nicht zu verhindern. Die Studie sprach gegen das routinemäßige Platzieren einer Drainage nach CEA.

Seitdem haben Smolock et al. (2020) die Daten von 47.752 Patienten des Vascular Quality Initiative (VQI) – Registers analysiert, bei denen in den Jahren 2011 bis 2015 eine CEA vorgenommen wurde. Bei 19.425 Patienten wurde eine Drainage gelegt, bei 28.327 nicht. Patienten mit Drain hatten signifikant häufiger präoperativ einen P2Y12 – Inhibitor erhalten und bei ihnen wurde seltener Protamin verwendet als bei Patienten ohne Drain. Die Drainage führte zu keiner Reduktion der Inzidenz an Eingriffen wegen Blutungskomplikationen, auch hinsichtlich der Inzidenz von assoziierten Schlaganfällen oder Tod unterschieden sich beide Gruppen nicht. Die Dauer des Krankenhausaufenthaltes war hingegen in der Gruppe mit Drain signifikant länger. Auf die Wundinfektionsraten nahm das Platzieren von Drainagen keinen Einfluss. Patienten mit Thrombozytenaggregationshemmern oder Antikoagulantien hatten eine höhere Wahrscheinlichkeit einer postoperativen Blutung, unabhängig davon, ob eine Drainage gelegt wurde oder nicht. Letztlich konnte kein Nutzen für die Drainage nachgewiesen werden, bei längerem Krankenhausaufenthalt.

Literatur

Bond R, Warlow CP, Naylor AR, Rothwell PM, European Carotid Surgery Trialists' Collaborative Group (2002) Variation in surgical and anaesthetic technique and associations with operative risk in the European carotid surgery trial: implications for trials of ancillary techniques. Eur J Vasc Endovasc Surg 23:117–126

Bouri S, Thapar A, Shalhoub J, Jayasooriya G, Fernando A, Franklin IJ, Davies AH (2011) Hypertension and the post-carotid endarterectomy cerebral hyperperfusion syndrome. Eur J Vasc Endovasc Surg 41:229–237

Bratzler DW, Dellinger EP, Olsen KM, Perl TM, Auwaerter PG, Bolon MK, Fish DN, Napolitano LM, Sawyer RG, Slain D, Steinberg JP, Weinstein RA, American Society of Health-System Pharmacists (ASHP); Infectious Diseases Society of America (IDSA); Surgical Infection Society (SIS); Society for Healthcare Epidemiology of America (SHEA) (2013) Clinical practice guidelines for antimicrobial prophylaxis in surgery. Surg Infect (Larchmt) 14(1):73–156

Brott TG, Calvet D, Howard G, Gregson J, Algra A, Becquemin JP, de Borst GJ, Bulbulia R, Eckstein HH, Fraedrich G, Greving JP, Halliday A, Hendrikse J, Jansen O, Voeks JH, Ringleb PA, Mas JL, Brown MM, Bonati LH, Carotid Stenosis Trialists' Collaboration (2019) Long-term outcomes of stenting and endarterectomy for symptomatic carotid stenosis: a preplanned pooled analysis of individual patient data. Lancet Neurol 18:348–356

Chang RW, Tucker LY, Rothenberg KA, Lancaster E, Faruqi RM, Kuang HC, Flint AC, Avins AL, Nguyen-Huynh MN (2022) Incidence of ischemic stroke in patients with asymptomatic severe carotid stenosis without surgical intervention. JAMA 327:1974–1982

Cole TS, Mezher AW, Catapano JS, Godzik J, Baranoski JF, Nakaji P, Albuquerque FC, Lawton MT, Little AS, Ducruet AF (2020) Nationwide trends in carotid endarterectomy and carotid artery stenting in the post-CREST era. Stroke 51: 579–587

Columbo JA, Martinez-Camblor P, O'Malley AJ, Stone DH, Kashyap VS, Powell RJ, Schermerhorn ML, Malas M, Nolan BW, Goodney PP (2021) Association of adoption of transcarotid artery revascularization with center-level perioperative outcomes. JAMA Netw Open 4(2):e2037885

Eckstein H-H et al (2020) S3-Leitlinie zur Diagnostik, Therapie und Nachsorge der extracraniellen Carotisstenose, 2. Aufl. 3. Februar 2020. AWMF-Registernummer: 004-028

Empfehlung der Kommission für Krankenhaushygiene und Infektionsprävention (KRINKO) beim Robert Koch-Institut (2018) Prävention postoperativer Wundinfektionen. Bundesgesundheitsbl 61:448–473

Encke A, Haas S, Kopp I (2015) AWMF-S3-Leitlinie Prophylaxe der venösen Thromboembolie (VTE) 2. komplett überarbeitete Auflage, Stand: 15.10.2015. AWMF Leitlinien-Register Nr. 003/001

Galyfos GC, Tsoutsas I, Konstantopoulos T, Galanopoulos G, Sigala F, Filis K, Papavassiliou V (2021) Editor's choice – early and late outcomes after transcarotid revascularisation for internal carotid artery stenosis: a systematic review and meta-analysis. Eur J Vasc Endovasc Surg 61:725–738

Giannopoulos S, Texakalidis P, Charisis N, Jonnalagadda AK, Chaitidis N, Giannopoulos S, Kaskoutis C, Machinis T, Koullias GJ (2020) Synchronous carotid endarterectomy and coronary artery bypass graft versus staged carotid artery stenting and coronary artery bypass graft for patients with concomitant severe coronary and carotid stenosis: a systematic review and meta-analysis. Ann Vasc Surg 62:463–473

Gould MK, Garcia DA, Wren SM, Karanicolas PJ, Arcelus JI, Heit JA, Samama CM (2012) Prevention of VTE in nonorthopedic surgical patients: Antithrombotic Therapy and Prevention of

Thrombosis, 9th ed: American College of Chest Physicians Evidence-Based Clinical Practice Guidelines. Chest 141(2 Suppl):e227S–e277S. Erratum in: Chest. 2012;141:1369

Guo Z, Liu C, Huang K, Yu N, Peng M, Starnes BW, Chow WB, Li Z, Zhang WW (2021) Meta-analysis of redo stenting versus endarterectomy for in-stent stenosis after carotid artery stenting. J Vasc Surg 73:1282–1289

Halliday A, Bulbulia R, Bonati LH, Chester J, Cradduck-Bamford A, Peto R, Pan H, ACST-2 Collaborative Group (2021) Second asymptomatic carotid surgery trial (ACST-2): a randomised comparison of carotid artery stenting versus carotid endarterectomy. Lancet 398(10305):1065–1073

Hammar K, Laska AC, Wester P, Mani K, Lundström A, Jonsson M (2022) Low incidence of late ipsilateral ischaemic stroke after treatment for symptomatic carotid stenosis in Sweden 2008–2017: increased risk in the elderly and after carotid stenting. Eur J Vasc Endovasc Surg 63:24–32

Harky A, Chan JSK, Kot TKM, Sanli D, Rahimli R, Belamaric Z, Ng M, Kwan IYY, Bithas C, Makar R, Chandrasekar R, Dimitri S (2020) General anesthesia versus local anesthesia in carotid endarterectomy: a systematic review and meta-analysis. J Cardiothorac Vasc Anesth 34:219–234

Kakkos SK, Vega de Ceniga M, Naylor R (2021) A systematic review and meta-analysis of periprocedural outcomes in patients undergoing carotid interventions following thrombolysis. Eur J Vasc Endovasc Surg 62:340–349

Keyhani S, Cheng EM, Hoggatt KJ, Austin PC, Madden E, Hebert PL, Halm EA, Naseri A, Johanning JM, Mowery D, Chapman WW, Bravata DM (2020) Comparative effectiveness of carotid endarterectomy vs initial medical therapy in patients with asymptomatic carotid stenosis. JAMA Neurol 77:1110–1121

Keyhani S, Cheng EM, Hoggatt K, Austin PC, Madden E, Hebert PL, Halm EA, Naseri A, Johanning J, Abraham A, Bravata DM (2022) Comparative effectiveness of carotid stenting to medical therapy among patients with asymptomatic carotid stenosis. Stroke 53:1157–1166

Khan JM, McInnis CL, Ross-White A, Day AG, Norman PA, Boyd JG (2021) Overview and diagnostic accuracy of near infrared spectroscopy in carotid endarterectomy: a systematic review and meta-analysis. Eur J Vasc Endovasc Surg 62:695–704

Kirchhof P, Benussi S, Kotecha D, ESC Scientific Document Group et al (2016) 2016 ESC Guidelines for the management of atrial fibrillation developed in collaboration with EACTS. Eur Heart J 37:2893–2962

Krawisz AK, Rosenfield K, White CJ, Jaff MR, Campbell J, Kennedy K, Tsai T, Hawkins B, Jones

S, Secemsky EA (2021) Clinical impact of contralateral carotid occlusion in patients undergoing carotid artery revascularization. J Am Coll Cardiol 77:835–844

Kristensen SD, Knuuti J, Saraste A et al (2014) 2014 ESC/ESA Guidelines on non-cardiac surgery: cardiovascular assessment and management: the Joint Task Force on non-cardiac surgery: cardiovascular assessment and management of the European Society of Cardiology (ESC) and the European Society of Anaesthesiology (ESA). Eur Heart J 35:2383–2431

Kröger K, Böhner H (2014) Supplement: Perspektiven der Kardiologie. Angiologie – Gefässchirurgie: Was tun, wenn Leitlinien sich widersprechen? Dtsch Arztebl 111(15):[26]

Lazarides MK, Christaina E, Argyriou C, Georgakarakos E, Tripsianis G, Georgiadis GS (2021) Editor's choice – network meta-analysis of carotid endarterectomy closure techniques. Eur J Vasc Endovasc Surg 61:181–190

Martin C, Auboyer C, Boisson M, Dupont H, Gauzit R, Kitzis M, Leone M, Lepape A, Mimoz O, Montravers P, Pourriat JL, Steering committee of the French Society of Anaesthesia and Intensive Care Medicine (SFAR) responsible for the establishment of the guidelines (2019) Antibioprophylaxis in surgery and interventional medicine (adult patients). Update 2017. Anaesth Crit Care Pain Med 38:549–562

Mehta A, Patel PB, Bajakian D, Schutzer R, Morrissey N, Malas M, Schermerhorn M, Patel VI (2021) Transcarotid artery revascularization versus carotid endarterectomy and transfemoral stenting in octogenarians. J Vasc Surg 74:1602–1608

Moore WS, Voeks JH, Roubin GS, Clark WM, Howard VJ, Jones MR, Brott TG, CREST Investigators (2019) Duration of asymptomatic status and outcomes following carotid endarterectomy and carotid artery stenting in the Carotid Revascularization Endarterectomy vs Stenting Trial. J Vasc Surg 69:1797–1800

Müller MD, Lyrer P, Brown MM, Bonati LH (2020) Carotid artery stenting versus endarterectomy for treatment of carotid artery stenosis. Cochrane Database Syst Rev. 2(2):CD000515

Naylor AR (2017) Medical treatment strategies to reduce perioperative morbidity and mortality after carotid surgery. Semin Vasc Surg 30:17–24

Naylor AR, Rantner B, Ancetti S et al (2022) European Society for Vascular Surgery (ESVS) 2023 Clinical practice guidelines on the management of atherosclerotic carotid and vertebral artery disease. Eur J Vasc Endovasc Surg S1078-5884(22)00237-4

Newhall KA, Saunders EC, Larson RJ, Stone DH, Goodney PP (2016) Use of protamine for anticoagulation during carotid endarterectomy: a meta-analysis. JAMA Surg 151:247–255

Parr MS, Dombrovskiy VY, Nagarsheth KH, Shafritz R, Rahimi SA (2018) Diabetes control decreases morbidity and mortality after carotid endarterectomy. Surgery 163:404–408

Qi W, Lai Z, Shao J, Li K, Fang L, Xu L, Zhang X, Liu B (2021) A systematic review and meta-analysis of combined carotid endarterectomy with ipsilateral proximal intervention (hybrid approach) for tandem carotid artery lesions. J Vasc Surg 73:2168–2177

Ramanan B, Gupta PK, Sundaram A, Lynch TG, MacTaggart JN, Baxter BT, Johanning JM, Pipinos II (2013) In-hospital and postdischarge venous thromboembolism after vascular surgery. J Vasc Surg 57:1589–1596

Rerkasem A, Orrapin S, Howard DP, Rerkasem K (2020) Carotid endarterectomy for symptomatic carotid stenosis. Cochrane Database Syst Rev 9(9):CD001081

Sagris M, Giannopoulos S, Giannopoulos S, Tzoumas A, Texakalidis P, Charisis N, Kokkinidis DG, Malgor RD, Mouawad NJ, Bakoyiannis C (2021) Transcervical carotid artery revascularization: a systematic review and meta-analysis of outcomes. J Vasc Surg 74:657–665

Smolock CJ, Morrow KL, Kang J, Kelso RL, Bena JF, Clair DG (2020) Drain placement confers no benefit after carotid endarterectomy in the Vascular Quality Initiative. J Vasc Surg 72:204–208

Sridharan ND, Chaer RA, Smith K, Eslami MH (2022) Carotid endarterectomy remains cost-effective for the surgical management of carotid stenosis. J Vasc Surg 75:1304–1310

Stone DH, Giles KA, Kubilis P, Suckow BD, Goodney PP, Huber TS, Powell RJ, Cronenwett JL, Scali ST (2020) Editor's choice – protamine reduces serious bleeding complications associated with carotid endarterectomy in asymptomatic patients without increasing the risk of stroke, myocardial infarction, or death in a large national analysis. Eur J Vasc Endovasc Surg 60:800–807

Sun Y, Ding Y, Meng K, Han B, Wang J, Han Y (2021) Comparison the effects of carotid endarterectomy with carotid artery stenting for contralateral carotid occlusion. PLoS One 16:e0250580

Tsujikawa S, Ikeshita K (2019) Low-dose dexmedetomidine provides hemodynamics stabilization during emergence and recovery from general anesthesia in patients undergoing carotid endarterectomy: a randomized double-blind, placebo-controlled trial. J Anesth 33:266–272

Vanpeteghem C, Moerman A, De Hert S (2016) Perioperative hemodynamic management of carotid artery surgery. J Cardiothorac Vasc Anesth. 30:491–500

Watanabe M, Chaudhry SA, Adil MM, Alqadri SL, Majidi S, Semaan E, Qureshi AI (2015) The effect of atrial fibrillation on outcomes in patients undergoing carotid endarterectomy or stent placement in general practice. J Vasc Surg 61: 927–932

Youssef F, Jenkins MP, Dawson KJ, Berger L, Myint F, Hamilton G (2005) The value of suction wound drain after carotid and femoral artery surgery: a randomised trial using duplex assessment of the volume of post-operative haematoma. Eur J Vasc Endovasc Surg 29:162–166

Thoracic-Outlet-Syndrom

Inhaltsverzeichnis

© Springer-Verlag GmbH Deutschland, ein Teil von Springer Nature 2022
E. S. Debus, R. T. Grundmann, *Evidenzbasierte Gefäßchirurgie*, Evidenzbasierte Chirurgie,
https://doi.org/10.1007/978-3-662-66422-3_2

2.1 Leitlinien

2.1.1 Society for Vascular Surgery

Zum Thoracic-Outlet-Syndrom (TOS) liegen keine Leitlinien vor, lediglich die Society for Vascular Surgery hat Standards der Berichterstattung definiert (Illig et al. 2016a, b). Sie fokussieren auf Befundbeschreibung, Diagnostik, Behandlung und Ergebnisdarstellung einschließlich Follow-up. Diese exzellenten Ausführungen sind sehr umfangreich und können deshalb hier nicht im Detail referiert werden. Wir beschränken uns im Folgenden auf Klassifikation und Standards der Behandlungs-Berichterstattung.

- **Klassifikation**

Das TOS wird gewöhnlich als eine einzige klinische Einheit dargestellt. Jedoch gibt es drei Arten von TOS, die sich in Diagnose, Behandlung und Outcome unterscheiden; sie müssen als separate Einheiten berichtet werden.

- Neurogenes TOS (NTOS): Neurogene Symptome sind am häufigsten, verursacht durch Kompression oder Irritation des Plexus brachialis im Bereich der Skalenuslücke oder Pectoralis minor-Lücke.
- Venöses TOS (VTOS): Die Patienten haben Zeichen und Symptome, verursacht durch intermittierende Kompression oder partielle oder vollständige Thrombose der V. subclavia im Bereich der kostoklavikulären Enge. VTOS mit thrombotischem Verschluss können auch mit dem Eponym Paget-von-Schroetter-Syndrom bezeichnet werden.
- Arterielles TOS (ATOS): Die Patienten haben klinische Symptome aufgrund einer dokumentierten symptomatischen Ischämie oder objektiven Schädigung

der A. subclavia, verursacht durch eine Kompression auf Höhe der ersten Rippe oder einer anderen anomalen verwandten Knochenstruktur [i.e. sogenannte „Halsrippe"]. Beachte, dass die Extremität objektiv bei einem Stressmanöver ischämisch sein muss, wenn ein ATOS diagnostiziert wird. Pulsverlust und asymptomatische hämodynamische oder anatomische Veränderungen ohne solche Änderung reichen für die Diagnose ATOS nicht aus.

- **NTOS:**
- Ergonomische Modifikationen der Arbeit und zu Hause oder am Arbeitsplatz
- Physikalische Therapie
- Irgendeine andere Therapie, die versucht wurde (Massage, Chiropraktik) und die Ergebnisse davon
- Medikamente
- Therapeutische muskuläre, perineurale, epidurale oder andere Injektionen (Steroide, Botulinumtoxin)
- Operative Dekompression des Thoracic Outlet, einschließlich potenzieller Neurolyse des Plexus brachialis
  - Chirurgischer Zugang und Strukturen, die entfernt oder verändert wurden unter präziser Verwendung der [in dieser Leitlinie beschriebenen] Terminologie (einschließlich Ausmaß der Rippenresektion, anomale Anatomie, Tenotomie des Pectoralis minor, Neurolyse, und irgendeine Umhüllung oder andere Behandlung der Nerven)
  - Pleuraeintritt, Gebrauch von Thoraxdrainage
  - Intraoperative Komplikationen
  - Postoperative Schmerzkontrolle
  - Länge des Hospitalaufenthaltes
  - Alle postoperativen Komplikationen oder Wiederaufnahmen innerhalb 30 Tagen pOp

- **VTOS:**
- Venöse Thrombolyse axilla-subclavia
  - Dauer der Symptome in Tagen und Klassifikation
  - Erfolgreiche oder nicht erfolgreiche Drahtpassage
  - Technik: konventionell (Infusion für 6 bis 48 Stunden) oder pharmakomechanisch (sofortige mechanisch unterstützte Thrombusentfernung)
  - Irgendeine angewendete Hilfsmaßnahme (z. B. Ballonvenoplastie; beachte, dass Stenting in dieser Situation kontraindiziert ist)
  - Ergebnisse der Thrombolyse
  - Irgendwelche Komplikationen
- Operative Thoracic Outlet-Dekompression oder venöse Intervention
  - Ob der Patient vor dem Eingriff Thrombolyse erhalten hat und deren Ergebnis. Falls ja: Intervall (in Tagen) zwischen Beendigung der Thrombolyse und Operation
  - Status der V. subclavia zum Zeitpunkt der Operation
  - Chirurgischer Zugang und entfernte Strukturen
  - Präsenz oder Fehlen von verborgener vorderer Fraktur der 1. Rippe oder osteophytischer Degeneration
  - Externe Venolyse der V. axilla-subclavia und Zustand der Vene danach
  - Ob irgendwelche Hilfsprozeduren durchgeführt wurden
  - Pleuraeintritt, Gebrauch von Thoraxdrainage
  - Intraoperative Komplikationen
  - Postoperative Schmerzkontrolle
  - Länge des Hospitalaufenthaltes
  - Alle postoperativen Komplikationen oder Wiederaufnahmen innerhalb 30 Tage pOp

  - Postoperative Antikoagulation oder Thrombozytenaggregationshemmer, Dauer

- **ATOS:**
Die Beschreibung der Behandlung sollte nach den 3 Zielen der Therapie kategorisiert werden:
1. Korrektur/Ersatz der geschädigten A. subclavia (lokale Erkrankung)
2. Korrektur der initialen Ursache im Bereich des Thoracic Outlet (Ursache)
3. Korrektur irgendwelcher distalen embolischen oder anderer Probleme (periphere Erkrankung).

So viel wie möglich sollten Details dokumentiert werden:
- Katheterbasierte Thrombolyse
- Operative Behandlung
  - Ob der Patient vor dem Eingriff Thrombolyse erhalten. Falls ja: Intervall (in Tagen) zwischen Beendigung der Thrombolyse und Operation.
  - Status der Arterie zum Zeitpunkt der Operation (im Bereich der Skalenuslücke und im Arm)
  - Chirurgischer Zugang und entfernte Strukturen
  - Ob irgendwelche Hilfsprozeduren durchgeführt wurden
  - Abschlussangiographie oder Duplex-Ultraschall
  - Neurologischer Status vor und nach Operation
  - Pleuraeintritt, Gebrauch von Thoraxdrainage
  - Intraoperative Komplikationen
  - Postoperative Schmerzkontrolle
  - Länge des Hospitalaufenthaltes
  - Alle postoperativen Komplikationen oder Wiederaufnahmen innerhalb 30 Tage pOp

2.1.2 American College of Radiology Appropriateness Criteria

Das American College of Radiology hat Kriterien für die geeignete Bildgebung bei NTOS, VTOS und ATOS veröffentlicht (Expert Panels on Vascular Imaging, Thoracic Imaging, and Neurological Imaging et al. 2020).

- Eine Röntgenthoraxaufnahme und entweder MRI des Thorax ohne oder mit intravenösem Kontrastmittel sind gewöhnlich geeignet für die initiale und Follow-up-Bildgebung nach Chirurgie oder Intervention bei NTOS
- Eine Röntgenthoraxaufnahme und Duplex-Sonographie der A. und V. subclavia, Thorax-CT mit i. v. Kontrast oder Kathetervenographie der oberen Extremität sind gewöhnlich geeignet für die initiale und Follow-up-Bildgebung nach Chirurgie oder Intervention bei VTOS
- Eine Röntgenthoraxaufnahme und Thorax-CTA mit i. v. Kontrast, MRA des Thorax ohne oder mit intravenösem Kontrastmittel, Duplexsonographie der A. und V. subclavia oder eine Arteriographie der oberen Extremität sind gewöhnlich geeignet für die initiale und Follow-up-Bildgebung nach Chirurgie oder Intervention bei ATOS.

2.2 Ergebnisse

2.2.1 Metaanalysen/ Systematische Reviews

Operationsverfahren bei NTOS

Yin et al. (2019) verglichen in einer systematischen Übersicht die Behandlungsergebnisse von drei alternativen Operationsverfahren bei NTOS: Transaxilläre Resektion der ersten Rippe, 17 Studien/supraklavikuläre Resektion der ersten Rippe mit Skalenusresektion, 9 Studien/und supraklavikuläre Dekompression ohne Resektion der ersten Rippe, 14 Studien. In dieser Untersuchung hatte die supraklavikuläre Dekompression die höchste Erfolgsrate bei NTOS, die Wahrscheinlichkeit einer kompletten Beschwerdefreiheit von 80 % oder größer war bei transaxillärer Resektion der ersten Rippe 34 %, bei supraklavikulärer Resektion der ersten Rippe 31 % und bei supraklavikulärer Dekompression ohne Rippenresektion 91 %. Die supraklavikuläre Dekompression hatte auch eine geringere Komplikationsrate (12,6 %) als die anderen beiden Verfahren mit 22,5 % bzw. 25,9 %.

Behandlungsverfahren bei Paget-Schrötter-Syndrom (VTOS)

Für eine Metaanalyse zur Behandlung des Paget-Schrötter-Syndroms fanden Karaolanis et al. (2021) 25 Studien mit 1511 Patienten. Bei 1177 (77,9 %) Patienten erfolgte eine Thrombolyse, bei 658 (43,5 %) eine Antikoagulation und bei 1293 (85,6 %) eine Dekompression des Thoracic Outlet. Die Rate an kompletter Auflösung des Thrombus wurde nach Thrombolyse auf 78,1 % geschätzt. Trotz Thrombolyse wurde bei 212 Patienten wegen Reisdualstenose eine zusätzliche Angioplastie vorgenommen, wobei allerdings nur 36 Stents implantiert wurden. Nach Antikoagulation wurde bei 40,7 % eine komplette Thrombusauflösung gesehen, bei 29,1 % eine partielle Auflösung. Im Follow-up hatten 51,75 % der Patienten mit irgendeiner initialen Behandlungsmodalität keinen Restthrombus und 84,7 % waren symptomfrei. In einer Subgruppenanalyse von 20 Studien (1309 Patienten) wurde eine signifikant verbesserte Venenoffenheit und Symptomauflösung bei Patienten gesehen, bei denen die erste Rippe reseziert wurde, mit oder ohne Venoplastie.

Die Daten sprechen dafür, dass die Resektion der ersten Rippe nach Thrombolyse das Behandlungsverfahren der Wahl bei der Mehrzahl der Patienten mit Paget-Schrötter-Syndrom ist.

2.2.2 Studien

TOS – Inzidenz/Registererhebungen

Basierend auf einer prospektiven Datenbank eines akademischen TOS-Zentrums mit 526 eingewiesenen Patienten in 47 Monaten gaben Illig und Rodriguez-Zoppi (2021) das Verhältnis von NTOS, VTOS und ATOS bei den Einweisungsdiagnosen mit 82 %, 16 % und 2 % an. NTOS war auch das TOS, das am häufigsten chirurgisch therapiert wurde (73 %, 25 %, 3 %). Sie schätzten die jährliche Inzidenz des NTOS auf ca. 3 Fälle/100.000 Einwohner, die des VTOS auf 1/100.000. TOS gilt zwar als seltene Erkrankung, die Inzidenz war aber nach dieser Berechnung nicht geringer als beispielsweise die der amyotrophen Lateralsklerose.

George et al. (2021) analysierten 3547 TOS-Eingriffe, erfasst in der National Inpatient Sample für die Jahre 2010 bis 2015 (89,2 % NTOS, 9,9 % VTOS und 0,9 % ATOS). Sie schätzten, dass in dieser Zeit insgesamt 18.210 TOS-Operationen in den USA durchgeführt wurden, mit steigender Tendenz. Hochvolumenzentren ($\geq$10 Fälle/Jahr) repräsentierten 5,2 % aller Krankenhäuser, aber 37 % aller Fälle und erzielten im Vergleich zu den anderen eine insgesamt signifikant geringere Komplikationsrate. Die Sterblichkeit nach dem Eingriff betrug weniger als 0,6 %, sie war am höchsten nach Eingriffen wegen VTOS (4,2 %), gefolgt von 0,2 % bei NTOS und 0 % bei ATOS. Neurologische Komplikationen traten in 0,34 % der Fälle auf, Verletzungen des Brachialplexus in 0,11 %, ein iatrogener Pneumothorax in 3,3 % und vaskuläre Komplikationen in 8,7 % bei VTOS, 9,7 % bei ATOS und lediglich 2,1 % bei NTOS. Hochvolumen-

zentren lieferten einen höheren Versorgungswert: bei geringerer oder ähnlicher Morbidität die niedrigeren Krankenhauskosten.

In einer retrospektiven Analyse der National Surgical Quality Improvement Program- Datenbasis der Jahre 2005 bis 2014 fanden Jubbal et al. (2019) 1853 Patienten mit TOS. Sie überprüften, welche Operationsverfahren gewählt wurden und wie die Komplikationsraten waren. Das häufigste Vorgehen war die Resektion der ersten Rippe (64 %), gefolgt von vorderer Skalenusresektion kombiniert mit Resektion der Halsrippe (32,9 %), Plexus brachialis-Dekompression (27,2 %) und Resektion des vorderen Skalenus ohne Halsrippenresektion (8,9 %). Die Autoren überprüften die Komplikationsraten und kamen zu dem Ergebnis, dass die Resektion der ersten Rippe die chirurgische Komplikationsrate bei TOS–Eingriffen nicht erhöht. Unabhängig assoziiert mit der allgemeinen Komplikationsrate waren weibliches Geschlecht, ASA-Klassifikation $\geq$3 und eine lange Operationszeit.

Behandlungsergebnisse bei VTOS

Die Behandlungsergebnisse bei 36 Patienten mit VTOS stellten Pesser et al. (2021a) vor. Alle Patienten hatten ein persistierendes postthrombotisches Syndrom entwickelt. Die Therapie bestand in einer transaxillären Thoracic-Outlet-Dekompression, die eine transaxilläre Resektion der ersten Rippe, externe Venolyse, intraoperative Venographie, gefolgt von einer perkutanen diagnostischen Niederdruck-Ballon-Inflation in einem Arbeitsgang beinhaltete. Nach einem mittleren Follow-up von 24 Monaten waren 83 % der Patienten mit chronischem VTOS symptomfrei, bei allen Patienten hatten sich funktionale Outcome-Parameter verbessert. 93 % der Patienten konnten ihre täglichen Aktivitäten wiederaufnehmen. Die Studie belegt, dass die Kombination von transaxillärer Thoracic-Outlet-Dekompression, externer Venolyse und transluminaler perkutaner Angioplastie eine effektive

2

Behandlungsoption bei Patienten mit chronischem VTOS darstellt.

Eine weitere Fallserie zu Patienten mit VTOS schloss je 15 Patienten mit supraklavikulärer und 15 Patienten mit infraklavikulärer Dekompression ein. In dieser Serie war der infraklavikuläre Zugang mit weniger postoperativen Komplikationen und besserer Venenoffenheit assoziiert (Bozzay et al. 2020). Den supraklavikulären Zugang mit dem infraklavikulären bei VTOS verglichen auch Dua et al. (2020a). Es erfolgten 109 Rippenresektionen, 54 über einen supraklavikulären und 55 über einen infraklavikulären Zugang. Die Komplikationsrate war ebenfalls bei infraklavikulärem Zugang geringer, jedoch unterschieden sich die Langzeitergebnisse hinsichtlich Venenoffenheit und Lebensqualität beider Gruppen nicht voneinander. Dieselbe Arbeitsgruppe (Dua et al. 2020b) veröffentlichte auch Langzeitergebnisse bei 170 Patienten mit 188 Rippenresektionen wegen TOS (102 NTOS, 82 VTOS, 4 ATOS) mit einem mittleren Follow-up von 5,3 Jahren. 88,9 % der Patienten kehrten zu ihren Basisaktivitäten postoperativ zurück, dies galt auch für aktive Sportler, und 96 % der Patienten erklärten, sie wären zufrieden und würden sich dem Eingriff wieder unterziehen.

Ein anderes Vorgehen wählten Silverberg et al. (2021). Sie berichteten die Langzeitergebnisse bei 18 Patienten mit Paget-Schrötter-Syndrom, die ausschließlich mit Antikoagulation und Katheter-basierter Thrombolyse behandelt wurden (bis zu 72 Stunden). Eine mechanische Thrombektomie wurde bei keinem der Patienten vorgenommen. Nach Thrombolyse erwiesen sich bei 16 von 18 Patienten die behandelten Venen in der Venographie als offen. Bei zwei Patienten waren V. subclavia/axillaris verschlossen. Bei allen Patienten mit erfolgreicher Katheter-basierter Thrombolyse wurde eine fokale Stenose im Bereich der V. subclavia festgestellt, eine PTA erfolgte nur bei 4 Patienten mit hochgradiger Stenose >80 %. Nach konservativer Behandlung wurden die Patienten im Mittel für 26 Monate antikoaguliert. Das Follow-up betrug 109 (37–176) Monate. 17 Patienten (94 %) hatten einen Villalta-Score von 0–3, gleichzusetzen mit nicht-vorhandenem postthrombotischem Syndrom. 14 Patienten (78 %) waren vollständig asymptomatisch. Kein Patient hatte eine eingeschränkte Lebensqualität. Die Studie belegt, dass Patienten mit Paget-Schrötter-Syndrom erfolgreich mit Antikoagulantien und Katheter-basierter Thrombolyse – ohne Rippenresektion – behandelt werden können, ohne ein postthrombotisches Syndrom zu entwickeln.

Behandlungsergebnisse bei NTOS

Balderman et al. (2019) berichteten über eine retrospektive Erhebung bei 130 Patienten mit NTOS mit einem medianen Follow-up von >12 Monaten. Bei 40 Patienten (31 %) kam es allein durch die physikalische Therapie zu einer Symptomverbesserung, 90 Patienten (69 %) unterzogen sich einem chirurgischen Eingriff (supraklavikuläre Dekompression mit kompletter anteriorer und mittlerer Skalenusresektion, Resektion der ersten Rippe und Neurolyse des Plexus brachialis oder einer subcoracoiden Dekompression mit Pectoralis-minor-Tenotomie). Die Patienten bewerteten das Ergebnis nach Operation in 27 % als exzellent, in 36 % als gut, in 26 % als ausreichend und in 12 % als schlecht. Insgesamt hatten Patienten mit chirurgischer Behandlung einen größeren Grad an Symptom-Verbesserung verglichen mit Patienten unter alleiniger physikalischer Therapie. Faktoren, die es zuließen vorherzusagen, welche Patienten am ehesten von einer alleinigen physikalischen Behandlung profitieren würden, ließen sich nicht ermitteln.

Die erste prospektive Monozenterstudie, die die Umsetzung des diagnostischen Ablaufpfads bei NTOS auf Basis der Standards der Berichterstattung der SVS beschreibt, wurde von Pesser et al. (2021b) publiziert. Bei 476 von 856 (55,6 %) eingewiesenen Patienten wurde ein NTOS diagnostiziert. Bei 186 Patienten (39,1 %) war eine spezielle Physiotherapie erfolgreich. Bei 290 (60,9 %) erfolgte eine chirurgische Behandlung, von ihnen konnten 274 nachbeobachtet werden (mittleres Follow-up 16,9 ± 9,2 Monate). Die chirurgische Behandlung bestand in einer Thoracic-Outlet-Dekompression, was Resektion der ersten Rippe und Neurolyse der unteren Äste des Plexus brachialis einschloss. Bei der Nachuntersuchung wurde das chirurgische Ergebnis bei 83 Patienten (30,3 %) als exzellent, bei 114 (41,6 %) als gut, bei 43 (15,7 %) als mäßig und bei 34 (12,4 %) als schlecht (rezidivierendes oder persistierendes NTOS) gewertet. Die Autoren betonten, dass die Standards der Berichterstattung in 56 % der vorgestellten Patienten die Diagnose NTOS zu erhärten halfen und des Weiteren es ermöglichten, die Patienten auszuwählen, die nach ausgiebiger nicht erfolgreicher Physiotherapie von einer chirurgischen Dekompression des NTOS profitieren könnten.

Die Indikation zur Resektion der ersten Rippe bei NTOS stellte Johansen (2021) in Frage. Er berichtete über eine retrospektive Serie von 504 Thoracic Outlet-Dekompressionseingriffen bei 442 Patienten mit NTOS. Bei den Patienten wurde lediglich eine subtotale vordere, mittlere und minimus Skalenusresektion und Neurolyse des Plexus brachialis über einen supraklavikulären Zugang vorgenommen, kombiniert mit einer Pectoralis-minor-Tenotomie über eine infraklavikuläre Inzision. Bei keinem Patienten erfolgte die Resektion der ersten Rippe, alle Eingriffe wurden von einem einzigen Operateur durchgeführt. Alle Patienten hatten präoperativ positiv auf eine Skalenus-Blockade mittels Lokalanästhetikum reagiert. Die durchschnittliche Operationszeit betrug 1,15 Stunden, der mittlere Hospitalaufenthalt 1,05 Tage. Majorkomplikationen (intraoperative Arterienverletzung, Wundhämatom mit Reeingriff, Chylothorax) wurden bei 7 Patienten (1,4 %) gesehen. Bis auf zwei Patienten zeigten alle

(99,6 %) eine symptomatische Verbesserung, bei 90,9 % kam es zu einer >50 %igen Verbesserung in präoperativen Symptomen und Funktion. Diese Ergebnisse lassen es fraglich erscheinen, ob tatsächlich bei NTOS die erste Rippe reseziert werden sollte.

Auch Ruopsa et al. (2021) wiesen darauf hin, dass die Rippenresektion bei den meisten Patienten mit NTOS wohl unnötig sei. Sie berichteten Langzeitergebnisse bei 94 Patienten mit NTOS und supraklavikulärer Skalenusresektion mit einem mittleren Follow-up von 12,9 Jahren. 82 % der Frauen und 57 % der Männer gaben an, dass die Hilfe dieser Operation exzellent oder gut war. 69 % berichteten, dass die Operation wenigstens für im Mittel 9,9 Jahre beträchtlich half. Schwachpunkt dieser Untersuchung ist die Tatsache, dass von 210 operierten Patienten letztlich nur 94 (47 %) der Einladung zur Nachuntersuchung folgten.

Über die Lernkurve bei supraklavikulärer Dekompression mit Resektion der ersten Rippe eines einzelnen Chirurgen berichteten Panda et al. (2021). Indikation war ein NTOS. Die mittlere Operationszeit betrug für 114 Patienten 201,5 (SD 56,7) Minuten. Nach 45 bis 55 Operationen war ein Plateau erreicht. Die Operationszeiten vor und nach den ersten 51 Eingriffen (1. und 2. Kollektiv) beliefen sich auf 231,1 (213,6–248,6) vs. 178,3 (168,4–188,3) Minuten (p < 0,001). Hinsichtlich der Länge des postoperativen Aufenthalts und der Komplikationsrate gab es zwischen beiden Kollektiven keine signifikanten Unterschiede. Im Follow-up nach im Mittel 90 Tagen gaben die Patienten in beiden Gruppen eine signifikante Besserung ihrer Symptome an (74 % vs. 73 %). Bei Patienten, die präoperativ auf eine Botulinum-Injektion nicht ansprachen, wurde eine geringere symptomatische Besserung beobachtet.

Goeteyn et al. (2022a) wiesen auf die umstrittene chirurgische Therapie eines NTOS hin und führten hierzu die erste (kleine) randomisierte Studie durch, die den Wert einer chirurgischen Behandlung des

NTOS prüfen sollte. Hierzu wurden Patienten, die auf eine konservative Behandlung des NTOS nicht ansprachen, entweder einer transaxillären TOS-Dekompression (komplette Resektion der 1. Rippe und partielle Skalenusresektion) unterzogen (n = 25) oder weiterhin konservativ behandelt (n = 25). Primärer Outcome-Parameter waren die Veränderungen im Disability of the Arm, Shoulder and Hand (DASH)-Score. Nach 3 Monaten ergaben sich signifikante Unterschiede im DASH-Score (transaxilläre Dekompression im Mittel 45,15, konservativ 64,92; p < 0,001). Danach wurde auch den konservativ behandelten Patienten die Operation angeboten, die alle annahmen. Nach TOS-Dekompression fanden sich zwischen primär operativ und zunächst konservativ behandelten Patienten keine signifikanten Unterschiede im Outcome. Die Folgerung war, dass die chirurgische Thoracic-Outlet-Dekompression effektiv die Beschwerden bei Patienten mit NTOS, die auf konservative Therapie nicht ansprechen, zu verbessern vermag.

Diese Arbeitsgruppe berichtete auch über Wiederholungseingriffe bei 45 Patienten mit NTOS (Goeteyn et al. 2022b). Ein rezidivierendes NTOS wurde angenommen, wenn nach einer initial erfolgreichen Periode nach einer ersten Thoracic-Outlet-Dekompression erneut Symptome auftraten. Der Wiederholungseingriff bestand in einer Skalenusresektion (supraklavikulärer Zugang) und kompletter Neurolyse des Plexus brachialis sowie – falls vorhanden – Resektion von Resten der 1. Rippe oder Halsrippe. Postoperativ kam es zu einer signifikanten Abnahme des DASH-Score. Patienten mit einem verbliebenen Rest der 1. Rippe zeigten signifikant bessere Ergebnisse als Patienten, bei denen kein Rest der 1. Rippe vorhanden war. Komplikationen wurden bei 8 Patienten gesehen (18,18 %), davon am schwerwiegendsten 1 Patient mit permanentem Horner-Syndrom. Bei klarer Diagnose sollte demnach ein Wiederholungseingriff ins Auge gefasst werden, speziell bei Patienten mit verbliebenen Resten der 1. Rippe.

Behandlungsergebnisse bei ATOS

ATOS ist die seltenste Form eines TOS. Pantoja et al. (2022) sahen in der Zeit von Januar 1986 bis März 2021 unter 2200 Patienten mit TOS nur 51 mit ATOS. Die Pathologie der A. subclavia umfasste 16 Aneurysmen, 15 Stenosen und 19 Okklusionen. Bei 50 Patienten erfolgte eine transaxilläre Resektion der 1. Rippe. Die Behandlungsergebnisse wurden nach zwei Perioden unterteilt (1986-August 2003 vs. September 2003 bis März 2021), Periode I n = 27, II n = 24. In dieser Zeit nahmen Thrombolyse (5 vs. 10) und der Einsatz von Stentgrafts (0 vs. 8) zu, während eine offene Versorgung der A. subclavia eine Seltenheit wurde (11 vs. 2). Die Botschaft war, dass ein ATOS zunehmend endovaskulär behandelt werden sollte, nach transaxillärer Resektion der 1. Rippe führt die zusätzliche endovaskuläre Rekonstruktion im Vergleich zur offenen zu kürzeren Operationszeiten und Liegezeiten sowie geringerem Blutverlust, bei allerdings (nicht signifikant) geringeren Offenheitsraten der arteriellen Rekonstruktion. Letzteres hatte keine Auswirkungen auf das funktionelle Ergebnis.

Transaxillärer Zugang

Über Technik und Erfahrung eines einzelnen Chirurgen mit dem transaxillären Zugang, in den letzten Jahren video-assistiert, und Resektion der ersten Rippe bei 103 Patienten mit TOS (NTOS 58,2 %, VTOS 31,1 %, ATOS 7,76 %) berichteten Stilo et al. (2020). Bei 13 (12,6 %) Patienten bestand eine Halsrippe und 16 (15,5 %) hatten ein bilaterales TOS. Die technische Erfolgsrate war 100 %. Bei 3 Patienten (2,9 %) kam es zur Handischämie mit Notwendigkeit eines Venenbypass nach Rippenresektion. Eine arterielle Verletzung wurde einmal gesehen, eine Nervenverletzung zweimal (1,8 %). Die 30-Tage-Reinterventionsrate war 0,9 % (1 Patient mit Hämatothorax). Zu einem Pneumothorax kam es in 40,8 % (42 Patienten). Symptome rezidivierten partiell bei 6 Patienten (5,8 %) bei einem mittleren Follow-up von 93 ± 9 Monaten. Die Autoren sprachen sich für den transaxillären Zugang mit Resektion der ersten Rippe als ein sicheres Standardverfahren bei TOS aus.

Erfahrungen mit einer Modifikation des transaxillären Zugangs zur Resektion einer voll ausgebildeten Halsrippe in Kombination mit Resektion der ersten Rippe beschrieben Moridzadeh et al. (2021). Anstatt die Rippen en bloc zu resezieren, trennten sie die Verbindung von erster Rippe und Halsrippe und entfernten dann vorderen und hinteren Teil der ersten Rippe sowie Halsrippe jeweils getrennt. Genutzt wurde eine fiberoptische Beleuchtung mit Videoendoskopie. Es handelte sich um 39 Patienten, 25 neurogene, 12 arterielle und 2 venöse TOS, 42 Halsrippen wurden entfernt. Zu schwerwiegenden Komplikationen kam es nicht, die Länge des Krankenhausaufenthalts betrug im Mittel 2,1 Tage, die Operationszeit 141 Minuten. Im mittleren Follow-up von 65 Monaten waren 83,7 % der Patienten asymptomatisch und 96,7 % ohne Einschränkung arbeitsfähig. Die Autoren bezeichneten diesen Bericht als den größten über die Resektion voll ausgebildeter Halsrippen mittels transaxillärem Zugang.

Roboterchirurgie

Martinez et al. (2021) berichteten über 441 roboterchirurgische Eingriffe bei TOS mit dem da Vinci-System bei 306 Patienten, durchgeführt von einem einzigen Operateur. Bei 412 Eingriffen wurde der transaxilläre Zugang zur Resektion der ersten Rippe gewählt. Bei 204 (49 %) Eingriffen erfolgte ausschließlich der transaxilläre Zugang, bei 174 (41 %) war ein offener supraklavikulärer Eingriff dem roboterchirurgischen transaxillären Eingriff vorausgegangen (bei Halsrippenresektion (n = 48) und vorderer Skalenusresektion). Bei 126 von 412 (31 %) Operationen war ein supraklavikulärer Zu-

gang für eine komplette Skalenusresektion gewählt worden. Die Sterblichkeit bei insgesamt 412 roboterchirurgischen Eingriffen war 0 %, die Komplikationsrate betrug 5,2 %, permanente Nerven-, Arterien- oder Venenschäden wurden nicht beobachtet. Die Autoren folgerten, dass der Roboterassistierte transaxilläre Zugang aufgrund der dreidimensionalen bildlichen Vergrößerung des Operationsgebiets eine sichere und effektive Behandlung des TOS ermöglicht. Das Endoskop erleichtert die komplette Exzision der ersten Rippe einschließlich Bandstrukturen und Skalenusmuskulatur.

Botulinum-Toxin-Injektionen als Prädiktoren des chirurgischen Ergebnisses

In einer retrospektiven Analyse gingen Donahue et al. (2020) der Frage nach, inwiefern eine symptomatische Verbesserung des NTOS nach präoperativer Botulinum-Toxin (BTX)-Injektion des vorderen Skalenus- und Pectoralis minor-Muskels mit einem späteren günstigen chirurgischen Ergebnis assoziiert ist. In dieser Studie wurde für den chirurgischen Eingriff ein supraklavikulärer Zugang gewählt, mit Skalenusresektion und Resektion der ersten Rippe. Es handelte sich um 157 Patienten mit 178 BTX-Injektionen. Die Studie belegte, dass ein Ansprechen auf eine sonographisch gesteuerte BTX-Injektion als Indikator für ein positives Ansprechen auf den Eingriff bis zu 2 Jahre nach Operation gelten kann. Eine Erleichterung der Beschwerden nach BTX-Injektion in vorderen Skalenus und Pectoralis minor wies auf einen Patienten hin, der ein guter Kandidat für einen chirurgischen Eingriff ist. Während der positive prädiktive Wert der BTX-Injektion hoch war, war der negative Vorhersagewert gering. Nur 14 % der Patienten, die auf eine BTX-Injektion nicht ansprachen, sprachen auch auf den chirurgischen Eingriff nicht an. Der geringe negative Vorhersagewert schränkt den Wert des Tests deutlich ein.

2.3   Fazit für die Praxis

> **Übersicht**
>
> 1. Zur Behandlung des TOS liegen nur sehr wenige (randomisierte) Studien vor, evidenzbasierte Aussagen zur Therapie können nicht gemacht werden. Die Society for Vascular Surgery hat Standards der Berichterstattung verabschiedet. Die Standards definieren Terminologie, Lokalbefund, Diagnostik und Schweregradbestimmung und beschreiben die Therapie und die Anforderungen an die Ergebnisdarstellung.
> 2. Die Therapie muss sich am Befund orientieren, wobei strikt zwischen einem neurogenen (NTOS), venösem (VTOS) und arteriellem (ATOS) TOS zu unterscheiden ist.
> 3. In den großen Registern wird die Resektion der 1. Rippe als Therapie favorisiert, die wohl auch dann ihre Berechtigung hat, wenn zusätzlich eine Halsrippe reseziert wird.
> 4. Beim NTOS ist die Resektion der 1. Rippe umstritten, die supraklavikuläre Dekompression ohne Resektion der 1. Rippe hat wohl die höchste Erfolgsrate bei NTOS. Beim VTOS (Paget-Schrötter-Syndrom) sprechen die Daten dafür, dass die Resektion der ersten Rippe nach Thrombolyse das Behandlungsverfahren der Wahl bei der Mehrzahl der Patienten ist.
> 5. Unbestritten ist, dass die Versorgung eines TOS spezialisierten Zentren vorbehalten bleiben soll.

Literatur

Balderman J, Abuirqeba AA, Eichaker L, Pate C, Earley JA, Bottros MM, Jayarajan SN, Thompson RW (2019) Physical therapy management, surgical treatment, and patient-reported outcomes measures in a prospective observational cohort of patients with neurogenic thoracic outlet syndrome. J Vasc Surg 70:832–841

Bozzay JD, Walker PF, Ronaldi AE, Patel JA, Koelling EE, White PW, Rasmussen TE, Golarz SR, White JM (2020) Infraclavicular thoracic outlet decompression compared to supraclavicular thoracic outlet decompression for the management of venous thoracic outlet syndrome. Ann Vasc Surg 65:90–99

Donahue DM, Godoy IRB, Gupta R, Donahue JA, Torriani M (2020) Sonographically guided botulinum toxin injections in patients with neurogenic thoracic outlet syndrome: correlation with surgical outcomes. Skeletal Radiol 49:715–722

Dua A, Rothenberg KA, Gologorsky RC, Deslarzes-Dubuis C, Lee JT (2020a) Long-term quality of life comparison between supraclavicular and infraclavicular rib resection in patients with vTOS. Ann Vasc Surg 62:128–132

Dua A, Deslarzes-Dubuis C, Rothenberg KA, Gologorsky R, Lee JT (2020b) Long-term functional outcomes follow-up after 188 rib resections in patients with TOS. Ann Vasc Surg 68:28–33

Expert Panels on Vascular Imaging, Thoracic Imaging, and Neurological Imaging, Zurkiya O, Ganguli S, Kalva SP et al (2020) ACR appropriateness criteria® thoracic outlet syndrome. J Am Coll Radiol 17(5S):S323–S334

George EL, Arya S, Rothenberg KA, Hernandez-Boussard T, Ho VT, Stern JR, Gelabert HA, Lee JT (2021) Contemporary practices and complications of surgery for thoracic outlet syndrome in the United States. Ann Vasc Surg 72:147–158

Goeteyn J, Pesser N, Houterman S, van Sambeek MRHM, van Nuenen BFL, Teijink JAW (2022a) Surgery versus continued conservative treatment for neurogenic thoracic outlet syndrome: the first randomised clinical trial (STOPNTOS-trial). Eur J Vasc Endovasc Surg 64:119–127

Goeteyn J, Van Der Sanden L, Pesser N, Houterman S, van Sambeek MRHM, van Nuenen BFL, Teijink JAW (2022b) Redo surgery for neurogenic thoracic outlet syndrome is useful. J Vasc Surg 76:531–537

Illig KA, Rodriguez-Zoppi E (2021) How common is thoracic outlet syndrome? Thorac Surg Clin 31:11–17

Illig KA, Donahue D, Duncan A, Freischlag J, Gelabert H, Johansen K, Jordan S, Sanders R, Thompson R (2016a) Reporting standards of the Society for Vascular Surgery for thoracic outlet syndrome. J Vasc Surg 64:e23–e35

Illig KA, Donahue D, Duncan A, Freischlag J, Gelabert H, Johansen K, Jordan S, Sanders R, Thompson R (2016b) Reporting standards of the

Society for Vascular Surgery for thoracic outlet syndrome: Executive summary. J Vasc Surg 64:797–802

Johansen K (2021) Rib-sparing scalenectomy for neurogenic thoracic outlet syndrome: early results. J Vasc Surg 73:2059–2063

Jubbal KT, Zavlin D, Harris JD, Liberman SR, Echo A (2019) Morbidity of first rib resection in the surgical repair of thoracic outlet syndrome. Hand (N Y) 14:636–640

Karaolanis G, Antonopoulos CN, Koutsias SG, Giosdekos A, Metaxas EK, Tzimas P, de Borst GJ, Geroulakos G (2021) A systematic review and meta-analysis for the management of Paget-Schroetter syndrome. J Vasc Surg Venous Lymphat Disord 9:801–810

Martinez BD, Albeshri H, Chulkov M, Alharthi S, Nazzal MMS, Sferra J (2021) Development and evolution of a robotic surgical technique for the treatment of thoracic outlet syndrome. J Vasc Surg 74:938–945

Moridzadeh RS, Gelabert MC, Rigberg DA, Gelabert HA (2021) A novel technique for transaxillary resection of fully formed cervical ribs with long-term clinical outcomes. J Vasc Surg 73:572–580

Panda N, Phillips WW, Geller AD, Lipsitz S, Colson YL, Donahue DM (2021) Supraclavicular approach for neurogenic thoracic outlet syndrome: description of a learning curve. Ann Thorac Surg 112:1616–1623

Pantoja JL, Rigberg DA, Gelabert HA (2022) The evolving role of endovascular therapy in the management of arterial thoracic outlet syndrome. J Vasc Surg 75:968–975

Pesser N, Bode A, Goeteyn J, Hendriks J, van Nuenen BFL, Illig KA, van Sambeek MRHM, Teijink JAW (2021a) Surgical management of postthrombotic syndrome in chronic venous thoracic outlet syndrome. J Vasc Surg Venous Lymphat Disord 9:1159–1167

Pesser N, Goeteyn J, van der Sanden L, Houterman S, van Alfen N, van Sambeek MRHM, van Nuenen BFL, Teijink JAW (2021b) Feasibility and outcomes of a multidisciplinary care pathway for neurogenic thoracic outlet syndrome: a prospective observational cohort study. Eur J Vasc Endovasc Surg 61:1017–1024

Ruopsa N, Ristolainen L, Vastamäki M, Vastamäki H (2021) Neurogenic thoracic outlet syndrome with supraclavicular release: long-term outcome without rib resection. Diagnostics (Basel) 11:450

Silverberg D, Fish M, Lubetsky A, Rimon U, Raskin D, Greenberg G, Halak M (2021) Long-term outcome after nonsurgical management of Paget-Schroetter syndrome. J Vasc Surg Venous Lymphat Disord 9:170–177

Stilo F, Montelione N, Benedetto F, Spinelli D, Vigliotti RC, Spinelli F (2020) Thirty-year experience of transaxillary resection of first rib for thoracic outlet syndrome. Int Angiol 39:82–88

Yin ZG, Gong KT, Zhang JB (2019) Outcomes of surgical management of neurogenic thoracic outlet syndrome: a systematic review and Bayesian perspective. J Hand Surg Am 44:416.e1–416.e17

Distale Aortendissektion Typ Stanford B

Inhaltsverzeichnis

3.1 Leitlinien

3.1.1 Definition und Klassifikation

Die S2k-Leitlinie zur Diagnostik und Therapie der Typ-B-Aortendissektion stellt fest (Torsello et al. 2018)

Die Aortendissektion ist definiert als ein Auseinanderreißen der medialen Schicht der Aorta mit Blutung innerhalb und entlang der Wand der Aorta, was zu einer Trennung der Wandschichten und nachfolgend zu einem echten und einem falschen Lumen führt. Bei der Mehrzahl der Patienten besteht ein Intimaeinriss, der bewirkt, dass das Blut zwischen Schichten der Media geleitet wird. Die Adventitia des Falschkanals kann entweder in die Thoraxhöhle rupturieren. Alternativ können sog. „reentries" durch einen zweiten distalen Intimaeinriss wieder zurück ins wahre Lumen münden. Dadurch resultiert die typische Dissektion mit einem Septum zwischen zwei Lumina. Das falsche Lumen kann über die Zeit partiell oder komplett thrombosieren.

Die anatomischen Klassifikationssysteme wurden von M. DeBakey et al. 1965 und von P.O. Dailey et al. 1970 erstmalig beschrieben. Die DeBakey-Klassifikation unterscheidet nach dem Ausgangspunkt des Intimaeinrisses und dem Ausmaß der Dissektion:

- DeBakey Typ I: Dissektion nimmt ihren Ursprung von der aszendierenden Aorta und breitet sich nach distal aus, um den Aortenbogen oder auch die deszendierende Aorta einzuschließen.
- DeBakey Typ II: Die Dissektion geht von der aszendierenden Aorta aus und ist hierauf begrenzt.
- DeBakey Typ III: Die Dissektion geht von der deszendierenden Aorta aus und breitet sich meistens nach distal aus

- Typ IIIa: Beschränkt sich auf die deszendierende thorakale Aorta.
- Typ IIIb: Ausdehnung unterhalb des Zwerchfells.

Nach der Stanford-Klassifikation wird unterschieden:

- Typ A: Alle Dissektionen, die die aszendierende Aorta betreffen, unabhängig von der Lokalisation des Eintrittspunktes („entry");
- Typ B: Alle Dissektionen, die nicht die aszendierende Aorta betreffen. Zu beachten ist, dass eine Beteiligung des Aortenbogens ohne Beteiligung der aszendierenden Aorta in der Stanford-Klassifikation zu Typ B gerechnet wird.

Anmerkung: In den letzten Jahren ist ein besonderer Fokus auf die Beteiligung des Aortenbogens im Zuge von primären Typ-B-Dissektionen gelegt worden. Der Begriff der Non-A-non-B-Dissektion adressiert sowohl die retrograde Dissektion nach primärem Einriss in der Aorta descendens als auch primäre Einrisse im Aortenbogen. Der Wert dieser Ergänzung liegt in dem Umstand, dass eine sehr hohe Wahrscheinlichkeit der Notwendigkeit einer invasiven Behandlung besteht, sobald eine Affektion des Aortenbogens vorliegt.

Anhand des zeitlichen Verlaufes vom Erstereignis (meist thorakales Schmerzereignis) unterscheidet man zwischen akuter, subakuter und chronischer Dissektion.

- Die akute Aortendissektion wird definiert als Vorstellung des Patienten innerhalb der ersten 2 Wochen nach Symptombeginn bzw. Erstdiagnose.
- Als subakute Phase der Aortendissektion wird die Zeitspanne zwischen 2 und 6 Wochen nach Symptombeginn bezeichnet.
- Von einer chronischen Phase der Aortendissektion spricht man nach 6 Wochen bzw. gemäß den Leitlinien der European Society of Cardiology (Erbel et al. 2014), wenn der Patient mehr als 90 Tage nach dem akuten Ereignis überlebt hat

Eine weitere Einteilung besteht in der Unterscheidung zwischen komplizierter und unkomplizierter Aortendissektion. Ein internationales Experten-Konsensus-Dokument (Fattori et al. 2013) definierte die komplizierte akute Typ-B-Aortendissektion wie folgt:

- Malperfusion der aortalen Äste (spinal, iliakal, Viszeralarterien, Nierenarterien) zeigt ein drohendes Organversagen an und muss früh erkannt werden. Sie führt zu Paraparese oder Paraplegie, Ischämie der unteren Extremitäten, Abdominalschmerz, Übelkeit, Diarrhoe. Die Diagnose wird erhärtet durch Labormarker (Bilirubin, Amylase, Leberenzyme, Kreatinin) und Bildgebung.
- Refraktäre Hypertension. Sie wird als fortbestehende Hypertension trotz Gabe von 3 verschiedenen Klassen von Antihypertensiva mit maximal empfohlener oder maximal tolerierter Dosierung definiert und wird als Zeichen der Instabilität oder der renalen Malperfusion gewertet.
- Zunahme des periaortalen Hämatoms und des hämorrhagischen Pleuraergusses in 2 aufeinanderfolgenden CT-Untersuchungen bei abwartender medikamentöser Therapie sind Hinweise auf eine drohende Ruptur
- Patienten mit Falschkanalruptur, konsekutiver Kreislaufinstabilität, schwerer Hypotension oder Schock

3.1.2 European Society of Cardiology (ESC)

Die Leitlinien der ESC zu Diagnose und Behandlung von Aortenerkrankungen (Erbel et al. 2014) empfehlen:

- Bei allen Patienten mit Aortendissektion wird die medikamentöse Therapie einschließlich Schmerzerleichterung und Blutdruckkontrolle empfohlen. (Klasse I/Evidenzgrad C)

- Bei unkomplizierter Typ-B-Aortendissektion sollte immer eine medikamentöse Behandlung empfohlen werden. (Klasse I/Evidenzgrad C)
- Bei unkomplizierter Typ-B-Aortendissektion sollte das endovaskuläre Vorgehen (TEVAR, Thoracic endovascular aortic repair) in Betracht gezogen werden. (Klasse IIa/Evidenzgrad B)
- Bei komplizierter Typ-B-Aortendissektion wird TEVAR empfohlen. (Klasse I/Evidenzgrad C)
- Bei komplizierter Typ-B-Aortendissektion kann die Chirurgie in Betracht gezogen werden. (Klasse IIb/Evidenzgrad C)

Nach dieser Leitlinie ist die Indikation zum offenen Vorgehen bei komplizierter Typ-B-Aortendissektion nur noch selten zu stellen, die Chirurgie ist größtenteils durch TEVAR ersetzt worden.

3.1.3 Klinische Praxisleitlinien der European Society for Vascular Surgery (ESVS)

In den Ausführungen zur Behandlung der Erkrankungen der deszendierenden Aorta (Writing Committee et al. 2017) finden sich folgende Empfehlungen zum Management der akuten Typ-B-Aortendissektion:

- Patienten mit akuter Typ-B-Aortendissektion, die neu oder wiederholt Bauchschmerz entwickeln und wo ein Verdacht auf viszerale, renale und/oder Extremitäten-Malperfusion besteht, sollten einer wiederholten CT-Bildgebung unterzogen werden. (Klasse I/Evidenzgrad C)
- Die medikamentöse Behandlung sollte stets ein Teil der Behandlung von Patienten mit akuter Typ-B-Dissektion sein. (Klasse I/Evidenzgrad C)
- Bei Patienten mit akuter Typ-B-Aortendissektion sollten β-Blocker als

medikamentöse Erstlinien-Therapie in Betracht gezogen werden. (Klasse IIa/Evidenzgrad C)

— Bei Patienten mit akuter Typ-B-Aortendissektion, die auf β-Blocker nicht ansprechen oder intolerant sind, können Kalziumkanal-Antagonisten und/oder Renin-Angiotensin-Inhibitoren als Alternativen oder komplementär in Betracht gezogen werden. (Klasse IIb/Evidenzgrad C)

— Bei Patienten mit komplizierter akuter Typ-B-Aortendissektion sollte TEVAR die Erstlinien-Intervention sein. (Klasse I/Evidenzgrad C)

— Bei komplizierter akuter Typ-B-Aortendissektion sollte die endovaskuläre Fenestration in Betracht gezogen werden, um die Malperfusion zu behandeln. (Klasse IIa/Evidenzgrad C)

— Um bei unkomplizierter akuter Typ-B-Aortendissektion aortale Komplikationen zu vermeiden, kann die frühe TEVAR selektiv in Betracht gezogen werden. (Klasse IIb/Evidenzgrad B)

— Bei komplizierter akuter Typ-B-Aortendissektion sollte die offene Versorgung als eine Alternative zu TEVAR in Betracht gezogen werden, wenn das endovaskuläre Management versagt hat, oder wenn endovaskuläre Interventionen kontraindiziert sind. (Klasse IIa/Evidenzgrad C)

Zur chronischen Dissektion wird vermerkt:

— Bei Patienten mit chronischer Aortendissektion und akuten aortalen Symptomen sollte eine Notfallversorgung in Betracht gezogen werden, wenn eine Malperfusion, Ruptur oder Fortschreiten der Dissektion bei der Bildgebung bestätigt wird. (Klasse IIa/Evidenzgrad C)

— Bei Patienten mit chronischer Aortendissektion kann ein Durchmesser der deszendierenden Aorta von 56 bis 59 mm als Indikation zur Behandlung bei Patienten mit annehmbarem chirurgischem Risiko

in Betracht gezogen werden. (Klasse IIb/Evidenzgrad C)

— Bei Patienten mit chronischer Aortendissektion sollte ein Durchmesser der deszendierenden Aorta größer 60 mm als Indikation zur Behandlung bei Patienten mit annehmbarem chirurgischem Risiko angesehen werden. (Klasse IIa/Evidenzgrad C)

— Bei Patienten mit chronischer Aortendissektion und thorakoabdomineller Ausdehnung sollte ein Aortendurchmesser größer 60 mm als Indikation zur Behandlung bei Patienten mit annehmbarem chirurgischem Risiko angesehen werden. (Klasse IIa/Evidenzgrad C)

— Die offene Versorgung einer aneurysmatischen oder symptomatischen chronischen Typ-B-Aortendissektion bei Patienten mit niedrigem chirurgischem Risiko sollte in ausgewählten Zentren mit niedriger Komplikationsrate in Betracht gezogen werden. (Klasse IIa/Evidenzgrad C)

— Bei Patienten mit chronischer Typ-B-Aortendissektion, die sich einem offenen Eingriff unterziehen, sollten eine intraprozedurale Liquordrainage, Linksherzbypass und moderate Hypothermie erwogen werden, um operative Sterblichkeit und Rückenmarksschädigung zu reduzieren. Klasse IIa/Evidenzgrad C)

— Bei Patienten mit mäßigem oder hohem chirurgischem Risiko oder mit Kontraindikationen zur offenen Versorgung sollte die endovaskuläre Versorgung der komplizierten chronischen Typ-B-Aortendissektion in ausgewählten Zentren in Betracht gezogen werden. (Klasse IIa/Evidenzgrad C)

— Bei Patienten mit einem Risiko für weitere aortale Komplikationen und geeigneter Anatomie für einen Endograft sollte die endovaskuläre Versorgung der unkomplizierten chronischen Typ-B-Aortendissektion in der subakuten Phase in ausgewählten Zentren in Betracht gezogen werden. (Klasse IIa/Evidenzgrad B)

Akute Aortensyndrome

Anmerkung: die akute Aortendissektion zählt zu den akuten Aortensyndromen, denen auch das intramurale Hämatom (IMH) und das penetrierende Aortenulkus (PAU) zugerechnet werden. Beide letztgenannten Entitäten haben die Autoren nicht detailliert in den Text aufgenommen, da die Evidenzbasis für die Behandlung gering ist. Die Leitlinien der ESVS schreiben hierzu:

- Das unkomplizierte intramurale Hämatom Typ B und das penetrierende Aortenulkus sollten medikamentös behandelt werden und durch fortlaufende Bildgebung überwacht werden. (Klasse I/Evidenzgrad C)
- Die endovaskuläre Versorgung sollte für das komplizierte intramurale Hämatom Typ B in Betracht gezogen werden. (Klasse IIa/Evidenzgrad C)
- Die endovaskuläre Versorgung sollte für das komplizierte penetrierende Aortenulkus Typ B in Betracht gezogen werden. (Klasse IIa/Evidenzgrad C)

Unkompliziertes/kompliziertes intramurales Hämatom bedeutet Fehlen oder Vorhandensein von rezidivierendem Schmerz, Expansion des Hämatoms, periaortales Hämatom und Intimaeinriss.

Kompliziertes penetrierendes Aortenulkus bedeutet Vorhandensein von rezidivierendem Schmerz oder ein penetrierendes Aortenulkus, das initial >20 mm im Durchmesser hat oder >10 mm in der Tiefe oder eine Progression des Aortengesamtdurchmessers zeigt.

3.1.4 Society of Thoracic Surgeons/American Association for Thoracic Surgery

Die Praxisleitlinien zum Management der Typ B-Aortendissektion halten fest (MacGillivray et al. 2022):

Akute komplizierte Typ B Aortendissektion (TBAD)

- TEVAR (Thorakale endovaskuläre Aortenversorgung) ist indiziert bei komplizierter hyperakuter, akuter oder subakuter TBAD mit Ruptur und/oder Malperfusion und günstiger Anatomie für TEVAR (Empfehlungsklasse I/Evidenzlevel B-nicht randomisiert [NR])
- Die offene chirurgische Versorgung für komplizierte hyperakute, akute oder subakute TBAD sollte bei Patienten in Betracht gezogen werden, bei denen eine Anatomie vorliegt, die für TEVAR nicht geeignet ist (Empfehlungsklasse IIA/Evidenzlevel B/NR)
- Die Fenestrierung kann für komplizierte hyperakute, akute oder subakute TBAD in Betracht gezogen werden (Empfehlungsklasse IIB/Evidenzlevel C/LD [limited data])

Unkomplizierte TBAD

- Evaluation und Behandlung der akuten/subakuten unkomplizierten TBAD sollten schrittweise erfolgen, was die Identifizierung der Lokalisation des primären Einrisses einschließt, mit Bestimmung der Nachbarschaft und Distanz der Dissektion zur linken A. subclavia, Kalibrierung des maximalen rechtwinkligen Aortendurchmessers und Bestätigung des Fehlens irgendeiner Organ-Malperfusion oder anderer Anzeichen einer komplizierten Erkrankung (Empfehlungsklasse I/Evidenzlevel B-NR)
- Optimale medizinische Therapie (OMT) ist die empfohlene Behandlung für Patienten mit unkomplizierter TBAD (Empfehlungsklasse I/Evidenzlevel B-NR)
- Prophylaktische TEVAR kann bei Patienten mit unkomplizierter TBAD in Betracht gezogen werden, um späte Aorten-bezogene unerwünschte Ereignisse und Aorten-bezogenen Tod zu

reduzieren. (Empfehlungsklasse II B/ Evidenzlevel B-NR)

— Eine enge klinische Nachbeobachtung nach Krankenhausentlassung ist für Patienten mit akuter TBAD empfohlen (Empfehlungsklasse I/Evidenzlevel B-NR)

Morphologische Merkmale mit höherem Risiko für Spätfolgen

— Primärer Einriss an großer Kurvatur des distalen Bogens
— Kurze Nachbarschaft des Einrisses zum Ostium der linken A. subclavia
— Initialer Aortendurchmesser ≥40 mm
— Initialer Durchmesser des falschen Lumens ≥22 mm
— Zahl/Größe der Fenestrationen zwischen echtem und falschem Lumen
— Stentgraft-induziertes neues Entry
— Partielle Thrombose des falschen Lumens

Chronische TBAD

— Die offene chirurgische Versorgung sollte für Patienten mit chronischer TBAD bei Indikation zur Intervention in Betracht gezogen werden, wenn nicht Komorbiditäten dagegensprechen oder die Anatomie für TEVAR nicht geeignet ist (Empfehlungsklasse II A/Evidenzlevel B-NR)
— TEVAR ist bei Patienten mit chronischer TBAD bei Indikation zur Intervention vernünftig bei geeigneter Anatomie (adäquate Landungszone, Fehlen eines Aszendens- oder Bogenaneurysmas), aber hohem Risiko für Komplikationen bei offener Versorgung aufgrund von Komorbiditäten (Empfehlungsklasse II A/Evidenzlevel B-NR)
— TEVAR allein als einzige Behandlung wird bei Patienten mit chronischer TBAD nicht empfohlen, wenn sie ein großes abdominelles Aortenaneurysma (AAA) haben, eine inadäquate distale Landungszone und/oder große distale

Reentry-Einrisse (Empfehlungsklasse III: kein Nutzen/Evidenzlevel C-LD)

Zeitpunkt der Intervention

Bei Patienten mit akuter unkomplizierter TBAD und Hochrisiko-Merkmalen kann es vernünftig sein, eine Verzögerung der Therapie (jenseits 24 Stunden bis 90 Tage) mit TEVAR in Erwägung zu ziehen, um frühe unerwünschte Ereignisse zu reduzieren und das Spätergebnis zu verbessern (Empfehlungsklasse II B/Evidenzlevel C-LD)

Bindegewebserkrankungen

— Die offene Versorgung bevorzugt vor TEVAR ist vernünftig aufgrund einer dauerhafteren Behandlung bei Patienten mit Bindegewebserkrankungen und TBAD, die trotz OMT eine Progression der Erkrankung haben (Empfehlungsklasse I/Evidenzlevel B-NR)
— TEVAR ist vernünftig bei Patienten mit Bindegewebserkrankungen mit akuter komplizierter TBAD und einer Anatomie, die für TEVAR günstig ist als Überbrückung zu einer verzögerten offenen Rekonstruktion (Empfehlungsklasse IIA/Evidenzlevel C-LD)

Maßnahmen zur Rückenmarksprotektion bei TEVAR

— Die Revaskularisation (offen oder endovaskulär) der linken A. subclavia nach TEVAR-Abdeckung, die den antegraden Fluss in der linken A. subclavia behindert, wird empfohlen, um das Risiko einer Rückenmarksischämie zu vermindern (Empfehlungsklasse I/Evidenzlevel B-NR)
— Es ist vernünftig, die Liquordrainage bei Patienten mit TBAD zu etablieren, die TEVAR unterzogen werden, falls sie ein erhöhtes Risiko für eine Rückenmarksischämie haben (d. h. Abdeckung >20 cm oder innerhalb 2 cm vom Abgang des Tr. coeliacus oder andere Risikofaktoren) und die Zeit es erlaubt (d. h. keine Not-

fallsituationen) (Empfehlungsklasse IIA/Evidenzlevel B-NR)
- Es ist vernünftig, die Liquordrainage bei Patienten mit TBAD zu etablieren, die Symptome von Paraparese/Paraplegie entwickeln (Empfehlungsklasse IIA/Evidenzlevel B-NR)

Behandlung von TBAD-Patienten mit Bogenbeteiligung

- OMT ist vernünftig bei Patienten mit unkomplizierter TBAD und retrograder Dissektion von einem Einriss an oder distal der linken A. subclavia so lange die retrograde Ausdehnung auf die Zonen 1 und 2 des Bogens beschränkt ist (Empfehlungsklasse IIA/Evidenzlevel C-LD)

3.2 Metaanalysen/Systematische Reviews

3.2.1 Akute und subakute unkomplizierte Typ B Aortendissektion – BMT vs. TEVAR

Hossack et al. (2020) erarbeiteten eine Metaanalyse zur Frage des Outcome bei unkomplizierter akuter und subakuter TBAD nach bester medizinischer Therapie (BMT) oder TEVAR. 6 Studien mit 14.706 Patienten (davon 1066 TEVARs) gingen in die Auswertung ein. Die frühe Sterblichkeit nach BMT wurde über alle mit 7,4 % kalkuliert, nach TEVAR mit 6,2 % (kein signifikanter Vorteil für TEVAR). TEVAR erhöhte das frühe Schlaganfallrisiko, aber nicht die Rate an früher Sterblichkeit oder Reintervention. Die Rate an später Sterblichkeit jeglicher Ursache und Aorta-bezogener Sterblichkeit war bei TEVAR reduziert. Aufgrund der wenigen Daten und Studien kamen die Autoren zu dem Schluss, dass es ungewiss ist, ob die präemptive TEVAR bei Behandlung der akuten/subakuten TBAD im Vergleich zu BMT von Nutzen ist.

Eine zweite Metaanalyse von Wang et al. (2022) kam zu einer ganz anderen Schlussfolgerung. Diese Autoren verglichen bei akuter unkomplizierter Stanford TBAD beste medikamentöse Therapie (BMT) mit BMT + TEVAR auf Basis von 7 Beobachtungsstudien und zwei randomisierten kontrollierten Studien mit insgesamt 15.066 Patienten. Hinsichtlich der Frühergebnisse (Aortenruptur, retrograde Dissektion, Paraplegie/Paraparese, Reintervention und Sterblichkeit) fanden sich zwischen TEVAR und BMT keine signifikanten Unterschiede. Im Langzeitverlauf wurde in der TEVAR-Gruppe im Vergleich zu BMT jedoch eine signifikant geringere Inzidenz an unerwünschten Ereignissen gefunden, was Aortenruptur (OR 0,26), Reintervention (OR 0,45), Aorten-bezogenen Tod (OR 0,27) und Sterblichkeit insgesamt (OR 0,52) einschloss. Außerdem waren komplette Thrombose des falschen Lumens und Regression der Aorta deutlich ausgeprägter (besseres aortales Remodelling). Die Botschaft war, dass TEVAR kurzfristig BMT zwar nicht überlegen ist, aber implementiert werden sollte, um die Langzeitprognose zu verbessern. Die unterschiedlichen Ergebnisse im Vergleich zu Hossack et al. (2020) erklärten die Autoren mit den größeren Fallzahlen der von ihnen inkludierten Studien und dem Ausschluss komplizierter TBAD.

3.2.2 TEVAR bei unkomplizierter und komplizierter TBAD

Howard et al. (2021) stellten in einer Metaanalyse einen Vergleich von TEVAR bei unkomplizierter (n = 8352) und komplizierter (n = 7772) TBAD an. Patienten mit akuter TBAD waren in der Gruppe der komplizierten TBAD häufiger (73,55 % vs. 66,91 %), während die chronische TBAD bei Patienten mit unkomplizierter TBAD häufiger war (70,73 % vs. 33,8 % bei komplizierter TBAD). Die postinterventionelle Schlaganfallrate war bei komplizierter TBAD höher als bei unkomplizierter TBAD (5,85 % vs. 3,92 %; p < 0,01). Umgekehrt war die Rate an postinterventionellem Nierenversagen bei Patienten mit unkomplizierter TBAD höher (11,38 % vs. 7,23 %; p < 0,01). Die 30-Tageletalität, aber nicht die Krankenhaussterblichkeit, war in der Gruppe der komplizierten TBAD höher. Langfristig war das 1-Jahresüberleben in der Gruppe der unkomplizierten TBAD höher, dieser Unterschied wurde aber nach 5 Jahren nicht beobachtet. Die Autoren kamen zu dem Schluss, dass trotz signifikant höherer Komorbidität bei Patienten mit komplizierter TBAD beide Gruppen sich in Krankenhaussterblichkeit und 5-Jahresüberleben nicht unterschieden.

3.2.3 TEVAR bei akuter/ chronischer TBAD – Outcome

Basierend auf 92 Studien mit je wenigstens 10 Patienten (insgesamt 5956 Patienten), die über das Outcome von Patienten mit akuter/chronischer TBAD berichteten, schätzten Li et al. (2020) die Krankenhaussterblichkeit nach TEVAR über alles auf 7,0 % [95 % CI 6,2 %–7,8 %]. Die Majorkomplikationsraten schlossen Schlaganfall (4,2 % [3,6 %–4,9 %]), Rückenmarksischämie (3,3 % [2,8 %–3,9 %]), retrograde Typ A-AD (3,2 % [2,7 %–3,9 %]), Typ I-Endoleak (4,9 % [3,8 %–6,2 %]), Viszeralischämie (3,1 % [2,5 %–3,8 %]) und dialysepflichtiges akutes Nierenversagen (5,1 % [4,3 %–5,9 %]) ein. Mittelfristig (≤5 Jahre) wurde eine Sterblichkeit von 8,9 % [7,2 %–10,9 %] angegeben und eine sekundäre Interventionsrate von 12,5 % [10,5 %–15,0 %] mit einer Konversion zum offenen Vorgehen in 6,1 % [5,3 %–7,2 %]. Einrichtungen, die über ein Fallvolumen von ≥40 endovaskulären Behandlungen berichteten, hatten eine signifikant niedri-

gere Krankenhaussterblichkeit und Aorta-bezogene Sterblichkeit, Rate an Schlaganfall, Typ-I-Endoleak, Nierenversagen und retrograde Typ A-AD. Patienten, die in der akuten Phase behandelt wurden, wiesen eine signifikant höhere Krankenhaussterblichkeit, Aorta-bezogene Letalität und Nierenversagen auf. Patienten mit chronischer TBAD benötigten signifikant häufiger eine sekundäre Intervention im Follow-up.

3.2.4 Akute TBAD – offen oder endovaskulär

Für einen Vergleich von offenem vs. endovaskulärem Vorgehen bei akuter TBAD gingen in eine Metaanalyse von Harky et al. (2019) 18.193 Patienten ein, 11.618 mit offener und 6575 mit endovaskulärer Versorgung. Patienten mit endovaskulärer Versorgung waren älter und hatten tendenziell mehr Komorbiditäten. TEVAR-Patienten hatten perioperativ die niedrigere Rate an Paraplegien und Schlaganfall (1,3 % vs. 2,9 % und 3,7 % vs. 4,7 %), dieser Unterschied war statistisch nicht signifikant. Insgesamt war aber die neurologische Komplikationsrate nach offener Versorgung signifikant (p = 0,006) höher (6,9 % vs. 4,8 %). Intensivstationsaufenthalt (4 ± 2,1 Tage vs. 6 ± 3,4 Tage; p = 0,002) und Krankenhausaufenthaltsdauer (7 ± 3,1 Tage vs. 15 ± 7,2 Tage; p < 0,0001) waren bei TEVAR signifikant kürzer als bei OR. Die Reinterventionsrate 1 Jahr nach dem Eingriff war nach TEVAR höher (11,2 % vs. 3,3 %; p = 0,298). Die perioperative Sterblichkeit war nach OR signifikant höher (18,6 % vs. 7,4 %; p < 0,0001). Auch nach 1 Jahr hatten endovaskulär behandelte Patienten die signifikant niedrigere Sterblichkeit über alles (14,3 % vs. 24,3 %; p < 0,0001). Die Freiheit von Reoperation war hingegen nach 1 Jahr bei OR signifikant höher (94,5 % vs. 84,6 %; p = 0,004). Nach 5 Jahren gab es keine Unterschiede in der Sterblichkeit, mit 46,7 %

nach offenem Vorgehen und 49,7 % nach TEVAR (p = 0,21). Diese Metaanalyse belegt, dass TEVAR einen signifikanten frühen Vorteil bei Versorgung von Patienten mit akuter TBAD bietet. Dies gilt auch für neurologische Ereignisse über alles. Langzeitergebnisse stehen aus.

3.2.5 Chronische TBAD – endovaskulär vs. offen

Für einen Vergleich von endovaskulärer vs. offener Versorgung von Patienten mit chronischer TBAD fanden Boufi et al. (2019) 39 Studien, davon vier Vergleichsstudien. Die kumulative frühe Sterblichkeit jeglicher Ursache machte 9,3 % (95 % CI 0,07 % bis 0,12 %) in der Gruppe mit offener Chirurgie und 2 % (95 % CI 0 % bis 0,03 %) in der endovaskulären Gruppe aus. Die vergleichende Metaanalyse demonstrierte eine niedrigere Rate an früher Letalität bei endovaskulärer Versorgung (Odds Ratio 4,13), Schlaganfall (Odds Ratio 4,33), Rückenmarksischämie (Odds Ratio 3,3) und respiratorischen Komplikationen (Odds Ratio 6,88), aber eine höhere Reinterventionsrate (Odds Ratio 0,34). Das mittelfristige Überleben war ähnlich (Odds Ratio 1,19). Die Rupturraten waren 1,2 % bei offenem und 3 % bei endovaskulärem Vorgehen.

Zu dem Vergleich endovaskulär vs. offen bei komplizierter chronischer TBAD versuchten Jordan et al. (2021) einen Cochrane Review zu erstellen. Die komplizierte chronische TBAD war durch unkontrollierte schwere Hypertension, resistenten Schmerz, Dilatation des falschen Lumens und Aneurysmabildung definiert. Sie fanden keine kontrollierten oder randomisierten Studien, die ihren Einschlusskriterien entsprachen. Sie folgerten, dass es zurzeit nicht möglich sei, den Entscheidungsträger über das optimale Vorgehen bei diesen Patienten zu informieren. Randomisierte Studien und Registererhebungen wurden für diese Patienten gefordert.

3.3 Studien und Register

3.3.1 Offene, endovaskuläre oder medikamentöse Behandlung bei TBAD

Der Frage, inwieweit bei unkomplizierter Typ-B-Aortendissektion BMT langfristig tatsächlich erfolgreich ist, gingen Lou et al. (2018) anhand von insgesamt 398 Patienten mit akuter Typ-B-Aortendissektion nach. Alle komplizierten Fälle wurden mit TEVAR angegangen (n = 80), die übrigen 318 unkomplizierten Patienten zunächst konservativ behandelt. In der chronischen Phase versagte jedoch BMT in fast der Hälfte der Fälle (45,9 %), diese Patienten mussten entweder offen (n = 59) oder mit TEVAR (n = 87) versorgt werden. Bei der Index-Hospitalisierung gab es keinen Unterschied in der Klinikletalität zwischen komplizierten (5,0 %) und unkomplizierten Patienten (5,3 %). Die Letalität der später in der chronischen Phase mit OR oder TEVAR behandelten Patienten machte 16,9 % (OR) bzw. 2,3 % (TEVAR) aus. Im Langzeitverlauf nach 10 Jahren hatten die Patienten, die primär in der akuten Phase mit TEVAR versorgt wurden, gegenüber allen anderen Patienten einen Überlebensvorteil (84,1 % vs. 62,5 % bei OR vs. 50,4 % bei TEVAR in der chronischen Phase vs. 66,4 % bei BMT). Nach dieser retrospektiven Analyse ist BMT eine suboptimale Behandlung für Patienten mit unkomplizierter akuter Typ-B-Aortendissektion aufgrund der Komplikationsrate im Langzeitverlauf und schlechterem Überleben. TEVAR wurde hier initial bei der Gruppe mit höchstem Risiko ausgeführt und zeigte trotzdem keine höhere Klinikletalität und ein besseres Überleben als alle anderen Subgruppen. Die Autoren forderten eine großzügigere Indikation als bisher für TEVAR bei den akuten unkomplizierten Typ-B-Aortendissektionen.

Auch Schwartz et al. (2018) untersuchten, wie häufig bei zunächst medikamentös behandelten Patienten mit Aortendissektion Typ B später doch eine Intervention erfolgen musste. In diesem Krankengut von 254 Patienten benötigten im Follow-up von im Mittel 6,8 Jahren 97 Patienten (38 %) eine Aortenintervention, 30 Patienten in der frühen Phase und 67 im Langzeit-Follow-up bei aneurysmatischer Degeneration. Prädiktoren für einen Eingriff im Langzeitverlauf waren ein Eingangseinriss >10 mm, ein Aortendurchmesser >40 mm bei Krankenhausaufnahme, ein Durchmesser des falschen Lumens >20 mm und eine Zunahme des Aortendurchmessers zwischen den bildgebenden Serienuntersuchungen von >5 mm. Während bei diesen Patienten ein früher Eingriff diskutiert werden muss, waren umgekehrt Patienten mit kompletter Thrombose des falschen Lumens vor einer späteren Intervention relativ geschützt (Odds Ratio 0,22).

Zimmerman et al. (2016) identifizierten in den Nationwide Inpatient Sample (Jahre 2003–2011) und National Inpatient Sample (Jahr 2012) Datenbanken der USA 15.641 Patienten, die wegen der primären Diagnose Aortendissektion stationär aufgenommen wurden. 60,7 % der Patienten waren Männer, mittleres Alter 63,5 Jahre. In 84,1 % handelte es sich um dringliche oder Notfallaufnahmen. Die Autoren unterschieden danach, ob es sich um die offene Versorgung (OR) einer Typ-A und Typ-B-Aortendissektion handelte sowie danach, ob TEVAR eingesetzt oder medikamentös behandelt wurde. Die Ergebnisse sind in ◘ Tab. 3.1 dargestellt. Wie ersichtlich, war die Klinikletalität nach offener Versorgung signifikant höher als nach TEVAR, wobei keine Unterschiede in der Letalität bei OR zwischen Typ-A- und B-Dissektionen auszumachen waren. Das wesentliche Ergebnis dieser Registererhebung war aber die Feststellung, dass die Einweisung des Patienten in ein Zentrum mit hohem chirurgischem Fallvolumen speziell bei offener Versorgung einer Typ-B-Dissektion mit einer signifikant niedrigeren Klinikletalität einherging (Odds Ratio 0,55). Die Autoren forderten deshalb eine Regionalisierung der Versorgung dieser komplexen Patienten.

◘ **Tab. 3.1** Komplikationen bei offener Versorgung von Typ-A (TA-OR) und Typ-B (TB-OR) Aortendissektionen sowie bei TEVAR und Medikamentöser Therapie (BMT). NIS-Datenbank. (Nach Zimmerman et al. 2016)

Variable	TA-OR n = 3253	TB-OR n = 3007	TEVAR n = 1417	BMT n = 7964
Irgendeine Komplikation (%)	62,3	57,4	37,3	21,6
Schlaganfall (%)	9,4	8,8	5,2	2,2
Akutes Nierenversagen (%)	29,4	29,3	18,6	15,0
Akuter Herzinfarkt (%)	5,4	2,8	2,1	2,2
Klinikletalität (%)	17,5	16,6	7,9	16,0
Klinikletalität bei Hochvolumen [≥6 OR/Jahr] als Odds-Ratio	1,03	*0,55*	0,87	0,94

▫ Tab. 3.2 Propensity-Score gematchter Vergleich von Offener Chirurgie (OR), TEVAR und bester medikamentöser Behandlung (BMT) bei Typ B-Aortendissektion. Daten der National Inpatient Sample (NIS) der Jahre 2005–2012. (Nach Hsieh et al. 2019)

Parameter	OR (n = 5755)	TEVAR (n = 5695)	BMT (n = 5761)	P
Sterblichkeit, n (%)	743 (12,90)	471 (8,28)	725 (12,59)	0,0008
Länge stationärer Aufenthalt, Tage	9 (6–16)	8 (4–13)	5 (2–8)	<0,0001
Komplikationen, n (%)	1953 (33,95)	1402 (24,62)	878 (15,24)	<0,0001
Gesamtkosten, USD	50.931 (36.541–76.526)	46.038 (31.867–68.150)	11.780 (6415–22.667)	<0,0001
Tageskosten (USD)	5003 (3899–6605)	5689 (4183–8256)	2383 (1689–3718)	<0,0001

In der NIS Datenbasis der Jahre 2005 bis 2012 fanden Hsieh et al. (2019) 54.971 auswertbare Patienten mit TBAD. 12.040 (21,9 %) Patienten wurden offen, 6687 (12,2 %) mit TEVAR und 36.244 (65,9 %) mit BMT behandelt. Patienten mit TEVAR hatten unter den drei Behandlungsgruppen die niedrigste Sterblichkeit (TEVAR 8,04 %, offen 15,83 %, BMT 13,21 %). Die Krankenhausaufenthaltsdauer betrug bei offen im Median 10, bei TEVAR 8 und bei BMT 4 Tage. Aufgrund der kurzen Hospitalisierung und der Vermeidung von periprozeduralen Komplikationen waren die Behandlungskosten bei BMT am geringsten (durchschnittlich offen USD 54.174, TEVAR 45.923, BMT 10.303). In diesem Krankengut wurden Propensity-Score gematcht 3 Gruppen gebildet (offen n = 5755, TEVAR n = 5695, BMT n = 5761). Danach hatte TEVAR die signifikant geringste Sterblichkeit (8,28 %) verglichen mit offen (12,9 %) und BMT (12,59 %); p = 0,008. TEVAR hatte auch die geringere Komplikationsrate, den kürzeren Krankenhausaufenthalt und geringeren medizinischen Kosten im Vergleich zu offen. Es ließ sich zeigen, dass TEVAR BMT oder offen bei der Behandlung der TBAD hinsichtlich Sterblichkeit und Komplikationen überlegen ist und die beste Kosteneffektivität unter allen drei Behandlungsmodalitäten hat (▫ Tab. 3.2).

Xiang et al. (2021) analysierten 357 konsekutive Patienten mit akuter unkomplizierter TBAD und bildeten zwei gematchte Gruppen von je 145 Patienten mit TEVAR und 145 Patienten mit BMT. Die 30-Tageletalität gaben sie mit 0,7 % bei TEVAR und 2,1 % bei BMT an (p = 0,622), hingegen war die Rate an frühen unerwünschten Ereignisse bei TEVAR signifikant höher (11,7 % vs. 2,8 %; p = 0,003). Nach 5 Jahren war die Freiheit von Sterblichkeit über alles bei TEVAR signifikant größer (91,9 %) als bei BMT (82,2 %; p = 0,028). Dies galt auch für die Freiheit an Aortabezogener Sterblichkeit (TEVAR 94,1 %, BMT 86,1 % nach 5 Jahren; p = 0,044). Die kumulative Inzidenz an Rupturen war nach 5 Jahren bei BMT mit 13,7 % signifikant höher als bei TEVAR mit 5,1 % (p = 0,024). Die Autoren folgerten, dass TEVAR als die erste Option bei unkomplizierter akuter TBAD angesehen werden kann.

3.3.2 TEVAR bei unkomplizierter TBAD

Die Society for Vascular Surgery hat ein Projekt zur prospektiven Erfassung der Effektivität von TEVAR bei TBAD initiiert. Die Akutergebnisse über 30 Tage berichteten

Wang et al. (2019). Die Daten von 397 Patienten (204 akute und 193 chronische Dissektionen) von 40 Institutionen gingen in dieses Register ein. Die technische Erfolgsrate (einschließlich Abdeckung des primären Einrisses) war 98 % bei akuter und 99 % bei chronischer Dissektion bei einer im Trend höheren 30-Tagesterblichkeit bei akuter Dissektion (9,3 % vs. 5,2 %; p = 0,126). Jeglicher Grad der Prozedur-bezogenen Rückenmarksischämie wurde in 4,4 % bei akuter und in 2,1 % bei chronischer Dissektion beobachtet (p = 0,261) mit einem Defizit bei Entlassung von 3,4 % bei Patienten mit akuter und 0,5 % bei chronischer Dissektion (p = 0,068). Behindernder Schlaganfall (akut vs. chronisch) war in 2,5 % vs. 1,6 %, eine retrograde Typ A-Dissektion in 1,1 % vs. 2,6 % zu beobachten. Die Freiheit von Reintervention war bei akuter Dissektion im Trend niedriger (90,7 % vs. 94,8 %; p = 0,13). Im Trend wurde demnach wie erwartet bei Patienten mit akuter Dissektion eine höhere 30-Tagesterblichkeit und höhere Reinterventionsrate beobachtet verglichen mit Patienten mit chronischer Dissektion. Für die unkomplizierte akute Dissektion betrug die 30-Tageletalität 5,8 %, ohne klare Beziehung zum Zeitpunkt der Behandlung.

Zum Zeitpunkt von TEVAR bei Patienten mit unkomplizierter TBAD nahmen auch Torrent et al. (2021) anhand des Registers der VQI Stellung. Berücksichtigt wurden nur Patienten, die innerhalb 90 Tagen nach Symptombeginn mit TEVAR versorgt wurden (n = 688). Die 30-Tagesterblichkeit betrug in der Gruppe, die akut in den ersten 14 Tagen versorgt wurde (n = 446) 7,5 %, verglichen mit 2,7 % bei Patienten mit subakuter Versorgung (n = 242) in den Tagen 15–90 nach Dissektion (p = 0,021). Um beide Gruppen vergleichbar zu machen, führten die Autoren zusätzlich ein Propensity Score Matching durch mit jeweils 187 Patienten. In dieser Analyse gab es keinen signifikanten Unterschied in der Sterblichkeit zwischen beiden Gruppen (akut 5,4 %, subakut 3,5 %), jedoch war die Reinterventionsrate innerhalb 30 Tagen bei akuter Versorgung 3-fach höher (15,3 % vs. 5,2 %; p = 0,02) und auch die Reinterventionsrate nach 1 Jahr war signifikant höher (akut 33,8 %, subakut 14,5 %; p = 0,007). In der Sterblichkeit nach 1 Jahr unterschieden sich beide gematchte Gruppen aber nicht signifikant (akut 12,4 %, subakut 9,9 %). Ob demnach der Zeitpunkt der Intervention nach Dissektion die postoperative Sterblichkeit und Morbidität beeinflusst, muss offenbleiben, eher haben Patienten mit akuter Versorgung die höheren Risiken in ihren Ausgangsbedingungen.

Xie et al. (2021) berichteten eine retrospektive Serie von 267 präemptiven TEVARs bei unkomplizierter TBAD. Es handelte sich um radiologische Hochrisikopatienten (initialer Durchmesser des falschen Lumens ≥22 mm, maximaler Aortendurchmesser ≥40 mm, offenes oder teilthrombosiertes falsches Lumen und initialer Entry-Einriss ≥10 mm). 130 Eingriffe erfolgten in der Akutphase (1–14 Tage), 137 in der Subakutphase (15–90 Tage) nach initialer Präsentation. Die 30-Tageletalität war in der Akutgruppe 3,8 %, in der Subakutgruppe 0,7 % (p = 0,11). Die Komplikationsrate war gering (Aortenruptur akut n = 2; retrograde Typ-A-Dissektion akut n = 1; behindernder Schlaganfall akut n = 1; Rückenmarksischämie akut n = 1, subakut n = 3; Reintervention akut n = 1, subakut n = 1). Insgesamt ließ sich lediglich ein Trend für eine höhere Komplikationsrate in der Gruppe mit akuter Versorgung nachweisen. In der multivariablen Cox-Analyse hatte der Zeitpunkt der Intervention keinen Einfluss auf das Langzeitergebnis nach 48,2 ± 25,9 Monate (Sterblichkeit in der Akutgruppe 4,2 %, in der Subakutgruppe 8,3 %; Aortenruptur 1,7 % bzw. 3,8 %). Es ließ sich folgern, dass zwar bei TEVAR von Hochrisiko-Patienten mit unkomplizierter TBAD in der Akutphase im Trend eine höhere Komplikationsrate beobachtet wurde als in der Subakutphase, dass sich aber beide Gruppen im Langzeitoutcome nicht unterschieden.

3.3.3 Komplizierte TBAD

In der VQI-Datenbasis der Jahre 2010 bis 2019 fanden Wang et al. (2021) unter 2820 TEVAR-Patienten 2267 mit unkomplizierter TBAD und 553 Patienten mit Malperfusion. Die postoperative Komplikationsrate über alles war bei Malperfusion signifikant größer (39,4 % vs. 17,1 %; p < 0,001) und beinhaltete eine höhere Rate an Rückenmarksischämien (6,3 % vs. 2,2 %; p < 0,001), akutem Nierenversagen (10,4 % vs. 0,9 %; p < 0,001) und Krankenhaussterblichkeit (11,6 % vs. 5,6 %; p < 0,001). Die akute Reinterventionsrate war ebenfalls bei Malperfusion höher (14,5 % vs. 7,4 %; p < 0,001), während die langfristige Rate an Reinterventionen nicht unterschiedlich war (8,7 % vs. 9,7 %; p = 548). Patienten mit Malperfusion und TEVAR hatten ausgedehntere Dissektionen mit der größeren Zahl der überschrittenen Aortensegmenten im Vergleich zu Patienten mit unkomplizierter TBAD. Im Langzeitüberleben unterschieden sich beide Gruppen aber nicht signifikant. Die Botschaft war, dass Patienten mit Malperfusion häufiger ein Stenting der Aortenäste und beim Primäreingriff mehr Reinterventionen benötigten, aber trotzdem sich langfristig in Reinterventionsraten und Überleben nicht von Patienten mit unkomplizierter TBAD unterschieden.

3.3.4 Krankenhauswieder- aufnahmerate nach akuter TBAD

In der Nationwide Readmissions Database der Jahre 2010 bis 2014 identifizierten Carroll et al. (2020) 6937 Patienten mit akuter TBAD, die den Krankenhausaufenthalt überlebten. Die Behandlung bestand bei 62,6 % der Patienten allein aus medikamentöser Therapie, bei 21,0 % in offener Versorgung und bei 16,4 % in TEVAR. Die nicht-elektive Wiederaufnahmerate nach 90 Tagen war 25,1 % (23,6 % bei medikamentöser Behandlung, 26,9 % bei offener Versorgung und 28,7 % bei TEVAR (p < 0,001). Die häufigste Ursache einer nicht-elektiven Wiederaufnahme waren ein arterielles Aneurysma oder Dissektion – nach medikamentöser Therapie in 35,4 %, nach offener Versorgung in 7,1 % und nach TEVAR in 12,8 % der Wiederaufnahmen. Bei 5,2 % der nicht-elektiv wiederaufgenommenen Patienten erfolgte ein Aorteneingriff. Die Sterblichkeit der Patienten mit nicht-elektiver Wiederaufnahme machte 5,0 % aus, die mittleren Kosten der Rehospitalisierung $22.572 ± $41.598. In diesem Krankengut wurden zusätzlich 4,7 % der Patienten elektiv wiederaufgenommen. Die Folgerung ist eine enge Nachbeobachtung von Patienten mit TBAD nach Krankenhausentlassung.

3.3.5 Chimney-Technik und zusätzliche Seitenast- Interventionen bei TEVAR

Ding et al. (2019) werteten retrospektiv die Daten von 159 Patienten mit TBAD aus, bei denen TEVAR kombiniert mit einem Chimney-Stent in der linken A. subclavia durchgeführt wurde. Akute, subakute und chronische TBAD machten 64 %, 28 % und 8 % der Fälle aus. In 67 % der Fälle handelte es sich um komplizierte TBAD. Die 30-Tage-Sterblichkeit und Morbidität gaben die Autoren mit 2 % bzw. 4 % an. Die technische Erfolgsrate war 81 %, bei 30 (19 %) Patienten kam es zu einem Typ-Ia-Endoleak. In der Kaplan-Meier-Analyse war das Patientenüberleben nach 1 und 3 Jahren 98,1 % bzw. 94,4 % und die Freiheit von Chimney-Stent-Verschluss 98,6 % bzw. 96,5 %. Die Daten sprechen für die Chimney-Technik

Chia et al. (2021) fanden in der VQI-Datenbank 426 Patienten mit akuter TBAD und TEVAR, bei denen bei Malperfusion in

29,6 % (n = 126) 182 zusätzliche Seitenast-Interventionen vorgenommen wurden. Die häufigsten Interventionen waren Stenting (n = 86; 47,3 %) und Stentgrafting (n = 49; 26,9 %). Am häufigsten wurde die linke Nierenarterie behandelt (n = 49; 26,9 %). Patienten mit und ohne Seitenast-Intervention hatten eine ähnliche 30-Tagesterblichkeit (mit Seitenast-Intervention 12,4 %, ohne 15,6 %; p = 0,511) und Krankenhaus-Reinterventionsrate (19,2 % mit und 20,7 % ohne Seitenast-Intervention; p = 0,732). Hinsichtlich postoperativen Komplikationen und Überleben nach 3 Jahren unterschieden sich beide Gruppen ebenfalls nicht. Die Botschaft ist, bei der Index-TEVAR wegen TBAD mit Organ-Malperfusion Seitenast-Interventionen in Betracht zu ziehen, falls die Organminderperfusion mit der Abdeckung des primären Dissektionseintritts allein nicht verbessert ist.

3.3.6 Antikoagulation und Thrombozytenaggregationshemmung nach TEVAR

In der VQI-Datenbank identifizierten Chang et al. (2021) 1210 Patienten, die bei TBAD mit TEVAR behandelt wurden. Bei 14 % dieser Patienten wurde bei Entlassung und im Follow-up eine Antikoagulation durchgeführt. Die mittlere Nachbeobachtungsperiode betrug 21,2 ± 15,7 Monate. Die Autoren überprüften, ob eine Antikoagulation und eine Therapie mit Thrombozytenaggregationshemmern die Thrombose des falschen Lumens negativ beeinflussen würde. Dies war nicht der Fall. Nach 18 Monaten bestand in der Rate der Reinterventionen (8 % vs. 9 %), kompletten Thrombosen des falschen Lumens (52 % vs. 45 %) und der Sterblichkeit (2,5 % vs. 2,7 %) zwischen Patienten mit und ohne Antikoagulation kein signifikanter Unterschied. In einer zweiten Analyse beeinflusste auch eine Thrombozytenaggregationshemmung nicht die Raten an aortalen Reinterventionen, an kompletten Thrombosen des falschen Lumens und der Sterblichkeit. Die Botschaft war, dass eine Antikoagulation und Thrombozytenaggregationshemmung das aortale Remodelling und Überleben dieser Population mittelfristig nicht negativ beeinflusst.

3.4 Technische Fragestellungen

Einer der Nachteile von TEVAR bei komplizierter Aortendissektion besteht darin, dass die Thrombose des falschen Lumens nicht komplett ist – trotz Thrombosierung des falschen Lumens im Bereich des Stentgrafts – aufgrund des retrograden Flusses durch den verbleibenden Wiedereintrittsriss oder intimale Fenestration aufgrund der Seitenäste. Um eine komplette Thrombose zu erreichen und damit eine weitere Expansion des wahren Lumens zu verhindern, wurde vorgeschlagen, zusätzlich zu dem proximalen Stentgraft einen reinen nicht-gecoverten Metallstent distal in der thorakoabdominellen Aorta zu implantieren. Zu dieser sog. PETTICOAT-Technik (The Provisional Extension To Induce Complete Attachment) liegen zwei systematische Übersichten vor. Canaud et al. (2014) haben die Ergebnisse des proximalen Stengraftings mit und ohne distalen Metallstent bei komplizierter akuter und chronischer Aortendissektion auf Basis von 4 Studien analysiert. Die Kombination von proximalem Stentgraft und distalem Metallstent verbesserte eindeutig die Perfusion des wahren Lumens, aber nach 1 Jahr war immer noch eine Offenheit des falschen Lumens bei 29,6 % der Patienten auf thorakalem und 86,5 % der Patienten auf abdominellem Niveau nachweisbar. Die Morbiditätsrate war nicht unerheblich und wurde mit 17,6 % perioperativ und 16,2 % mittelfristig berechnet. Da keine verlässlichen Langzeitdaten vorliegen, sahen die Autoren die einzeitige ausgedehnte Versorgung der thorakoabdominellen Aorta kritisch und plädierten eher dafür, zweizeitig vorzugehen und den distalen Metallstent erst bei weiterbestehendem distalem Malperfusionssyndrom – nach sorgfältiger Kontrolle des primären Eintrittsrisses – vorzusehen.

Positiver war eine weitere Analyse, in die 11 Studien (439 Fälle, davon 399 bei Typ-B-Aortendissektion) einflossen (Bertoglio et al. 2019). Auch diese Autoren wiesen auf die Heterogenität der Studien hin. Die gepoolten Daten von 4 Studien mit 143 Patienten ergaben jedoch, dass die einzeitige PETTICOAT-Technik bei akuter und subakuter Typ-B-Dissektion sicher ist (30-Tageletalität 4,9 %), mit einer klinischen Erfolgsrate von 90,2 %, und die Reexpansion des wahren Lumens verbessert. Allerdings musste zugegeben werden, dass keine Evidenz für ein verbessertes kurz- und mittelfristiges Patientenüberleben vorliegt, oder ein verbessertes Remodeling des falschen Lumens in der distalen Aorta im Vergleich zu einem einfachen proximalen Stentgrafting. Letztlich meinten die Autoren denn auch, dass eine weitverbreitete Anwendung dieser Technik nicht gerechtfertigt ist und sich die PETTICOAT-Technik auf Fälle mit dynamischer Malperfusion als eine adjunktive Bailout-Maßnahme beschränken sollte.

Inwieweit die PETTICOAT-Technik einer konventionellen TEVAR überlegen ist, prüften Rong et al. (2019) in einem Cochrane Review. Die Autoren fanden keine randomisierten Studien, so dass sie keine definitiven Schlüsse ziehen wollten. Die Evidenz der nicht-randomisierten Studien lässt aber vermuten, dass die Kombination von Stentgraft in der proximalen deszendierenden Aorta + distaler Metallstent bei komplizierter TBAD ein günstiges Outcome liefert. Die Autoren meinten, dass die PETTICOAT-Technik bei engem Follow-up eingesetzt werden kann und potenziell ein günstiges Aorta-Modelling zumindest in einem kurzfristigem Follow-up erreicht.

Ein neuer Eintrittsriss an dem distalen Ende des Stentgrafts kann nach TEVAR zur chronischen Dissektion und Reintervention führen. Jang et al. (2017) analysierten 79 Patienten, die bei Typ-B-Aortendissektion (17 akut, 62 chronisch) mit TEVAR behandelt wurden. In einem Nachbeobachtungszeitraum von im Mittel 29,7 Monaten wurde ein "Stentgraftinduzierter Neuer Eintritt" (SINE) am proximalen Ende des Stentgrafts bei 4 Patienten und am distalen Ende bei 17 Patienten gesehen. SINE trat häufiger bei Versorgung einer chronischen Dissektion (32,3 %) als bei Patienten mit akuter Dissektion (5,9 %) auf. Das distale „Oversizing" des Stentgafts wurde als Hauptfaktor für diese Komplikation angesehen, was es demnach zu vermeiden gilt. Der gleichen Fragestellung gingen Chen et al. (2016) anhand von 73 TEVAR bei komplizierter Typ-B-Aortendissektion nach. Sie sahen distale SINE im Follow-up bei 26 % der Patienten, hauptsächlich in den Fällen, in denen der proximale Stentgraft zuerst eingesetzt wurde (36,7 %), dagegen signifikant seltener bei Implantation des distalen Stentgrafts als ersten (4,2 %). Auch diese Autoren führten das distale Oversizing des Stents als Hauptgrund von SINE an, was sich durch die Implantation eines schmäleren distalen Stentgrafts als erstem weitgehend vermeiden ließ.

3.5 Aortale Fenestration

Da mittlerweile TEVAR als die First-Line-Therapie bei der komplizierten akuten Typ-B-Aortendissektion gilt, sind Berichte zur chirurgischen (offenen) aortalen Fenestration sehr rar. Szeberin et al. (2015) behandelten 42 Patienten mit komplizierter Aortendissektion Typ B mittels offener aortaler Fenestration, in allen Fällen suprarenal. Die 30-Tageletalität machte in diesem Kollektiv 21,4 % aus, das 5-Jahresüberleben 70,6 %, wobei im Langzeitverlauf 5 Patienten an einer Aortenruptur verstarben, was auf die Notwendigkeit langfristiger Kontrollen dieser Patienten hinweist. Sie nannten die chirurgische Fenestration eine brauchbare Alternative für die Fälle, in denen ein endovaskuläres Prozedere nicht möglich ist oder versagt.

Die Fenestration kann auch endovaskulär erfolgen. Vendrell et al. (2015) berichteten über 28 Patienten mit akuter Aortendissektion (Typ A n = 19, Typ B n = 9), die bei Malperfusion mit der sog. Funnel-Technik versorgt wurden. Dabei wird endovaskulär mittels Kathetertechnik und anschließender Ballonangioplastie eine Öffnung zwischen falschem und wahrem Lumen kreiert und anschließend über diese Öffnung ein nicht-gecoverter Stent vom falschen zum wahren Lumen als Verbindung platziert. Den primären technischen Erfolg gaben die Autoren mit 86 %, den sekundären mit 96 % an. Zwei Patienten (7 %) verstarben nach Intervention aufgrund einer Darmischämie. Die Majorkomplikationsrate machte 3,6 % aus. Im Langzeitverlauf wurde bei 21 von 23 Patienten (91 %, 15 Typ A, 6 Typ B) ein stabiler Aortendurchmesser beschrieben. Die Autoren sahen die Methode als Alternative an, wenn es nicht gelingt, den primären Einriss abzudecken.

Anatomie ist TEVAR indiziert. Die offene chirurgische Versorgung sollte bei Patienten mit komplizierter hyperakuter, akuter oder subakuter TBAD in Betracht gezogen werden, bei denen eine Anatomie vorliegt, die für TEVAR nicht geeignet ist.

3. Bei chronischer Typ-B-Aortendissektion ergibt sich ein früher Überlebensvorteil und eine niedrigere Rate an Majorkomplikationen von Standard-TEVAR gegenüber der offenen Versorgung. Die Reinterventionsrate bei TEVAR wegen chronischer Dissektion ist zwar relativ hoch, aber das mittelfristige Überleben ist bei TEVAR und offener Versorgung ähnlich.

4. Die Einweisung des Patienten in ein Zentrum mit hohem chirurgischem Fallvolumen ist speziell bei offener Versorgung der Typ-B-Aortendissektion mit einer signifikant niedrigeren Klinikletalität verbunden und dringend zu fordern.

3.6 Fazit für die Praxis

Übersicht
1. Die optimale medizinische Therapie (OMT) ist die empfohlene Behandlung für Patienten mit unkomplizierter Typ B Aortendissektion (TBAD). Um bei unkomplizierter akuter Typ-B-Aortendissektion aortale Komplikationen zu vermeiden, kann die frühe endovaskuläre Versorgung (TEVAR) selektiv in Betracht gezogen werden.
2. Bei komplizierter hyperakuter, akuter oder subakuter TBAD mit Ruptur und/oder Malperfusion und günstiger

3.7 Perioperatives Management

3.7.1 Prätherapeutische Diagnostik

Leitlinienempfehlungen

Leitlinien der European Society of Cardiology (ESC) (Erbel et al. 2014)
- Bei Patienten, die ins Krankenhaus mit Brustschmerz eingewiesen werden und bei denen der Verdacht auf eine Aortendissektion besteht, sind die in ◘ Tab. 3.3 aufgeführten Laboruntersuchungen für die Differentialdiagnostik und zur Erkennung von Komplikationen notwendig.

3

◘ Tab. 3.3	Labordiagnostik bei Verdacht auf Aortendissektion Typ B. (Nach Erbel et al. 2014)
Test	**Erkennen von**
Hb – Wert	Blutverlust, Blutung, Anämie
Leukozyten	Infektion, Infammation (SIRS)
C-reaktives Protein	Inflammatorische Reaktion
ProCalcitonin	Differentialdiagnostik zwischen SIRS und Sepsis
Kreatinkinase	Reperfusionsschaden, Rhabdomyolyse
Troponin I oder T	Myokardischämie, Herzinfarkt
D-Dimer	Aortendissektion, Lungenembolie, Thrombose
Kreatinin	Nierenversagen (vorhanden oder sich entwickelnd)
Aspartat-Transaminase/ Alanin-Aminotransferase	Leberischämie/Leberkrankung
Laktat	Darmischämie, metabolische Störung
Glukose	Diabetes mellitus
Blutgase	Metabolische Störung, Oxygenierung

An bildgebender Diagnostik empfiehlt die ESC-Leitlinie:

- Die transthorakale Echokardiographie (TTE) wird als initiale bildgebende Diagnostik empfohlen. (Klasse I-Empfehlung/Evidenzlevel C)
- Bei instabilen Patienten mit Verdacht auf akutes Aortensyndrom werden die folgenden Bildgebungen empfohlen, abhängig von lokaler Verfügbarkeit und Expertise:
  - TOE (transösophageale Echokardiographie; Klasse I-Empfehlung/Evidenzlevel C)
  - CT (Klasse I-Empfehlung/Evidenzlevel C)
- Bei stabilen Patienten mit Verdacht auf akutes Aortensyndrom werden die folgenden Bildgebungen empfohlen (oder sollten in Betracht gezogen werden), abhängig von lokaler Verfügbarkeit und Expertise:
  - CT (Klasse I-Empfehlung/Evidenzlevel C)
  - MRI (Klasse I-Empfehlung/Evidenzlevel C)
  - TOE (transösophageale Echokardiographie; Klasse IIa-Empfehlung/Evidenzlevel C)
- Bei initial negativer Bildgebung mit weiterhin bestehendem Verdacht auf akutes Aortensyndrom, wird eine wiederholte Bildgebung (CT oder MRI) empfohlen. (Klasse I-Empfehlung/Evidenzlevel C)
- Ein Röntgen-Thorax kann bei Patienten mit geringer klinischer Wahrscheinlichkeit eines akuten Aortensyndroms in Betracht gezogen werden. (Klasse IIb-Empfehlung/Evidenzlevel C)

Literatur

Bertoglio L, Rinaldi E, Melissano G, Chiesa R (2019) The PETTICOAT concept for endovascular treatment of type B aortic dissection. J Cardiovasc Surg (Torino) 60:91–99

Boufi M, Patterson BO, Loundou AD, Boyer L, Grima MJ, Loftus IM, Holt PJ (2019) Endovascular versus open repair for chronic type B dissection treatment: a meta-analysis. Ann Thorac Surg 107:1559–1570

Canaud L, Faure EM, Ozdemir BA, Alric P, Thompson M (2014) Systematic review of outcomes of combined proximal stent-grafting with distal bare stenting for management of aortic dissection. Ann Cardiothorac Surg 3:223–233

Carroll BJ, Schermerhorn M, Kennedy KF, Swerdlow N, Soriano KM, Yeh RW, Secemsky EA (2020) Readmissions after acute type B aortic dissection. J Vasc Surg 72:73–83

Chang H, Rockman CB, Cayne NS, Veith FJ, Jacobowitz GR, Siracuse JJ, Patel VI, Garg K (2021) Anticoagulation and antiplatelet medications do not affect aortic remodeling after thoracic endovascular aortic repair for type B aortic dissection. J Vasc Surg 74:1833–1842

Chen IM, Huang CY, Weng SH, Lin PY, Chen PL, Chen WY, Shih CC (2016) Implantation sequence modification averts distal stent graft-induced new entry after endovascular repair of Stanford type B aortic dissection. J Vasc Surg 64:281–288

Chia MC, Khorfan R, Eskandari MK (2021) Adjunctive branch interventions during thoracic endovascular aortic repair for acute complicated type B dissection are not associated with inferior outcomes. J Vasc Surg 74:895–901

Dailey PO, Trueblood HW, Stinson EB, Wuerflein RD, Shumway NE (1970) Management of acute aortic dissections. Ann Thorac Surg 10:237–247

DeBakey ME, Henley WS, Cooley DA, Morris GC, Crawford ES, Beall AC Jr (1965) Surgical management of dissecting aneurysms of the aorta. J Thorac Cardiovasc Surg 49:130–149

Ding H, Liu Y, Xie N, Fan R, Luo S, Huang W, Li J, Zhu Y, Hu B, Xue L, Luo J (2019) Outcomes of chimney technique for preservation of the left subclavian artery in type B aortic dissection. Eur J Vasc Endovasc Surg 57:374–381

Erbel R, Aboyans V, Boileau C, ESC Committee for Practice Guidelines et al (2014) 2014 ESC Guidelines on the diagnosis and treatment of aortic diseases: document covering acute and chronic aortic diseases of the thoracic and abdominal aorta of the adult. The Task Force for the Diagnosis and Treatment of Aortic Diseases of the European Society of Cardiology (ESC). Eur Heart J 35:2873–2926. Erratum in: Eur Heart J 2015;36:2779

Fattori R, Cao P, De Rango P, Czerny M, Evangelista A, Nienaber C, Rousseau H, Schepens M (2013) Interdisciplinary expert consensus document on management of type B aortic dissection. J Am Coll Cardiol 61:1661–1678

Harky A, Chan JSK, Wong CHM, Francis N, Grafton-Clarke C, Bashir M (2019) Systematic review and meta-analysis of acute type B thoracic

aortic dissection, open, or endovascular repair. J Vasc Surg 69:1599–1609

Hossack M, Patel S, Gambardella I, Neequaye S, Antoniou GA, Torella F (2020) Endovascular vs. medical management for uncomplicated acute and sub-acute type B aortic dissection: a meta-analysis. Eur J Vasc Endovasc Surg 59:794–807

Howard C, Sheridan J, Picca L et al (2021) TEVAR for complicated and uncomplicated type B aortic dissection-systematic review and meta-analysis. J Card Surg 36:3820–3830

Hsieh RW, Hsu TC, Lee M, Hsu WT, Chen ST, Huang AH, Hsieh AL, Lee CC (2019) Comparison of type B dissection by open, endovascular, and medical treatments. J Vasc Surg 70:1792–1800

Jang H, Kim MD, Kim GM, Won JY, Ko YG, Choi D, Joo HC, Lee DY (2017) Risk factors for stent graft-induced new entry after thoracic endovascular aortic repair for Stanford type B aortic dissection. J Vasc Surg 65:676–685

Jordan F, FitzGibbon B, Kavanagh EP, McHugh P, Veerasingam D, Sultan S, Hynes N (2021) Endovascular versus open surgical repair for complicated chronic type B aortic dissection. Cochrane Database Syst Rev 12:CD012992

Li HL, Wu S, Chan YC, Cheng SW, Guo W, Xiong J (2020) Early and mid-term mortality and morbidity of contemporary international endovascular treatment for type B aortic dissection – a systematic review and meta-analysis. Int J Cardiol 301:56–61

Lou X, Chen EP, Duwayri YM, Veeraswamy RK, Jordan WD Jr, Zehner CA, Leshnower BG (2018) The impact of thoracic endovascular aortic repair on long-term survival in type B aortic dissection. Ann Thorac Surg 105:31–38

MacGillivray TE, Gleason TG, Patel HJ et al (2022) The Society of Thoracic Surgeons/American Association for Thoracic Surgery clinical practice guidelines on the management of type B aortic dissection. Ann Thorac Surg 113:1073–1092

Rong D, Ge Y, Liu J, Liu X, Guo W (2019) Combined proximal descending aortic endografting plus distal bare metal stenting (PETTICOAT technique) versus conventional proximal descending aortic stent graft repair for complicated type B aortic dissections. Cochrane Database Syst Rev 10:CD013149

Schwartz SI, Durham C, Clouse WD, Patel VI, Lancaster RT, Cambria RP, Conrad MF (2018) Predictors of late aortic intervention in patients with medically treated type B aortic dissection. J Vasc Surg 67:78–84

Szeberin Z, Dósa E, Fehérvári M, Csobay-Novák C, Pintér N, Entz L (2015) Early and long-term outcome after open surgical suprarenal aortic fenestration in patients with complicated acute type B aortic dissection. Eur J Vasc Endovasc Surg 50:44–50

Torrent DJ, McFarland GE, Wang G, Malas M, Pearce BJ, Aucoin V, Neal D, Spangler EL, Novak Z, Scali ST, Beck AW (2021) Timing of thoracic endovascular aortic repair for uncomplicated acute type B aortic dissection and the association with complications. J Vasc Surg 73:826–835

Torsello G, Czerny M, Grundmann RT et al (2018) S2k-Leitlinie zur Diagnostik und Therapie der Typ-B-Aortendissektion. Gefässchirurgie 23:513–518

Vendrell A, Frandon J, Rodiere M, Chavanon O, Baguet JP, Bricault I, Boussat B, Ferretti GR, Thony F (2015) Aortic dissection with acute malperfusion syndrome: endovascular fenestration via the funnel technique. J Thorac Cardiovasc Surg 150:108–115

Wang GJ, Cambria RP, Lombardi JV, Azizzadeh A, White RA, Abel DB, Cronenwett JL, Beck AW (2019) Thirty-day outcomes from the Society for Vascular Surgery Vascular Quality Initiative thoracic endovascular aortic repair for type B dissection project. J Vasc Surg 69:680–691

Wang GJ, Jackson BM, Damrauer SM, Kalapatapu V, Glaser J, Golden MA, Schneider D (2021) Unique characteristics of the type B aortic dissection patients with malperfusion in the Vascular Quality Initiative. J Vasc Surg 74:53–62

Wang J, Jin T, Chen B, Pan Y, Shao C (2022) Systematic review and meta-analysis of current evidences in endograft therapy vs medical treatment for uncomplicated type B aortic dissection. J Vasc Surg 76:1099–1108

Writing Committee, Riambau V, Böckler D, Brunkwall J et al (2017) Editor's choice – management of descending thoracic aorta diseases: clinical practice guidelines of the European Society for Vascular Surgery (ESVS). Eur J Vasc Endovasc Surg 53:4–52

Xiang D, Kan X, Liang H, Xiong B, Liang B, Wang L, Zheng C (2021) Comparison of mid-term outcomes of endovascular repair and medical management in patients with acute uncomplicated type B aortic dissection. J Thorac Cardiovasc Surg 162:26–36

Xie E, Yang F, Liu Y, Xue L, Fan R, Xie N, Chen L, Liu J, Luo J (2021) Timing and outcome of endovascular repair for uncomplicated type B aortic dissection. Eur J Vasc Endovasc Surg 61: 788–797

Zimmerman KP, Oderich G, Pochettino A, Hanson KT, Habermann EB, Bower TC, Gloviczki P, DeMartino RR (2016) Improving mortality trends for hospitalization of aortic dissection in the National Inpatient Sample. J Vasc Surg 64:606–615

Aneurysmen der deszendierenden thorakalen Aorta (DTAA) und thorakoabdominelle Aortenaneurysmen (TAAA)

Inhaltsverzeichnis

© Springer-Verlag GmbH Deutschland, ein Teil von Springer Nature 2022
E. S. Debus, R. T. Grundmann, *Evidenzbasierte Gefäßchirurgie*, Evidenzbasierte Chirurgie,
https://doi.org/10.1007/978-3-662-66422-3_4

4.1 Leitlinien

4.1.1 Klinische Praxisleitlinien der European Society for Vascular Surgery (ESVS)

Die klinischen Praxisleitlinien der European Society for Vascular Surgery (ESVS) empfehlen bei der Behandlung von *Aneurysmen der deszendierenden Aorta* (Riambau et al. 2017):

- Die offene Versorgung (OR) kann für taugliche Patienten mit einem Durchmesser der deszendierenden Aorta von 56 bis 59 mm in Betracht gezogen werden, wenn sie ungeeignet sind für die endovaskuläre Versorgung. (Klasse IIb; Evidenzgrad C)
- OR sollte für leistungsfähige Patienten mit einem Durchmesser der deszendierenden Aorta von >60 mm in Betracht gezogen werden, wenn sie ungeeignet sind für die endovaskuläre Versorgung. (Klasse IIa; Evidenzgrad C)
- Für Patienten mit offener Versorgung eines deszendierenden thorakalen Aneurysmas wird der Linksherz-Bypass *nicht* empfohlen, um die Rate an postoperativen Paraplegien zu senken. (Klasse III; Evidenzgrad C)
- Die endovaskuläre Versorgung kann bei leistungsfähigen und nichtleistungsfähigen Patienten mit günstiger Anatomie für Aneurysmen der deszendierenden Aorta von 56 bis 59 mm in Betracht gezogen werden. (Klasse IIb; Evidenzgrad B)
- Die endovaskuläre Versorgung sollte bei leistungsfähigen und nichtleistungsfähigen Patienten mit günstiger Anatomie für Aneurysmen der deszendierenden Aorta von >60 mm in Betracht gezogen werden. (Klasse IIa; Evidenzgrad B)

- Bei elektiver TEVAR sollte – wenn geplant ist, die linke A. subclavia absichtlich abzudecken – bei Patienten mit dem Risiko neurologischer Komplikationen die vorbeugende Revaskularisation der linken A. subclavia in Betracht gezogen werden. (Klasse IIa; Evidenzgrad C)
- Bei Patienten mit rupturiertem Aneurysma der deszendierenden Aorta sollte die endovaskuläre Versorgung die Behandlung erster Wahl sein, wenn die Anatomie geeignet ist. (Klasse I; Evidenzgrad B)
- Bei Patienten mit einem offenen linke Mammaria – Koronarbypass oder mit dominanter oder alleiniger linker Vertebralarterie sollte bei notfallmäßigem rupturiertem Aneurysma der deszendierenden Aorta die linke A. subclavia eher revaskularisiert als abgedeckt werden. (Klasse I; Evidenzgrad C)

Diese Leitlinien empfehlen bei der Behandlung von *thorakoabdominellen Aortenaneurysmen* (Riambau et al. 2017):

- Offene oder endovaskuläre Versorgung sollten für Patienten mit niedrigem bis mäßigem chirurgischem Risiko und einem arteriosklerotischen oder degenerativen TAAA von 60 mm oder größer erwogen werden, bei rascher Aneurysmavergrößerung (>10 mm/Jahr) oder bei aneurysmabezogenen Symptomen. (Klasse IIa; Evidenzgrad C)
- In der offenen Typ I-, II- und III-TAAA-Chirurgie sollten extrakorporale Techniken, die eine distale Aorten – und Organperfusion ermöglichen, in Erwägung gezogen werden, um ischämische Komplikationen zu reduzieren, speziell bei extensiven Aneurysmen, die eine prolongierte Abklemmzeit erforderlich machen. (Klasse IIa; Evidenzgrad C)
- Bei Patienten mit extensiven TAAA (Typ I, II, III), die einem offenen Eingriff unterzogen werden, sollte eine Liquordrainage erwogen werden als Maß-

nahme, das Risiko neurologischer Defizite zu senken. (Klasse IIa; Evidenzgrad B)

— Ein integrierter Zugang mit Optimierung von mittlerem und distalem arteriellem Aortendruck, mäßiger Hypothermie, Neuromonitoring und Reimplantation von Interkostalarterien sollte während der TAAA-Chirurgie erwogen werden, um das Rückenmark zu schützen. (Klasse IIa; Evidenzgrad C)

— Bei Patienten, die nicht fit genug für einen offenen Eingriff sind, sollte zur Versorgung eines TAAA ein endovaskuläres Vorgehen in Betracht gezogen werden. (Klasse IIa; Evidenzgrad C)

— Bei Patienten, die nicht fit genug für einen offenen Eingriff sind und die eine Aortenanatomie aufweisen, die für einen gebranchten/fenestrierten Endograft ungünstig ist, sollte zur Versorgung eines TAAA ein Hybridverfahren in Betracht gezogen werden. (Klasse IIa; Evidenzgrad C)

Darüber hinaus empfehlen diese Leitlinien sowohl bei der offenen als auch endovaskulären Versorgung von TAAA die Zentralisierung der Behandlung in spezialisierten Hochvolumenzentren. (Klasse IIb; Evidenzgrad C)

4.1.2 Klinische Praxisleitlinien der Society for Vascular Surgery (SVS)

Wichtige Empfehlungen sind (Upchurch et al. 2021):

— Bei Patienten, die beiden Methoden [offen, OR oder TEVAR] unterzogen werden können (innerhalb der Kriterien der Gebrauchshinweise des Device), empfehlen wir TEVAR als den bevorzugten Zugang zur elektiven Behandlung von Aneurysmen der deszendierenden thorakalen Aorta, vorgegeben, es reduziert Morbidität, Länge des Krankenhausaufenthalts und kurzfristige Sterblichkeit. Empfehlungsgrad 1 (stark). Evidenzqualität A (hoch).

— Wir empfehlen TEVAR bei asymptomatischen Patienten mit einem deszendierenden thorakalen Aortenaneurysma (TAA), wenn der maximale Aneurysmadurchmesser 5,5 cm überschritten hat bei Patienten mit niedrigem Risiko und günstiger Anatomie. Empfehlungsgrad 1 (stark). Evidenzqualität B (mäßig).

— Wir raten, höhere Grenzwerte für den Aortendurchmesser anzuwenden bei Patienten, von denen angenommen wird, dass sie ein besonders hohes Risiko für Tod, Nierenversagen oder Paraplegie bei dem Vorgehen haben, wobei der Nutzen der Behandlung geringer ist als das Risiko, das durch den natürlichen Verlauf des TAA vorgegeben ist. Empfehlungsgrad 2 (schwach). Evidenzqualität C (gering).

— Wir empfehlen TEVAR bei Patienten mit intramuralem Hämatom (IMH) oder PAU (penetrierendes aortales Ulkus), die persistierende Symptome haben oder Komplikationen oder Zeichen der Progression der Erkrankung in der Follow-up-Bildgebung aufweisen, nach einer Periode der Bluthochdruck-Kontrolle. Empfehlungsgrad 1 (stark). Evidenzqualität B (mäßig).

— Die natürliche Anamnese von PAUs und die Indikation zur Versorgung bei PAUs ist kontrovers. Das Vorhandensein von Symptomen, ein assoziiertes IMH und eine Zunahme an Pleuraerguss scheinen Risikofaktoren für Komplikationen zu sein. Der Grenzwert zur Intervention bei asymptomatischen Patienten ist ebenfalls kontrovers. In einer Studie waren eine PAU-Tiefe von >10 mm und ein Durchmesser >20 mm Risikofaktoren für eine Progression der Erkrankung.

— Praxis-Statement: Bei Fehlen von klaren und breit akzeptierten Parametern sollte die Entscheidung, bei IMH und PAU zu intervenieren, individuell getroffen werden. Asymptomatische Patienten, die für PAUs bei einem Aortendurchmesser <5,5 cm oder bei PAUs <10 mm Tiefe oder <20 mm Durchmesser behandelt werden, benötigen weitere Studien.

— Wir raten zu TEVAR bei symptomatischen mykotischen/infizierten TAAs als eine temporäre Maßnahme, aber Daten, die einen langfristigen Nutzen demonstrieren, fehlen. Empfehlungsgrad 2 (schwach). Evidenzqualität C (gering).

— Bei elektiver TEVAR von einem TAA, bei der die Abdeckung der linken A. subclavia notwendig ist für die adäquate Abdichtung des Stentgrafts, empfehlen wir die präoperative oder gleichzeitige Revaskularisation der linken A. subclavia. Empfehlungsgrad 1 (stark). Evidenzqualität B (mäßig).

— Wir empfehlen nichtionisches, hypoosmolares Kontrastmittel mit dem Versuch, den intraarteriellen Kontrastmittelverbrauch zu minimieren, speziell bei Patienten mit hohem Risiko für eine Kontrastmittel-induzierte Nephropathie. Empfehlungsgrad 1 (stark). Evidenzqualität B (mäßig).

— Wir empfehlen das präemptive Stenting der A. mesenterica superior (SMA) mit einem Ballon-expandierbarem Stent in Fällen von einer >50-igen Stenose der SMA unter folgenden Bedingungen: vor oder nach Abdeckung oder Beeinträchtigung des Tr. coeliacus, bei TEVAR, die den Abgang der SMA beeinträchtigt oder bei jedem Patienten, der anderweit als mit hohem Risiko für eine mesenteriale Ischämie nach TEVAR angesehen wird. Empfehlungsgrad 1 (stark). Evidenzqualität B (mäßig).

— Bei Annahme eines hohen Risikos für eine Ischämie im Gebiet des Tr. coeliacus (fehlende Darstellung von Kollateralästen des Tr. coeliacus im CTA oder in der zweckbestimmten SMA-Angiographie) empfehlen wir vor TEVAR die offene oder endovaskuläre Revaskularisation des Tr. coeliacus. Empfehlungsgrad 1 (stark). Evidenzqualität B (mäßig).

— Praxis-Statement: ein Brachiocephalica-Zugang für die Platzierung eines TEVAR-Devices kann in Situationen, in denen ein transfemoraler oder iliakaler Zugang nicht möglich ist, akzeptierbar sein. Jedoch sind mehr Daten erforderlich, um zu bestimmen, ob ein Carotis-axillärer arterieller Zugang für die Platzierung eines thorakalen Endografts mit einer erhöhten Komplikationsrate assoziiert ist.

— Wir empfehlen TEVAR vor offener Versorgung von rupturierten Aneurysmen der deszendierenden Aorta, falls anatomisch machbar. Empfehlungsgrad 1 (stark). Evidenzqualität B (mäßig).

4.2 Ergebnisse

4.2.1 Metaanalysen und systematische Übersichten

Offene vs. endovaskuläre Versorgung thorakaler Aortenaneurysmen

Den ersten systematischen Review über zweiarmige Studien, die die elektive endovaskuläre Stentgraft-Versorgung mit dem offenen Vorgehen ausschließlich bei der Behandlung chronischer Bogenaneurysmen und Aneurysmen der deszendierenden Aorta verglichen, erstellten McCarthy et al. (2021). Andere Übersichten hatten auch Dissektionen oder Rupturen eingeschlossen. Basis waren fünf vergleichende Kohortenstudien mit 3955 endovaskulären Stentgraft-Prozeduren und 21.197 OR. Die Metaanalyse der nicht-adjustierten kurzfristigen (30 Tage) Sterblichkeit über alles favorisierte das endovaskuläre Vorgehen (Odds Ratio 0,75). Die Sensitivitätsanalyse von vier Studien, die lediglich Aneurysmen der deszendierenden Aorta einschlossen, zeigte keine signifikanten Unterschiede, bei mäßiger Heterogenität. Die Metaanalyse der adjustierten kurzfristigen Sterblichkeit jeglicher Ursache favorisierte TEVAR (Odds Ratio 0,71), ohne Heterogenität. Das Langzeit-Überleben (nach mehr als 30 Tagen) auf Basis der Sterblichkeit über alles favorisierte OR in den größeren Studien und TEVAR in den kleineren Studien. Freiheit von Reintervention im längerfristigen Follow-up favorisierte OR. Studien, die über kurzfristige nicht-tödliche Komplikationen berichteten, ließen weniger Ereignisse nach TEVAR vermuten. Die Autoren folgerten, dass OR für das Langzeitüberleben und die Vermeidung von Reinterventionen besser ist; umgekehrt ist TEVAR besser hinsichtlich des kurzfristigen Ergebnisses.

Offene Versorgung thorakaler Aortenaneurysmen

Die Ergebnisse, die in den Jahren 2008 bis 2018 in der Literatur nach offener Versorgung deszendierender thorakaler Aortenaneurysmen (DTA) und thorakoabdomineller Aortenaneurysmen (TAAA) berichtet wurden, fassten Khan et al. (2020) in einer Metaanalyse zusammen. Basis waren 54 Beobachtungsstudien mit 12.245 Patienten. Die gepoolte operative Sterblichkeit betrug 10,4 % (95 % Konfidenzintervall [CI], 8,3–12,8): 6,6 % (95 % CI, 3,7–11,6) für DTA und 10,5 % (95 % CI, 7,5–14,5) für TAAA. Die gepoolte Inzidenz der Spätletalität wurde mit 0,6 % pro Personenjahr, die gepoolte postoperative Schlaganfallrate mit 4,9 % und die Rate an permanenter und temporärer Rückenmarksschädigung mit 5,7 % und 3,0 % berechnet. Postoperatives Nierenversagen wurde mit 13,2 %, Lungenversagen mit 23,3 % und Herzinfarkt mit

2,7 % angegeben. Die Drainage der zerebrospinalen Flüssigkeit (CSF = Liquordrainage) war mit niedrigerer operativer Sterblichkeit assoziiert, bei rupturierten Aneurysmen war die Sterblichkeit höher. Die Daten weisen darauf hin, dass die offene Versorgung dieser Aneurysmen immer noch eine ganz erhebliche perioperative Sterblichkeit und Komplikationsrate aufweist.

Rückenmarksischämie bei offener und endovaskulärer Versorgung

Zur Inzidenz der permanenten Rückenmarksischämie (SCI) nach endovaskulärer und offener Versorgung von DTA und TAAA verfassten Gaudino et al. (2022) eine Metaanalyse auf Basis von 169 Studien (22.634 Patienten). Die gepoolte SCI-Rate betrug 4,5 %. Bei der Subgruppenanalyse machte die permanente SCI 3,5 % für DTA- und 7,6 % für TAAA-Versorgung aus. Aufgeschlossen nach Operationsverfahren, betrug bei offenem Vorgehen die permanente SCI-Rate 4,9 % für DTA und 7,0 % für TAAA vs. 1,6 % und 8,8 % bei endovaskulärem Vorgehen (p = 0,03). Wurden die Daten nach Aneurysmadurchmesser stratifiziert, gab es keine signifikanten Unterschiede in der permanenten SCI-Rate zwischen offener und endovaskulärer Prozedur. Die gepoolte operative Sterblichkeitsrate war 7,4 %, die mittlere Beobachtungszeit 5 Jahre. Die Langzeitsterblichkeit wurde mit 1 %/Personenjahr kalkuliert, postoperative Schlaganfallrate und temporäre SCI waren 4,2 % und 3,7 %. Die gepoolte Rate an schweren CSF-Drainage-Komplikationen machte 5,1 % aus, 4,6 % bei endovaskulärem und 5,0 % bei offenem Vorgehen. In der multivariablen Regressionsanalyse war nur die Versorgung von TAAA (offen/endovaskulär) mit einer höheren permanenten SCI-Rate assoziiert. Zusammenfassend sind auch in den heutigen Serien beide (offene und endovaskuläre AAA-Versorgung mit einem ähnlichen substanziellen Risiko einer permanenten

SCI assoziiert. Das Risiko ist bei TAAA höher als bei DTA, speziell bei Aneurysma-Ausdehnung auf Abschnitt II, III und V.

Für die Rückenmarksischämie bei endovaskulärer Versorgung von TAAA ist noch eine zweite Metaanalyse erstellt worden (Pini et al. 2022). Eingeschlossen waren 2333 Patienten (27 Studien). Die gepoolte Rate an SCI war 11 %. Für Abschnitt I, II, III und V TAAA betrug die gepoolte SCI-Rate 13 %, für Abschnitt IV TAAA 6 %. In 20 Studien war bei der endovaskulären TAAA-Versorgung zeitlich abgestuft vorgegangen worden (zweizeitiges Vorgehen), in 8 Studien nicht abgestuft. Bei zeitlich abgestuftem Vorgehen wurde eine niedrigere SCI-Rate gesehen als bei nicht-abgestuftem Vorgehen (9 % vs. 18 %; p = 0,02). Eine symptomatische CSF-Drainage war mit einer ähnlichen gepoolten SCI-Rate assoziiert wie eine prophylaktische CSF-Drainage (10 % vs. 10 %). Die gepoolte permanente SCI-Rate war 6 % (6 % für Abschnitt I, II, III und V TAAA; 3 % für Abschnitt IV TAAA). Die gepoolte 30-Tagesterblichkeit war 7 %. Die Autoren kamen zu dem Schluss, dass bei endovaskulärer Versorgung von TAAA das abgestufte (zweizeitige) Vorgehen wahrscheinlich mit einer niedrigeren SCI-Rate assoziiert ist. Die Effektivität der CSF-Drainage konnte nicht endgültig bewertet werden.

Zum Stellenwert der CSF-Drainage bei endovaskulärer Versorgung von TAA, TAAA und Aortendissektionen erstellten Zhang et al. (2022) eine Metaanalyse auf Basis von 34 Studien und 3561 Patienten. Im Gesamtkrankengut betrug die SCI-Rate nach TEVAR bei prophylaktischer CSF-Drainage 4,45 %, ohne Drainage 3,18 %. In der Gruppe der Dissektionen war die SCI-Rate nach TEVAR mit prophylaktischer CSF-Drainage signifikant niedriger als in der Aneurysmagruppe mit CSF-Drainage (1,8 % vs. 5,73 %; p < 0,0001). Des Weiteren war bei den Aortendissektionen die SCI-Rate bei TEVAR mit und ohne prophylaktische CSF-Drainage nicht unter-

schiedlich. Gleiches galt für Patienten mit TAA. Bei Patienten mit TAAA und TEVAR war hingegen die Rate an SCI bei Routine-CSF-Drainage signifikant niedriger als bei Patienten mit selektiver Drainage (p = 0,04). Der Benefit einer routinemäßigen prophylaktischen CSF-Drainage bei TEVAR konnte folglich nur bei Patienten mit TAAA nachgewiesen werden.

Schlaganfallrate nach endovaskulärer Versorgung von TAA

Karaolanis et al. (2022) gingen in einer systematischen Übersicht mit Metaanalyse (43 Studien, 5764 Patienten) der Schlaganfallrate nach TEVAR bei Patienten mit deszendierenden TAA und TBAD nach. Insgesamt machte die gepoolte Schlaganfallrate 4,4 % aus, bei TBAD in 12 Studien 1,8 %. In 19 Studien wurde über die Schlaganfallrate bei TEVAR nach Abdeckung der linken A. subclavia berichtet, sie war gepoolt 5,97 %. War die Arterie zuvor revaskularisiert worden, betrug die Schlaganfallrate 2,81 %, ohne vorangegangene Revaskularisation in 15 Studien 11,83 %. Wurde TEVAR in Zone ≥3 vorgenommen, ohne Abdeckung der linken A. subclavia, machte die gepoolte Schlaganfallrate 3,15 % aus. Die Daten bestätigen die Empfehlung der SVS, die linke A. subclavia präoperativ oder simultan bei TEVAR zu revaskularisieren, falls bei Platzierung des Stentgrafts eine Abdeckung der Arterie notwendig wird (Grad 1 Empfehlung, Evidenzlevel B).

Geschlechtsspezifische Unterschiede bei endovaskulärer Versorgung von TAA

Das geschlechtsspezifische Outcome nach Versorgung degenerativer Aneurysmen der deszendierenden thorakalen Aorta untersuchten Ulug et al. (2019) in einer systematischen Übersicht und Metaanalyse mit 6 TEVAR-Studien (1756 Frauen und 2619 Männer). Die gepoolte 30-Tageletalität betrug bei den Frauen 5 %, bei den Männern 3 %. Das Alter war nicht für den Unterschied verantwortlich. Der Krankenhausaufenthalt war bei den Frauen länger; hingegen unterschieden sich beide Geschlechter nicht in der postinterventionellen Schlaganfallrate. Für die offene Versorgung wurde nur eine Studie gefunden, sie berichtete eine ähnliche Sterblichkeit bei Männern und Frauen. Erklärungen für die Unterschiede fanden die Autoren nicht.

4.2.2 Registererhebungen/ Studien

Verlauf bei unbehandelten TAA

In der sog. ETTAA (effective treatments for thoracic aortic aneurysms)-Studie des UK National Health Service (NHS) wurden 886 Patienten mit einem thorakalen Aortenaneurysma $\geq$4 cm im Bogen oder in der deszendierenden thorakalen Aorta erfasst (Sharples et al. 2022). Der maximale Aneurysmadurchmesser lag bei 725 (82 %) Patienten in der deszendierenden Aorta, mit einem Wachstum von 0,2 (0,17–0,24) cm pro Jahr. Aneurysmen $\geq$4 cm im Bogen nahmen pro Jahr um 0,07 (0,02 bis 0,12) cm zu. Im Follow-up verstarben 129 Patienten (8,6 % pro Patientenjahr). Von diesen Todesfällen waren 64 (49,4 %) Aneurysma-bezogen. Von 307 Patienten mit Aneurysmen $\geq$6 cm verstarben 76 (23,1 % pro Patientenjahr). In dieser Gruppe waren 42 Todesfälle (12,7 % pro Patientenjahr) Aneurysma-bezogene Todesfälle. Die 1- und 3-Jahresüberlebensraten wurden mit 92,4 % (90,2–94,1) und 77,6 % (73,.4–81,2) berechnet. Patienten mit einem maximalen Aneurysmadurchmesser von 4–6 cm hatten eine vorhergesagte 1-Jahressterblichkeit von unter 10 %, mit Zunahme auf 12,4 % und 22,2 % bei 7 cm und 8 cm Aneurysmen. Die Autoren folgerten, dass große Aneurysmen ohne Verzögerung behandelt werden sollten, da die 3-Jahreswahrscheinlichkeit des Versterbens von knapp unter 12 % bei den durchschnittlichen Patienten mit einem 5 cm Aneurysma auf über 35 % hochspringe, wenn der Durchmesser 7 cm erreicht habe. Dieses Risiko sei bei Frauen und Älteren höher. Ähnlich steige das 3-Jahres-Risiko des Aneurysma-bezogenen Todes von ca. 5 % bei Aneurysmen der Größe 5 cm auf über 20 % bei Aneurysmen von 7 cm an.

Langzeitüberleben nach endovaskulärer und offener Versorgung von TAA

Zur Analyse des Outcome nach endovaskulärer und offener Versorgung von Aneurysmen der deszendierenden thorakalen Aorta bildeten Chiu et al. (2019) aufgrund von Medicare-Daten der Jahre 1999 bis 2010 zwei gematchte Gruppen: 1235 Patienten mit OR und 2470 mit TEVAR. Die mediane Dauer des Follow-up war in den gematchten Gruppen 5,6 Jahre für OR und 4,7 Jahre für TEVAR. Die Odds für die perioperative Sterblichkeit waren für OR im Vergleich zu TEVAR höher: Hochvolumenzentren Odds Ratio 1,97; Niedervolumenzentren 3,62. Die 180-Tagesterblichkeit gaben die Autoren für OR mit 23,8 %, für TEVAR mit 10,2 % an, die Sterblichkeit nach 5 Jahren mit 46,7 % vs. 42,2 % und nach 9 Jahren mit 68,4 % vs. 68,6 %. Das Risiko einer Reintervention war bei OR geringer (Hazard Ratio 0,40; p < 0,001). Die limitierte mittlere Überlebenszeit-Differenz favorisierte nach 9 Jahren TEVAR (-209,2 Tage; p < 0,001) vor OR. In dieser Studie war demnach das mittlere Überleben nach TEVAR besser als nach OR. Die Folgerung war, dass TEVAR die Erstlinienstrategie bei Patienten mit TAA sein sollte.

Gleiches bestätigten die Langzeitergebnisse (medianes Follow-up 102,8 Monate) eines einzelnen Zentrums bei Versorgung von 946 Patienten mit TAAA (79 %) und DTAA (21 %) (Khoury et al. 2021). Für die akut versorgten Patienten nannten die Autoren eine perioperative Sterblichkeit von 15,9 % (offen 21,5 %, endovaskulär 4,4 %; p < 0,01). Bei den Planeingriffen wurde hingegen lediglich eine 30-Tageletalität von 3,7 % bei OR vs. 0 % bei TEVAR (p = 0,06) berichtet. Die Sterblichkeit über alle wurde nach 10 Jahren mit 51,0 % kalkuliert, das Langzeitüberleben war nach TEVAR signifikant besser als nach OR. Die Patienten starben an ihren zahlreichen Komorbiditäten, die Aorten-bezogene Sterblichkeit im Follow-up wurde mit lediglich 2,1 % angegeben.

Von Januar 2000 bis Januar 2010 wurden in der Cleveland Clinic 457 Patienten offen und 596 Patienten endovaskulär wegen eines deszendierenden TAA oder TAAA versorgt. Tong et al. (2022) bildeten aus diesem Krankengut 278 Propensity-Score gematchte Paare. Im gematchten Kollektiv erreichten offene (8,3 %) und endovaskuläre Versorgung (7,6 %) eine ähnliche Krankenhausletalität und Paralyse/Schlaganfallrate (3,6 % vs. 2,2 %), bei längerer Krankenhausaufenthaltsdauer, Dialyse-abhängigem akutem Nierenversagen und längerer Beatmung in der offen versorgten Gruppe. Jedoch war das 10-Jahresüberleben signifikant (p < 0,0001) besser nach offenem Vorgehen (52 % vs. 33 %) und eine aortale Reintervention war seltener erforderlich (4 % vs. 21 %; p < 0,0001). Auch kehrte die durchschnittliche Aneurysmagröße nach TEVAR nicht zur normalen Spannbreite zurück. Die Autoren kamen zu dem Schluss, dass aufgrund des perioperativen Sicherheitsprofils und der geringeren perioperativen Morbidität TEVAR bei Patienten mit TAA wohl die Methode der Wahl darstellt. Jedoch sollte bei Patienten mit ungünstiger Landungszone oder jungen Patienten mit geringer Komorbidität aufgrund der besseren Langzeitergebnissen nach wie vor das offene Vorgehen bevorzugt werden.

Thorakales Aorten-Remodelling nach TEVAR

Die mittel- und langfristigen Ergebnisse (medianer Nachbeobachtungszeitraum 2,1 Jahre) eines einzelnen Zentrums bei endo-

vaskulärer Versorgung von 219 Patienten mit isolierten DTAA berichteten Tanious et al. (2021). Die 30-Tageletalität betrug 10 %, 26 % der Patienten waren zum Zeitpunkt des letzten Follow-up verstorben. 80 % der Patienten erreichten eine Aneurysmasackstabilität oder Regression. Im Median hatte nach TEVAR der Aneurysmasackdurchmesser um 0,7 cm nach im Mittel 3 Jahren abgenommen. Die Reinterventionsrate war 9 %, 23 % der Patienten entwickelten ein Endoleak. Neurologische Komplikationen wurden bei 34 (16 %) Patienten gesehen. Bei 3 Patienten kam es im Follow-up zur Aneurysmaruptur und 5 Patienten entwickelten eine Graftinfektion. Signifikante Prädiktoren für ein Wachstum des Aneurysmasacks waren ein Endoleak, ein präoperativer Carotis-Subclavia-Bypass und ein Oversizing des Stentgrafts <20 % (während jedes Prozent an Graft-Übergröße vor Reintervention schützte). Nach 3 Jahren betrug das Überleben der Patienten mit Aneurysmasackstabilität oder Regression 88 % (80–93 %) im Vergleich zu 70 % (495–84 %) bei Patienten mit Wachstum des Aneurysmasacks (p = 0,0402). Die Daten demonstrieren die Notwendigkeit einer langfristigen Überwachung dieser Patienten.

Offene TAA-Versorgung bei Patienten mit Splanchnikusarterien-Verschluss

Über den Einfluss einer Verschlusskrankheit im Splanchnikusgebiet (Splanchnic occlusive disease = SOD) auf die Ergebnisse bei offener Versorgung von DTAA und TAAA berichteten Gambardella et al. (2021). Die Verschlüsse bezogen sich auf Tr. coeliacus, A. mesenterica superior und inferior und die Nierenarterien. Bei 712 Patienten war keine, bei 157 eine SOD nachweisbar. Patienten mit SOD zeigten eine höhere operative Sterblichkeit (12,1 % vs. 4,2 %; p < 0,001), höhere Rate an SCI (6,4 % vs. 2,2 %; p = 0,004), Tracheotomien (10,8 % vs. 6,3 %;

p = 0,047), Dialysen (12,1 % vs. 3,7 %: p < 0,001) und Majorkomplikationen (32,5 % vs. 12,6 %; p < 0,001). Das Überleben der Patienten mit SOD war über 1 bis 10 Jahre nach dem Eingriff signifikant geringer. In einer Propensity-Score gematchten Vergleichsuntersuchung von je 144 Patienten konnte gezeigt werden, dass die Rate an SCI in der SOD-Gruppe signifikant höher war (6,9 % vs. 1,4 %; p = 0,039). Gleiches galt für die Majorkomplikationsrate (32,6 % vs. 18,1 %; p = 0,007). Die SOD erwies sich demnach bei offener Versorgung von DTAA und TAAA als wesentlicher Risikofaktor für eine SCI.

Offene TAA/TAAA-Versorgung bei Marfan und Loeys-Dietz-Syndrom

Eine konsekutive Serie eines einzelnen Zentrums mit offener Versorgung von 58 Patienten mit Marfan-Syndrom (MS) (n = 52) oder Loeys-Dietz- Syndrom (LDS) stellten Adam et al. (2022) vor. Der mediane Aortendurchmesser betrug 60 (55–74) mm, in 21 Fällen wurde die deszendierende thorakale Aorta ersetzt, in 37 Fällen erfolgte ein thorakoabdomineller Ersatz. Die 30-Tageletalität betrug 5,2 %, eine permanente Rückenmarksschädigung wurde zweimal, ein permanenter Schlaganfall einmal beobachtet. Die mediane Nachbeobachtungszeit war 81 Monate. Die geschätzte 5-Jahres-Überlebensrate wurde mit 85 % ± 5 % angegeben, die Freiheit von distaler Reintervention mit 94 % ± 3 % nach 5 Jahren. Die Ergebnisse demonstrieren die hervorragenden Ergebnisse, die bei diesen angeborenen Erkrankungen mit dem offenen Vorgehen in spezialisierten Zentren erreicht werden können.

Die bis dato größte europäische Serie zur offenen Versorgung von TAA und TAAA bei Patienten mit Bindegewebserkrankung stellten Keschenau et al. (2017) vor. Es handelte sich um 72 Eingriffe bei 65 Patienten, davon 56 mit Marfansyndrom. 64 Eingriffe (89 %) wurden elektiv, 8 (11 %) notfallmäßig vorgenommen. Die Krankenhaussterblich-

keit machte 14 % aus, Paraplegie bzw. Paraparese wurden in 2 % bzw. 5 % beobachtet. Unter den schwerwiegenden Komplikationen waren Revisionseingriffe wegen Blutung oder Hämatom (n = 20/65) und Sepsis (n = 10/65) am häufigsten. In der multivariaten Analyse erwies sich eine Operationszeit von mehr als 7 Stunden (p = 0,006) als unabhängiger Prädiktor für eine erhöhte Letalität. Die mediane Nachbeobachtungszeit waren 42 Monate. Die Sterblichkeit nach 1 Jahr wurde mit 20 % angegeben, das Überleben über alles mit 75 %. 6 Patienten (11 %) benötigten einen aortalen Reeingriff. Die Autoren wiesen auf die langfristige Haltbarkeit dieser Eingriffe hin. Bei dem erheblichen Einfluss der Operationszeit auf die Komplikationsrate favorisierten sie zweizeitige Eingriffe, einschließlich endovaskulärer Strategien, um so die Eingriffszeit abzukürzen.

Risikofaktoren bei TEVAR

Naazie et al. (2022a) entwickelten auf Basis von 2141 Patienten der VQI mit TEVAR bei DTAA einen Risikokalkulator zur Vorhersage der 30-Tagesterblichkeit nach Intervention. In dieser Serie betrug die 30-Tagesterblichkeit 4,2 % (90 Patienten). Klinisch relevante unabhängige Variable, die mit der 30-Tageletalität assoziiert waren, schlossen Alter 75 Jahre oder älter (Odds Ratio 2,27), koronare Herzerkrankung (Odds Ratio 1,60), ASA-Klasse IV/V (Odds Ratio 2,39), dringlicher vs. elektiver Eingriff (Odds Ratio 3,47), Notfalleingriff vs. Elektiveingriff (Odds Ratio 5,27), vorausgegangene Karotisrevaskularisation (Odds Ratio 3,24) und proximale Landung in einer Zone weniger als Zone 3 (Odds Ratio 2,51) ein. Die Fläche (AUC) unter der ROC (receiver operating characteristic) – Kurve wurde mit 0,73 angegeben, was eine gute Unterscheidung zwischen Ereignissen und Nicht-Ereignissen bedeutet. Anwendung finden soll der Risikokalkulator vor allem im Patientengespräch und bei der Risikoaufklärung. Der sehr bequem handhabbare Risikokalkulator ist unter at ▶ https://qxcalc.app.link/tevar bedienbar.

Mit einem Risikoscore bei Patienten mit TEVAR und DTAA beschäftigten sich auch Harris et al. (2020). Ihrer Berechnung lagen NSQIP-Daten der Jahr 2005–2016 zugrunde (n = 1784 Patienten). Die postinterventionelle 30-Tagesterblichkeit betrug in diesem Kollektiv über alle 4 %. Wesentliche unabhängige Risikofaktoren für größere unerwünschte postoperative Ereignisse waren Gebrechlichkeit des Patienten (Odds Ratio 2,9), pulmonale Vorerkrankung (OR 1,6), Ausdehnung des Aneurysmas auf thoracoabdominal (OR 2,2), Notwendigkeit des iliakalen Zugangs (OR 2,1) und Platzierung des Stentgrafts in Zone I oder II (OR 1,7). Jede dieser Variablen wurde mit einem Punkt versehen. Patienten wurden nach der Punktzahl stratifiziert, mit einem Risiko von niedrig (0 Punkte), mittel (1 Punkt) und hoch (≥2 Punkte) und entsprechendem Anstieg der Kliniksterblichkeit auf 0 %, 4 % und 9 % und der Major-Komplikationsrate auf 7 %, 11 % und 23 %. Die Autoren sprachen sich dafür aus, bei Patienten mit hohem Risikoscore den Eingriff erst bei einem größeren Aortendurchmesser als bei Patienten mit geringerem Risiko zu indizieren.

Zu den perioperativen Risikofaktoren bei TEVAR gehört auch eventuell das Übergewicht des Patienten. Naazie et al. (2022b) überprüften hierzu die Daten von 3423 Patienten des VQI-Registers der Jahre 2014 bis 2020, die mit TEVAR wegen DTAA oder Typ B-Aortendissektionen (TBAD) behandelt worden waren. Unterschieden wurde zwischen Untergewicht (BMI <18,5 kg/m²), Obesitas (BMI ≥30 kg/m²) und Normalgewicht (BMI ≥18,5 bis <30 kg/m²). Untergewichtige und normalgewichtige Patienten unterschieden sich in der 30-Tageletalität nicht. Hingegen hatten Übergewichtige, bei denen TEVAR wegen TBAD erfolgte, im Vergleich zu den Normalgewichtigen ein 2,7-fach erhöhtes 30-Tagesterblichkeitsrisiko. In dem Sterblichkeitsrisiko nach 1 Jahr unterschieden sich beide Gruppen aber nicht. In der Gruppe mit TEVAR wegen DTAA waren zwischen Übergewichtigen und Normalgewichtigen keine Unterschiede in der 30-Tageletalität zu beobachten. Obesitas als perioperativer Risikofaktor bei TEVAR konnte folglich nur für TBAD-Patienten bestätigt werden.

Ein weiterer Risikofaktor ist ein höheres Lebensalter des Patienten. Wie die Ergebnisse von TEVAR bei DTAA und Dissektionen bei 80-Jährigen im Register der VQI aussehen, überprüften Dakour-Aridi et al. (2021). Insgesamt handelte es sich um 2042 Patienten, einschließlich 390 (19,1 %) Achtzigjährigen. Im Vergleich zu den Nicht-Achtzigjährigen wiesen die Achtzigjährigen einen höheren Frauenanteil auf (49,5 % vs. 40,4 %; p < 0,01) und hatten häufiger ein thorakales Aneurysma (86,2 % vs. 64,3 %; p < 0,001). Auch war der maximale Aortendurchmesser bei ihnen größer (60,3 ± 15,8 mm vs. 53,4 ± 17,4 mm). In der Krankenhaussterblichkeit unterschieden sich Achtzigjährige von Nicht-Achtzigjährigen nicht, weder bei TEVAR wegen Aneurysma (5,1 % vs. 3,3 %; p = 0,33) noch bei TEVAR wegen Dissektionen (5,6 % vs. 4,9 %; p = 0,63). Die Komplikationsrate war aber bei Versorgung thorakaler Aneurysmen höher. Auch war ihr Sterblichkeitsrisiko nach 1 Jahr höher. Die Autoren sprachen sich aufgrund dieser Daten dagegen aus, die Indikation von TEVAR altersabhängig zu machen.

In einer retrospektiven Kohortenstudie auf Basis der Society for Vascular Surgery Vascular Quality Initiative (VQI) identifizierten Deery et al. (2017) 2574 Patienten, die in den Jahren 2011 bis 2015 wegen eines intakten DTAA mit TEVAR versorgt wurden. 40 % (n = 1038) der Patienten waren Frauen, der Aortendurchmesser war bei ihnen geringer (5,8 cm) im Vergleich zu den Männern (6,0 cm) (p = 0,02). Auf Körpergröße umgerechnet, hatten Frauen jedoch den größeren Aortenindex. Frauen wiesen signifikant häufiger als Männer COPD auf (33 % vs. 28 %), waren häufiger symptomatisch (16 % vs. 10 %) und wurden entsprechend seltener als Männer elektiv versorgt (79 % vs. 85 %). Postinterventionell war die Rate an größeren unerwünschten Ereignissen bei Frauen mit 7,6 % signifikant höher als bei den Männern mit 4,3 %. Die nicht-adjustierte Sterblichkeit war bei Frauen sowohl nach 30 Tagen (5,4 % vs. 3,3 %) als auch nach 1 Jahr (12 % vs. 8,1 %) signifikant höher als bei den Männern. In einem Cox-Hazard-Modell war auch nach Adjustierung für Alter, Aortengröße, Symptomstatus und Komorbiditäten das weibliche Geschlecht ein unabhängiger Risikofaktor für die Sterblichkeit im Follow-up. Inwieweit diese Daten Veranlassung geben sollten, die Indikation zum Eingriff bei Frauen bei anderen Grenzwerten hinsichtlich der Aneurysmagröße als bei Männern zu stellen, wurde zwar diskutiert, konnte aber in dieser Analyse nicht schlüssig beantwortet werden.

Rupturierte thorakale Aortenaneurysmen

In der Datenbasis der VQI identifizierten Patel et al. (2022) unter 3039 Patienten mit TEVAR bei thorakalem Aortenaneurysma (komplexe Aneurysmen ausgeschlossen) 233 (8 %) Patienten mit rupturiertem TAA. Bei 40 (17 %) Patienten war der präoperative systolische Blutdruck unter 70 mm Hg, bei 92 (40 %) 70–100 mm Hg und bei 82 (35 %) >100 mm Hg. Im Vergleich zu Patienten ohne Ruptur wurde bei Patienten mit Ruptur eine Liquordrainage signifikant seltener präoperativ angelegt (17 % vs. 46 %; $p < 0,001$). Die postoperative Sterblichkeit war bei Ruptur beinahe 6-mal höher als bei intakten TAA (27 % vs. 4,6 %: $p < 0,001$). Patienten mit Ruptur mussten auch häufiger neu dialysiert werden (5,2 % vs. 1,2 %; $p < 0,001$) und wiesen häufiger postoperativ eine Paralyse (6,1 % vs. 2,0 %; $p < 0,001$) und Schlaganfall (8,3 % vs. 4,7 %: $p = 0,016$) auf als Patienten ohne Ruptur. Zunehmendes Alter (pro Dekade), zunehmender Aortendurchmesser, chronische Nierenerkrankung und vorangegangener Schlaganfall waren mit höheren Odds einer postoperativen Letalität assoziiert. Das 5-Jahresüberleben war nach TEVAR bei rupturierten TAA geringer als nach TEVAR bei intakten TAA (50 % vs. 76 %; $p < 0,001$).

Ultee et al. (2017) fanden für die Jahre 1993 bis 2012 in der National Inpatient Sample (NIS)-Datenbank der USA 12.399 Patienten mit rupturiertem TAA, von denen 1622 (13 %) mit TEVAR und 2808 (23 %) mit OR behandelt wurden. Bei der Mehrzahl (7969 Patienten, 64 %) fand keine chirurgische Behandlung statt. Die Behandlung mit TEVAR stieg fortlaufend an, auf 43 % aller Einweisungen in 2011–2012, während umgekehrt OR auf 12 % und die nichtoperative Behandlung auf 45 % abnahmen. Die Sterblichkeit war bei TEVAR signifikant geringer als bei OR (22 % vs. 33 %), für die nichtoperative Behandlung wurde sie mit 60 % angegeben. Die hohe Überlebensrate der nichtoperativ behandelten Patienten erklärten die Autoren damit, dass diese Datenbank nur die Klinikletalität registriert. Das Schicksal der Patienten, die in andere Kliniken, in Hospize, andere Einrichtungen oder nach Hause verlegt wurden, wurde nicht erfasst. Nach dieser Analyse hat TEVAR mittlerweile OR als chirurgische Primärtherapie bei rupturierten TAA ersetzt. Gleichzeitig wurde der Anteil an Patienten, die invasiv behandelt wurden, erweitert und die Sterblichkeit über alle Patienten, die mit der Diagnose eines rupturierten TAA eingewiesen wurden, sank signifikant von 55 % auf 42 %. Die perioperativen Ergebnisse nach TEVAR, OR und das Outcome der nichtoperativen Behandlung des rupturierten TAA für die Jahre 2005 bis 2012 sind in ◘ Tab. 4.1 dargestellt.

◘ **Tab. 4.1** Perioperative Ergebnisse bei Behandlung des rupturierten thorakalen Aortenaneurysmas für die Jahre 2005 bis 2012. NIS-Datenbasis. (Nach Ultee et al. 2017)

Variable	TEVAR n = 1549	OR n = 765	Nicht-operativ n = 2511	P OR vs. TEVAR
Tod (%)	21,6	33,2	59,9	<0,001
Kardiale Komplikationen (%)	16,6	31,2	17,0	<0,001
Paraplegie (%)	3,7	5,6	0,6	0,031
Schlaganfall (%)	3,7	5,0	0,8	0,165
Akutes Nierenversagen (%)	21,8	25,1	9,6	0,072
Respiratorische Komplikationen (%)	33,4	43,0	10,6	<0,001
Wundinfektion (%)	0,9	3,7	0,2	<0,001
Blutungskomplikationen (%)	14,3	18,2	1,2	0,015
Länge stationärer Aufenthalt bei den Nichtverstorbenen (Tage)	13,7	17,2	5,2	<0,001
Entlassung nach Hause (%)	27,2	21,1	9,3	0,002

4.2.3 Spezielle Fragestellungen bei TAAA

Hybridversorgung

Hawkins et al. (2017) verglichen die Hybridversorgung von 25 Typ- II-TAAA mit 88 offenen Versorgungen eines Typ II-TAAA. Bei der Hybridtechnik handelte es ich um ein zweizeitiges Vorgehen, wobei zunächst ein Stentgraft von der linken A. subclavia bis unmittelbar oberhalb des Abgangs des Tr. coeliacus implantiert wurde. Nach einem medianen Intervall von 129 Tagen erfolgte dann die offene Versorgung des distalen Aneurysmaabschnitts über einen retroperitonealen Zugang mit einer gebranchten Prothese, die direkt an den proximalen Stengraft angenäht wurde. Die Krankenhausletalität wurde für das zweizeitige Hybridverfahren mi 4,0 % angegeben verglichen mit 3,4 % bei dem offenen Standardvorgehen. Jedoch war die Rate an größeren unerwünschten Ereignissen mit 20 % nur halb so hoch wie bei OR (dort 48,9 %), die Rate an Rückenmarksischämien machte 8,0 % vs. 19,3 % aus. Bei der signifikanten Reduzierung der Komplikationsrate empfahlen die Autoren das zweizeitige Hybridverfahren der offenen Versorgung eines TAAA Typ II vorzuziehen, trotz höherer Kosten.

Gebranchte Prothesen bei TAAA

Gebranchte/fenestrierte Prothesen (F/BEVAR) wurden von Diamond et al. (2021) bei endovaskulärer Versorgung von 299 TAAAs unterschiedlicher Ausdehnung eingesetzt. Die Autoren unterschieden zwischen Gruppe 1 (extensive Versorgungen bei Typ I und III TAAAs) und Gruppe 2 (nicht-extensive Versorgungen bei Typ IV und V TAAAs; pararenalen und juxtarenalen AAAs). Die perioperative Sterblichkeit war im Trend höher bei extensiver Versorgung (8,1 %) als bei nicht-extensiver Versorgung (2,8 %) und in der Parapareserate unterschieden sich beide Gruppen signifikant (8,1 % vs. 0,5 %). Hinsichtlich 1-Jahressterblichkeit (15,1 % vs. 11,4 %) und 3-Jahresüberlebensrate (61,9 % vs. 62,5 %) gab es keine signifikanten Gruppenunterschiede. Die Botschaft war, dass mittlerweile mit F/BEVAR bei exzellenter technischer Erfolgsrate akzeptable kurz- und mittelfristige Ergebnisse auch bei ausgedehnten TAAAs erzielt werden können.

Zu den gebranchten Prothesen für die Hybrid-Versorgung von TAAAs gehört auch die neue SPIDER-Graft Prothese (Wipper et al. 2019). Dieses Device besteht aus einem proximalen Stentgraft, der transabdominell retrograd in die deszendierende Aorta eingebracht wird, kombiniert mit einer distalen 6-armigen Dacron-Prothese für die offene Versorgung der abdominellen Aorta. Indiziert ist die Prothese vorwiegend bei Patienten mit Typ III und TYP IV TAAA, speziell bei Patienten, bei denen eine totale endovaskuläre Versorgung eines TAAA anatomisch nicht machbar ist (Debus et al. 2019).

Offene TAAA-Versorgung in Hochvolumenzentren

Von Oktober 1986 bis Dezember 2014 wurden im Baylor College of Medicine, Houston, 3309 offene Versorgungen eines TAAA vorgenommen (Crawford Typ I n = 914; Typ II n = 1066; Typ III n = 660; Typ IV n = 669) (Coselli et al. 2016). Bei 723 (21,8 %) handelte es sich um dringliche oder notfallmäßige Eingriffe. Die Operationen erfolgten wegen degenerativen Aneurysmen (64,2 %) oder wegen Aortendissektion (35,8 %). Die operative Sterblichkeit machte insgesamt 7,5 % aus (249 Todesfälle), für die Elektiveingriffe wurde sie mit 6,2 % angegeben. Die Operationsletalität hing vom Crawford Typ ab und war bei II und III höher (9,5 % und 8,8 %) als bei Typ I und IV (5,9 % und 5,4 %).

Eine permanente Paraplegie und Paraparese wurden bei 97 (2,9 %) bzw. 81 (2,4 %) Eingriffen beobachtet. Ein permanenter Schlaganfall war relativ selten (2,2 %). Von 189 Patienten (5,7 %) mit permanentem Nierenversagen verstarben 56,6 %. Der Aortendurchmesser war bei Notfall/dringlichen Eingriffen ca. 1 cm größer (6,9 cm) als bei Elektivoperationen (dort 6,1 cm). Es wurden 1864 Spättodesfälle registriert, mit einem geschätzten Überleben von 83,5 % nach 1 Jahr, 63,6 % nach 5 Jahren, 36,8 % nach 10 Jahren und 18,3 % nach 15 Jahren. Patienten, bei denen der Eingriff wegen einer Dissektion vorgenommen wurde, zeigten einen signifikanten Überlebensvorteil gegenüber Patienten mit degenerativem TAAA.

Estrera et al. (2015) stellten die Ergebnisse des Memorial Hermann Hospital in Houston mit der offenen Versorgung von TAAA und DTAA über einen Zeitraum von 24 Jahren vor. Es handelte sich um 1896 Eingriffe bei 1795 Patienten, davon 34 % DTAA. Sie nannten eine frühe Sterblichkeit von 15,9 % (302/1896). Für Elektiveingriffe bei Patienten mit schlechter Nierenfunktion gaben sie eine Frühletalität von 27 % an verglichen mit 5,2 % bei Patienten mit guter Nierenfunktion. Für Notfalleingriffe bei Patienten mit schlechter Nierenfunktion machte die Klinikletalität sogar 51,9 % aus, verglichen mit 16,7 % bei notfallmäßiger Versorgung von Patienten mit guter Ausgangsnierenfunktion. Die günstigsten Ergebnisse fanden sich bei elektiv versorgten Patienten mit normaler Nierenfunktion und nicht Typ II oder III TAAA (frühe Letalität 3,7 %). Das Überleben über alle wurde für die gesamte Kohorte nach 5, 10, 15 und 20 Jahren mit 57,7 %, 42,9 %, 34,8 % und 31,6 % kalkuliert.

4.3 Fazit für die Praxis

Übersicht
1. Bei Patienten, die beiden Methoden [offen, OR oder TEVAR] unterzogen werden können, wird TEVAR als der bevorzugte Zugang zur elektiven Behandlung von Aneurysmen der deszendierenden thorakalen Aorta (DTAA) empfohlen. Gleiches gilt für rupturierte TAA.
2. Zur Behandlung von TAAA gibt es keine so eindeutigen Empfehlungen, OR und TEVAR werden bei Patienten mit niedrigem und mäßigem chirurgischen Risiko als gleichwertig angesehen. Gleichwohl lassen Hybridtechniken und der Einsatz von (F/B) Endografts die offene Versorgung zunehmend seltener werden.
3. Die Liquordrainage spielt eine Rolle bei der Prävention von Paraplegie und Paraparese und sollte während extensiver offener Versorgung der deszendierenden thorakalen Aorta in Betracht gezogen werden. Gleiches gilt für TEVAR- Patienten mit geplanter extensiver thorakaler aortaler Abdeckung (>200 mm) oder vorangegangener Versorgung eines abdominellen Aortenaneurysmas (AAA).
4. Entscheidend für die Ergebnisse bei Versorgung von TAAA – dies gilt sowohl für OR als auch für TEVAR – ist die Erfahrung des Chirurgen bzw. des Zentrums, was die Konzentration dieser Patienten in Schwerpunktkliniken absolut notwendig macht.

4.4 Perioperatives Management

4.4.1 Prätherapeutische Diagnostik

Leitlinienempfehlungen

Klinische Praxisleitlinien der European Society for Vascular Surgery (ESVS) (Riambau et al. 2017)
- Alle Patienten mit einem klinischen Verdacht auf eine thorakale Aortenerkrankung und abnormer Thoraxröntgenaufnahme sollten einer CT-Angiographie zugeführt werden, um die Diagnose zu betätigen. (Klasse I-Empfehlung/Evidenzlevel C)
- Multidetektor-Computertomographie-Angiographie vom thorakalen Eingang bis zu den Femoralarterien sollte als die diagnostische Methode erster Wahl für Pathologien der deszendierenden thorakalen Aorta angesehen werden. (Klasse IIa-Empfehlung/Evidenzlevel C)
- In der Diagnostik von Erkrankungen der deszendierenden thorakalen Aorta sollte die transösophageale Echokardiographie als Bildgebung zweiter Wahl angesehen werden, falls ein CT nicht zur Verfügung steht, kontraindiziert oder nicht eindeutig ist. (Klasse IIa-Empfehlung/Evidenzlevel C)
- Bei Patienten mit einem erhöhten Risiko für eine Kontrastmittel-Nephropathie sollte eine Volumenexpansion mit isotoner Kochsalzlösung oder Natriumbikarbonat-Lösung vor der Gabe des Kontrastmittels in Betracht gezogen werden. (Klasse IIa-Empfehlung/Evidenzlevel C)

4

4.4.2 Präoperative Statintherapie und Überleben nach TEVAR

Allar et al. (2021) gingen dem Einfluss einer präoperativen Statintherapie auf die postoperativen Ergebnisse bei 6266 Patienten mit Standard-TEVAR (VQI-Datenbasis) nach. 3331 (53 %) dieser Patienten hatten präoperativ Statine eingenommen. Verglichen wurden zwei Propensity-Score gematchte Gruppen von je 1875 Patienten. Der präoperative Statingebrauch war mit niedrigeren Raten an perioperativen Komplikationen jeglicher Art assoziiert (16,7 % vs. 19,6 %; p = 0,022) und auch mit einer niedrigeren Sterblichkeit nach 5 Jahren (18,8 % vs. 24,5 %; p = 0,001). Bei Stratifizierung nach Dringlichkeit des Eingriffs war der präoperative Statingebrauch nur bei elektiver TEVAR mit einer niedrigeren 5-Jahres-Sterblichkeit zu assoziieren (14,9 % vs. 22,4 %), aber nicht nach dringlicher oder notfallmäßiger TEVAR (27,4 % vs. 29,1 %; p = 0,37). Stratifiziert nach der Pathologie, war der präoperative Statingebrauch nur bei Patienten mit Aneurysma, nicht aber bei Patienten mit Dissektionen mit einer signifikant niedrigeren 5-Jahressterblichkeit assoziiert. (Aber auch bei Dissektionen war ein Trend zu einem besseren Ergebnis unter Statineinnahme zu beobachten). Zeitgleich wurde in den Jahren 2014 bis 2019 eine signifikante Zunahme der Statineinnahme bei Patienten mit elektiver TEVAR beobachtet, von 56 % auf 64 % (p = 0,007). Die Daten sprechen dafür, dass alle Patienten mit TEVAR Statine erhalten sollten, falls nicht Kontraindikationen vorliegen.

4.4.3 Anästhesie und Analgesie

Epiduralanästhesie, Paravertebralblock und Cryoablation

Aufgrund des Risikos epiduraler Hämatome, des Risikos der Hypotension und des Infektionsrisikos und möglicher Beeinflussung der postoperativen neurologischen Beurteilung liegen zur Epiduralanästhesie bei offener Versorgung des TAAA kaum Daten vor. Monaco et al. (2019a) berichteten die größte Serie mit 409 konsekutiven Patienten. Ausschlusskriterien für eine Epiduralanästhesie waren unter anderem eine doppelte Thrombozytenaggregationshemmung und eine Clopidogrel-Unterbrechung <7 Tage. Im Vergleich zu 59 Patienten, bei denen der Eingriff ohne Epiduralanalgesie erfolgte, war in der Therapiegruppe die Schmerzreduktion postoperativ effektiver, ohne dass es zu vermehrten postoperativen Komplikationen kam. Speziell wurde kein Fall eines epiduralen Hämatoms beobachtet. Die Autoren favorisierten die Epiduralanästhesie bei diesen Eingriffen.

Genauso effektiv wie die Epiduralanalgesie soll der Paravertebralblock sein – bei deutlich geringerem neurologischem Risiko. Minami et al. (2015) berichteten hierzu ihre Erfahrungen bei 56 konsekutiven Patienten, die wegen eines TAAA offen versorgt wurden. 17 Patienten erhielten den Paravertebralblock, 39 nicht. Die Patienten profitierten von dem Paravertebralblock, im Vergleich zur Kontrollgruppe waren die Schmerzen speziell beim Husten signifikant geringer, gleiches galt für die Re-

Intubationsrate und die Rate an Pneumonien.

Über die intraoperative Cryablation mit dem CryoICE $CRYO_2$ Cryoablation Probe (AtriCure) der 4. bis 8. Interkostalnerven bei deszendierenden TAA und der 4. bis 10. Interkostalnerven bei Patienten mit TAAA zur Analgesie bei offener Versorgung dieser Aneurysmen berichteten Tanaka et al. (2020). In dieser Serie wurden 28 Patienten mit Cryoanalgesie 98 Patienten einer Kontrollgruppe mit lediglich Paravertebralblock gegenübergestellt. Patienten mit Cryoanalgesie hatten postoperativ deutlich weniger Schmerzen und der postoperative Opioidverbrauch war signifikant geringer. Hinsichtlich postoperativen Majorkomplikationen und stationärer Liegezeit unterschieden sich beide Gruppen nicht signifikant. Jedoch wurden Patienten in der Cryoablationsgruppe signifikant kürzer nachbeatmet. Die Autoren betonten, dass die Cryoablation sehr viel anhaltender als eine Infiltration der Interkostalnerven mit Lokalanästhetika sei und der Effekt bis über 1 Monat anhalten kann. Eine weitere Serie von Patienten mit Cryoablation wurde von Clemence et al. (2020) berichtet. Unter 117 Patienten mit offener Versorgung eines TAAA erhielten 25 Patienten eine Cryoablation der Interkostalnerven. Hinsichtlich postoperativer Majorkomplikationen gab es zwischen beiden Gruppen keine signifikanten Unterschiede, jedoch war auch in dieser Serie der postoperative Schmerzmittelverbrauch signifikant geringer. Die Autoren bezeichneten die Cryoablation der Interkostalnerven bei diesen Eingriffen als einfaches, sicheres und effektives Mittel der postoperativen Schmerzkontrolle.

4.4.4 Neurophysiologisches Monitoring

Klinische Praxisleitlinien der European Society for Vascular Surgery (ESVS) (Riambau et al. 2017)

Monitoring der Rückenmarksischämie bei offenem Vorgehen

- Während offener thorakaler oder thorakoabdomineller Aortenversorgung kann das perioperative Monitoring von motorisch und/oder somatosensorisch evozierten Potenzialen in Betracht gezogen werden, um eine Rückenmarksischämie vorauszusagen. (Klasse IIb-Empfehlung/Evidenzlevel C)

Studienlage

Über das neurophysiologische Monitoring bei offener Versorgung thorakaler Aneurysmen mittels Bestimmung motorisch-evozierter Potenziale (MEP) oder somatosensorisch-evozierter Potenziale (SSEP) berichteten Estrera et al. (2010) anhand von 105 Eingriffen wegen TAA und TAAA. Die Klinikletalität betrug in dieser Serie 5,7 %. Bei einem Patienten kam es zu einer sofortigen Rückenmarksschädigung und 3 Patienten entwickelten verzögerte neurologische Defizite. Bei beinahe allen Patienten (98 %) war eine Liquor-Drainage angelegt worden. Die SSEP gaben in 99 % eine adäquate Ablesung. Bei 27/102 (26 %) Patienten kam es intraoperativ zu einem Verlust der SSEP, die nach intraoperativen Manövern in allen Fällen wiederkehrten. Bei den MEP fanden sich richtige Ablesungen in 96 % der Fälle. Bei 50 % (50/99) wurde ein Verlust der MEP registriert, die sich bis auf 1 Patienten alle wieder erholten. Dieser Patient erwachte mit einem sofortigem spinalem neurologischem Schaden. Die Autoren betonten den Nutzen des neurophysiologischen Monitorings bei offenen thorakoabdominellen Aorteneingriffen, speziell auch bei der Überprüfung der Notwendigkeit des Wiederanschlusses von Interkostalarterien. Hingewiesen werden muss darauf, dass die MEP bei Verwendung von Muskelrelaxantien verschwinden und dass auch volatile Anästhetika dosisabhängig einen dämpfenden Effekt haben. Die totale intravenöse Anästhesie ist deshalb in Fällen, in denen die MEP abgeleitet werden, zu bevorzugen (Agarwal et al. 2019).

Yoshitani et al. (2018) untersuchten die Wertigkeit des intraoperativen MEP-Monitoring bei endovaskulärer und offener Versorgung von TAAA und TAA bei insgesamt 1214 Patienten. Von diesen erhielten 631 Patienten ein MEP-Monitoring, 583 nicht (Kontrolle). Postoperative motorische Defizite wurden zum Zeitpunkt der Entlassung bei 75 (6,2 %) Patienten beobachtet, 50 (8,3 %) bei offener und 25 (4,1 %) bei endovaskulärer Versorgung. Die multivariate logistische Regressionsanalyse ergab, dass die motorischen Defizite bei Entlassung keine signifikante Beziehung zu den intraoperativen MEP-Bestimmungen hatten (adjustierte Odds Ratio [OR] 1,13; 95 % Konfidenzintervall [CI], 0,69–1,88; P = 0,624). Auch die Verwendung der CSF-Drainage war in dieser Untersuchung von keinem Nutzen. Interventionen, die unterdrückten MEP-Signale zu behandeln, erwiesen sich als nicht effektiver als die Spontanerholung. Das Fazit war, dass das MEP-Monitoring bei thorakalen und thorakoabdominellen Aneurysmaversorgungen die Rate an motorischen Defiziten nicht reduziert.

4.4.5 Prävention der Rückenmarksischämie

Klinische Praxisleitlinien der European Society for Vascular Surgery (ESVS) (Riambau et al. 2017)

Sie vermerken zum intraoperativen Management bei offener Versorgung von TAA:

- Die Drainage der cerebrospinalen Flüssigkeit (CSF) spielt eine Rolle bei der Prävention von Paraplegie und Paraparese und sollte während extensiver offener Versorgung der deszendierenden thorakalen Aorta in Betracht gezogen werden. (Klasse IIa; Evidenzgrad B)
- Um eine Rückenmarksischämie zu verhindern, sollte ein Linksherzbypass, der eine distale Perfusion erlaubt, bei offener Versorgung von thorakoabdominellen Aneurysmen Typ I und II in Betracht gezogen werden. (Klasse IIa; Evidenzgrad C)
- Während extensiver offener Versorgung der deszendierenden thorakalen Aorta kann eine moderate Hypothermie um 32 °C in Betracht gezogen werden, um eine Rückenmarksischämie zu verhindern. (Klasse IIb; Evidenzgrad C)
- Ein systemisches Abkühlen auf weniger als 32 °C in Kombination mit CSF-Drainage wird während der offenen Versorgung der deszendierenden thorakalen Aorta *nicht* empfohlen, da dies das Risiko einer subduralen Blutung erhöhen kann. (Klasse III; Evidenzgrad B)

Prävention der Rückenmarksischämie bei endovaskulärem Vorgehen (TEVAR)

- Patienten mit geplanter extensiver thorakaler aortaler Abdeckung (>200 mm) oder vorangegangener Versorgung eines abdominellen Aortenaneurysmas (AAA) haben ein hohes Risiko für eine Rückenmarksischämie und eine prophylaktische CSF-Drainage sollte bei TEVAR in Betracht gezogen werden. (Klasse IIa; Evidenzgrad C)

Empfehlungen des U.S. Aortic Research Consortium (Aucoin et al. 2021a)

Diese Gruppe definierte Patienten, die bei endovaskulärer Versorgung komplexer Aortenaneurysmen ein hohes Risiko einer Rückenmarksischämie haben, wie folgt:

- Crawford I, II, III thorakoabdominelle Aortenaneurysmen (TAAA), bei denen eine aortale Abdeckung geplant ist
- Vorausgegangene offene oder endovaskuläre infrarenale Aortenchirurgie
- „Shaggy" (zottige) atheromatöse Aorta
- Abnorme Beckenperfusion: einseitiger Verschluss der A. iliaca interna oder beidseitige A. iliaca interna Stenose
- Abnorme bilaterale vertebrale oder abnorme links-vertebrale arterielle Perfusion.

Die bei diesen Patienten empfohlenen Maßnahmen zur Vorbeugung einer Rückenmarksischämie sind in ◘ Tab. 4.2 aufgeführt. Postoperativ sollen nach den Empfehlungen dieser Gruppe die Patienten stündlich hinsichtlich ihrer Fähigkeit überprüft werden, das rechte und linke Bein anheben zu können, solange die CSF-Drainage platziert ist. Sollte der Patient irgendwelche Schwächezeichen oder Defizite in der Propriozeption aufweisen, sollten eine Rückenmarksischämie angenommen und Rettungsmaßnahmen eingeleitet werden. Diese Maßnahmen sind in ◘ Tab. 4.3 aufgeführt.

◘ **Tab. 4.2** Empfehlungen zur Rückenmarksprotektion des U.S. Aortic Research Consortium bei endovaskulärer Versorgung komplexer TAAA. (Aucoin et al. 2021a)

Schutzmaßnahme	Empfohlene Praxis
Anheben des Blutdrucks	ACE-Inhibitoren sollten 48 Stunden vor dem Eingriff abgesetzt und postoperativ wieder aufgenommen werden, wenn der Patient zur Entlassung bereit ist
	β-Blockade sollte prä- und postoperativ fortgesetzt werden
	Das Ziel für den mittleren arteriellen Blutdruck sollte intraoperativ nicht unter 90 mm Hg sein und fortgesetzt werden für nicht >72 Stunden postoperativ (oder bis die CSF-Drainage entfernt wurde)
	Die Blutdruck-Medikation sollte in den ersten 1–2 Wochen nach dem Eingriff wieder aufgenommen werden. Wenn jedoch der systolische Blutdruck >200 mm Hg liegt, sollte die Wiederaufnahme der antihypertensiven Medikation in der ersten Woche in Betracht gezogen werden
Höheres Hämoglobin-Ziel	Das perioperative Hämoglobin-Ziel sollte >10 mg/dl betragen, mit Aufrechterhaltung dieses Ziels für nicht >72 Stunden postoperativ (oder bis die CSF-Drainage entfernt wurde)

(Fortsetzung)

◻ Tab. 4.2 (Fortsetzung)

Schutzmaßnahme	Empfohlene Praxis
CSF-Drainage	Die präoperative Platzierung einer prophylaktischen CSF-Drainage sollte für Crawford I, II und III TAAA bei beabsichtigter aortaler Abdeckung in Betracht gezogen werden und bei anderweitig Hochrisikopatienten
	Wenn ein CSF-Drain präoperativ nicht platziert wurde, sollte ein Protokoll vorhanden sein für eine rasche therapeutische Platzierung
Abgestufte Versorgung	Ein abgestuftes Vorgehen sollte bei Crawford I, II und III TAAA angewendet werden
Revaskularisierung von Rückenmarkskollateralen	Die Revaskularisierung der linken A. subclavia und jeder verschlossenen A. iliaca interna sollte, wenn möglich durchgeführt werden

◻ Tab. 4.3 Rettungsmaßnahmen bei vermuteter Rückenmarksischämie. Empfehlungen des U.S. Aortic Research Consortium. (Aucoin et al. 2021a)

Rettungsmaßnahme	Empfohlene Praxis
Platzierung einer CSF-Drainage	Platzierung einer therapeutischen CSF-Drainage, falls kein prophylaktischer Drain gelegt wurde
	Falls ein prophylaktischer Drain platziert wurde, sollte der CSF-Drain-Ablauf-Druck um ca. 5 mm Hg vom Basiswert herabgesetzt werden (aber nicht <5 mm Hg).
	Eine erhöhte CSF-Drainage sollte erlaubt werden, aber nicht mehr als 30 ml/Std., mit enger Kontrolle hinsichtlich Zeichen einer intrazerebralen Blutung
Hohes Hämoglobinziel	Bestätigung des Hämoglobinziels von ≥10 mg/dl
Ziel des erhöhten mittleren arteriellen Blutdrucks	Aufrechterhaltung eines erhöhten mittleren arteriellen Blutdrucks von nicht < 90 mm Hg
Sofortiges CT oder MR der Wirbelsäule	Kontrolle auf externe Kompression auf das Rückenmark aufgrund eines Hämatoms, das möglicherweise chirurgisch evakuiert werden muss

Studienlage

Zum Wert einer CSF-Drainage bei TEVAR und komplexen endovaskulären Aorteneingriffen (cEVAR) liegt eine Auswertung der VQI-Datenbasis der Jahre 2014 bis 2019 vor (Aucoin et al. 2021b). Es handelte sich um 3406 Patienten mit TEVAR/cEVAR, die SCI-Rate betrug insgesamt 2,3 %. Unter 72 Patienten mit SCI hatten 48 eine prophylaktische CSF-Drainage erhalten und 24 eine therapeutische. Das Outcome nach SCI war in der Therapiegruppe signifikant schlechter, mit permanenter Paraplegie bei 79 % der Patienten bei Entlassung, verglichen mit 54 % permanenten Paraplegien in der Prophylaxe-Gruppe (p = 0,04). Auch war das Überleben der SCI-Patienten mit postoperativer therapeutischer CSF-Drainage signifikant schlechter als das der Patienten mit prophylaktischer Drainage (50 % + 10 % vs. 71 % + 9 %; p = 0,05). Die Daten sprechen für die prophylaktische Drainage, eine Folgerung, die durch eine randomisierte Studie abgesichert sein müsste.

Über ihre Erfahrungen mit der lumbalen CSF-Drainage bei 100 Patienten mit endovaskulärer Aneurysmaversorgung mit fenestrierten oder gebranchten Endografts (F/BEVAR) berichteten Alqaim et al. (2020). Es handelte sich um juxtarenale, pararenale und thorakoabdominelle Aortenaneurysmen. Die Indikation zur Platzierung eines lumbalen Drains wurde gestellt, wenn geplant war, mehr als 40 mm des supracoeliakalen Aortensegments mit dem Endograft abzudecken. Die Platzierung gelang in 98 Fällen. Bei 16 Patienten funktionierte die Drainage über die geplanten 24 Stunden postoperativ nicht. Weitere Komplikationen waren Katheterdislokation (4 %), CSF-Leckage (7 %) und Kopfschmerzen (4 %). Asymptomatisches Blut wurde in 11 % der CSF gesehen, eine subarachnoidale Blutung kombiniert mit intraventrikulärer Blutung bei 3 Patienten, davon einmal symptomatisch, mit kompletter Regression nach Entlastung. Die Autoren wiesen auf die vergleichbar seltenen, aber doch nicht unerheblichen Blutungskomplikationen dieser Drainagen hin, was eine sorgfältige Indikationsstellung fordern lässt.

Auf die möglichen schwerwiegenden Komplikationen nach lumbaler Drainage machten auch Plotkin et al. (2021) anhand von 309 Drainagen bei 268 konsekutiven Patienten aufmerksam. Die meisten Drainagen (n = 222) waren bei thorakaler endovaskulärer Aortenversorgung (TEVAR) platziert worden, 85 bei komplexen endovaskulären Eingriffen (F/BEVAR). Die Drainagen wurden überwiegend prophylaktisch gelegt (96 %). Die Komplikationsrate betrug insgesamt 8,1 % (4,2 % major und 3,9 % minor). Zu den Majorkomplikationen gehörten unter anderem ein spinales Hämatom mit Paraplegie bei 1 Patienten, eine intrakranielle Blutung bei 2 Patienten, eine Meningitis bei ebenfalls 2 Patienten, bei 3 Patienten eine Arachnoiditis und bei 3 Patienten ein CSF-Leck, was einen Blutpatch erforderlich machte. Patienten, bei denen bereits zuvor einmal eine CSF-Drainage gelegt worden war, hatten signifikant mehr Majorkomplikationen (12,2 % vs. 3 %). Hingegen unterschieden sich prophylaktische Drainagen und solche, die notfallmäßig therapeutisch platziert wurden, nicht in ihren Komplikationsraten. Die Botschaft war, dass CSF-Drainagen vor der spinalen Ischämie bei endovaskulären Aorteneingriffen schützen können. Jedoch sind Komplikationen nicht selten und unter Umständen schwerwiegend. Dies sollte speziell bei der Indikation zur prophylaktischen CSF-Drainage bedacht und diese nur streng gestellt werden.

Die Notwendigkeit, Nutzen und Schaden der CSF-Drainage bei der Indikation sorgfältig abzuwägen, wird auch durch die Ergebnisse von Kärkkäinen et al. (2020) unterstrichen. Diese Autoren berichteten über 187 prospektiv erfasste konsekutive Patienten, die mit F/BEVAR wegen 20 pararenalen und 167 TAAA behandelt wurden und insgesamt CSF-Drainagen in 240 Prozeduren erhalten hatten. 19 Patienten (10 %) entwickelten 22 Drainage-bezogene Komplikationen nach 21 (9 %) Prozeduren, darunter 4 Patienten mit schweren lebensbedrohlichen Komplikationen, was bei 2 Patenten (1 %) zum Tode führte. Komplikative Verläufe waren unter anderen 12 Patienten mit intrakranieller Hypotension (6 %), 3 (2 %) Patienten mit intrakranieller Blutung und 9 (5 %) Patienten mit Kopfschmerz nach Durapunktion, was in 6 Fällen Blutpatches erforderlich machte. 6 Patienten (3 %) entwickelten spinale Hämatome, was bei 2 Patienten (1 %) zur Paraplegie und bei 1 Patienten zur transienten Paraparese führte. Technische Schwierigkeiten bei der

4

Insertion der Drainage gab es in 24 %. Insgesamt waren von den 13 Rückenmarksschädigungen in dieser Serie 4 (31 %) auf die Insertion der CSF-Drainage zurückzuführen. Aufgrund der hohen Komplikationsrate empfahlen die Autoren die prophylaktische CSF-Drainage nicht mehr bei TEVARs in der ersten Stufe oder bei Patienten mit pararenalen oder Typ IV TAAAs, bei denen kürzere supracoeliakale Segmente abgedeckt werden können. Routinemäßig wird von dieser Arbeitsgruppe nur noch bei TYP I und II TAAAs eine CSF-Drainage gelegt, bei Typ III individuell.

Sehr kritisch ist auch der Bericht von Kitpanit et al. (2021). Sie analysierten die Ergebnisse von F/BEVAR bei 106 konsekutiven Patienten, die wegen eines TAAA endovaskulär versorgt wurden. Bei 78 Patienten (73,6 %) wurde eine prophylaktische CSF-Drainage gelegt, bei 28 (26,4 %) nicht. 4 Patienten mit prophylaktischer Drainage entwickelten eine Rückenmarksischämie, davon 2 Patienten mit permanenter Paraplegie und 2 Patienten mit Paraparese. In der multivariaten Analyse waren intraoperativer Blutverlust und das Ausmaß der thorakalen Abdeckung signifikante Risikofaktoren für eine Rückenmarksischämie, wobei das Risiko speziell dann anstieg, wenn die Abdeckung >65 % ausmachte (Odds Ratio 13,1). Majorkomplikationen bei CSF-Drainage wurden in 7,8 % gesehen und schlossen Subarachnoidalblutung (2,6 %), Kleinhirnblutung (1,3 %), spinales Hämatom (2,6 %) und Drain-Fraktur mit Notwendigkeit der chirurgischen Laminektomie (1,3 %) ein. In dieser Serie überstieg die Rate an schweren Komplikationen der CSF-Drainage die Inzidenz an spinalen Ischämien. Die CSF-Drainage verlängerte signifikant den Aufenthalt auf der Intensivstation und im Krankenhaus. Die Autoren kamen zu dem Schluss, dass möglicherweise eine routinemäßige prophylaktische Drainage nicht gerechtfertigt ist. Sie forderten eine randomisierte Studie, in der die prophylaktische mit der therapeutischen CSF-Drainage verglichen werden sollte.

4.4.6 Transfusionsstrategie

Monaco et al. (2019b) berichteten über das Bluttransfusionsmanagement bei offener Versorgung von 547 thorakoabdominellen Aortenaneurysmen (TAAA). Bei 106 Patienten folgte die Transfusion einem sog. ROTEM (Rotationsthrombelastometrie)-Algorithmus. Der Eingriff wurde unter Einsatz des Cellsavers durchgeführt. Alle Patienten erhielten intraoperativ eine Infusion von Tranexamsäure (1 g über 20 Minuten, gefolgt von 250 mg/Std.), um eine Hyperfibrinoyse zu verhindern. Falls ein Links-Herzbypass benötigt wurde, wurde die aktivierte Gerinnungszeit (ACT) auf >190 s ausgerichtet. Die Heparinisierung erfolgte mit einer maximalen Startdosis von 70 IU/kg. Am Ende des Eingriffs wurde mit Protamin in einem Verhältnis von 1:1 antagonisiert. Erythrozytenkonzentrate wurden bei einem Hämatokrit <30 % verabreicht. ROTEM-Tests wurden bei allen Patienten nach Heparin-Antagonisierung vorgenommen, um eine perioperative Koagulopathie zu erkennen. Bei Erreichen einer maximalen Gerinnsel-Festigkeit in der EXTEM (Extrinsisch) <45 mm und in der FIBTEM (Fibrinogen) <8 mm wurden 2 g Fibrinogen verabreicht. Umgekehrt wurden bei einer Gerinnsel-Festigkeit in der FIBTEM >10 mm Thrombozyten gegeben. In dieser Untersuchung ließ sich mit Einführung des ROTEM-getriebenen Transfusionsprotokolls der intra- und postoperative Verbrauch von Blutprodukten signifikant senken. Dies ging einher mit einem deutlich geringeren Risiko pulmonaler Komplikationen. ROTEM erwies sich als ein wesentliches Werkzeug, um die Transfusionen zu steuern. Es ließ sich so eine schnelle Diagnose und zielgerichtete Korrektur spezifischer Komponenten der Hämostase bei Hochrisikoeingriffen erzielen.

4.4.7 Präoperatives Coiling der Interkostalarterien

Die sequenzielle endovaskuläre Coil-Embolisation der Interkostalarterien vor offener oder endovaskulärer Versorgung eines TAA soll einer periprozeduralen Rückenmarksischämie als möglicher Komplikation bei Ausschaltung des Aneurysmas durch Stimulation des Kollateralflusses vorbeugen (Etz et al. 2015). Die Wertigkeit des Verfahrens kann noch nicht abgeschätzt werden (Dijkstra et al. 2018), jedoch liegt mittlerweile eine Machbarkeitsstudie bei 57 Patienten vor, bei denen die ischämische Präkonditionierung mittels minimalinvasiver segmentaler Coil-Embolisation vor endovaskulärer Versorgung eines TAAA vorgenommen wurde (Branzan et al. 2018). Das Zeitintervall zwischen der letzten Coiling-Sitzung und kompletter Ausschaltung des Aneurysmas betrug im Median 65 (83 ± 62) Tage. Bei 55 Patienten wurde ein TAAA anschließend endovaskulär ausgeschaltet. 1 Patientin verstarb postoperativ, bei den 54 überlebenden Patienten wurden postinterventionell keine neurologischen Ausfälle beobachtet. Ein Protokoll für eine geplante randomisierte Multizenterstudie, in der die Methode bei endovaskulärer oder offener Versorgung von TAAA, Crawford Typ II oder III, in einem Kollektiv von insgesamt 500 Patienten evaluiert werden soll, wurde publiziert (Petroff et al. 2019).

4.4.8 Thromboseprophylaxe

Leitlinien

Spezifische Leitlinienempfehlungen zur Thromboseprophylaxe bei Patienten mit endovaskulärer oder offener Versorgung eines TAA gibt es nicht. Lediglich die Leitlinien des American College of Chest Physicians (Gould et al. 2012) empfehlen für Patienten mit TAA im Analogieschluss zu großen abdominalchirurgischen Eingriffen die VTE-Prophylaxe mit NMH. Dem Thromboserisiko müssen die Blutungsrisiken gegenübergestellt werden, speziell bei begleitender Antikoagulantientherapie und Thrombozytenaggregationshemmung.

Studienlage

Über das VTE-Risiko bei gefäßchirurgischen Eingriffen berichteten Ramanan et al. (2013) anhand von 45.548 Patienten der NSQIP-Datenbank, darunter 361 Patienten mit offener Versorgung eines TAAA und 732 Patienten mit endovaskulärer Versorgung (TEVAR). Offene Versorgung und TEVAR hatten die höchsten VTE-Raten unter allen erfassten Gefäßeingriffen mit 4,2 % bzw. 2,2 %. Die Autoren führten dies darauf zurück, dass die meisten Patienten eine CSF-Drainage erhalten hatten, bei offenem Vorgehen häufiger als bei TEVAR, und deshalb für 48 bis 72 Stunden keine Thromboseprophylaxe bekamen. Da ein beträchtlicher Teil der VTE erst nach Entlassung der Patienten beobachtet wurden, empfahlen die Autoren die VTE-Prophylaxe sogar über die Entlassung der Patienten hinaus fortzusetzen. Auch Aziz et al. (2015) betonten die hohe Inzidenz an VTE nach gefäßchirurgischen Eingriffen, die in ihrem Kollektiv höher als nach allgemeinchirurgischen Eingriffen war. Sie betonten, dass offensichtlich die intraoperative Antikoagulation postoperative VTE nicht verhindern kann. Daten speziell zu TAA nannten sie nicht.

4.4.9 Endoleak

Die klinischen Praxisleitlinien der European Society for Vascular Surgery (ESVS) (Riambau et al. 2017) empfehlen:

- Jedes frühe oder späte Endoleak-Typ-I oder -III nach endovaskulärer Versorgung der deszendierenden thorakalen Aorta sollte einer sofortigen Intervention zugeführt werden (Empfehlungsgrad 1, Evidenzgrad C).
- Endoleak-Typ-II und -IV können mittels CTA/MRI nach 3 und 6 Monaten kontrolliert werden. Bei einer Zunahme des Aneurysmasacks >10 mm ist eine endovaskuläre oder offene Reparatur erforderlich. Bei einem Wachstum <10 mm ist eine CTA/MRI nach 3 und 6 Monaten angezeigt.

Studienlage

Belvroy et al. (2020) veröffentlichten eine systematische Übersicht zu Typ-Ib-Endoleaks nach thorakaler endovaskulärer Aneurysmaversorgung (TEVAR) auf Basis von 16 Studien. Die Inzidenz früher Endoleaks (<30 Tage nach dem Eingriff) gaben sie mit 1,3–8,1 % an, die der späten Endoleaks (>30 Tage nach Intervention) mit 3,1 % bis 5 %. Die Therapie bestand in den meisten Fällen von Typ-Ib-Endoleaks in einer distalen Verlängerung des Stentgrafts.

Ameli-Renani et al. (2020) erstellten eine Übersicht über die Behandlungsmöglichkeiten sekundärer Endoleaks nach EVAR und TEVAR. Bei proximalen Typ-I-Endoleaks nach TEVAR bezeichneten sie die Verlängerung des Endografts durch Verwendung weiterer Endografts als die Methode der Wahl. Falls die proximale Landungszone nahe an die Gefäße des Aortenbogens heranreicht, sollte der Fluss in diesen Arterien mittels chirurgischem Debranching, Fenestrierung, gebranchten Prothesen oder Chimney-Technik erhalten werden. Zur Embolisation von Endoleaks Typ-Ia- nach TEVAR liegen nur wenige Berichte vor, gleiches gilt für Typ-Ib-Endoleaks bei TEVAR. Distale Typ-Ib-Endoleaks werden in gleicher Weise wie Typ-Ia-Endoleaks angegangen. Wenn das Endoleak die Arterien des Oberbauchs betrifft, kommt neben der endovaskulären Behandlung mittels gebranchten und fenestrierten Prothesen zusätzlich das chirurgische Debranching als Hybridprozedur in Frage.

Über die primäre Verwendung von Endoanchors bei EVAR und TEVAR sowie ihren sekundären Einsatz bei Graft-Migration und Typ-Ia-Endoleaks erstellten Qamhawi et al. (2020) eine systematische Übersicht. Bei TEVAR wurde über Endoanchors nur selten berichtet, sie fanden lediglich 66 Patienten, bei denen Endoanchors Verwendung fanden (bei 29 Patienten primär, bei 31 sekundär und bei 6 unbestimmt). Die technische Erfolgsrate wurde mit 90,3 % angegeben, jedoch war der Erfolg bei Behandlung von Endoleaks nicht so überzeugend, alle Eingriffe (EVAR und TEVAR eingeschlossen) fand sich nach Behandlung von Typ-Ia-Endoleaks nach 10,7 Monaten noch in 39,3 % ein persistierendes Endoleak. Die Autoren kamen zu dem Schluss, dass alternative Strategien wie die proximale Endograft-Verlängerung möglicherweise bessere Ergebnisse bei Typ-Ia-Endoleaks bringen.

Literatur

Adam D, Iafrancesco M, Juszczak M, Claridge M, Quinn D, Senanayake E, Clift P, Mascaro J (2022) Open surgical replacement of the descending thoracic and thoracoabdominal aorta in patients with confirmed Marfan and Loeys-Dietz syndromes: a 20-year single-centre experience. Eur J Cardiothorac Surg 62:ezac137

Agarwal S, Kendall J, Quarterman C (2019) Perioperative management of thoracic and thoracoabdominal aneurysms. BJA Educ 19:119–125

Allar BG, Swerdlow NJ, de Guerre LEVM, Dansey KD, Li C, Wang GJ, Patel VI, Schermerhorn ML (2021) Preoperative statin therapy is associated with higher 5-year survival after thoracic endovascular aortic repair. J Vasc Surg 74:1996–2005

Alqaim M, Cosar E, Crawford AS, Robichaud DI, Walz JM, Schanzer A, Simons JP (2020) Lumbar drain complications in patients undergoing fenestrated or branched endovascular aortic aneurysm repair: development of an institutional protocol for lumbar drain management. J Vasc Surg 72:1576–1583

Ameli-Renani S, Pavlidis V, Morgan RA (2020) Secondary endoleak management following TEVAR and EVAR. Cardiovasc Intervent Radiol 43:1839–1854

Aucoin VJ, Eagleton MJ, Farber MA, Oderich GS, Schanzer A, Timaran CH, Schneider DB, Sweet MP, Beck AW (2021a) Spinal cord protection practices used during endovascular repair of complex aortic aneurysms by the U.S. Aortic Research Consortium. J Vasc Surg 73:323–330

Aucoin VJ, Bolaji B, Novak Z, Spangler EL, Sutzko DC, McFarland GE, Pearce BJ, Passman MA, Scali ST, Beck AW (2021b) Trends in the use of cerebrospinal drains and outcomes related to spinal cord ischemia after thoracic endovascular aortic repair and complex endovascular aortic repair in the Vascular Quality Initiative database. J Vasc Surg 74:1067–1078

Aziz F, Patel M, Ortenzi G, Reed AB (2015) Incidence of postoperative deep venous thrombosis is higher among cardiac and vascular surgery patients as compared with general surgery patients. Ann Vasc Surg 29:661–669

Belvroy VM, de Beaufort HWL, van Herwaarden JA, Trimarchi S, Moll FL, Bismuth J (2020) Type 1b endoleaks after thoracic endovascular aortic repair are inadequately reported: a systematic review. Ann Vasc Surg 62:474–483

Branzan D, Etz CD, Moche M, Von Aspern K, Staab H, Fuchs J, Then Bergh F, Scheinert D, Schmidt A (2018) Ischaemic preconditioning of the spinal cord to prevent spinal cord ischaemia during endovascular repair of thoracoabdominal aortic aneurysm: first clinical experience. EuroIntervention 14:828–835

Chiu P, Goldstone AB, Schaffer JM, Lingala B, Miller DC, Mitchell RS, Woo YJ, Fischbein MP, Dake MD (2019) Endovascular versus open repair of intact descending thoracic aortic aneurysms. J Am Coll Cardiol 73:643–651

Clemence J Jr, Malik A, Farhat L, Wu X, Kim KM, Patel H, Yang B (2020) Cryoablation of intercostal nerves decreased narcotic usage after thoracic or thoracoabdominal aortic aneurysm repair. Semin Thorac Cardiovasc Surg 32:404–412

Coselli JS, LeMaire SA, Preventza O, de la Cruz KI, Cooley DA, Price MD, Stolz AP, Green SY, Arredondo CN, Rosengart TK (2016) Outcomes of 3309 thoracoabdominal aortic aneurysm repairs. J Thorac Cardiovasc Surg 151:1323–1337

Dakour-Aridi H, Yin K, Hussain F, Locham S, Azizzadeh A, Malas MB (2021) Outcomes of intact thoracic endovascular aortic repair in octogenarians. J Vasc Surg 74:882–892

Debus ES, Kölbel T, Wipper S (2019) The SPIDER graft: a new hybrid device for thoraco-abdominal aortic repair. Eur J Vasc Endovasc Surg 57:588

Deery SE, Shean KE, Wang GJ, Black JH 3rd, Upchurch GR Jr, Giles KA, Patel VI, Schermerhorn ML, Society for Vascular Surgery Vascular Quality Initiative (2017) Female sex independently predicts mortality after thoracic endovascular aortic repair for intact descending thoracic aortic aneurysms. J Vasc Surg 66:2–8

Diamond KR, Simons JP, Crawford AS, Arous EJ, Judelson DR, Aiello F, Jones DW, Messina L, Schanzer A (2021) Effect of thoracoabdominal aortic aneurysm extent on outcomes in patients undergoing fenestrated/branched endovascular aneurysm repair. J Vasc Surg 74:833–842

Dijkstra ML, Vainas T, Zeebregts CJ, Hooft L, van der Laan MJ (2018) Editor's choice – spinal cord ischaemia in endovascular thoracic and thoracoabdominal aortic repair: review of preventive strategies. Eur J Vasc Endovasc Surg 55:829–841

Estrera AL, Sheinbaum R, Miller CC 3rd, Harrison R, Safi HJ (2010) Neuromonitor-guided repair of thoracoabdominal aortic aneurysms. J Thorac Cardiovasc Surg 140(6 Suppl):S131–S135; discussion S142–S146

Estrera AL, Sandhu HK, Charlton-Ouw KM, Afifi RO, Azizzadeh A, Miller CC 3rd, Safi HJ (2015) A quarter century of organ protection in open thoracoabdominal repair. Ann Surg 262:660–668

Etz CD, Debus ES, Mohr FW, Kölbel T (2015) First-in-man endovascular preconditioning of the paraspinal collateral network by segmental artery coil embolization to prevent ischemic spinal cord injury. J Thorac Cardiovasc Surg 149:1074–1079

Gambardella I, Lau C, Gaudino MFL, Worku B, Rahouma M, Tranbaugh RF, Girardi LN (2021) Splanchnic occlusive disease predicts for spinal cord injury after open descending thoracic and thoracoabdominal aneurysm repair. J Vasc Surg 74:1099–1108

Gaudino M, Khan FM, Rahouma M, Naik A, Hameed I, Spadaccio C, Robinson NB, Ruan Y, Demetres M, Oakley CT, Gambardella I, Iannacone EM, Lau C, Girardi LN (2022) Spinal cord injury after open and endovascular repair of descending thoracic and thoracoabdominal aortic aneurysms: a meta-analysis. J Thorac Cardiovasc Surg 163:552–564

Gould MK, Garcia DA, Wren SM, Karanicolas PJ, Arcelus JI, Heit JA, Samama CM (2012) Prevention of VTE in nonorthopedic surgical patients: antithrombotic therapy and prevention of thrombosis, 9th ed: American College of Chest Physicians Evidence-Based Clinical Practice Guidelines. Chest 141(2 Suppl):e227S–e277S. Erratum in: Chest. 2012;141(5):1369

Harris DG, Olson SL, Panthofer AM, Matsumura JS, DiMusto PD (2020) A frailty-based risk score predicts morbidity and mortality after elective endovascular repair of descending thoracic aortic aneurysms. Ann Vasc Surg 67:90–99

Hawkins RB, Mehaffey JH, Narahari AK, Jain A, Ghanta RK, Kron IL, Kern JA, Upchurch GR Jr (2017) Improved outcomes and value in staged hybrid extent II thoracoabdominal aortic aneurysm repair. J Vasc Surg 66:1357–1363

Karaolanis GI, Antonopoulos CN, Charbonneau P, Georgakarakos E, Moris D, Scali S, Kotelis D, Donas K (2022) A systematic review and meta-analysis of stroke rates in patients undergoing thoracic endovascular aortic repair for descending thoracic aortic aneurysm and type B dissection. J Vasc Surg 76:292–301

Kärkkäinen JM, Cirillo-Penn NC, Sen I, Tenorio ER, Mauermann WJ, Gilkey GD, Kaufmann TJ, Oderich GS (2020) Cerebrospinal fluid drainage complications during first stage and completion fenestrated-branched endovascular aortic repair. J Vasc Surg 71:1109–1118

Keschenau PR, Kotelis D, Bisschop J, Barbati ME, Grommes J, Mees B, Gombert A, Peppelenbosch AG, Schurink GWH, Kalder J, Jacobs MJ (2017) Editor's choice – open thoracic and thoracoabdominal aortic repair in patients with connective tissue disease. Eur J Vasc Endovasc Surg 54:588–596

Khan FM, Naik A, Hameed I, Robinson NB, Spadaccio C, Rahouma M, Yongle R, Demetres M, Chen H, Chang M, Girardi LN, Gaudino M (2020) Open repair of descending thoracic and thoraco-abdominal aortic aneurysms: a meta-analysis. Ann Thorac Surg 110:1941–1949

Khoury MK, Acher C, Wynn MM, Acher CW (2021) Long-term survival after descending thoracic and thoracoabdominal aortic aneurysm repair. J Vasc Surg 74:843–850

Kitpanit N, Ellozy SH, Connolly PH, Agrusa CJ, Lichtman AD, Schneider DB (2021) Risk factors for spinal cord injury and complications of cerebrospinal fluid drainage in patients undergoing fenestrated and branched endovascular aneurysm repair. J Vasc Surg 73:399–409.e1

McCarthy A, Gray J, Sastry P, Sharples L, Vale L, Cook A, Mcmeekin P, Freeman C, Catarino P, Large S (2021) Systematic review of endovascular stent grafting versus open surgical repair for the elective treatment of arch/descending thoracic aortic aneurysms. BMJ Open 11:e043323

Minami K, Yoshitani K, Inatomi Y, Sugiyama Y, Iida H, Ohnishi Y (2015) A retrospective examination of the efficacy of paravertebral block for patients requiring intraoperative high-dose unfractionated heparin administration during thoracoabdominal aortic aneurysm repair. J Cardiothorac Vasc Anesth 29:937–941

Monaco F, Pieri M, Barucco G, Karpatri V, Redaelli MB, De Luca M, Mattioli C, Bove T, Melissano G, Chiesa R, Landoni G, Zangrillo A (2019a) Epidural analgesia in open thoraco-abdominal aortic aneurysm repair. Eur J Vasc Endovasc Surg 57:360–367

Monaco F, Barucco G, Nardelli P, Licheri M, Notte C, De Luca M, Mattioli C, Melissano G, Chiesa R, Zangrillo A (2019b) Editor's choice – a rotational thromboelastometry driven transfusion strategy reduces allogenic blood transfusion during open thoraco-abdominal aortic aneurysm repair: a propensity score matched study. Eur J Vasc Endovasc Surg 58:13–22

Naazie IN, Gupta JD, Azizzadeh A, Arbabi C, Zarkowsky D, Malas MB (2022a) Risk calculator predicts 30-day mortality after thoracic endovascular aortic repair for intact descending thoracic aortic aneurysms in the Vascular Quality Initiative. J Vasc Surg 7:833–841

Naazie IN, Yei K, Osaghae I, Ramakrishnan G, Hughes K, Malas MB (2022b) Association of body mass index with outcomes after thoracic endovascular aortic repair in the vascular quality initiative. J Vasc Surg 75:439–447

Patel PB, Marcaccio CL, de Guerre LEVM, Patel VI, Wang G, Giles K, Schermerhorn ML (2022) Complications after thoracic endovascular aortic repair for ruptured thoracic aortic aneurysms remain high compared with elective repair. J Vasc Surg 75:842–850

Petroff D, Czerny M, Kölbel T, Melissano G, Lonn L, Haunschild J, von Aspern K, Neuhaus P, Pelz J, Epstein DM, Romo-Avilés N, Piotrowski K, Etz CD (2019) Paraplegia prevention in aortic aneurysm repair by thoracoabdominal staging with ‚minimally invasive staged segmental artery coil embolisation' (MIS^{2}ACE): trial protocol for a randomised controlled multicentre trial. BMJ Open 9:e025488

Pini R, Faggioli G, Paraskevas KI, Alaidroos M, Palermo S, Gallitto E, Gargiulo M (2022) A systematic review and meta-analysis of the occurrence of spinal cord ischemia after endovascular repair of thoracoabdominal aortic aneurysms. J Vasc Surg 75:1466–1477

Plotkin A, Han SM, Weaver FA, Rowe VL, Ziegler KR, Fleischman F, Mack WJ, Hendrix JA, Magee GA (2021) Complications associated with lumbar drain placement for endovascular aortic repair. J Vasc Surg 73:1513–1524

Qamhawi Z, Barge TF, Makris GC, Patel R, Wigham A, Anthony S, Uberoi R (2020) Editor's choice – systematic review of the use of endoanchors in endovascular aortic aneurysm repair. Eur J Vasc Endovasc Surg 59:748–756

Ramanan B, Gupta PK, Sundaram A, Lynch TG, MacTaggart JN, Baxter BT, Johanning JM, Pipinos II (2013) In-hospital and postdischarge venous thromboembolism after vascular surgery. J Vasc Surg 57:1589–1596

Riambau V, Böckler D, Brunkwall J, Writing Committee et al (2017) Editor's choice – management of descending thoracic aorta diseases: clinical practice guidelines of the European Society for Vascular Surgery (ESVS). Eur J Vasc Endovasc Surg 53:4–52

Sharples L, Sastry P, Freeman C, Bicknell C, Chiu YD, Vallabhaneni SR, Cook A, Gray J, McCarthy A, McMeekin P, Vale L, Large S (2022) Aneurysm growth, survival, and quality of life in untreated thoracic aortic aneurysms: the effective treatments for thoracic aortic aneurysms study. Eur Heart J 43:2356–2369

Tanaka A, Al-Rstum Z, Leonard SD, Gardiner BD, Yazij I, Sandhu HK, Miller CC 3rd, Safi HJ, Estrera AL (2020) Intraoperative intercostal nerve cryoanalgesia improves pain control after descending and thoracoabdominal aortic aneurysm repairs. Ann Thorac Surg 109:249–254

Tanious A, Boitano L, Canha L, Chou EL, Wang LJ, Latz C, Eagleton MJ, Conrad MF (2021) Thoracic aortic remodeling with endografting after a decade of thoracic endovascular aortic repair experience. J Vasc Surg 73:844–849

Tong MZ, Eagleton MJ, Roselli EE, Blackstone EH, Xiang F, Ibrahim M, Johnston DR, Soltesz EG, Bakaeen FG, Lyden SP, Toth AJ, Liu H, Svensson LG (2022) Outcomes of open versus endovascular repair of descending thoracic and thoracoabdominal aortic aneurysms. Ann Thorac Surg 113:1144–1152

Ultee KHJ, Zettervall S, Soden PA, Buck DB, Deery SE, Shean KE, Verhagen HJM, Schermerhorn ML (2017) The impact of endovascular repair on management and outcome of ruptured thoracic aortic aneurysms. J Vasc Surg 66:343–352

Ulug P, Powell JT, Warschkow R, von Allmen RS (2019) Editor's choice – sex specific differences in the management of descending thoracic aortic aneurysms: systematic review with meta-analysis. Eur J Vasc Endovasc Surg 58:503–511

Upchurch GR Jr, Escobar GA, Azizzadeh A, Beck AW, Conrad MF, Matsumura JS, Murad MH, Perry RJ, Singh MJ, Veeraswamy RK, Wang GJ (2021) Society for Vascular Surgery clinical practice guidelines of thoracic endovascular aortic repair for descending thoracic aortic aneurysms. J Vasc Surg 73(1S):55S–83S

Wipper S, Kölbel T, Sandhu HK, Manzoni D, Duprée A, Estrera AL, Safi H, Miller CC 3rd, Tsilimparis N, Debus ES (2019) Impact of hybrid thoracoabdominal aortic repair on visceral and spinal cord perfusion: the new and improved SPIDER-graft. J Thorac Cardiovasc Surg 158:692–701

Yoshitani K, Masui K, Kawaguchi M et al (2018) Clinical utility of intraoperative motor-evoked potential monitoring to prevent postoperative spinal cord injury in thoracic and thoracoabdominal aneurysm repair: an audit of the Japanese Association of Spinal Cord Protection in Aortic Surgery Database. Anesth Analg 126:763–768

Zhang Z, Zhou Y, Lin S, Xiao J, Ai W, Zhang WW (2022) Systematic review and meta-analysis of association of prophylactic cerebrospinal fluid drainage in preventing spinal cord ischemia after thoracic endovascular aortic repair. J Vasc Surg 75:1478–1489

Abdominelles Aortenaneurysma (AAA)

Inhaltsverzeichnis

© Springer-Verlag GmbH Deutschland, ein Teil von Springer Nature 2022
E. S. Debus, R. T. Grundmann, *Evidenzbasierte Gefäßchirurgie*, Evidenzbasierte Chirurgie,
https://doi.org/10.1007/978-3-662-66422-3_5

5.1   Leitlinien

5.1.1   S3-Leitlinie zu Screening, Diagnostik, Therapie und Nachsorge des Bauchaortenaneurysmas (Debus et al. 2018)

Wesentliche Feststellungen sind:

Allgemeines

- Das Rupturrisiko für kleine Aneurysmen (3,0–5,5 cm) beträgt über alle 0 bis 1,61 pro 100 Personenjahre. Evidenzgrad 1b, starker Konsens
- Das gepoolte jährliche Rupturrisiko für Patienten, die für einen operativen Eingriff nicht geeignet sind, macht 3,5 % für AAA von 5,5 bis 6,0 cm aus, 4,1 % für AAA von 6,1 bis 7,0 cm und 6,3 % für AAA >7,0 cm. Evidenzgrad 2b, starker Konsens

Screening

Ein Screening der Bevölkerung für ein AAA mit Ultraschall

- Soll allen Männern >65 Jahre empfohlen werden. Evidenzgrad 1a/Empfehlungsgrad A, starker Konsens
- Soll Frauen >65 Jahre mit einer jetzigen oder vergangenen Raucheranamnese empfohlen werden. Evidenzgrad 2a, Empfehlungsgrad A, starker Konsens
- Sollte Nichtraucherinnen mit fehlender Familienanamnese nicht empfohlen werden. Evidenzgrad 2a/Empfehlungsgrad B, starker Konsens
- Sollte bei Geschwistern 1. Grades eines Patienten mit AAA erwogen werden. Evidenzgrad 2c/Empfehlungsgrad B, starker Konsens

Überwachung kleiner AAA (Surveillance)

Überwachungsintervalle kleiner asymptomatischer AAA bei Männern

- Alle 2 Jahre für AAA mit einem Durchmesser von 3,0–3,9 cm
- 1-mal jährlich für AAA mit einem Durchmesser 4,0 bis 4,9 cm
- Alle 6 Monate für AAA mit einem Durchmesser 5,0–5,4 cm

(Evidenzgrad 2a/Empfehlungsgrad A, starker Konsens)

Überwachungsintervalle kleiner asymptomatischer AAA bei Frauen

- Alle 2 bis 3 Jahre für AAA mit einem Durchmesser von 3,0 bis 3,9 cm
- Alle 6 Monate für AAA mit einem Durchmesser von 4,0 bis 4,5 cm*
- Alle 3 Monate für AAA mit einem Durchmesser von >4,5 bis 4,9 cm*

* Bei Größenkonstanz kann das Intervall verlängert werden

(Evidenzgrad 3b/Empfehlungsgrad B, starker Konsens)

Indikationsstellung asymptomatische AAA

Zur Behandlung des asymptomatischen AAA

- Soll die regelmäßige Überwachung die Erstlinien-Managementstrategie der Wahl für asymptomatische AAA von 4,0 bis 5,4 cm sein. Evidenzgrad 1 a/Empfehlungsgrad A, starker Konsens
- Sollen Patienten mit einem infrarenalen oder juxtarenalen AAA 5,5 cm oder größer einer elektiven AAA-Versorgung zugeführt werden. Evidenzgrad 1a/Empfehlungsgrad A, starker Konsens
- Eine AAA-Versorgung kann bei Patienten mit infrarenalem oder juxtarenalem

AAA 5,0 bis 5,4 cm erwogen werden. Evidenzgrad 3b/Empfehlungsgrad 0, starker Konsens
— Bei Frauen sollte die invasive Versorgung in Betracht gezogen werden, wenn der maximale Aortendurchmesser 5,0 cm erreicht hat. Evidenzgrad 3b/Empfehlungsgrad B, starker Konsens
— Bei einer AAA-Größenzunahme von >10 mm/Jahr soll unabhängig vom AAA-Durchmesser eine Indikation zur konventionellen OP oder EVAR gesehen werden. Evidenzgrad 1 a/Empfehlungsgrad A, starker Konsens

Diese Empfehlungen gelten für das fusiforme Aneurysma. Für das sakkuläre AAA liegen keine Daten vor, so dass sichere Empfehlungen nicht abgegeben werden können.

Indikationsstellung symptomatische AAA/rupturierte AAA

— Patienten mit symptomatischem AAA sollen zum nächstmöglichen Elektivtermin invasiv behandelt werden. Evidenzgrad 2b/Empfehlungsgrad A, starker Konsens
— Patienten mit symptomatischem AAA sollten – falls technisch geeignet – endovaskulär behandelt werden. Evidenzgrad 2b/Empfehlungsgrad B, starker Konsens
— Das rAAA stellt einen Notfall dar, der sofort invasiv behandelt werden soll. Evidenzgrad 2b/Empfehlungsgrad A, starker Konsens

Therapiewahl – intaktes AAA (iAAA)

— Für Patienten mit akzeptablem periprozeduralem Risiko sollen EVAR und OR in gleicher Weise empfohlen werden, anatomische Machbarkeit von EVAR vorausgesetzt. Evidenzgrad 1a/ Empfehlungsgrad A, starker Konsens
— Bei der Auswahl des Eingriffsverfahrens soll die Patientenpräferenz berücksichtigt werden, wobei auf Unterschiede zwischen EVAR und OR im periprozeduralen Verlauf, der Reinterventionshäufigkeit, der Nachsorge und der aneurysmabezogenen Langzeitsterblichkeit hingewiesen werden soll. Evidenzgrad 1a/Empfehlungsgrad A, starker Konsens

Operationshinweise bei OR

— Die präventive Netzverstärkung der Mittellinienlaparotomie in Sublaytechnik nach offener AAA-Versorgung ist sicher und verhindert effektiv die mit hoher Prävalenz auftretende Bildung einer Narbenhernie nach dem Eingriff. Sie sollte vorgenommen werden. Evidenzgrad 1b/Empfehlungsgrad B, starker Konsens
— Bei Verdacht auf Minderperfusion des linksseitigen Kolons soll bei offener Versorgung die Reimplantation einer offenen A. mesenterica inferior erfolgen. Evidenzgrad 3b/Empfehlungsgrad A, starker Konsens
— Bei offener Versorgung soll der Blutfluss zu wenigstens einer A. iliaca interna erhalten werden. Evidenzgrad 3b/ Empfehlungsgrad A, starker Konsens
— Der Patient mit AAA sollte postoperativ nach OR auf IMC oder ICU verlegt werden. Evidenzgrad 4/Empfehlungsgrad B, starker Konsens

EVAR

— Wenn möglich, sollte bei EVAR in Abhängigkeit vom Verkalkungsgrad des Zugangsgefäßes und nach Präferenz des Operateurs der perkutane Zugang gewählt werden, der hinsichtlich Eingriffszeit und Leisteninfektionsrate gegenüber dem offenen Zugang Vorteile hat. Evidenzgrad 2b/Empfehlungsgrad B, starker Konsens
— Vor einer endovaskulären Versorgung kann die Embolisation einer offenen A. mesenterica inferior und/oder von Lumbalarterien zur Senkung der

Endoleckage-Rate erwogen werden. Evidenzgrad 4, Empfehlung 0, starker Konsens

Behandlung des rupturierten AAA

- Das rupturierte abdominale Aortenaneurysma ist definiert durch den eindeutigen Nachweis von Blut oder Kontrastmittel außerhalb der Aortenwand, entdeckt z. B. durch ein präprozedurales CT, intraoperative Angiographie oder während des Eingriffs. Starker Konsens
- Patienten mit gesicherter Ruptur eines AAA sollen sofort invasiv versorgt werden. Evidenzgrad 2b/Empfehlungsgrad A, starker Konsens
- Beim rAAA sollte EVAR – abhängig von der Anatomie des Aneurysmas und der Erfahrung des Therapeuten – bevorzugt werden, wenn OR und EVAR gleichermaßen möglich sind. Evidenzgrad 1b/Empfehlungsgrad B, Konsens
- Patienten mit rAAA sollen möglichst in spezialisierten Zentren mit hoher Strukturqualität versorgt werden. Die große Varianz in den geographischen Bedingungen und damit Transportzeiten, in lokaler Praxis und Expertise macht es jedoch unmöglich, generell die Weiterleitung von Patienten mit rAAA in ein Schwerpunktzentrum zu fordern. Evidenzgrad 2a/Empfehlungsgrad A, starker Konsens

5.1.2   Society for Vascular Surgery

Diese Leitlinien empfehlen (Chaikof et al. 2018):

Screening

- Wir empfehlen ein einmaliges Ultraschallscreening auf AAA bei Männern oder Frauen im Alter von 65 bis 75 Jahren mit einer Anamnese des Tabakkonsums (Empfehlungslevel 1 (stark), Evidenzqualität A (hoch)).

- Wir raten zu einem Ultraschallscreening auf AAA bei Verwandten 1. Grades von Patienten, die sich mit einem AAA vorstellen. Das Screening sollte bei Verwandten 1. Grades vorgenommen werden, die zwischen 65 und 75 Jahren alt sind oder älter als 75 Jahre bei guter Gesundheit (Empfehlungslevel 2 (schwach), Evidenzqualität C (niedrig)).
- Wir raten zu einem einmaligen Ultraschallscreening auf AAA bei Männern oder Frauen älter als 75 Jahre mit einer Anamnese des Tabakkonsums und anderweitig guter Gesundheit, die nicht zuvor eine Ultraschalluntersuchung erhalten hatten (Empfehlungslevel 2 (schwach), Evidenzqualität C (niedrig)).
- Falls das initiale Ultraschallscreening einen Aortendurchmesser >2,5 cm, aber <3 cm identifizierte, raten wir zum Re-Screening nach 10 Jahren (Empfehlungslevel 2 (schwach), Evidenzqualität C (niedrig)).

Management bei asymptomatischen Patienten

- Wir raten zur Überwachungsbildgebung in 3-jährigen Abständen bei Patienten mit einem AAA zwischen 3,0 und 3,9 cm (Empfehlungslevel 2 (schwach), Evidenzqualität C (niedrig)).
- Wir raten zur Überwachungsbildgebung in 12-monatigen Abständen bei Patienten mit einem AAA zwischen 4,0 und 4,9 cm (Empfehlungslevel 2 (schwach), Evidenzqualität C (niedrig)).
- Wir raten zur Überwachungsbildgebung in 6-monatigen Abständen bei Patienten mit einem AAA zwischen 5,0 und 5,4 cm (Empfehlungslevel 2 (schwach), Evidenzqualität C (niedrig)).
- Wir empfehlen die elektive Versorgung für Patienten mit geringem oder akzeptablem chirurgischem Risiko mit einem fusiformen AAA von ≥5,5 cm (Empfehlungslevel 1 (stark), Evidenzqualität A (hoch)).

- Wir empfehlen die elektive Versorgung für Patienten mit einem sakkulären Aneurysma (Empfehlungslevel 2 (schwach), Evidenzqualität C (niedrig)).
- Wir empfehlen die Versorgung eines AAA bei Frauen bei einem maximalen Durchmesser von 5,0 bis 5,4 cm (Empfehlungslevel 2 (schwach), Evidenzqualität B (mäßig)).

Diese Leitlinien empfehlen generell EVAR zur Behandlung des asymptomatischen Patienten. Zur offenen Versorgung (OR) wird vermerkt: OR wird weiterhin bei Patienten angewendet, bei denen die anatomischen Voraussetzungen für EVAR nicht gegeben sind. Jedoch haben fenestrierte und gebranchte Prothesen, Chimney- und Snorkel-Grafts den Bereich der komplexen aortalen Anatomie erweitert, der durch EVAR behandelbar ist. OR kann notwendig werden für persistierende Endoleaks und Wachstum des Aneurysmasacks oder infizierte Grafts.

Perioperatives Outcome

- Wir raten, dass elektive EVAR in Zentren durchgeführt werden mit einem Volumen von wenigstens 10 EVAR/Jahr und einer dokumentierten perioperativen Sterblichkeit und Konversionsrate zu OR von 2 % oder weniger (Empfehlungslevel 2 (schwach), Evidenzqualität C (niedrig)).
- Wir raten, dass elektive OR für AAA in Zentren durchgeführt werden mit einem jährlichen Volumen von wenigstens 10 offenen Aortenoperationen jeglichen Typs und einer dokumentierten perioperativen Sterblichkeit von 5 % oder weniger (Empfehlungslevel 2 (schwach), Evidenzqualität C (niedrig)).

Der Patient mit rupturiertem AAA (rAAA)

- Wir raten bei der Behandlung des Patienten mit rAAA zu einer Zeit zwischen Tür und Intervention von <90 Minuten, wobei Zeitpunkt „0"als der erste medizinische Kontakt im Krankenhaus definiert ist und „Intervention" als erster arterieller Zugang und Platzierung eines aortalen Okklusionsballons (Empfehlungslevel: gute klinische Praxis, Evidenzqualität: nicht abgestuft)
- Ein etabliertes Protokoll zur Behandlung des rAAA ist essenziell für ein optimales Ergebnis (Empfehlungslevel: gute klinische Praxis, Evidenzqualität: nicht abgestuft)
- Wir empfehlen die Implementierung einer hypotensiven Hämostase mit Restriktion der Flüssigkeitswiederbelebung bei einem Patienten mit Bewusstsein (Empfehlungslevel 1 (stark), Evidenzqualität B (mäßig)).
- Wenn es anatomisch machbar ist, empfehlen wir EVAR vor OR zur Behandlung eines rAAA (Empfehlungslevel 1 (stark), Evidenzqualität C (gering)).

5.1.3 European Society for Vascular Surgery (ESVS)

Diese Leitlinien empfehlen speziell (Wanhainen et al. 2019):

Allgemein

- Die Versorgung von Bauchaortenaneurysmen sollte nur in Zentren mit einer minimalen jährlichen Fallzahl von 30 Versorgungen in Betracht gezogen werden. (Klasse IIa-Empfehlung/Evidenzlevel C).

- Die Versorgung von Bauchaortenaneurysmen sollte *nicht* in Zentren mit einer jährlichen Fallzahl <20 vorgenommen werden. (Klasse III-Empfehlung/Evidenzlevel B).

Management bei asymptomatischen Patienten

- Bei Männern wird als Grenzwert, bei dem eine elektive AAA-Versorgung in Betracht gezogen wird, ein Durchmesser von ≥5,5 cm empfohlen. (Klasse I-Empfehlung/Evidenzlevel A).
- Bei Frauen mit akzeptablem chirurgischem Risiko kann ein Grenzwert von ≥5,0 für die elektive AAA-Versorgung in Betracht gezogen werden. (Klasse IIb-Empfehlung/Evidenzlevel C).
- Wenn ein rasches AAA-Wachstum beobachtet wird (≥1 cm/Jahr), sollte die schnelle Überweisung zu einem Gefäßchirurgen mit zusätzlicher Bildgebung in Betracht gezogen werden. (Klasse IIa-Empfehlung/Evidenzlevel C).
- Bei den meisten Patienten mit geeigneter Anatomie und vernünftiger Lebenserwartung sollte EVAR als das bevorzugte Behandlungsverfahren in Betracht gezogen werden. (Klasse IIa-Empfehlung/Evidenzlevel B).
- Bei Patienten mit langer Lebenserwartung sollte OR als das bevorzugte Behandlungsverfahren in Betracht gezogen werden. (Klasse IIa-Empfehlung/ Evidenzlevel B).
- Bei Patienten mit begrenzter Lebenserwartung wird die elektive AAA-Versorgung *nicht* empfohlen. (Klasse III-Empfehlung/Evidenzlevel B).

Management bei symptomatischen Patienten

- Symptomatische nicht-rupturierte AAA sollten für eine verzögerte dringliche Versorgung – idealerweise unter elektiven Versorgungsbedingungen – vor

gesehen werden. (Klasse IIa-Empfehlung/Evidenzlevel B).

Management bei rupturiertem AAA

- Bei allen Patienten mit rupturiertem AAA und geeigneter Anatomie wird EVAR als die erste Behandlungsoption empfohlen. (Klasse I-Empfehlung/Evidenzlevel B).
- Bei Patienten, die sich wegen rupturiertem AAA EVAR unterziehen, sollte ein Bifurkations-Device in Bevorzugung vor einer aortalen-mono-iliakalen Prothese, wenn immer anatomisch möglich, in Betracht gezogen werden. (Klasse IIa-Empfehlung/Evidenzlevel C).

5.2   Ergebnisse

5.2.1   AAA-Screening

Systematische Übersicht/ Metaanalyse

Im Jahr 2014 empfahl die US Preventive Services Task Force (USPSTF) ein einmaliges Ultraschall-Screening auf AAA bei asymptomatischen Männern im Alter von 65 bis 75 Jahren, die jemals geraucht hatten (B-Empfehlung). Eine systematische Übersicht auf Basis von 50 Studien (n = 323.279) von Guirguis-Blake et al. (2019) sollte ein Up-Date dieser Empfehlung erarbeiten. Im Ergebnis war eine Screening-Einladung an Männer 65 Jahre oder älter mit einer reduzierten AAA-Sterblichkeit über 12–15 Jahre assoziiert (Odds Ratio 0,65), mit einer reduzierten AAA-Rupturrate über 12–15 Jahre (Odds Ratio 0,62) und reduzierten chirurgischen Notfalleingriffen über 4 bis 15 Jahre (Odds Ratio 0,57). Im Gegensatz dazu wurde keine signifikante Assoziation hinsichtlich eines Nutzens für die Sterblichkeit über alles in einem 12–15-Jahre-Follow-up gesehen (relatives Risiko 0,99). Das Einmal-

Screening war mit einer signifikant erhöhten Anzahl an Prozeduren über 4 bis 15 Jahre im Vergleich zur Kontrollgruppe assoziiert (Odds Ratio 1,44) und führte zu höheren Raten an Elektivchirurgie. Hinsichtlich der Lebensqualität gab es langfristig keine Unterschiede. Die Autoren betonten, dass in den zugrundeliegenden Studien Überdiagnosen und Übertherapien nicht untersucht wurden, aber von Wichtigkeit wären in Anbetracht der Tatsache, dass die meisten durch Screening-entdeckten AAA klein seien. Dies wäre bei einer Erweiterung der Screening-Kriterien zu bedenken.

Screening bei Frauen

Duncan et al. (2021) überprüften in der Female Aneurysm screening STudy (FAST) inwieweit Frauen, von denen angenommen werden konnte, dass sie ein relativ hohes Risiko für ein AAA hätten, tatsächlich einer Screening-Einladung folgen würden und wie dann die AAA-Prävalenz wäre. 5200 (86,7 %) von 5998 Frauen, die zum Screening eingeladen wurden, folgten der Einladung, bei 5180 wurde ein Ultraschall-Screening vorgenommen. Es handelte sich um Frauen im Alter von 65 bis 74 Jahren (gegenwärtige Raucherinnen, Ex-Raucherinnen oder anamnestisch eine Koronarerkrankung). 15 AAA größer 29 mm wurden entdeckt (Prävalenz 0,29 %), davon die höchste Prävalenz bei gegenwärtigen Raucherinnen (0,83 %). Diese Gruppe folgte am wenigsten der Einladung (75,2 %). 3 Aneurysmen >5,5 cm wurden festgestellt, bei einer Frau erfolgte die AAA-Versorgung. Nach dem Screening wurde eine signifikante Reduktion in den Patienten-berichteten Lebensqualitätsscores beobachtet. Die Botschaft war, dass bei Patientinnen mit hohem Risiko nur eine niedrige AAA-Prävalenz beobachtet wurde, wobei ausgerechnet die Frauen mit dem höchsten Risiko am wenigsten am Screening teilnahmen. Außerdem kann ein Screening von Schaden sein, was die Lebensqualität betrifft. Die AAA-Prävalenz von 0,29 % war niedriger als die Schwelle, unterhalb der ein AAA-Screening bei Männern als ineffektiv angesehen wird (0,35 %). Die Autoren mahnten zu großer Vorsicht, ehe ein AAA-Screening-Programm für Frauen in Betracht gezogen werden sollte.

Screening-Effektivität

In dem Register des englischen National Health Service (NHS) wurden vom 1. April 2009 bis 31. Dezember 2016 insgesamt 1.248.048 Männer mit einem AAA-Ultraschall-Screening erfasst, von ihnen waren 91,1 % aufgrund eines Screeningprogramms eingeladen worden, 8,9 % hatten sich selbst gemeldet (Meecham et al. 2021). 3026 Männer (2533 von den eingeladenen und 493 von denen, die sich selbst gemeldet hatten), hatten ein AAA >54 mm und wurden einem Gefäß-Team vorgestellt. Das mittlere Alter dieser Kohorte betrug 67,6 Jahre (Spanne 64 bis 92 Jahr). Bei 2624 (87 %) Männern wurde eine elektive AAA-Versorgung vorgenommen, mit einer 30-Tagesterblichkeit von 0,4 % bei EVAR und 2,1 % bei OR. Der Prozentsatz an Patienten, der mit EVAR behandelt wurde, schwankte regional zwischen 20 % bis 97 %. In Anbetracht der hohen Letalität bei Versorgung rupturierter AAA (rAAA) bezeichneten die Autoren das englische AAA-Screening-Programm als effektiv.

In der NIS der Jahre 2004 bis 2015 identifizierten Dansey et al. (2021) 65.125 Patienten, die mit der Diagnose eines rAAA eingewiesen wurden. Bei 69 % erfolgte eine rAAA-Versorgung. Die Zahl der Patienten, die wegen rAAA eingewiesen wurden, ging im Beobachtungszeitraum deutlich zurück, von 6461 im Jahr 2004 auf 4848 im Jahr 2015 (p < 0,001). 14.012 (31 %) Patienten wurden mit EVAR und 31.963 (69 %) mit OR versorgt. Insgesamt verstarben 35 % der Patienten nach rAAA-Versorgung im Krankenhaus. Die Autoren kalkulierten, dass von den 65.125 Patienten mit rAAA 44.155 (68 %) mit einem Screening-Programm nicht erfasst worden wären, darunter 16.103 (86 %) von 18.755 Frauen aufgrund ihres Alters, fehlender Familienanamnese oder früherer Diagnose. Von den 46.371 Männern waren es 29.175 (64 %), die aufgrund ihres Alters nicht für ein Screeningprogramm ausgewählt worden wären. Frühere Diagnosen und Familienanamnese eingeschlossen, schätzten die Autoren, dass 32 % der Männer für ein Screening in Frage gekommen wären. Ein Screening-Programm wie das der Centers for Medicare and Medicaid Services, das ein einmaliges AAA-Ultraschall-Screening für Männer mit Raucheranamnese im Alter von 65–75 Jahren empfiehlt, hätte 68 % der mit einem rAAA eingewiesenen Patienten als nicht geeignet für ein Screening definiert: mehr als die Hälfte der Patienten mit rAAA war älter als 75 Jahre und beinahe ein Viertel war unter 65 Jahre alt, mit Frauen als einem signifikanten Anteil an der rAAA-Population. Die Autoren forderten, die Screening-Leitlinie diesen Beobachtungen anzupassen.

Der identischen Fragestellung, inwieweit rAAA-Patienten mit dem Screening-Programm der USA erfasst worden wären, gingen Mota et al. (2022) anhand des Krankenguts der Vascular Quality Initiative (VQI) der Jahre 2003 bis 2019 nach. Von 5340 Patienten mit rAAA kamen nach den Leitlinien 66 % für ein Screening nicht in Frage. Die Autoren definierten Patienten, die für ein Screening infrage gekommen wären, als solche mit einem Alter zwischen 65 und 75 Jahren (85 % dieser Gruppe) und in 15 % als solche mit einem zuvor versorgten Aneurysma oder Alter über 75 Jahre mit Familienanamnese. In der Gruppe der Patienten, die für ein Screening nicht in Frage gekommen wären, waren 51 % älter als 75 Jahre und 31 % jünger als 65 Jahre. In 31 % handelte es sich um Frauen. Die Autoren forderten, die Screening-Leitlinien zu überarbeiten. Zusätzliche Zielgruppen wären Frauen über 65 Jahre und Männer über 75 Jahre mit einer Raucheranamnese. Außerdem sollten Männer zwischen 55 und 64 Jahren gescreent werden, wenn bei ihnen anamnestisch AAA-Risikofaktoren vorliegen.

Screening bei subaneurysmalem Aorten-Durchmesser

In einem schwedischen AAA-Screening-Programm der Jahre 2006 bis 2014 wurden 52.221 Männer im Alter von 65 Jahren gescreent (Thorbjørnsen et al. 2021). Darunter befanden sich 1020 (2 %) Männer mit einer subaneurysmalen abdominellen Aorta (SAA). 940 Männer wurden nachbeobachtet. Die Kaplan-Meier geschätzte Inzidenz eines AAA ≥30 mm betrug in dieser Gruppe nach 5 Jahren 65,8 %, alle diese AAA <55 mm. Nach 10 Jahren war die AAA-Inzidenz bei diesen Patienten 95,1 % und 29,7 % der AAA erreichten einen Durchmesser ≥55 mm. Alle 41 SAA, die einen Durchmesser von ≥55 mm erreichten, waren bei dem 5-Jahres-Follow-up ≥30 mm. 32 dieser Patienten wurden einer AAA-Versorgung unterzogen, mit 100 % Überleben. Nach dieser Untersuchung nehmen die Mehrzahl der SAA an Größe zu; von letzteren erreichen nach 10 Jahren 30 % den Grenzdurchmesser für eine AAA-Versorgung von ≥55 mm. Die Autoren folgerten, dass Patienten mit SAA nach 5 Jahren einer Ultraschalluntersuchung unterzogen werden sollten. Zu diesem Zeitpunkt seien dann die Patienten zu definieren, bei denen das Risiko bestünde, ein klinisch bedeutsames AAA zu entwickeln und die folglich nachkontrolliert werden müssten.

5.2.2   Intaktes AAA-randomisierte Studien

OVER-Trial

In dem Open versus Endovascular Repair (OVER)-Trial waren 881 randomisierte Patienten mit asymptomatischem AAA erfasst worden, 444 mit EVAR und 437 mit OR. Primäre Zielsetzung war die Sterblichkeit über alles. Die 30-Tage-Sterblichkeit hatte 0,5 % bei EVAR und 2,5 % bei OR betragen. Lederle et al. (2019) publizierten hierzu Langzeitergebnisse bis zu 14 Jahren nach Randomisierung. Insgesamt waren im Follow-up 302/444 (68,0 %) Patienten nach EVAR und 306/437 (70,0 %) nach OR verstorben, nach >8 Jahren Follow-up betrug die Sterblichkeit 49,5 % bei EVAR und 52,7 % bei OR. In dieser Studie fand sich im Langzeitverlauf ein ähnliches Überleben bei EVAR und OR, jedoch war die Zahl der Patienten, die einem Zweiteingriff unterzogen werden mussten, bei EVAR höher (117/439 [26,7 %] vs. 85/429 [19,8 %] bei OR). Die Autoren betonten, dass diese Ergebnisse nicht mit anderen (europäischen) randomisierten Studien übereinstimmten, bei denen EVAR im Langzeitverlauf ein schlechteres Überleben im Vergleich zu OR aufwies. Auch wurde in dieser Studie im Gegensatz zu anderen keine erhöhte tumorbedingte Sterblichkeit bei EVAR beobachtet (insgesamt 80 Todesfälle bei EVAR, 85 bei OR).

EVAR-2 Studie

Die randomisierte sog. EVAR-2 Studie ist bisher die einzige Studie, die Patienten, bei denen klinisch das Risiko für die offene Versorgung eines AAA zu hoch erschien, entweder EVAR oder einer abwartenden Haltung („keine Intervention") zugeordnet hat. Es handelte sich um 404 Patienten (197 EVAR, 207 keine Intervention), behandelt zwischen September 1999 und 31. August 2004. Bis Juni 2015 waren 179 Patienten in der EVAR-Gruppe und 71 Patienten in der Gruppe mit abwartender Haltung wegen ihres AAA invasiv versorgt worden, die mittlere Nachbeobachtungszeit betrug 12 Jahre (Sweeting et al. 2017). Bei EVAR wurden 22,6 Todesfälle auf 100 Personenjahre beobachtet, verglichen mit 22,1 in der Gruppe mit abwartender Haltung. Das geschätzte Überleben machte nach 12 Jahren 5,3 % in der EVAR-Gruppe und 8,5 % in der Gruppe „keine Intervention" aus, bei keinen signifikanten Unterschieden in der Lebenserwartung. Die aneurysmabezogene Sterblichkeit war aber in der EVAR-Gruppe mit 3,3 Todesfällen pro 100 Personenjahre signifikant geringer als in der Gruppe „keine Intervention" (dort 6,5 Todesfälle pro 100 Personenjahre). In dieser Studie hatte zu keinem Zeitpunkt die Aneurysmaversorgung einen Überlebensvorteil gegenüber der Gruppe „keine Intervention", nichts desto weniger ließ sich aber die aneurysmabezogene Sterblichkeit mit EVAR deutlich reduzieren

A. mesenterica inferior-Embolisation/Aneurysmasack-Embolisation

Den Wert einer Embolisation der A. mesenterica inferior (IMA) bei EVAR (während der Prozedur) bei Patienten mit hohem Risiko für ein Typ II-Endoleak (T2EL) überprüften Samura et al. (2020) in einer randomisierten kontrollierten Studie. Das hohe T2EL-Risiko war definiert als (1) IMA offen ≥3 mm, (2) Lumbalarterien ≥2 mm oder (3) ein aortoiliakales Aneurysma. Die Embolisation erfolgte bevorzugt mit einem Amplatzer Vascular Plug. 106 Patienten wurden randomisiert, die T2EL-Rate war in der Embolisations-Gruppe mit 24,5 % vs. 49,1 % in der Kontrollgruppe signifikant geringer (p = 0,009). Die mittlere Nachbeobachtungszeit waren 20,0 ± 10,8 Monate in der intention-to-treat-Analyse. Der Aneurysmasack schrumpfte mehr in der Therapiegruppe (−5,7 ± 7,3 mm vs. −2,8 ± 6,6 mm; p = 0,037) und die Inzidenz eines Aneurysmasack-Wachstums aufgrund eines T2EL war bei Embolisation signifikant geringer (3,8 % vs. 17,0 %; p = 0,030). Komplikationen oder Reinterventionen aufgrund der IMA-Embolisation wurden nicht gesehen. Die Daten empfehlen die Methode zur Prävention von T2EL in der definierten Risikogruppe.

Mit der Prävention von T2-EL befasste sich auch eine zweite randomisierte Studie (Fabre et al. 2021). In dieser sog. SCOPE 1 (Sac COil embolisation for Prevention of

Endoleak) -Studie wurde EVAR unter nicht-selektiver Coil-Embolisation des Aneurysmasacks (n = 47) mit einer Standard-EVAR (n = 47) verglichen, ebenfalls bei Patienten mit hohem Risiko für ein T2EL. Die Coil-Embolisation erfolgte erst nach kompletter Freisetzung des Grafts, um Coil-Embolisationen zu vermeiden. Zu intraoperativen Komplikationen kam es nicht. Nach 12 Monaten wurde eine signifikante Reduktion der T2EL-Rate gesehen, 40,5 % bei Standard-EVAR vs. 14,3 % bei Coil-Embolisation. Die Freiheit von EL und Reinterventionen war bei Embolisation signifikant höher (26/47 Ereignisse bei Standard EVAR vs. 11/47 bei Coil-Embolisation). Aneurysmasack-Volumen und Durchmesser nahmen in der Embolisationsgruppe im Vergleich zur Kontrolle signifikant ab. Rückenmarksischämien, Koloninfarkt oder Coil-Migration wurden nach Coil-Embolisation nicht beobachtet. Die Autoren betonten das im Vergleich zur IMA-Embolisation technisch deutlich anspruchslosere und möglicherweise komplikationsärmere Vorgehen.

5.2.3 Intaktes AAA – Metaanalysen

Operationsindikation

Die Leitlinien empfehlen die prophylaktische AAA-Versorgung bei einem asymptomatischen AAA ≥5,5 cm. Die Studienbasis ist älter und Fortschritte in Intensivmedizin, Anästhesie und Chirurgie könnten das perioperative Risiko gesenkt haben. Umgekehrt steigt das mittlere Alter der Patienten, bei denen der Eingriff indiziert ist, ständig an. Es ergibt sich folglich die Frage, ob es eine Evidenz gibt, kleinere AAA (<5,5 cm) prophylaktisch zu versorgen. Ulug et al. (2020) haben hierzu einen Cochrane-Review erstellt. Sie fanden keine Evidenz für einen Vorteil einer frühen Versorgung kleiner AAA (4,0 cm bis 5,5 cm), unabhängig von OR oder EVAR und zumindest bei OR unabhängig von Patientenalter und AAA-

Durchmesser. Weder die frühe offene noch die frühe endovaskuläre Versorgung von kleinen AAA wird durch die gegenwärtige Evidenz unterstützt.

EVAR vs. OR

Zur Frage EVAR oder OR bei asymptomatischen AAA liegt eine systematische Übersicht mit Metaanalyse auf Basis von 7 randomisierten Studien und 2983 Patienten vor (Antoniou et al. 2020a). Die Metaanalyse belegte ein signifikant niedrigeres perioperatives und frühes (innerhalb der ersten 6 Monate) Sterblichkeitsrisiko bei EVAR im Vergleich zu OR bei Versorgung nicht-rupturierter AAA. Langfristig waren aber Aneurysma-bezogene Sterblichkeit, Reinterventionsrate und Rupturrate nach EVAR höher als nach OR und Patienten, die eine Ruptur nach EVAR entwickelten, hatten ein höheres Sterblichkeitsrisiko als solche mit Ruptur nach OR. Die Daten sprechen dafür, Patienten mit vernünftigen Aussichten auf ein Langzeitüberleben OR anzubieten.

Eine weitere Metaanalyse zum langfristigen Outcome nach EVAR und OR beruhte auf 3 randomisierten Studien und 68 Beobachtungsstudien mit 151.092 (EVAR) bzw. 148.692 (OR) Patienten (Li et al. 2019). In dieser Analyse war EVAR langfristig mit einer höheren Sterblichkeit über alles, Reinterventionsrate und sekundären Rupturrate im Vergleich zu OR assoziiert. Auch im Follow-up von ≥10 Jahren war EVAR mit höheren Reinterventionsraten und sekundären Rupurraten verbunden. Die Autoren betonten aber, dass sich die Ergebnisse mit EVAR über die Zeit verbessert haben, gleichwohl sei bei EVAR eine aufmerksame Überwachung erforderlich.

Bulder et al. (2019) schließlich schlossen in eine Metaanalyse 53 Studien ein. Sie gaben für EVAR eine niedrigere 30-Tageletalität (1,16 %) im Vergleich zu OR (3,27 %) an. Im Langzeitüberleben gab es zwischen beiden Verfahren keine signifikanten Unterschiede (Hazard Ratios 1,01, 1,00 und 0,98 für 3, 5 and 10 Jahre; p = 0,721, p = 0,912 und P = 0,777). Korrigiert hinsichtlich der Altersungleichheit waren ebenfalls langfristig im Überleben zwischen EVAR und OR keine signifikanten Unterschiede bis zu 10 Jahren Follow-up zu identifizieren. Die Autoren wiesen darauf hin, dass über ein Follow-up von 10 Jahren hinaus die Daten keine sicheren Aussagen zuließen. Auch müsse bei dem ärztlichen Entscheidungsprozess damit gerechnet werden, dass eher die „gesünderen" Patienten mit OR versorgt werden, was zu einer Schieflage bei der Risikokonstellation in beiden Gruppen führt.

Geschlechtsspezifische Unterschiede im Outcome

Geschlechtsspezifischen Ergebnisunterschieden bei EVAR gingen Liu et al. (2020) in einer Metaanalyse auf Basis von 36 Kohortenstudien nach. Eingeschlossen wurden neben intakten auch rAAA. Frauen waren im Vergleich zu Männern mit einer signifikant erhöhten 30-Tagesterblichkeit (Odds Ratio 1,67) und Krankenhaussterblichkeit (Odds Ratio 1,90), mit einer erhöhten Rate an Extremitätenischämien, renalen Komplikationen, kardialen Komplikationen und Langzeitsterblichkeit jeglicher Ursache assoziiert. Keine geschlechtsspezifischen Unterschiede fanden sich für viszerale/mesenteriale Ischämien, 30-Tage Reinterventionen, späte Leckagen und späte Reinterventionen. In der Subgruppe der iAAA hatten Frauen ein signifikant erhöhtes Risiko an viszeralen/mesenterialen Ischämien und ein äquivalentes Risiko an kardialen Komplikationen im Vergleich zu Männern. Die Folgerung war, speziell Frauen einem strikten Follow-up-Protokoll zu unterziehen.

Eine zweite Metaanalyse (Pouncey et al. 2021) befasste sich mit dem geschlechtsspezifischen Outcome nach EVAR und OR, bezog sich aber ausschließlich auf iAAA. Insgesamt handelte es sich um 26 Studien (18 berichteten OR, 25 EVAR) mit insgesamt 371.215 Männern und 65.465 Frauen. Das Sterblichkeitsrisiko war für Frauen höher als das der Männer, sowohl bei OR (Odds Ratio 1,49) als auch noch mehr bei EVAR (Odds Ratio 1,86). Über die letzten 20 Jahre blieb dieser Unterschied unverändert. Transfusionen, pulmonale Komplikationen und Darmischämien waren bei Frauen häufiger als bei Männern, sowohl nach OR als auch nach EVAR. Nach EVAR waren arterielle Verletzungen, Beinischämien, renale und kardiale Komplikationen bei Frauen häufiger als bei Männern. Gründe für die unterschiedlichen Ergebnisse bei Frauen und Männern wurden diskutiert und mit möglicherweise ungleicher präoperativer Risikoevaluation und Optimierung von Risikofaktoren erklärt.

EVAR – Reinterventionsrate

In einer systematischen Übersicht mit Metaanalyse (30 Studien, 32.126 Patienten) untersuchten Wanken et al. (2020) die langfristige Freiheit von Reintervention nach EVAR und ob sich die Reinterventionsraten über die Zeit verändert hätten. Die Wahrscheinlichkeit von Freiheit von Intervention war 81 % nach 5 Jahren, 70 % nach 10 Jahren und 64 % nach 14 Jahren. In dieser Analyse wurden die Stentgrafts in den Jahren 1996 bis 2014 implantiert. Die Freiheit von Reintervention verbesserte sich über die Zeit linear, nach 1 Jahr von 90 % auf 94 % (Jahre 1998 vs. 2008), nach 3 Jahren von 77 % auf 90 % und nach 5 Jahren von 68 % auf 81 %. Nach 7 Jahren betrug die Freiheit von Intervention 51 % (1998) vs. 86 % im Jahr 2011. Die kumulative Zahl an Patienten, die eine Reintervention 7 Jahre nach der Indexoperation bedurften, hatte sich demnach bei verbesserter Technologie und interventioneller Technik um die Hälfte reduziert. Trotzdem sollten Patienten mit EVAR einem unbegrenztem Follow-up unterzogen werden, da bei ihnen ein unbefristetes Risiko der Reintervention verbleibt.

5.2.4 Rupturiertes AAA – Metaanalysen

EVAR vs. OR

Zum Outcome nach endovaskulärer und offener Versorgung des rAAA liegt eine Metaanalyse von Kontopodis et al. (2020) vor. Auf Basis von insgesamt 267.259 Patienten (EVAR 58.273; OR 208.986) aus 136 Studien kamen sie zu dem Schluss, dass die gepoolte perioperative Sterblichkeit nach EVAR mit 0,245 (95 % CI 0,234–0,257) signifikant geringer ist als nach OR mit 0,378 (95 % CI 0,364–0,392). Dabei hat über die Jahre der Unterschied in der perioperativen Sterblichkeit zwischen EVAR und OR zugunsten von EVAR zugenommen. Die Daten stützen die Aussage, dass – wenn machbar – EVAR das bevorzugte Verfahren bei der Versorgung des rAAA ist. Mit dieser Aussage geht eine große Studie der VQI mit insgesamt 4929 rAAA (2749 EVAR and 2180 OR) konform (Wang et al. 2020). Sowohl im Gesamtkrankengut als auch in zwei Propensity-gematchten Untergruppen war die 30-Tageletalität nach EVAR signifikant geringer als nach OR. Das gleiche galt für die Sterblichkeit nach 1 Jahr.

Langzeitüberleben bei EVAR und OR

Kontopodis et al. (2021a) erstellten auch eine systematische Übersicht mit Metaanalyse zum Langzeitüberleben nach EVAR vs. OR bei Versorgung rupturierter AAA. Basis waren 3 randomisierte Studien und 22 Beobachtungsstudien mit insgesamt 31.383 Patienten (mittleres Follow-up 232 Tage bis 4,9 Jahre). Insgesamt war die Sterblichkeit nach EVAR signifikant niedriger als nach OR (HR, 0,79; 95 % CI, 0,73–0,86). Die Sterblichkeit nach Entlassung unterschied sich aber nicht signifikant (HR, 1,10; 95 % CI, 0,85–1,43). Auch die Aneurysmabezogene Sterblichkeit, die nur in einer randomisierten Studie berichtet wurde, war zwischen EVAR und OR nicht unterschied-lich (HR, 0,89; 95 % CI, 0,69–1,15). Der Unterschied in der Sterblichkeit zugunsten von EVAR war in den jüngeren Studien mehr ausgeprägt. Die Daten belegen, dass der perioperative Überlebensvorteil von EVAR vor OR im Follow-up erhalten bleibt, was für eine weitere Verbreitung von EVAR als Erststrategie bei rAAA spricht.

Krankenhausfallaufkommen und Chirurgenvolumen bei rAAA

Kontopodis et al. (2021b) überprüften den Zusammenhang zwischen Krankenhausfallaufkommen und Fallaufkommen des Chirurgen auf die Ergebnisse bei Versorgung des rAAA. In diese systematische Übersicht wurden 13 Studien mit 120.116 Patienten eingeschlossen. Patienten, die in Niedervolumenzentren versorgt wurden, wiesen eine statistisch signifikant höhere perioperative Letalität im Vergleich zu solchen auf, die in Hochvolumenzentren versorgt wurden (Odds Ratio 1,39; 95 % CI 1,22 – 1,59). In der Subgruppenanalyse waren die Sterblichkeitsunterschiede zugunsten der Hochvolumenkrankenhäuser sowohl bei EVAR (Odds Ratio 1,61) als auch bei OR (Odds Ratio 1,50) nachzuweisen. Nach Adjustierung der Daten zeigte sich ein Nutzen für die Behandlung in Hochvolumenzentren nur für OR, nicht aber für EVAR. Unterschiede in der perioperativen Sterblichkeit zwischen Nieder- und Hochvolumenchirurgen waren weder bei EVAR noch bei OR signifikant. Die Daten sprechen für die Zentralisierung der Aortenchirurgie.

rAAA bei Achtzigjährigen

Zu den Ergebnissen von EVAR und OR bei achtzigjährigen Patienten mit rAAA erstellten Roosendaal et al. (2020) eine systematische Übersicht auf Basis von 8 retrospektiven Studien (7526 Patienten). Die Metaanalyse ergab eine gepoolte 30-Tagesterblichkeit von 43 % (95 % Konfidenzintervall (CI) 33–53) und eine 1-Jahressterblichkeit von 47 %. Patienten mit EVAR hatten ein signifikant geringeres 30-Tagesterblichkeitsrisiko im Vergleich zu OR (Risk Ratio (RR) 0,50, 95 % CI 0,38–0,67) und Sterblichkeitsrisiko nach 1 Jahr (RR 0,65, 95 % CI 0,44–0,96). Die Folgerung ist, dass die Sterblichkeit bei Versorgung rAAA von Achtzigjährigen mit dem Outcome über alle vergleichbar ist, mit signifikantem Vorteil von EVAR vor OR. Das Alter allein sollte Achtzigjährige nicht von der Behandlung ausschließen.

rAAA und Wochenendeffekt

Als Wochenendeffekt wird die höhere Sterblichkeit bei einem Eingriff am Wochenende verglichen mit wochentags verstanden. Inwieweit dies bei Versorgung rupturierter AAA zu beobachten ist, überprüften Leatherby et al. (2021) in einer systematischen Übersicht mit Metaanalyse (12 Studien, 95.856 Patienten). Patienten, die am Wochenende aufgenommen wurden, hatten nicht-adjustiert ein signifikant (p <0,001) höheres Krankenhaus-Sterblichkeitsrisiko (Odds Ratio 1,20). Gleiches galt im Trend für 30- und 90-Tageletalität. Kombiniert (30- und 90-Tageletalität) waren die Unterschiede zwischen Wochenende und wochentags signifikant (p<0,001). Die Krankenhausliegezeit war zwischen den Gruppen nicht signifikant unterschiedlich. Es besteht demnach bei der Versorgung von rAAA ein Wochenendeffekt, mit der Interpretation der Daten waren die Autoren aber sehr vorsichtig. Mehrheitlich handelte es sich um administrative Datenbanken, keine Studie machte Angaben zur hämodynamischen Situation des Patienten, das Wochenende war unterschiedlich definiert und bei den Ergebnissen konnte nicht zwischen OR und EVAR unterschieden werden.

5.2.5 Studien und Register

Langzeitergebnisse EVAR vs. OR

Yei et al. (2022) bildeten auf Basis eines Kollektivs von 32.760 Patienten der Medicare/VQI-Datenbank zwei Propensity Score gematchte Gruppen von je 2852 Patienten mit EVAR oder OR bei elektiver AAA-Versorgung. OR war zwar mit signifikant höheren Odds für 30-Tageletalität (Odds Ratio 3,56; p < 0,001) und Komplikationen assoziiert, ein Nachteil, der nach ein bis zwei Jahren aufgehoben war. Danach war die Sterblichkeit nach 6 Jahren bei OR signifikant niedriger als bei EVAR (35,6 % vs. 42,2 %; p = 0,002). Des Weiteren waren Rupturraten und Reinterventionen bei OR im Vergleich zu EVAR signifikant seltener (❏ Tab. 5.1). Die Autoren empfahlen demnach OR bei Patienten, die ungünstige Kandidaten für EVAR sind, in Anbetracht, dass OR nach 6 Jahren mit einer relativen Risikoreduktion der Sterblichkeit von 17 %, der Rupturrate von 24 % und der Reinterventionsrate von 33 % assoziiert war.

Eine weitere Propensity Score gematchte Kohortenstudie kam zu einer anderen Folgerung. Salata et al. (2019) bildeten unter 17.683 Patienten einer retrospektiven Populations-basierten Kohortenstudie aus Ontario, Canada zwei Gruppen von je 4010 Patienten mit elektiver endovaskulärer oder offener AAA-Versorgung. Das Überleben über alle betrug 8,9 Jahre. Verglichen mit OR war EVAR mit einer höheren Überlebensrate nach 1 Jahr assoziiert (94,0 % vs. 91,0 %) und einem höheren Überleben frei von schweren unerwünschten kardiovaskulären Ereignissen nach 4 Jahren (72,9 % vs. 69,9 %). Hingegen war die kumulative Inzidenz an Reinterventionen nach 7 Jahren höher bei EVAR (45,9 % s. 42,2 %).

▢ Tab. 5.1 Ergebnisse nach elektiver endovaskulärer und offener Versorgung des BAA. Daten der Vascular Quality Initiative der Jahre 2003–2018. Propensity-Score gematchter Vergleich. (Nach Yei et al. 2022)

Parameter	EVAR (n = 2842)	OR (n = 2842)	P
Perioperatives Outcome			
- Tod, n (%)	33 (1,2)	114 (4,0)	<0,001
- Beinischämie, n (%)	25 (0,9)	58 (2,0)	<0,001
- Intestinale Ischämie, n (%)	10 (0,4)	121 (4,3)	<0,001
- respiratorische Komplikationen, n (%)	57 (2,0)	302 (10,6)	<0,001
- keine Entlassung nach Hause, n (%)	207 (7,3)	813 (28,6)	<0,001
Tod			
- nach 1 Jahr, n (%)	241 (9,2)	253 (9,3)	0,49
- nach 6 Jahren, n (%)	608 (41,2)	548 (35,6)	0,002
Ruptur			
- nach 6 Jahren, n (%)	149 (8,3)	117 (5,8)	0,03
Reintervention			
- nach 6 Jahren, n (%)	267 (16,0)	190 (11,6)	<0,001

Letztlich fanden sich in einem Follow-up von bis maximal mehr als 13 Jahren keine statistisch signifikanten Unterschiede im Outcome nach EVAR und OR.

Dem altersabhängigen Überleben nach EVAR und OR gingen Varkevisser et al. (2022) anhand des Registers der VQI der Jahre 2003 bis 2021 nach. Es handelte sich um 48.074 Patienten mit elektiver AAA-Versorgung (89 % EVAR). 7940 Patienten (17 %) waren <65 Jahre alt, 29.555 (61 %) waren 65–79 Jahre und 10.579 (22 %) waren 80 Jahre alt oder älter. In dieser Analyse war EVAR in der Kohorte der Patienten <65 Jahre mit einer höheren Propensity Score adjustierten Langzeitsterblichkeit im Vergleich zu OR assoziiert (HR 1,39; p = 0,026). In der mittleren Alterskohorte war die Langzeitsterblichkeit bei beiden Verfahren ähnlich, während EVAR bei Patienten ≥80 Jahre mit einem geringeren Langzeitsterblichkeitsrisiko assoziiert war (HR 0,63; p = 0,004). In dieser Analyse profitierten demnach hinsichtlich des Langzeitüberlebens die jüngeren Patienten <65 Jahre von OR, die Hazard Ratio war bei EVR höher, das galt für weibliches Geschlecht, einen Aneurysmadurchmesser von mehr als 65 mm und das Fehlen von koronarer Herzerkrankung, Herzinsuffizienz und Niereninsuffizienz. Bei jüngeren, gesunden Patienten mit geringem Operationsrisiko und relativ langer Lebenserwartung kommt folglich OR infrage, während für die meisten Patienten EVAR die bevorzugte Therapieoption bei elektiver AAA-Versorgung ist.

Langzeitreinterventionsrate nach EVAR

Die Langzeitreinterventionsrate nach EVAR bestimmten Columbo et al. (2021a) bei 12.911 Patienten des Registers der Vascular Quality Initiative. Eingeschlossen waren Patienten mit intaktem und rupturiertem

AAA. (89,1 % der Eingriffe waren elektiv). Die Reinterventionsrate nach 3 Jahren betrug 15 %, nach 10 Jahren 33 %. Fünf Faktoren waren Prädiktoren für eine Reintervention: Operationszeit $\geq$3,0 Stunden; Aneurysmadurchmesser $\geq$6,0 cm; ein Iliacalaneurysma $\geq$2,0 cm; Notfalleingriff; Aorteneingriff in der Anamnese. Patienten ohne Risikofaktoren hatten eine 3-Jahre-Reinterventionsrate von 12 % und nach 10 Jahren von 26 %. Patienten mit multiplen Risikofaktoren kamen auf eine 3-Jahre-Reinterventionsrate von 72 %. Eine suprarenale Fixation war nicht mit einer Reintervention assoziiert. Es kann gefolgert werden, dass 1 von 3 überlebenden Patienten eine Reintervention in der ersten Dekade nach EVAR erfahren. Beinahe Zwei-Drittel dieser Reinterventionen waren mit einem Krankenhausaufenthalt von 3 und mehr Tagen assoziiert. 5 % der Patienten erlitten eine Spätruptur. Die Daten sprechen dafür, bei Patienten mit einem hohen Reinterventionsrisiko und guter Langzeitprognose die offene AAA-Versorgung an Stelle von EVAR ins Auge zu fassen. Außerdem bestätigen sie die Notwendigkeit einer langfristigen Überwachung des EVAR-Patienten.

Columbo et al. (2021b) haben des Weiteren die Daten von 1207 Medicare-Patienten analysiert, die in dem Register der Vascular Quality Initiative nach EVAR erfasst waren. Die Reinterventionsrate bei EVAR betrug nach 5 Jahren 18 %. Von diesen Patienten hatten 154 (73,7 %) eine einmalige Reintervention, 40 (19,1 %) Patienten zwei Reinterventionen und 15 (7,2 %) drei oder mehr Reinterventionen. Die medianen Kosten für die Index-EVAR-Hospitalisierung betrugen $25.745 (Interquartil-Spanne $21.131-$28.774) und die medianen Kosten für die Reinterventionen $22.165 (Interquartil-Spanne $17.152-$29.605). Die Kosten der Reintervention entsprachen damit den Kosten der Indexoperation. Bei multiplen Reinterventionen stiegen die kumulativen Kosten weiter an, mit Kosten bei jeder Reintervention, die ähnlich denen der Indexoperation waren. Die Autoren forderten weitere Kosten-Effektivitäts-Studien zu EVAR, da diese hohen Reinterventionsraten und Kosten eine strenge Selektion von EVAR als Erststrategie erforderlich machen.

EVAR bei Patienten, nicht-fit für OR

Von 16.183 EVAR-Patienten, die in dem Register der Vascular Quality Initiative erfasst wurden, waren von dem behandelnden Chirurgen 1782 Patienten aus medizinischen Gründen (kardiale oder pulmonale Instabilität; Gebrechlichkeit) oder wegen eines feindlichen Abdomens wegen zu hohem Risiko als nicht geeignet für ein offenes Vorgehen angesehen worden. Wie die perioperativen und Langzeitergebnisse in diesem Kollektiv nach EVAR aussehen, im Vergleich zu den übrigen EVAR-Patienten (n = 14.401), untersuchten Chang et al. (2021) retrospektiv. Die nicht-geeigneten Patienten wiesen mehr kardiopulmonale Komplikationen auf (6,5 % vs. 3 %; p < 0,001) und hatten eine höhere perioperative Sterblichkeit (1,7 % vs. 0,6 %; p < 0,001) und höhere Sterblichkeit nach 1 und 5 Jahren (13 % und 29 % bei „nicht geeignet" vs. 5 % und 14 % bei der Kontrolle; p < 0,001). Das Reinterventions-freie Überleben war nach 1 und 5 Jahren in der Kontrolle signifikant höher verglichen mit den nicht-geeigneten Patienten (93 % und 82 % vs. 85 % und 68 %; p < 0,001). Bei niedriger perioperativer Sterblichkeit war demnach bei Patienten, die vom behandelnden Chirurgen als nicht geeignet für OR angesehen wurden, die Langzeitsterblichkeit nach EVAR recht hoch, aufgrund der allgemeinen Komorbidität. Ein feindliches Abdomen hatte kein zusätzliches Risiko bei EVAR. Die subjektive Einschätzung des Chirurgen hinsichtlich des Operationsrisikos war unabhängig von der Komorbidität des Patienten ein wichtiger Prädiktor für die kurz- und langfristige Sterblichkeit nach EVAR, was die Bedeutung einer gemeinsamen Entscheidungsfindung von Patient und Chirurg bei der Indikationswahl (EVAR oder OR) unterstreicht.

Elektive AAA-Versorgung und Malignominzidenz

In einer Kohorte von 8663 Patienten mit elektiver AAA-Versorgung (82 % EVAR) fanden Roush et al. (2022) 270 Patienten (3,12 %) mit einer Karzinomdiagnose. Tumoren der männlichen reproduktiven Organe (24,8 %) und Lunge (24,4 %) waren die häufigsten Diagnosen. Patienten mit Malignom wurden im Vergleich zu Patienten ohne Tumor häufiger mit EVAR versorgt und wiesen in einer multivariablen Analyse einen signifikant längeren Krankenhausaufenthalt und häufiger Infektionen und ein Lungenversagen auf. Ein Malignom war aber nicht mit Krankenhausletalität, kardialen Komplikationen, Schlaganfall oder vaskulären Komplikationen assoziiert. Bei Karzinompatienten war EVAR mit einer größeren Wahrscheinlichkeit postoperativer Komplikationen als OR assoziiert, des Weiteren war bei Männern mit Malignom der negative Effekt auf die postoperative Komplikationsrate ausgeprägter als bei Frauen. Die entscheidende Frage, wie sich die Malignominzidenz auf das Langzeitergebnis auswirkt, konnte diese Erhebung allerdings nicht beantworten.

Dazu machten Ettengruber et al. (2022) in einer Kohortenstudie mit 18.802 primär tumorfreien Patienten (EVAR n = 14.218, OR n = 4584) Aussagen. In ihrer Studie entwickelten 30,1 % der Patienten nach EVAR und 27,6 % nach OR in einer Beobachtungsperiode von bis zu 9 Jahren ein Malignom. Das Kaplan-Meier geschätzte Überleben machte nach 9 Jahren 27,0 % bei Patienten mit Malignom vs. 55,4 % bei den Patienten ohne Malignom aus (p < 0,001). 48 % aller EVAR-Patienten und 53,4 % aller OR überlebten in der Beobachtungsperiode von 9 Jahren (p = 0,219). In der Cox-Regressionsanalyse gab es im Gesamtkrankengut keine Unterschiede in der post-operativen Malignominzidenz zwischen EVAR und OR, jedoch zeigte EVAR im Vergleich zu OR ein erhöhtes Risiko für die Entwicklung abdomineller Karzinome (HR 1,20; 95 % CI 1,07–1,35, p = 0,002). Inwieweit dies mit der höheren Strahlenbelastung bei EVAR (intraoperativ und im Follow-up) zusammenhängen könnte, muss offen bleiben.

Krankenhausfallaufkommen und Outcome bei EVAR und OR

Brown et al. (2022) identifizierten in der Datenbank der Vascular Quality Initiative der Jahre 2003 bis 2019 insgesamt 67.073 Eingriffe bei intaktem AAA, darunter 11.601 (17,3 %) offene Eingriffe. Das mediane jährliche Fallvolumen der Krankenhäuser war 7,4 (Interquartil-Spanne 3,0 −13,3) für OR und 35,4 (Interquartil-Spanne 18,8 −59,8) für EVAR. Von den 223 Krankenhäusern, die offene Eingriffe durchführten, hatten lediglich 11 (4,9 %) jährlich ≥15 OR durchgeführt. Die Autoren überprüften die Risiko-adjustierten Sterblichkeitsraten für jedes Krankenhaus und fanden für OR eine perioperative Letalität von 1,3 % bis 8,2 % und für EVAR eine Letalität von 0,3 % bis 2,8 %. Für OR konnten sie einen abnehmenden Trend in der Klinikletalität mit ansteigendem jährlichen Fallaufkommen beobachten, mit einem Abfall von 0,012 % in der Sterblichkeit mit jedem zusätzlichen jährlichen Fall (p = 0,05), bei EVAR ließ sich eine solche Beziehung nicht zeigen. Die Botschaft dieser Untersuchung war, dass die meisten Krankenhäuser keine ausreichende Zahl an offenen Eingriffen durchführten, um eine verlässliche Korrelation zwischen Fallvolumen und 30-Tageletalität erstellen zu können. Bei den geringen Fallzahlen war die Beziehung zwischen Fallaufkommen und Klinikletalität bei OR zwar vorhanden, aber geringer als erwartet. Für EVAR ließ sich eine Beziehung zwischen Fallvolumen und Outcome nicht beobachten.

Krankenhausfallaufkommen und Chirurgenvolumen bei OR

Der Beziehung zwischen Fallaufkommen des Chirurgen und des Krankenhauses und der perioperativen Letalität bei OR gingen Sharma et al. (2021) anhand des Registers der Vascular Quality Initiative nach. 3078 Patienten hatten sich einer elektiven OR eines AAA unterzogen, ausgeführt von 520 Chirurgen in 128 Krankenhäusern. Das postoperative Sterblichkeitsrisiko nach 30 und 90 Tagen betrug 4,1 % bzw. 5,4 %. Fallaufkommen von Chirurg und Krankenhaus korrelierten invers mit der 30-Tageletalität (◨ Tab. 5.2). Mit einer 96 %igen Wahrscheinlichkeit erreichten Chirurgen, die 4 oder mehr OR pro Jahr durchführten, eine 30-Tageletalität <5 % (Zielmarke). Chirurgen mit höherem Fallaufkommen erreichten die Zielmarke (30-Tageletalität <5 %) unabhängig vom Fallaufkommen des Krankenhauses, während Chirurgen mit geringerem Fallaufkommen dieses Ziel nur in Hochvolumenkrankenhäusern erreichten. In dieser Untersuchung wurde beobachtet, dass Krankenhäuser mit ≥10 OR/Jahr die 30-Tageletalität <5 % verwirklichten. Insgesamt war das Fallaufkommen von Chirurg und Krankenhaus sehr niedrig, das mediane jährliche Chirurgenvolumen betrug nur 2,5 Eingriffe für Patienten, die überlebten und 1,6 für die Patienten, die verstarben. Das Fallaufkommen des Krankenhauses machte 9,4 Fälle für die Überlebenden und 6,5 für Patienten, die verstarben, aus. Von 520 Chirurgen hatten 489 (94 %) weniger als 4 OR des AAA jährlich vorgenommen. In 116 von 128 Krankenhäusern (91 %) erfolgten durchschnittlich weniger als 10 OR pro Jahr. Die Autoren wiesen darauf hin, dass Patientensicherheitsorganisationen jährlich 7 OR/Chirurg und 10 OR/Krankenhaus gefordert haben, davon ist die Regionalisierung der offenen AAA-Versorgung in den USA noch weit entfernt.

Scali et al. (2021) überprüften zum einen die Beziehung zwischen chirurgischem jährlichem Fallaufkommen und Outcome und zum anderen die Beziehung der klinischen Erfahrung des Chirurgen zum Outcome bei offener Versorgung des AAA anhand von 11.900 Eingriffen (elektiv 70 %, nicht-elektiv

◨ **Tab. 5.2** Einfluss des Fallaufkommens von Krankenhaus und Chirurg auf die Ergebnisse der offenen elektiven Versorgung des BAA. Daten der Vascular Quality Initiative. (N. Sharma et al. 2021)

Chirurg/Fälle pro Jahr (n)	Mittlere 30-Tage-Sterblichkeit (%)	Wahrscheinlichkeit einer Letalität <5 %	Mittlere 90-Tage-Sterblichkeit (%)
2	4,7	0,68	6,2
4	3,5	0,97	4,4
6	2,3	>0,99	2,8
8	1,4	>0,99	1,6
10	1,0	>0,99	1,0
Krankenhaus/Fälle pro Jahr (n)			
5	4,3	0,85	5,5
10	4,2	0,91	5,4
20	3,9	0,87	5,2
40	2,7	0,97	3,8

30 %) in der Vascular Quality Initiative Datenbank der Jahre 2003 bis 2019. Die Erfahrung des Chirurgen wurde chronologisch definiert als Praxis-Jahre nach Ausbildung ($\leq$5 Jahre n = 1667; 6–10 Jahre n = 1887; 11–15 Jahre, n = 1806; $\geq$16 Jahre n = 6540). Das jährliche Fallaufkommen betrug im Median 5 Fälle pro Jahr. Die praktische Erfahrung hatte nicht-adjustiert keine Assoziation mit der 30-Tageletalität. Allerdings hatten erfahrene Chirurgen signifikant weniger Komplikationen nach elektiver OR. Auch waren die Operationszeit, der geschätzte Blutverlust und die renalen/viszeralen Ischämiezeiten bei weniger erfahrenen Chirurgen signifikant größer. Insgesamt korrelierte das Outcome nach OR des AAA besser mit dem jährlichen Fallaufkommen des Chirurgen als mit den kumulierten Jahren klinischer Praxis. Die Ergebnisse von Chirurgen mit kurzer und langer beruflichen Karriere waren ähnlich abhängig von dem Fallaufkommen. Die Botschaft war, dass unabhängig vom Alter des Chirurgen die besten Ergebnisse bei elektiver und nicht-elektiver offener AAA-Versorgung erzielt wurden, wenn die Chirurgen ein minimales Fallaufkommen von mehr als 5 Fällen jährlich beibehalten konnten.

Die Volumen-Ergebnis-Beziehung bei elektiver offener Versorgung des AAA untersuchten auch Geiger et al. (2022) in einer Kohorte von 7594 Eingriffen, durchgeführt von 542 Chirurgen in 137 Krankenhäusern über einen Zeitraum von 12 Jahren. Das mittlere jährliche Fallaufkommen der Zentren war 12,9 Fälle pro Jahr (Median 7 Fälle). Zentren mit einem jährlichen Fallvolumen von >10 Fällen und einer Klinikletalität <5 % hatten eine relative Risikoverbesserung von 32,5 % im 1-Jahresüberleben. Eingriffe, die von Chirurgen mit einem jährlichen Fallvolumen von wenigstens 7 offenen Aorteneingriffen vorgenommen wurden, in Krankenhäusern mit einer Klinikletalität <5 %, wiesen eine Verbesserung um relative 33,2 % im Überleben über alles und in den Komplikationsraten

nach 1 Jahr auf. In der multivariaten Analyse war das Hospitalvolumen für die Ergebnisse weniger bedeutsam als eine etablierte Krankenhausletalität von <5 % und das Fallaufkommen des Chirurgen. Es ließ sich folgern, dass die elektive offene Versorgung von AAA nur von Hochvolumenchirurgen mit wenigstens 7 offenen Aorteneingriffen jährlich in Krankenhäusern mit einer nachgewiesenen Klinikletalität <5 % erfolgen sollte.

Aneurysmadurchmesser (Indikationsstellung) bei EVAR

Inwieweit in den USA die gegenwärtige Praxis bei der Indikationsstellung von EVAR mit den Leitlinien übereinstimmt, die die elektive AAA-Versorgung erst bei Aneurysmen von 5,5 cm oder größer bei Männern und 5,0 cm bei Frauen empfehlen, untersuchten Scali et al. (2022) im Vascular Quality Initiative (VQI) EVAR-Register. Gut ein Drittel (n = 9675) von insgesamt 25.112 EVAR wurden bei eine Durchmesser unterhalb der in den Leitlinien definierten Grenzwerte vorgenommen. 22 % der nicht-konformen Eingriffe erfolgten bei Patienten mit hohem physiologischen Risiko. Das 1-Jahresüberleben dieser Hochrisikopatienten, die außerhalb der Leitlinien mit EVAR versorgt wurden, war schlechter als das der Patienten mit niedrigem und mittleren Risiko, deren Eingriffe innerhalb der Leitlinienempfehlungen erfolgten. Die Autoren wiesen auf die ökonomischen Gründe für diese Übertretung der Leitlinien hin, die dem Patienten keinen Gewinn bringt, wenn das jährliche Rupturrisiko unter Überwachung bei 0,28 % bis 0,4 % liegt, die 30-Tagesterblichkeit bei den nicht-konformen Elektiveingriffen in dieser Analyse aber 0,6 % ausmachte. Die Autoren forderten Incentives, die Leitlinien besser einzuhalten.

Unterschieden im Prozentsatz an AAA, die unterhalb der empfohlenen Grenzwerte in den USA und Canada versorgt werden, gingen Li et al. (2022) anhand der VQI-Datenbank nach. Es handelte sich um

51.455 US-Patienten und 1451 Patienten aus Canada. Die Patienten in den USA wurden häufiger endovaskulär therapiert (83,7 % vs. 68,4 %). Der Prozentsatz an AAA, der unterhalb der empfohlenen Grenzwerte versorgt wurden, betrug in den USA 38,8 %, in Canada 15,2 % (p < 0,001). Faktoren, die mit dem Unterschreiten der Grenzwerte assoziiert waren, waren USA-Region, männliches Geschlecht und EVAR. Die Krankenhaussterblichkeit war gering (USA 1,0 % vs. Canada 0,8 %) und die 1-Jahressterblichkeit war zwischen beiden Ländern ähnlich (Hazard Ratio 0,96; p = 0,79). Die Autoren führten den Unterschied in den Indikationsstellungen vor allem auf den häufigeren Einsatz von EVAR in den USA zurück. Während in Canada 62,3 % der EVAR Patienten als nicht-fit für OR angehen wurden, waren dies in den USA nur 14,5 %. Die Autoren betonten, dass die weite Indikationsstellung in den USA den Patienten keinen Überlebensvorteil im Vergleich zu den kanadischen Patienten brachte und dass in den AAA-Rupturraten keine Unterschiede zwischen den USA und Canada bestehen. Gefordert wurden Qualitätssicherungsprogramme, um die Behandlung des AAA auf Basis der Leitlinienempfehlungen in den USA sicherzustellen.

Endovaskuläre vs. offene Behandlung von juxtarenalen AAA

Über das perioperative Ergebnis mit EVAR und OR bei Patienten mit juxtarenalem AAA berichteten von Meijenfeldt et al. (2022) anhand des Dutch Surgical Aneurysm Audit (DSAA), ein in den Niederlanden verpflichtendes Audit. In dieser retrospektiven Erhebung wurden 258 Patienten mit OR, 197 mit komplexer EVAR (Chimney/fenestriert) versorgt. Patienten mit OR wiesen signifikant mehr Majorkomplikationen (45 % vs. 21 %), Minorkomplikationen (34 % vs. 23 %) und eine höhere Sterblichkeit (6,6 % vs. 2,5 %; p = 0,046) auf. Im klinischen Alltag erwies sich demnach

EVAR hinsichtlich perioperativer Morbidität und Letalität bei Versorgung juxtarenaler AAA dem offenen Vorgehen überlegen. Langzeitergebnisse stehen aus.

Ruptur kleiner Aneurysmen

Das Outcome von Patienten mit kleinen rupturierten AAA (definiert bei Männern als AAA-mit Durchmesser <5,5 cm, bei Frauen mit Durchmesser <5,0 cm) wurde von Bellamkonda et al. (2021) anhand der NSQIP-Datenbasis untersucht. Unter 1612 Patienten hatten 167 (10,4 %) ein kleines rAAA. Die Patienten mit größeren AAA (n = 1445) dienten der Kontrolle. EVAR wurde bei kleinen rAAA häufiger verwendet (78,7 % vs. 65,2 %; p<0,01). Die Klinikletalität war bei den kleinen rAAA mit 17 % signifikant geringer als bei Versorgung größerer rAAA mit 24,7 % (p<0,04). Jedoch war die Größe des rAAA in der multivariablen Analyse nicht unabhängig mit der Sterblichkeit assoziiert. In der Gruppe der großen rAAA fanden sich mehr Patienten mit Ruptur und Hypotension, der Eingriff war damit bei günstigerer Hämodynamik bei den kleinen rAAA weniger dringlich. Auch war der ASA-Score bei Patienten mit größeren rAAA höher und bei den kleinen AAA wurde EVAR signifikant häufiger eingesetzt. Letztlich war demnach die Aneurysmagröße als solche nicht mit der Sterblichkeit bei rAAA assoziiert.

Outcome nach Versorgung des rAAA

Varkevisser et al. (2020) identifizierten in dem Register der Vascular Quality Initiative 4638 rAAA-Versorgungen und verglichen die Ergebnisse (5-Jahres-Überlebensrate) in einer frühen (Jahre 2004 bis 2012) mit denen in einer späten Kohorte (Jahre 2013 bis 2018). In der frühen Kohorte befanden sich 409 EVAR und 558 OR, in der späten 2250 EVAR und 1421 OR. Zusätzlich wurde ein Propensity-Matching vorgenommen, mit 366 Paaren späte vs. frühe EVAR-Versorgung und 391 Paaren späte vs. frühe OR-Versorgung. Vor dem Matching zeigten EVAR-Patienten in der späten Kohorte verglichen mit der frühen eine höhere 5-Jahresüberlebensrate (59 % vs. 47 %; p<0,001). Gematcht war die 5-Jahresüberlebensrate spät vs. früh (63 % vs. 49 %). Bei OR ergaben sich keine Unterschiede in den nicht-adjustierten 5-Jahresüberlebensraten zwischen früh und spät (52 % vs. 44 %; p = 11). Gematcht waren ebenfalls keine Unterschiede in der 5-Jahresüberlebensrate bei OR nachweisbar (52 % spät und 49 % früh). In der frühen Kohorte gab es keine Unterschiede zwischen EVAR und OR, während in der späten Kohorte EVAR mit einer höheren Überlebensrate im Vergleich zu OR assoziiert war (63 % vs. 54 %; p<0,001). Da die 5-Jahresüberlebensrate sich über die Zeit nur bei EVAR verbesserte, war EVAR demnach zunehmend die zu bevorzugende Strategie bei rAAA.

80-jährigen Patienten ist EVAR aber OR eindeutig überlegen.

3. Wenn anatomisch machbar, ist EVAR bei der Versorgung eines rAAA OR vorzuziehen.

4. Es besteht eine eindeutige Beziehung zwischen Spezialisierung und Ergebnis, die Ergebnisse bei AAA-Versorgung sind signifikant besser, wenn die Patienten von Spezialisten in Zentren mit größerem Fallaufkommen behandelt werden. Die Empfehlung der SVS, OR nur in Zentren mit einem jährlichen Fallvolumen von wenigstens 10 offenen Aortenoperationen jeglichen Typs und einer dokumentierten perioperativen Sterblichkeit von 5 % oder weniger durchzuführen, können generell als Mindestanforderung gelten.

5.3   Fazit für die Praxis

> **Übersicht**
>
> 1. Die Leitlinien empfehlen für Männer mit geringem oder akzeptablem chirurgischem Risiko die elektive Versorgung eines intaktem fusiformen AAA von ≥5,5 cm, für Frauen bei einem maximalen Durchmesser von 5,0 bis 5,4 cm. Bei einer AAA-Größenzunahme von >10 mm/Jahr soll unabhängig vom AAA-Durchmesser eine Indikation zur Operation gesehen werden Es gibt keinerlei Evidenz, diese Grenzwerte bei endovaskulärer Versorgung zu unterschreiten.
>
> 2. EVAR und OR gelten bei der Versorgung des intakten AAA als weitgehend gleichwertig, was das Langzeitoutcome betrifft. Bei über

5.4   Perioperatives Management

5.4.1   Modifizierbare Risikofaktoren

In einer systematischen Übersicht stellten Khashram et al. (2017) Faktoren heraus, die das Überleben nach elektiver endovaskulärer (EVAR) oder offener (OAR) Versorgung eines Bauchaortenaneurysmas (AAA) signifikant positiv oder negativ beeinflussten. Die Gabe von Statinen, Aspirin, Betablockern und höhere Hämoglobinspiegel waren mit einem verbesserten Überleben assoziiert, während umgekehrt Rauchen und eine nicht korrigierte Herzerkrankung einen negativen Einfluss hatten.

Zur medikamentösen Behandlung vaskulärer Risikofaktoren bei Patienten mit AAA liegt ein Cochrane Review vor (Robertson et al. 2017). Untersucht wurde die Langzeit-Effektivität einer Thrombozytenaggregationshemmung, einer antihypertensiven Therapie oder einer Lipid-senkenden Medikation hinsichtlich Sterblichkeit und kardiovaskulären Ereignissen bei Patienten mit AAA. Über die Effektivität der genannten Maßnahmen konnten keine evidenzbasierten Aussagen gemacht werden, aufgrund des Fehlens randomisierter Studien.

Rauchen

Die deutsche S3-Leitlinie zum Bauchaortenaneurysma (Debus et al. 2018) empfiehlt
- Patienten sollen von den behandelnden Ärzten angehalten werden, das Rauchen aufzugeben, speziell auch nach AAA-Versorgung.

Studienlage

Über die Auswirkungen eines kurz- und längerfristigen präoperativen Aufgebens des Rauchens auf die Ergebnisse der elektiven AAA-Versorgung und die der peripheren Bypasschirurgie berichteten Arinze et al. (2019) anhand von insgesamt 15.950 Patienten der VQI. Während eine kurzfristige Aufgabe des Rauchens (<8 Wochen präoperativ) keinen signifikanten Einfluss auf das Ergebnis hatte, wurde bei Patienten, die längerfristig (>8 Wochen) präoperativ das Rauchen aufgaben, nach AAA-Versorgung eine signifikante Reduktion postoperativer pulmonaler Komplikationen im Vergleich zu der Gruppe mit kurzfristigem Aufgeben des Rauchens und gegenwärtigen Rauchern beobachtet (Odds Ratio 0,49).

Statintherapie

Die deutsche S3-Leitlinie zum Bauchaortenaneurysma (Debus et al. 2018) empfiehlt
- Patienten mit einem AAA und kardiovaskulärer Komorbidität sollen zur kardiovaskulären Protektion Statine erhalten, sofern keine Kontraindikationen bestehen.
- Die präprozedurale Initiierung einer Statintherapie sollte bei Patienten mit einem Gefäßeingriff erwogen werden, idealer-

weise wenigstens zwei Wochen vor dem Eingriff.

In der Leitlinie der ESVS (Wanhainen et al. 2019) heißt es
- Statine werden vor (wenn möglich, wenigstens 4 Wochen) elektiver AAA-Versorgung empfohlen, um die kardiovaskuläre Morbidität zu reduzieren. (Empfehlungsklasse I, Evidenzlevel A)

Studienlage

Es liegen zwei systematische Übersichten mit Metaanalysen vor. Auf Basis von einer Fall-Kontrollstudie und 21 Kohortenstudien (80.428 Patienten) kamen Salata et al. (2018) zu dem Schluss, dass der Gebrauch von Statinen zu einer Reduktion des AAA-Wachstums von im Mittel 0,82 mm/Jahr führt. Ebenso senken Statine die Rupturrate signifikant (Odds Ratio, OR 0,63). Die präoperative Gabe von Statinen ist mit einer signifikant geringeren 30-Tagesterblichkeit nach elektiver AAA-Versorgung assoziiert (OR 0,55). Die Botschaft war, dass alle Gesundheitsanbieter, die Patienten mit AAA betreuen, bei diesen eine Statintherapie einleiten sollten, auch in Abwesenheit von anderen kardiovaskulären Indikationen einer Statinbehandlung. Die zweite Metaanalyse prüfte den Langzeitnutzen einer Statintherapie nach EVAR oder OAR (Risum et al. 2021). Die gepoolten Daten zeigten, dass eine Statinbehandlung bei 69.790 Patienten in einem medianen Follow-up von 3,1 Jahren mit einer relativen Risikoreduktion der Sterblichkeit von 35 % assoziiert war. Die Autoren forderten, die Statinbehandlung nach Aneurysmaversorgung in den Leitlinien festzuschreiben.

Alshaikh et al. (2018a) gingen bei der Auswertung der Daten einer Kohorte von insgesamt 6497 Patienten der Frage nach, inwieweit eine perioperative Statingabe die postoperative Sterblichkeit nach OAR beeinflusst. Sie fanden eine niedrigere Klinikletalität, die von der Höhe der Dosierung der Statine (mäßig, hoch, supratherapeutisch) unabhängig war. Im Gegensatz hierzu beobachteten O'Donnell et al. (2018) bei der Auswertung der Datenbank der VQI (37.950 Patienten) keinen Einfluss einer perioperativen Statintherapie auf die unmittelbare postoperative Letalität nach AAA-Versorgung, jedoch war das Langzeitüberleben bei den Patienten mit perioperativer Statintherapie besser. Einen gleich günstigen Effekt auf das Langzeitüberleben hatte eine Statinbehandlung auch dann, wenn sie erst postoperativ bei Entlassung des Patienten aus stationärer Behandlung eingeleitet wurde.

Thrombozytenaggregationshem mer

Die deutsche S3-Leitlinie zum Bauchaortenaneurysma (Debus et al. 2018) empfiehlt

- Bei kardiovaskulärer Komorbidität sollte Patienten mit AAA die Therapie mit Thrombozytenaggregationshemmern empfohlen werden.
- Bei Patienten mit AAA soll perioperativ die Gabe von ASS im Rahmen der Sekundärprävention fortgesetzt werden. Ein Absetzen erfolgt nur aufgrund individueller Risikoabwägung.

Studienlage

Zur antithrombotischen Therapie bei Patienten mit AAA existiert eine Übersicht von Cameron et al. (2018). Die Autoren kamen zu dem Schluss, dass eine Therapie mit Thrombozytenaggregationshemmern Standard bei den meisten kardiovaskulären Erkrankungen ist und unter diesem Aspekt auch bei Patienten mit AAA eingesetzt wird. Allerdings konnten retrospektive Studien bisher keine Verbesserung des Outcomes unter Aspirintherapie demonstrieren. Randomisierte Studien gibt es nicht. Unter dem Aspekt, dass Patienten mit AAA verglichen mit der Allgemeinbevölkerung eine Hazard

Ratio von 2 für Herzinfarkt und Schlaganfall haben, mit signifikanter Reduktion der Lebenserwartung, wird aber empfohlen, bei allen AAA-Patienten eine lebenslange Prophylaxe mit Aspirin zu initiieren (Eldrup et al. 2012).

Hingewiesen werden muss in diesem Zusammenhang auf eine dänische Registererhebung mit 4010 Patienten mit rAAA (Wemmelund et al. 2017). Die Autoren verglichen Patienten, die vor der Einweisung Aspirin erhalten hatten mit solchen, bei denen dies nicht der Fall war. In dieser Analyse erhöhte die Aspirinbehandlung nicht das Rupturrisiko, jedoch war die Sterblichkeit nach Ruptur bei Patienten unter Thrombozytenaggregation signifikant erhöht. Inwieweit die erhöhte Letalität auf Komplikationen wegen exzessiver Blutungen unter Aspirin-induzierter veränderter Koagulation zurückzuführen war, konnte nicht sicher abgeklärt werden.

Betablocker

In der Leitlinie der European Society of Cardiology (ESC) und der European Society of Anaesthesiology (ESA) (Kristensen et al. 2014) wird vermerkt:

- Die präoperative Einleitung einer Betablocker-Behandlung kann bei Patienten in Betracht gezogen werden, bei denen ein Hochrisikoeingriff geplant ist und die zwei klinische Risikofaktoren oder einen ASA 3-Status haben.
- Die präoperative Einleitung einer Betablocker-Behandlung wird bei Patienten, bei denen ein Eingriff mit niedrigem Risiko vorgesehen ist, *nicht* empfohlen.

In der Leitlinie der ESVS (Wanhainen et al. 2019) heißt es:

- Der Anfang mit einer Betablocker-Therapie vor einer AAA-Versorgung wird *nicht* empfohlen. (Empfehlungsklasse III, Evidenzlevel A)

Studienlage

Die umfassendste Metaanalyse und systematische Übersicht zum perioperativen Outcome von Patienten mit vaskulärer und endovaskulärer Chirurgie unter Betablockern wurde von Hajibandeh et al. (2017) erstellt. Die Autoren kamen zu dem Schluss, dass der perioperative Einsatz von Betablockern das Risiko kardiovaskulärer und/oder zerebrovaskulärer Komplikationen nicht reduziert. Betablocker sollten nicht routinemäßig perioperativ bei vaskulären und endovaskulären Eingriffen eingesetzt werden.

Gegen diese und die zurückhaltenden Empfehlungen der ESC (Kristensen et al. 2014) wird eingewendet, dass sie nicht spezifisch für das AAA ausgelegt seien. Alshaikh et al. (2018b) berichteten die größte spezifische Serie zur offenen Versorgung des AAA unter Betablockern. Von 6515 Patienten erhielten 5423 (83,2 %) perioperativ Betablocker. Patienten mit Betablockern entwickelten häufiger größere unerwünschte Ereignisse (45,6 % vs. 35,2 %; p < 0,001), jedoch war das Erholungsversagen („failure to rescue") unter Betablockertherapie signifikant geringer (7,6 % vs. 19,5 %; p < 0,001). Im multivariablen logistischen Regressionsmodell war die Betablocker-Behandlung mit einer um 57 % bzw. 81 % niedrigeren Odds für Sterblichkeit bei Patienten ohne bzw. mit einer Koronarerkrankung in der Anamnese assoziiert. Nach dieser retrospektiven Erhebung ist demnach eine perioperative Betablockertherapie bei OAR sinnvoll, jedoch fehlen randomisierte Studien für eine eindeutige Stellungnahme.

Präoperative Koronarrevaskularisa tion

Die deutsche S3-Leitlinie zum Bauchaortenaneurysma (Debus et al. 2018) empfiehlt:
- Die Koronarrevaskularisation vor AAA-Versorgung sollte bei Patienten mit akutem Herzinfarkt mit oder ohne ST-Erhöhung, instabiler Angina oder stabiler Angina mit Erkrankung des linken Hauptstamms oder 3-Gefäßerkrankung erfolgen.

In der Leitlinie der ESVS (Wanhainen et al. 2019) heißt es:
- Bei Patienten mit stabiler Koronararterienerkrankung wird die routinemäßige Koronarrevaskularisation vor elektiver AAA-Versorgung *nicht* empfohlen. (Empfehlungsklasse III, Evidenzlevel B)
- Bei Patienten mit instabiler Koronararterienerkrankung oder solchen, bei denen ein hohes Risiko kardialer Ereignisse nach AAA-Versorgung in Betracht kommt, sollte die prophylaktische präoperative Koronarrevaskularisation in Erwägung gezogen werden. (Empfehlungsklasse IIa, Evidenzlevel B)

Studienlage

Zur Koronarrevaskularisation mittels Koronarbypass (CABG) oder perkutaner Koronarintervention (PCI) vor größeren Gefäßeingriffen (elektive AAA-Versorgung oder Eingriff bei peripherer arterieller Verschlusskrankheit) liegt eine randomisierte Studie vor (McFalls et al. 2004). Die wesentliche Botschaft ist, dass bei Patienten mit stabiler Koronarerkrankung eine Koronarrevaskularisation vor dem elektiven Gefäßeingriff das Langzeitüberleben der Patienten nicht positiv beeinflusst. Auch kurzfristig hatte die Koronarrevaskularisation keinen Nutzen. Bei Patienten mit stabilen kardialen Symptomen kann demnach eine Koronarrevaskularisation vor elektiver AAA-Versorgung nicht empfohlen werden.

Auch eine retrospektive Studie von Ultee et al. (2015) mit insgesamt 1104 Patienten konnte den Nutzen einer Koronarrevaskularisation bei Patienten mit ischämischer Herzerkrankung vor großen Gefäßeingriffen nicht belegen. Die Studie wies zwar nach, dass eine vorbestehende ischämische Herzerkrankung signifikant das

Langzeitüberleben und das kardiovaskuläre Überleben nach Gefäßeingriffen negativ beeinflusst, jedoch hatten Patienten mit zuvor durchgeführter Koronarrevaskularisation im Gesamten eine ähnliche Rate an kardiovaskulärer Sterblichkeit, wenn auch proportional weniger Ischämie-bedingte kardiale Todesfälle. Es fand durch die Revaskularisation lediglich eine Verschiebung zu den nicht-ischämie-bedingten kardiovaskulären Todesfällen statt, ohne Einfluss auf das Gesamtüberleben. Damit bestätigten sich die Ergebnisse der randomisierten DECREASE (Dutch Echocardiographic Cardiac Risk Evaluation Applying Stress Echo) -V Studie, in der gezeigt werden konnte, dass eine präoperative Koronarrevaskularisation im Vergleich zu „bester medikamentöser" Therapie bei gefäßchirurgischen Hochrisiko Patienten mit extensiver Stress-induzierter Ischämie zu keinem verbesserten postoperativen und Langzeitüberleben führt (Poldermans et al. 2007; Schouten et al. 2009). Die Koronarrevaskularisation kommt demnach nur bei kardial instabilen Patienten infrage.

Präoperative Karotisintervention

Die deutsche S3-Leitlinie zum Bauchaortenaneurysma (Debus et al. 2018) empfiehlt:
- Patienten mit nachgewiesenem AAA sollten präprozedural duplexsonographisch auf das Vorliegen einer Stenose der A. carotis interna untersucht werden.

Welche Konsequenzen sich daraus ergeben, sagt die Leitlinie nicht.

Die Leitlinie der ESVS (Wanhainen et al. 2019) ist zurückhaltender:
- Ein routinemäßiges Screening für eine asymptomatische Karotisstenose wird vor AAA-Versorgung *nicht* empfohlen. (Empfehlungsklasse III, Evidenzlevel C)
- Bei Patienten mit AAA und begleitender symptomatischer Karotisstenose in den letzten 6 Monaten sollte eine Karotisintervention vor der Aneurysmaver-

sorgung erwogen werden. (Empfehlungsklasse IIa, Evidenzlevel A)
- Eine prophylaktische routinemäßige Karotisintervention bei asymptomatischer Karotisstenose wird vor AAA-Versorgung *nicht* empfohlen. (Empfehlungsklasse III, Evidenzlevel C)

Studienlage

Spezifische Studien zu dieser Frage bei Patienten mit AAA existieren nicht. Die größte retrospektive Erhebung zum Schlaganfall- und Herzinfarktrisiko von Patienten mit einer Karotisstenose nach einem großen nicht-kardialen Eingriff stammt aus der Cleveland Clinic (Sonny et al. 2014). Eingeschlossen wurden 2110 Patienten, bei denen eine Duplex-Sonographie 6 Monate vor oder 1 Monat nach einem nicht-carotidalen oder -kardialen Eingriff erfolgt war. Von den Patienten verstarben 5,3 % nach dem Eingriff und 2,6 % erlitten stationär einen Schlaganfall. In dieser Untersuchung wurde der Karotis-Stenosegrad mit der PSV (peak systolic velocity) bestimmt, der Stenosegrad war nicht mit dem Risiko eines Schlaganfalls oder Herzinfarkts assoziiert. Die Autoren folgerten, dass eine hochgradige Karotisstenose, zumindest wenn sie asymptomatisch ist, nicht zwangsläufig der Revaskularisation bedarf, da eine solche Stenose allein kein erhöhtes perioperatives Schlaganfallrisiko vorhersagt.

5.4.2 Offenes Vorgehen bei intaktem AAA

Perioperative Antibiotikaprophylaxe

Die deutsche S3-Leitlinie zum Bauchaortenaneurysma (Debus et al. 2018) besagt:
- Patienten mit Implantation einer Gefäßprothese bei Versorgung eines AAA sollen eine systemische perioperative Antibiotikaprophylaxe erhalten, mit Aktivität gegen Staphylokokken und gramnegative Bakterien.

In der Leitlinie der ESVS (Wanhainen et al. 2019) wird festgehalten:

- Bei allen Patienten, die sich einer offenen oder endovaskulären AAA-Versorgung unterziehen, wird die perioperative systemische Antibiotikaprophylaxe empfohlen. (Empfehlungsklasse I, Evidenzlevel A)

Fast-Track-Konzept (ERAS)

Die deutsche S3-Leitlinie zum Bauchaortenaneurysma (Debus et al. 2018) besagt:

- Fast-Track-Protokolle verkürzen die stationäre Liegezeit.

Studienlage

Zum Stand von ERAS (Enhanced Recovery After Surgery) in der Gefäßchirurgie erstellten McGinigle et al. (2019) eine systematische Übersicht. Für die Aortenchirurgie fanden sie 12 Arbeiten mit insgesamt 2107 Patienten mit infrarenalem AAA oder aortoiliakaler Verschlusskrankheit. Alle Protokolle schlossen Epiduralanalgesie, orale Nahrungsaufnahme am Operationstag oder Tag 1 postoperativ und Mobilisation am 1. postoperativen Tag ein. Einige Protokolle beschränkten die postoperative intravenöse Flüssigkeitszufuhr auf 1 Liter/Tag. Planmäßige Metoclopramidgabe wurde in zwei Protokollen verordnet. Den Studien war die Aussage gemeinsam, dass die Patienten im Median innerhalb von 3 Tagen eine reguläre Ernährung tolerierten, die Länge des postoperativen Aufenthalts signifikant verkürzt werden konnte und keine Erhöhung von postoperativer Komplikationsrate oder Sterblichkeit zu beobachten war.

Über die Erfahrungen eines einzelnen Zentrums mit einem Fast-Track-Protokoll bei offener Versorgung (OAR) eines Bauchaortenaneurysmas (AAA) berichteten Malik et al. (2021). Bei 103 Patienten konnte das Konzept (◘ Tab. 5.3) komplett umgesetzt werden, mit einer postoperativen Komplikationsrate von 8 % über alle und keinem Todesfall. Im Median konnten die Patienten postoperativ nach 3 Tagen entlassen werden, nur 17 % der Patienten benötigten einen Aufenthalt auf der Intensivstation. Die Daten belegen den Wert von Fast-Track-Protokollen auch in der offenen Aortenchirurgie.

◘ **Tab. 5.3** Fast-Track („Enhanced Recovery After Surgery", ERAS) Protokoll bei OAR. (Nach Malik et al. 2021)

Element	Maßnahme
Präoperativ	
Patientenaufklärung	Treffen mit einer ausgebildeten Pflegekraft wenigstens 3 Wochen vor dem Eingriff. Modifizierung von Risikofaktoren. Informationsbroschüre
Vermeiden von präoperativem Fasten	Flüssigkeit bis 2 Std. und feste Nahrung bis 6 Std. vor dem Eingriff
Kohlenhydrat-Aufladen	800 ml Maltodextrin-Getränk 12,5 % am Abend vor Operation + 400 ml bis zu 2 Std. vor Anästhesie
Intraoperativ	
Vermeide zentralen Venenkatheter	Monitoring über A. radialis
Aktive Normothermie	Druckluft-Abdeckung, angewärmte i. v.-Lösungen

(Fortsetzung)

◘ Tab. 5.3   (Fortsetzung)

Element	Maßnahme
Zielgerichtete Flüssigkeitstherapie	Streng-kontrollierte intraoperative Flüssigkeitszufuhr entsprechend hämodynamischem Monitoring
Präemptive Analgesie	Lidocain und Ropivacain s. c. vor Inzision
Keine Eviszeration	Positionierung von selbsthaltenden Wundsperrern ohne Eviszeration
	Keine Drainagen
Postoperativ	
Opioid-sparende Analgesie	Perifaszialer Analgesiekatheter bis Tag 2 pOp, NSAIDs oder Paracetamol bei Bedarf
PONV-Prophylaxe	Ondansetron (4–8 mg i. v.)
Restriktive ICU	Indiziert nur für Hochrisikopatienten, abhängig von prä- und intraoperativem Verlauf; Telemetrie auf Station
Nasogastrische Sonde	Frühe Entfernung am Ende des Eingriffs, vor Anästhesieausleitung
Urinkatheter	Frühe Entfernung im Operationssaal oder am nächsten Morgen
	Vermeide prokinetische Medikamente
Frühe enterale Ernährung	Am Abend des Operationstags
Vermeide i. v. Hydration	Beenden der i. v. Flüssigkeitszufuhr unmittelbar nach dem Eingriff
Frühe Mobilisierung	4 Std. pOp assistiertes Sitzen im Lehnstuhl

Abkürzungen: ICU Intensivstation; PONV Postoperative Übelkeit (nausea) und Erbrechen (vomiting); NSAID nonsteroidal anti-inflammatory drug; OAR open aneurysm repair

Ein weiterer Erfahrungsbericht zu ERAS bei OAR wurde anhand einer kleinen Gruppe von 17 Patienten von Giacomelli et al. (2021) vorgelegt. Die Autoren führten intraoperativ eine thorakale Epiduralanalgesie durch, der Katheter wurde am 2. postoperativen Tag entfernt. Im Vergleich zu einer historischen Kontrollgruppe fanden sich signifikant geringere postoperative Schmerzen und ein kürzerer stationärer Aufenthalt, vergleichbar dem Verlauf bei Patienten mit EVAR.

Epiduralanästhesie

Die deutsche S3-Leitlinie zum Bauchaortenaneurysma (Debus et al. 2018) besagt:
- Die offene, elektive Versorgung des AAA in Kombination von Allgemeinanästhesie mit Epiduralanästhesie kann auf Basis einer individuellen Nutzen-Risiko-Bewertung erwogen werden.

Die Leitlinie der ESVS (Wanhainen et al. 2019) empfiehlt stärker:
- Bei Patienten, die sich einer offenen AAA-Versorgung unterziehen, sollte die perioperative Epiduralanalgesie erwogen werden, um die Schmerzerleichterung zu maximieren und frühe postoperative Komplikationen zu minimieren. (Empfehlungsklasse IIa, Evidenzlevel B)

Studienlage

Den Wert einer Epiduralanalgesie (EA) bei OAR in Allgemeinanästhesie (GA) überprüften Greco et al. (2020) bei 2171 Elektiveingriffen der National Surgical Quality Improvement Program (NSQIP)-Datenbasis. 653 Patienten erhielten EA-GA, 1492 ausschließlich GA. In dieser Erhebung hatte die zusätzliche EA keine Vorteile hinsichtlich postoperativer Morbidität (einschließlich kardialer oder pulmonaler Komplikationen) und Mortalität, jedoch war die Transfusionswahrscheinlichkeit in der EA-GA-Gruppe höher. Eine eindeutige Erklärung für letztere Beobachtung hatten die Autoren nicht. Die Erhebung ließ offen, ob eine bessere Analgesie die zusätzliche Epiduralanalgesie bei Allgemeinanästhesie rechtfertigt.

Mittlerweile ist eine Leitlinie des NICE (2020a) zur Anästhesie und Analgesie bei Patienten mit OAR erschienen. Dort wird vermerkt, dass der Zusatz einer EA zur GA zu einem geringeren Analgetikabedarf im Vergleich zur alleinigen GA führt. Es gäbe zwar mögliche Gründe, die EA nicht durchzuführen (wie kardiale, respiratorische oder gastrointestinale Komplikationen, die Versagerquote der EA und die Notwendigkeit eines relativ intensiven postoperativen Managements), jedoch überwiegen diese Bedenken – wenn richtig berücksichtigt – nicht den potenziellen Nutzen der EA in Verbindung einer GA bei Patienten mit OAR des nicht-rupturierten AAA. Die Empfehlung war demnach insgesamt positiv.

Anders ist die Situation beim rupturierten AAA (rAAA). Das Leitlinien-Komitee des NICE stellte fest, dass die EA zusätzlich zur GA in diesem Zusammenhang nicht als sicher oder praktikabel angesehen werden kann, unter anderem aus zeitlichen Gründen, wenn ein Patient rasch Blut verliert, und weil diese Patienten auch in der Regel nicht in einem Zustand sind, der die EA tolerieren lässt. Die EA beim rAAA sei keine übliche Praxis.

Analgesie

Zur perioperativen Analgesie bei OAR macht die S3-Leitlinie (Debus et al. 2018) keine Angaben.

Studienlage

Jessula et al. (2019) verglichen in einer retrospektiven Erhebung bei insgesamt 355 Patienten mit OAR drei verschiedene Methoden der Analgesie: die Analgesie über intraoperativ gelegte Paravertebralkatheter, die thorakale Epiduralanalgesie und die systemische Analgesie ohne Regionalanalgesie. Die Effektivität der Analgesie wurde über die verbrauchten Morphinäquivalente bestimmt. In dieser Untersuchung waren die regionalen Techniken mit einem geringeren Verbrauch an Morphinäquivalenten im Vergleich zur systemischen Analgesie assoziiert und die Patienten konnten früher aus der Intensivstation entlassen werden. Zwischen Paravertebralanalgesie und thorakaler Epiduralanalgesie gab es keine signifikanten Unterschiede. Die Studie war in ihren Aussagen dadurch limitiert, dass alle Patienten in der Gruppe der Paravertebralanalgesie eine offene Aneurysmaversorgung über einen retroperitonealen Zugang erhielten, weil nur so die Katheter paravertebral platziert werden konnten. Die Empfehlung der Autoren beschränkte sich demnach auf diesen Zugang, Komplikationen wurden nicht im Detail dargestellt.

Nejim et al. (2021) berichteten über 6394 Patienten der Premier Healthcare-Datenbasis, bei denen eine elektive OAR vorgenommen wurde. 806 Patienten (12,6 %) erhielten während des Krankenhausaufenthalts den nicht-selektiven COX-Inhibitor Ketorolac. In dieser Erhebung waren Sterblichkeit, respiratorische und renale Komplikationen signifikant geringer, wenn den Patienten perioperativ Ketorolac verabreicht wurde. Die Behandlung mit Ketorolac war sicher, es kam zu keiner erhöhten Rate an Blutungen oder nichtkardialen Komplikationen. Die Autoren erklärten die Ergebnisse mit dem anti-entzündlichen Effekt vom Ketorolac und der Opoid-Einsparung unter dieser Therapie. Randomisierte Studien zu dieser Frage liegen nicht vor.

5

Bluttransfusion und Blood Manage ment

Die deutsche S3-Leitlinie zum Bauchaortenaneurysma (Debus et al. 2018) besagt:

- Für die Versorgung von Patienten mit AAA soll ein Patient Blood Management-Konzept implementiert werden, einschließlich der maschinellen Autotransfusion, wenn von einem größeren Blutverlust ausgegangen wird.

Studienlage

Über die Langzeitauswirkungen einer perioperativen Bluttransfusion bei Patienten mit elektiver OAR berichteten Wedel et al. (2019) auf Basis des dänischen Gefäßregisters. Unter 3876 Patienten (mittleres Überleben 9,1 Jahre) befanden sich 801 Patienten, die perioperativ keine Bluttransfusion erhalten hatten. In dieser prospektiven Kohortenstudie war die Transfusion von 4 und mehr Einheiten an Erythrozytenkonzentraten mit einer erhöhten perioperativen und Langzeitsterblichkeit im Follow-up assoziiert. Dieser Effekt war dosisabhängig. Die Folgerung war, den Transfusionstrigger bei OAR möglichst niedrig anzusetzen, um so unnötige Bluttransfusionen zu vermeiden. Entsprechend dem Cochrane Review von Carson et al. (2016) liegt dieser Trigger bei einer Hämoglobin-Konzentration zwischen 7–8 g/dL, ohne dass eine erhöhte Rate an Sterblichkeit oder Morbidität zu erwarten ist. Eine gleichsinnige Empfehlung hinsichtlich des Transfusionstriggers gaben Obi et al. (2015), die bei größeren Gefäßeingriffen unterschiedlicher Art ebenfalls eine erhöhte Morbidität und Mortalität bei Patienten beobachteten, die perioperativ eine Bluttransfusion erhielten.

Da bei Patienten mit OAR in einem hohen Prozentsatz mit einem größeren Blutverlust zu rechnen ist, wird für diese Eingriffe der intraoperative Einsatz des Cell Savers (intraoperative Autotransfusion) empfohlen. Die Indikation ergibt sich unter folgenden Voraussetzungen (Stoneham et al. 2018):

1. Wenn der erwartete Blutverlust mehr als 1 Liter beträgt oder 20 % des geschätzten Blutvolumens des Patienten.
2. Bei Patienten mit niedrigem Hb oder solchen, bei denen ein erhöhtes Blutungsrisiko zu erwarten ist.
3. Bei Patienten mit multiplen Antikörpern oder seltenen Blutgruppen (cross-match-kompatibles Blut steht nicht zur Verfügung)
4. Bei Patienten, die nicht bereit sind, Fremdblut zu akzeptieren (z. B. Zeugen Jehovas).
5. Wenn in einer Einrichtung >10 % der Patienten bei diesem Eingriff eine Bluttransfusion benötigen.
6. Falls der mittlere Transfusionsbedarf des geplanten Eingriffs eine Bluteinheit überschreitet.

Das NICE empfiehlt generell für größere Gefäßeingriffe den Cell Saver, wobei Tranexamsäure zugesetzt werden soll. Die Empfehlung lautet (Padhi et al. 2015):

- Biete Tranexamsäure erwachsenen Patienten an, die wenigstens einen mäßigen Blutverlust (>500 ml) haben. Benutze nicht den Cell Saver ohne Tranexamsäure.

Eine systematische Literaturübersicht unterstützt die Empfehlung, bei der offenen Versorgung des rupturierten und nicht-rupturierten AAA den Cell Saver einzusetzen, weist aber auch auf die ungenügende Datenbasis hin, um dies als ein Standardvorgehen zu bezeichnen (Shantikumar et al. 2011). Umgekehrt konnte in einer Monozenterstudie demonstriert werden, dass der Routineeinsatz der intraoperativen Autotransfusion zu einer signifikanten Reduktion der Fremdbluttransfusionen bei OAR führt (Courtemanche et al. 2013).

Protheseninfektion

Die deutsche S3-Leitlinie zum Bauchaortenaneurysma (Debus et al. 2018) vermerkt:

- Die Prothesenexzision und aortoiliakale in situ Rekonstruktion mit autologer Vene oder kryopräservierten Homografts soll als Methode erster Wahl bei aortaler Protheseninfektion bevorzugt werden.

In der Leitlinie der ESVS (Wanhainen et al. 2019) wird lediglich gesagt:
- Für die radikale Behandlung einer Aorten- oder Stentprothesen-Infektion wird die komplette Entfernung von Prothese/Stentgraft empfohlen. (Empfehlungsklasse I, Evidenzlevel C)

Studienlage

Ein Cochrane-Review (Niaz et al. 2020) führt zur aortalen Protheseninfektion aus: der Goldstandard bei der Behandlung von aortalen Protheseninfektionen ist das chirurgische Management, bei konservativem Vorgehen werden schlechtere Ergebnisse berichtet. Der in-situ Bypass ist die am häufigsten angewandte Intervention, gefolgt von dem extraanatomischen Bypass. Jedoch fehlt es an randomisierten kontrollierten Studien, um evidenzbasierte Schlüsse ziehen zu können und ein Vorgehen vor dem anderen zu bevorzugen.

Eine systematische Übersicht zur Protheseninfektion bei offenen Eingriffen an der abdominellen Aorta erstellten auch Post und Vos (2019). Sie fanden 32 Publikationen mit 1316 Patienten. Voraussetzung war, dass 30-Tagesterblichkeit und 1-Jahresergebnisse berichtet wurden. Die meisten Studien schlossen aortoenterische Fisteln ein, sie machten 26 % des Gesamtkollektivs aus. Die gepoolte 30-Tagesterblichkeit war 13,5 %, das Überleben nach 1 Jahr 73,6 %, nach 5 Jahren 50,1 %. Der extraanatomische Bypass zeigte die höchste 30-Tagesterblichkeit (26,7 %) und das geringste Überleben nach 1 Jahr (54,3 %). In allen Untergruppen war der Extremitätenerhalt hoch (95 %) und die Rezidiv-Infektionsrate gering (ungefähr 5 %), außer, es wurde eine partielle Prothesenentfernung betrieben

(dort 39,3 %). Hinsichtlich des Prothesenersatzes zeigten bei der in-situ Rekonstruktion Kunststoffprothesen das beste Überleben und die geringste perioperative Sterblichkeit. Nach dieser Übersicht kann demnach die in situ Rekonstruktion mit Kunststoffprothesen (mit Silber-beschichtet und/oder Antibiotikabindung) als Methode 1-Wahl empfohlen werden – unter dem Vorbehalt, dass Vergleichsstudien hoher Qualität fehlen.

Die erste systematische Übersicht mit Metaanalyse zu allen Daten (31 Studien, 1377 Patienten), die zur in situ Rekonstruktion mit kryopräservierten Allografs nach aortoiliakaler Infektion zur Verfügung stehen, wurde von Antonopoulos et al. (2019) publiziert. Sie nannten eine 30-Tageletalität von 14,9 % und eine Rate von 5,9 % an perianastomotischen bzw. Allograftrupturen. Die Sterblichkeit im Follow-up war 19,2 %, die Allograft-bezogene Sterblichkeit aber nur 3,6 %. Die Allograft-bezogene Reeingriffsrate wurde auf 24,9 % geschätzt. Zur Allograft Degeneration/Dilatation kam es in 5 % der Fälle. Die Autoren hielten die in situ Rekonstruktion mit kryopräservierten Allografts bei Gefäßprotheseninfektion für sicher und haltbar, in Anbetracht des Mangels an qualifizierten Studien machten sie aber keine Aussage darüber, welche Methode nun bei Protheseninfektion zu bevorzugen sei.

Eine weitere Möglichkeit ist der Aortenersatz mit orthotopem Xenoperikard (Rinderperikard). Alonso et al. (2021) berichteten eine Serie von 21 Fällen mit einer perioperativen Sterblichkeit von lediglich 4,7 % und einer Sterblichkeit über alles von 19 %. Die primäre Offenheit in einem Follow-up über 14 Monate wurde mit 95 % angegeben. Die perioperative Antibiotikatherapie wurde für wenigstens 6 Wochen fortgesetzt. Die Autoren bezeichneten ihr Vorgehen als ein sicheres Verfahren. Rinderperikard wurde auch von Almási-Sperling et al. (2020) zum Gefäßersatz nach Gefäßinfektion bei Rekonstruktionen der deszendierenden Aorta (n = 1), abdominellen Aorta (n = 5), Iliakalarterien (n = 4) und Femoralarterien (n = 9) verwendet. Die Autoren gaben eine 30-Tageletalität von 10,5 % und Sterblichkeit nach 1 Jahr von 32 % an. Eine dritte Fallserie zur Verwendung von Rinderperikardprothesen als Aortenersatz wegen Protheseninfektion oder bei septischen Bedingungen nannte bei 21 Patienten eine 30-Tagesterblichkeit von 9,5 % und ein 2-Jahresüberleben von 75 %, bei einer primär assistierten Offenheit von 94 % und einer Freiheit von Reinfektion von 89 % (Burghuber et al. 2021). In Anbetracht, dass für antibiotikagetränkte/silberbeschichtete Kunststoffprothesen eine höhere Reinfektionsrate als für biologische Materialien berichtet wird, sahen die genannten Autoren in bovinen Rinderperikardprothesen eine gute Alternative zur Kunststoffprothese. Ein abschließendes Urteil lassen Fallserien ohne Kontrollgruppe aber nicht zu.

5.4.3 Endovaskuläres Vorgehen bei intaktem AAA

Anästhesie

Die deutsche S3-Leitlinie zum Bauchaortenaneurysma (Debus et al. 2018) sagt zur Anästhesie bei EVAR:

- EVAR kann unter Lokalanästhesie, Regionalanästhesie oder Allgemeinanästhesie durchgeführt werden. Eine eindeutige Evidenz dafür, dass ein Verfahren dem anderen hinsichtlich Morbidität oder Mortalität überlegen ist, gibt es nicht.

Studienlage

Zur Art der Anästhesie bei EVAR liegt eine systematische Übersicht vor (Armstrong et al. 2019). 16 Studien mit 23.202 Patienten verglichen Lokalanästhesie (LA) mit Allgemeinanästhesie (GA) und gaben die Kliniksterblichkeit/30-Tagesterblichkeit an. Unadjustiert war das Sterblichkeitsrisiko bei notfallmäßiger EVAR mit LA geringer als mit GA. Bei Elektiveingriffen war die Datenlage unklar. Randomisierte Studien fehlten.

Eine systematische Übersicht zu Lokal- und Regionalanästhesie (LA/RA) vs. GA bei EVAR als Elektiveingriff erstellten Harky et al. (2020). 12 Beobachtungsstudien mit 10.360 (GA) bzw. 1664 (LA/RA) Patienten gingen in die Analyse ein. Unter LA/RA fand sich eine signifikant kürzere Operationszeit, jedoch war dies mit Vorsicht zu interpretieren, da komplexe AAA bevorzugt unter Allgemeinanästhesie durchgeführt wurden, die Vergleichbarkeit der Gruppen war nicht gesichert. Die Krankenhausaufenthaltsdauer war unter LA/RA ebenfalls kürzer. Hinsichtlich kardialen, renalen oder vaskulären Komplikationen und Klinikletalität unterschieden sich beide Gruppen nicht. Inwieweit aufgrund der kürzeren Liegezeit LA/RA vor GA ökonomische Vorteile hat, muss offen bleiben, randomisierte Studie stehen aus.

Van Orden et al. (2018) identifizierten in der Vascular Quality Initiative (VQI)-Datenbasis 8141 Patienten, bei denen EVAR (vorwiegend Elektiveingriffe) über einen perkutanen Zugang entweder unter Allgemeinanästhesie (90,7 %) oder unter Lokalanästhesie vorgenommen wurde. In der multivariablen Analyse waren die Eingriffe unter GA mit signifikant mehr pulmonalen Komplikationen (OR 2,8; p = 0,002) und längerer Operationszeit (p < 0,001) assoziiert. Des Weiteren fand sich in der Gruppe der LA ein geringerer Blutverlust und kürzerer Aufenthalt auf der Intensivstation. Die Autoren empfahlen, wenn möglich den Eingriff unter LA vorzunehmen, ein Vorgehen, das in dieser Erhebung noch unterrepräsentiert war.

Daten der UK National Vascular Registry zu elektiver EVAR unter GA (n = 7069), LA (n = 367) und RA (n = 2347) präsentierten Dovell et al. (2020). In dieser Erhebung war die 30-Tageletalität bei RA signifikant geringer als bei GA und die Patienten wurden nach RA und LA früher nach Hause entlassen. Hinsichtlich der perioperativen Komplikationen unterschieden sich die Gruppen aber nicht. Eine Reduktion pulmonaler Komplikationen bei LA wurde nicht gesehen. Die Autoren bezeichneten die verschiedenen Anästhesieverfahren als gleichwertig.

Perkutaner Zugang

Die deutsche S3-Leitlinie zum Bauchaortenaneurysma (Debus et al. 2018) vermerkt:

- Wenn möglich, sollte bei EVAR in Abhängigkeit vom Verkalkungsgrad des Zugangsgefäßes und nach Präferenz des Operateurs der perkutane Zugang gewählt werden, der hinsichtlich Eingriffszeit und Leisteninfektionsrate gegenüber dem offenen Zugang Vorteile hat.

Studienlage

In der sog. PIERO-Studie (Vierhout et al. 2019) wurde der offene Zugang zur A. femoralis communis mit dem perkutanen bei 137 Patienten mit elektiver EVAR verglichen, wobei die Patienten ihre eigene Kontrolle darstellten, indem die eine Leiste offen, die andere perkutan angegangen wurde. In dieser randomisierten Studie führte der perkutane Zugang nicht zu einer Reduktion der Wundinfektionsraten, jedoch waren die Schmerzen geringer und die Wundheilung verlief mit geringerer Entzündung ab, der Patientenkomfort war bei perkutanem Zugang besser.

Siracuse et al. (2018) verglichen den perkutanen (64 % der Fälle) mit dem offenen Zugang (36 %) anhand von 13.087 EVAR der VQI (in 85,9 % der Fälle handelte es sich um Elektiveingriffe). Der perkutane Zugang war mit kürzerer Operationszeit, Blutverlust und Krankenhausaufenthaltsdauer assoziiert, in 4 % der Fälle gelang der perkutane Zugang nicht. Die Folgerung war, bei endovaskulärem Vorgehen den perkutanen Zugang zu wählen.

Mittlerweile liegt eine Metaanalyse zum Vergleich von offenem vs. perkutanem Zugang bei EVAR vor (Antoniou und Antoniou 2021). Vier randomisierte kontrollierte Studien mit 368 Patienten und 530 Zugangsstellen gingen in die Analyse ein. Hinsichtlich Zugangskomplikationen, Infektionen, postoperativer Blutung/Hämatom, arterieller Verletzung und Verschluss, Pseudoaneurysma und perioperativer Sterblichkeit wurden keine signifikanten Unterschiede gefunden. Die Serombildung war nach perkutanem Zugang geringer und die Operationszeit kürzer, die Krankenhausaufenthaltsdauer jedoch nicht unterschiedlich. Bei hohem Biasrisiko und geringem Evidenzniveau ist der Effekt des perkutanen Zugangs bei EVAR hinsichtlich klinisch bedeutsamer Parameter weiterhin nicht geklärt. Dies gilt auch für Kosten und Konversionsrate, so dass für eine definitive Empfehlung größere klinische Studien angemahnt werden (Vierhout und Zeebregts 2021).

Einhaltung der Anwendungshinweise bei EVAR

Die deutsche S3-Leitlinie zum Bauchaortenaneurysma (Debus et al. 2018) vermerkt:

- Die Anwendungshinweise der Hersteller (Instructions for use) sind grundsätzlich zu beachten. Eine ungünstige Anatomie mit der Notwendigkeit, die Anwendungshinweise nicht einhalten zu können, schließt aber die Implantation eines Stentgrafts nicht aus.

Studienlage

Inwieweit Patienten, bei denen eine Standard-EVAR außerhalb der Anwendungshinweise (IFU) ausgeführt wird, eine schlechtere Prognose haben als Patienten mit EVAR innerhalb der IFU überprüften Antoniou et al. (2020b) in einer systematischen Übersicht. Basis waren 17 Beobachtungsstudien mit insgesamt 4498 Patienten. Gepoolt lag die Prävalenz von Eingriffen außerhalb der IFU bei 40 % (95 % CI, 33–48) und nahm über die Jahre zu. Das Nichtbefolgen der Anwendungshinweise war mit keinem erhöhten Risiko für perioperative Sterblichkeit, Aneurysma-ruptur, Aneurysma-bezogene Sterblichkeit, technischem Versagen, Erfordernis zusätzlicher Prozeduren, Typ 1-Endoleak, Aneurysmasack-Expansion oder Aneurysma-bezogener Reintervention assoziiert. Die Sterblichkeit über alles war bei Patienten mit Behandlung außerhalb der IFU signifikant höher (HR 1,20), Langzeitergebnisse wurden nicht berichtet. Die Folgerung war, dass die Standard-EVAR außerhalb der IFU ihre Berechtigung bei sorgfältig ausgewählten Patienten hat, bei denen das Risiko für eine komplexe EVAR oder OAR als hoch eingeschätzt wird. Das Vorgehen sollte dokumentiert und das Outcome dieser Patienten überwacht werden.

Oliveira-Pinto et al. (2017) erstellten zu den Langzeitergebnissen bei EVAR außerhalb der IFU eine systematische Übersicht anhand von 13 Studien und verglichen diese Daten mit Literaturangaben zu EVAR in den randomisierten Studien. Sie kamen zu dem Schluss, dass die Sterblichkeit insgesamt und die aneurysmabezogene Sterblichkeit sich wahrscheinlich nicht signifikant von den berichteten Ergebnissen bei Befolgen der IFU unterscheiden, dass aber bei Nichtbefolgen der IFU höhere Raten an Endoleaks Typ 1 zu erwarten sind, speziell bei kurzem Hals. Jedoch scheinen bei Patienten mit schwerer Angulation oder hoher Thrombuslast im proximalen Hals die Ergebnisse denen vergleichbar zu sein, die bei Befolgen der IFU beobachtet werden.

Antibiotikaprophylaxe bei EVAR

Die deutsche S3-Leitlinie zum Bauchaortenaneurysma (Debus et al. 2018) vermerkt:
- Bei EVAR soll die Einmalgabe eines Cephalosporins zur periinterventionellen Antibiotikaprophylaxe erfolgen.

Studienlage

Der Grad dieser Empfehlung ist hoch, die Evidenz gering, Studienergebnisse fehlen. Generell hängt die Empfehlung zur Antibiotikaprophylaxe bei interventionellen Eingriffen von der Einschätzung des Infektionsrisiko durch den Interventionalisten, der Größe des Eingriffs und seiner Dauer ab (Greaves et al. 2017). Jedoch ist die Empfehlung der Kommission für Krankenhaushygiene und Infektionsprävention (KRINKO) beim Robert Koch-Institut (2018) eindeutig. Dort wird generell bei sauberen Eingriffen und dem Einbau eines Gefäßimplantates oder alloplastischen Materials die perioperative Antibiotikaprophylaxe empfohlen.

Nierenprotektion bei EVAR

Die deutsche S3-Leitlinie zum Bauchaortenaneurysma (Debus et al. 2018) vermerkt:
- Bei allen Patienten mit EVAR, speziell bei einer GFR <40 ml/min/1,73 m^2 soll vor, während und nach dem Eingriff eine Hydrierung erfolgen.

Diese Empfehlung folgt der Leitlinie der European Society of Cardiology (ESC) und European Association for Cardio-Thoracic Surgery (EACTS) (Windecker et al. 2014), die feststellt:

Speziell wenn die GFR unter 40 mL/min/1,73 m^2 beträgt, sollen alle Patienten mit chronischer Nierenerkrankung vor einer diagnostischen Katheterisierung eine präventive Hydrierung mit isotoner Kochsalzlösung erhalten, beginnend ungefähr 12 Stunden vor Angiographie und fortgesetzt für wenigstens 24 Stunden, um so das Risiko einer Kontrastmittel-induzierten Nephropathie (CIN) zu reduzieren. Es wurde gezeigt, dass die Implementierung von hochdosiertem Statin vor diagnostischer Katheterisierung die Inzidenz einer Kontrast-induzierten Nephropathie reduziert, diese Maßnahme soll bei Patienten ohne Kontraindikationen als zusätzliche Vorbeugungsmaßnahme erwogen werden.

Studienlage

Ma et al. (2018) erarbeiteten eine Netzwerk-Metaanalyse zur pharmakologischen Prävention der CIN bei Koronarangiographie.

Sie fanden 107 Studien mit 21.450 Teilnehmern und 11 Präventionsmaßnahmen. Verglichen mit intravenöser Kochsalzlösung waren intravenöse Kochsalzlösung +Statin + N-Acetylcystein (NAC) die effektivste Maßnahme, eine CIN zu verhindern. NAC + intravenöse Kochsalzlösung schützen möglicherweise auch vor kurzfristiger Sterblichkeit. Es konnte allerdings von keiner Maßnahme belegt werden, dass sie die Dialysenotwendigkeit oder die Rate an größeren kardialen und zerebrovaskulären unerwünschten Ereignissen reduziert.

Eine zweite Metaanalyse zur Prävention der CIN widmete sich zusätzlich der Art des Kontrastmittels (Subramaniam et al. 2016). In dieser Untersuchung ergab sich für drei Strategien Evidenz für einen klinisch bedeutsamen signifikanten Nutzen hinsichtlich der CIN-Prävention:
- Niedrigdosiertes NAC + Kochsalzlösung vs. Kochsalzlösung allein
- NAC + Kochsalzlösung vs. Kochsalzlösung allein bei Patienten mit niederosmolarem Kontrastmittel
- Statine + NAC vs. NAC.

Ein klinisch bedeutsamer, aber statistisch insignifikanter Nutzen wurde gesehen bei:
- Natriumbikarbonat vs. Kochsalzlösung bei Patienten mit niederosmolarem Kontrastmittel
- Statine + Kochsalzlösung vs. Kochsalzlösung allein
- Askorbinsäure + Kochsalzlösung vs. Kochsalzlösung allein.

Generell war die Evidenzstärke für diese Empfehlungen gering, der größte Nutzen hinsichtlich einer CIN-Prävention findet sich für niedrigdosiertes NAC + Kochsalzlösung bei Patienten mit niederosmolarem Kontrastmittel sowie für Statine + NAC + intravenöse Kochsalzlösung.

Erhalt der A. iliaca interna

Die deutsche S3-Leitlinie zum Bauchaortenaneurysma (Debus et al. 2018) vermerkt:

- Im Vergleich zur einseitigen oder beidseitigen Okklusion der A. iliaca interna stellen Techniken des Internaerhalts, mehrheitlich unter Verwendung einer gebranchten Prothese, eine deutliche Verbesserung in der Behandlung aortoiliakaler Aneurysmen mit EVAR dar. Sie sollen bevorzugt werden.

Studienlage

Nach einer systematischen Übersicht von Bosanquet et al. (2017) ist bei EVAR in 15 % der Fälle eine Opferung der A. iliaca interna erforderlich. Zu einer Buttock-Claudicatio kam es in 27,9 % der Patienten, in 48 % der Fälle hoben sich die Beschwerden nach im Mittel 21,8 Monaten auf. Eine erektile Dysfunktion wurde bei 10,2 % der Männer berichtet. Am häufigsten wurde eine Buttock-Claudicatio nach der Applikation von Coils beobachtet (32,6 %), nach Plugs in 23,8 % und bei alleiniger Abdeckung in 12,9 %. Die Buttock-Claudicatio war nach einseitiger Behandlung signifikant seltener als bei beidseitigem Verschluss (Odds Ratio 0,57). Wenn möglich, sollten nach dieser Analyse Plugs vor Coils bevorzugt und soweit wie möglich proximal in der A. iliaca interna platziert werden. Eine weitere systematische Übersicht zu den Folgen der Unterbrechung des Blutflusses der A. iliaca interna bei EVAR erstellten Kouvelos et al. (2016). Sie fanden eine gepoolte Rate an Buttock-Claudicatio nach 30 Tagen von 29,2 %. Patienten mit bilateraler Unterbrechung des Blutflusses in der A. iliaca interna hatten eine höhere Rate an Buttock-Claudicatio (36,5 %) als solche mit einseitiger Unterbrechung (27,2 %). Nach 17 Monaten Follow-up wurde immer noch eine gepoolte Rate an persistierender Buttock-Claudicatio von 20,5 % ermittelt. Um diese Komplikation zu verhindern, wurden iliakal-gebranchte Prothesen empfohlen, mit einer gepoolten Buttock-Claudicatio von 4,6 %.

Für zwei Techniken zum Erhalt des Blutflusses in der A. iliaca interna stehen mittelfristige Ergebnisse zur Verfügung, den Einsatz von iliakal-gebranchten Prothesen und die sog. Parallel-Graft-Techniken (Sandwich-Graft, Chimney). Die am häufigsten verwandte Technik ist hier die Interna-Snorkel-Technik, bei der parallel zum Hauptgraft ein gecoverter Stent in die A. iliaca interna eingebracht wird, der eine retrograde Perfusion der A. iliaca interna erlaubt (Robalo et al. 2018). Oliveira-Pinto et al. (2019) fanden in einer Übersicht für gebranchte Prothesen und Parallel-Graft-Techniken ähnliche kurzfristige Ergebnisse, langfristig war der Verschluss des Astes/Stents die hauptsächliche Komplikation in 0–26,1 % der Fälle bei den gebranchten Prothesen und in 4–10,5 % bei den Parallel-Graft-Techniken. Ob beide Techniken gleichwertig sind, wollten die Autoren nicht entscheiden, da für die Parallel-Graft-Techniken längerfristige Ergebnisse ausstehen.

Stentgraftmigration

Die deutsche S3-Leitlinie zum Bauchaortenaneurysma (Debus et al. 2018) vermerkt:

- Stentmigration von >10 mm bei Zunahme des Aneurysmadurchmessers und/oder Nachweis eines Endoleaks bedürfen der endovaskulären Therapie.

Studienlage

In einer Übersicht zu den Komplikationen nach EVAR nennen Daye und Walker (2018) als Ursachen für eine Stentmigration eine progressive Dilatation des Aneurysmahalses, aortale Tortuosität, Degeneration der Aortenwand nach Endograft-Platzierung, Graft-Übergröße oder Untergröße. Stentgraftmigration führt zu Endoleaks, Aneurysmasack-Expansion und möglicher Ruptur. Die Behandlung entspricht weitgehend der eines Endoleaks Typ I. Optionen sind Verlängerungs-Cuffs, große expandierbare Stents oder die Verwendung von Endostaplern.

Das Heli-FX EndoAnchor System wird zur Behandlung von Typ Ia-Endoleaks und von Stentgraftmigrationen oder zur Prophylaxe bei Patienten empfohlen, bei denen Verankerungsprobleme zukünftig zu erwarten sind. Eine retrospektive Auswertung von Daten des ANCHOR-Registers präsentierten Muhs et al. (2018). Sie verglichen nach Propensity-Matching je 99 Patienten, die meisten mit „hostile neck", bei denen die Endo-Anchor prophylaktisch eingesetzt wurden oder nicht. In beiden Gruppen war die Freiheit von Endoleak-Typ I, Halserweiterung oder Aneurysmasackvergrößerung ähnlich, jedoch war in der Endo-Anchor-Gruppe nach 2 Jahren die Rate an Regression des Aneurysmasacks signifikant größer. Weitere Studien wurden angemahnt. Chaudhuri et al. (2020) setzten den Endo-Anchor bei 42 Patienten prophylaktisch ein, wenn der Aneurysmahals überstark abgewinkelt war (>60°). Sie beobachteten in einem Follow-up von im Mittel 18,5 Monaten nur bei einem von 42 Patienten ein persistierendes Endoleak Typ Ia.

Endoleak

Die deutsche S3-Leitlinie zum Bauchaortenaneurysma (Debus et al. 2018) vermerkt:

- Endoleaks sollen primär interventionell/endovaskulär behandelt werden.
- Typ I-Endoleckagen, deren Ausschaltung interventionell nicht gelingt, können bei fehlendem Aneurysmawachstum zunächst sorgfältig nachkontrolliert werden. Bei Größenzunahme soll eine Behandlung erfolgen.
- Typ II-Endoleaks ohne Zunahme des Aneurysmasackdurchmessers sollen beobachtet werden.
- Typ II-Endoleaks mit einer Zunahme des Aneurysmasackdurchmessers sollen behandelt werden.
- Typ III-Endoleaks sollen behandelt werden.
- Typ IV-Endoleaks ohne Größenzunahme sollen nicht behandelt werden.
- Typ V -Endoleaks (Endotension): Die Vergrößerung eines AAA nach EVAR ohne Nachweis eines Endoleaks mit Zunahme des Durchmessers >10 mm in 12

Monaten oder >5 mm in 6 Monaten sollte chirurgisch oder mit einem neuen Stentgraft versorgt werden.

Studienlage

Cannavale et al. (2020) erstellten eine systematische Übersicht zu den Behandlungsmöglichkeiten von Endoleaks. Die Ergebnisse dieser Übersicht sind in ❏ Tab. 5.4 aufgeführt. Insgesamt gelten die Interventionen als sicher, die Ergebnisse sind aber oft unbefriedigend, da in ca. 15 % der Fälle mit einer Persistenz des Endoleaks und ebenso häufig mit einem Rezidiv zu rechnen ist (D'Oria et al. 2020).

Über die Inzidenz von Typ II-Endoleaks im sog. ENGAGE-Register mit 1263 Patienten berichteten Dijkstra et al. (2020). Sie sahen im Follow-up von 5 Jahren bei 197 (15,6 %) Patienten ein isoliertes TYP II-Endoleak. Jeweils 37,1 % der Endoleaks wurden in den ersten 30 Tagen nach dem Eingriff sowie während des ersten postinterventionellen Jahres beobachtet, die übrigen später. Bei 34 (17,3 %) Patienten mit Typ II-Endoleak wurde ein sekundärer Eingriff vorgenommen mit dem Ziel, das Endoleak zu korrigieren. Das Überleben der Patienten mit Endoleak war nach 5 Jahren sogar höher als das der Patienten ohne Endoleak (77,2 % vs. 67,0 %; p = 0,010). Die Serie demonstriert, dass die Mehrzahl der Typ II-Endoleaks klinisch unbedenklich sind.

Branzan et al. (2021) führten bei 139 Patienten mit EVAR präoperativ eine Coil-Embolisation von Aneurysmasack-Seitenästen aus. In 179 Sitzungen wurden insgesamt 636 Seitenäste behandelt, im Mittel 3 pro Patient. 76,4 % der primär offenen Seitenäste waren nach Embolisation verschlossen. Die mediane Nachbeobachtungszeit betrug 1,7 Jahre. Die Rate an Endoleak Typ II machte im Follow-up lediglich 5 % aus, bei 86,7 % der Patienten wurde postinterventionell ein Schrumpfen des Aneurysmasacks gesehen. Die Autoren demonstrierten, dass die Methode der präemptiven Embolisation von Aneurysmasackseitenästen eine effektive Methode darstellt, Typ-II Endoleaks zu vermeiden. Sie wiesen aber auch darauf hin, dass die Methode aufwändig und mit nicht geringer Strahlenbelastung assoziiert ist.

❏ **Tab. 5.4** Behandlungsmöglichkeiten bei Endoleaks. (Nach Cannavale et al. 2020)

Behandlungsmodalität	Techn. Erfolg	Freiheit von rez. Endoleak
Endoleak Typ Ia		
- aortale Ballonangioplastie + Cuff/Stent-Verlängerung – Verstärkung	100 %	87 %
- Embolisation (Coils und Kleber)	90–100 %	80 %
- Endo-Anchors	90–100 %	95–97 %
- Parallel – Stentgrafts	90–94,4 %	90–100 %
- Chirurgische Konversion	>90 %	Nicht berichtet
Endoleak Typ Ib		
- Schenkel-Verlängerung	100 %	94 % ohne Embolisation
- Embolisation A. iliaca interna	100 %	75 %
- Chirurgischer/Hybridzugang	>90 %	Nicht berichtet
Endoleak Typ II		
- Transarterielle Embolisation	62,5–84 %	64,2 %
- Translumbale direkte Sackpunktur	81–98,7 %	81 %
- Transcavale Embolisation	93,7 %	Nicht berichtet
- Chirurgisch laparoskopisch/offen	90 %	100 %

Mozes et al. (2020) berichteten über die ONYX-Embolisation bei 85 Patienten mit Typ-II Endoleak. In 44 % der Fälle wurde ein transarterieller Zugang gewählt, in 56 % ein translumbaler. Eine komplette Embolisation gelang bei 32 (38 %) Patienten. Komplikationen gab es bei 3 Patienten, darunter einmal eine Onyx-Embolisation der A. mesenterica inferior mit Kolonischämie. Nach einer Nachbeobachtung von im Mittel 2,5 Jahre sahen sie insgesamt eine Aneurysmasack-Stabilisierung in 47 %, und eine Verkleinerung >5 mm in 19 % der Fälle. In der Untergruppe der Patienten, die ausschließlich ein Endoleak Typ II hatten, kam es in 72 % zu einer Sackstabilisierung oder Verkleinerung >5 mm. In Anbetracht der hohen Kosten von Onyx und ähnlichen Ergebnissen mit anderen Embolisationsstrategien waren die Autoren mit der Onyx-Embolisation zurückhaltend. Noch kritischer war ein weiterer Bericht zur Onyx-Embolisation auf Basis von 15 Patenten mit Endoleak-Typ II (Menges et al. 2020). Die Autoren empfahlen das Verfahren nur für wenige ausgewählte Fälle, da nur in 80 % der Fälle ein stabiler Aneurysmadurchmesser zu erreichen war und auf Dauer nur bei 7 Patienten (46,7 %) eine Ausschaltung des Endoleaks gelang.

Stentgraftinfektion

Die deutsche S3-Leitlinie zum Bauchaortenaneurysma (Debus et al. 2018) vermerkt:

- Bei aortoenteralen Fisteln soll speziell in der Blutungssituation ein zweizeitiges Vorgehen gewählt werden, mit primär endovaskulärer Versorgung und späterer Prothesenexzision mit in situ Revaskularisation.
- Bei Stentgraftinfektionen soll in der Regel die Entfernung des infizierten Prothesenmaterials und Revaskularisation erfolgen.
- In ausgewählten Fällen kann aber auch ein konservatives Vorgehen erwogen werden.

Studienlage

Zum Outcome der Endograftinfektion nach EVAR liegt eine Metaanalyse auf Basis von 12 Studien und 362 Patienten von Argyriou et al. (2017) vor. Die Inzidenz der Graftinfektion betrug 0,6 %. Bei der Mehrzahl der Patienten (n = 293, 81 %) wurde eine chirurgische Therapie vorgenommen (233 [64 %] in situ Rekonstruktionen, 58 [16 %] extra-anatomische Bypässe, 2 endovaskuläre Interventionen). Der Aortenersatz erfolgte in 58 % mit einer Kunststoffprothese, in 31 % mit kryopräservierten Allografts und in 11 % mit autologen Grafts. Bei 59 Patienten wurde die Behandlung nicht berichtet, 9 Patienten wurden konservativ behandelt. Die gepoolte 30-Tageletalität wurde mit 26,6 % angegeben, die der 9 konservativ behandelten Patienten war 63,3 %. Die Sterblichkeit im Follow-up wurde auf 45,7 % geschätzt, für die 9 konservativ behandelten Patienten war sie 58,6 %. Die Botschaft war, dass die komplette Entfernung der infizierten Endografts die Methode der Wahl darstellt, die konservative Behandlung zeigt eine sehr hohe Sterblichkeit.

Eine weitere Metaanalyse beruht auf 11 Studien mit 402 Patienten. (Li et al. 2018). 351 Endografts waren bei EVAR, 51 bei TEVAR eingesetzt worden. Bei 39 (9,7 %) Patienten war es zur Aortenruptur gekommen, 92 von 380 (24,2 %) Patienten hatten eine aortoenterische Fistel entwickelt. 69 (17 %) Patienten starben im Krankenhaus oder innerhalb 30 Tagen, 114 (28 %) im Follow-up. 42 Patienten (10 %) wurden konservativ behandelt, 359 (90 %) chirurgisch. Die Überlebensrate chirurgisch behandelter Patienten war mit 58 % höher als die der konservativ behandelten Patienten mit 33 %. Patienten mit aortoenterischer Fistel hatten mit einer Überlebensrate von 33 % eine signifikant schlechtere Prognose als die übrigen Patienten (72 %). Auch diese Analyse bestätigt die Aussage, dass die chirurgische Therapie der Endograftinfektion im Vergleich zum konservativen Vorgehen die bessere Option darstellt.

EVAR – kurzstationärer Aufenthalt
Studienlage

Zu der Frage, inwieweit nach EVAR ein kurzstationärer postoperativer Krankenhausaufenthalt möglich und sicher ist, fanden Shaw et al. (2019) für eine systematische Übersicht fünf Studien. 449/601 Patienten (75 %) konnten am Interventionstag oder Folgetag nach Hause entlassen werden. Einschlusskriterien waren asymptomatische Patienten, günstige Anatomie, Patienteneinverständnis, technischer Erfolg, postoperative Mobilität, Transportzeit zum Krankenhaus <60 Minuten und erwachsener häuslicher Beobachter in den ersten 24 Stunden. Schwere Komorbiditäten, schwere intraoperative Komplikationen oder ein unvollständiger Verschluss des Zugangsgefäßes schlossen ein solches Vorgehen aus. Gleiches galt für eine Eingriffszeit von >4 Stunden. Alle Patienten, die am Interventionstag nach Hause entlassen werden konnten, hatten einen perkutanen Zugang. Die Anästhesietechnik spielte für den Entscheid zur kurzstationären Behandlung keine Rolle. Die Machbarkeit und Sicherheit dieses Vorgehens bei selektierten Patienten unter den hier genannten Voraussetzungen ist demnach wohl gegeben, größere Beobachtungsstudien fehlen aber.

Montross et al. (2020) untersuchten retrospektiv anhand von 272 elektiven EVAR, inwieweit Patienten mit EVAR auch ambulant hätten behandelt werden können. In ihrem Krankengut war dies (theoretisch) in mehr als der Hälfte der Patienten der Fall, wobei Patienten infrage kamen, die postinterventionell lediglich routinemäßig überwacht werden mussten oder kleinere unerwünschte Nebenwirkungen hatten, die innerhalb 6 Stunden nach dem Eingriff behoben waren. Prädiktoren für eine stationäre postoperative Behandlung von mehr als 6 Stunden Dauer waren ein Versagen des perkutanen Zugangs, aortale Cuffs und die Verwendung des Endologix AFX-Grafts.

5.4.4 Rupturiertes Bauchaortenaneurysma (rAAA)

Anästhesie bei EVAR

Die deutsche S3-Leitlinie zum Bauchaortenaneurysma (Debus et al. 2018) vermerkt:
- Bei Versorgung des rAAA mit EVAR sollte der Lokalanästhesie im Vergleich zur Allgemeinanästhesie der Vorzug gegeben werden.

Studienlage

Mouton et al. (2019) berichteten über 3101 Patienten mit rAAA, erfasst in dem UK National Vascular Registry. 2306 Patienten wurden offen versorgt, 795 hatten EVAR (Lokalanästhesie [LA] n = 319; Allgemeinanästhesie [GA] n = 435; Regionalanästhesie [RA] n = 41). Insgesamt machte die Klinikletalität bei EVAR 23,5 % aus, sie war in der Gruppe mit LA mit 18,5 % signifikant niedriger als in der Gruppe mit GA (28,0 %). Die Botschaft war, EVAR bei rAAA möglichst in LA durchzuführen. Daten der VQI stützen diese Empfehlung (Faizer et al. 2019). Unter 3330 Patienten mit rAAA wurden 226 (6,8 %) mit EVAR in LA und 1510 (45,3 %) mit EVAR in GA versorgt. Die Klinikletalität war in der Gruppe mit LA signifikant geringer als in der Gruppe mit GA (15,5 % vs. 23,3 %; p = 0,04). Am geeignetsten für die LA waren Patienten <75 Jahre und solche ohne präoperative Hypotension. Des Weiteren liegt eine Analyse von Daten des American College of Surgeons National Surgical Quality Improvement Program vor mit insgesamt 1382 EVAR bei rAAA, davon, 132 (9,5 %), die unter Lokoregional-Anästhesie ausgeführt wurden (Bennett et al. 2019). Auch diese Erhebung favorisiert den Verzicht auf die Allgemeinanästhesie. Die Autoren bildeten Propensity-Score gematcht 2 Gruppen, je 130 Patienten mit Lokoregional-Anästhesie bzw. Allgemeinanästhesie. Die postoperative 30-Tagesterblichkeit war bei Lokoregional-Anästhesie mit 14,6 % signifikant geringer als bei Allgemeinanästhesie (29,2 %).

Eine Aufarbeitung von 8 Studien, die in 3 Metaanalysen untersucht wurden, die größte umfasste 3116 Patienten, kam ebenfalls zu der Aussage, dass EVAR in LA bei Versorgung des rAAA eine niedrigere Klinikletalität hat als EVAR in GA (Deng et al. 2021). Die Autoren wiesen aber auch auf die bisher sehr limitierte Datenbasis hin, die sich lediglich auf die Klinikletalität bezieht, zumal der Eingriff in LA nicht von allen Patienten toleriert wird. Über Stentgraft-Komplikationen und Langzeitergebnisse liegen nur ungenügend Daten vor, eine Aussage hierzu war nicht möglich.

Perkutaner Zugang bei EVAR

Zum perkutanen Zugang speziell beim rAAA äußert sich die Deutsche S3-Leitlinie nicht.

Studienlage

Cheng et al. (2021) identifizierten in der VQI-Datenbasis 1206 Patienten mit EVAR bei rAAA, von denen 739 (61,3 %) über einen perkutanen Zugang und 416 (34,5 %) über einen offenen Zugang versorgt wurden. Bei 51 (4,2 %) Patienten gelang der perkutane Zugang nicht, es wurde zum offenen Zugang konvertiert. Die Interventionszeit war mit im Median 111 Minuten bei perkutanem Zugang signifikant kürzer als bei offenem Zugang (138 Min.) oder Konversion (180 Min.); p < 0,001. Unter LA wurden 16,7 % vs. 5 % vs. 9,8 % dieser Eingriffe durchgeführt, p < 0,001 (perkutan vs. offen vs. Konversion). In der multivariablen Analyse war die Art des Zugangs nicht unabhängig mit kardialen, pulmonalen oder irgendwelchen Komplikationen assoziiert, einschließlich Rückkehr zum Operationssaal und perioperativer Letalität (P > 0,05). Der offene Zugang war aber mit längerem Krankenhausaufenthalt verbunden. Die Folgerung war, dass die Wahl des Zugangs der Präferenz des Chirurgen überlassen bleiben sollte.

Kontrollierte Hypotension

Die deutsche S3-Leitlinie zum Bauchaortenaneurysma (Debus et al. 2018) vermerkt zur permissiven Hypertension:

- Die permissive Hypotension mit dem Ziel, einen systolischen Blutdruck von 80 mm Hg aufrechtzuerhalten, schränkt die Volumenüberladung ein und scheint ausreichend zu sein, die kritische Endorganperfusion zu gewährleisten. Sie soll bei Patienten mit rAAA implementiert werden.

Studienlage

Ein Cochrane Review (Moreno et al. 2018) kommt nach Literaturrecherche zu der Feststellung, dass das Konzept der kontrollierte Hypotension bei hämorrhagischem Schock auf klinischen Studien bei Traumapatienten und Tierstudien beruht. Davon abgeleitet wurde das Konzept der permissiven oder kontrollierten Hypotension für den hämorrhagischen Schock bei Patienten mit rAAA. Es gibt hierzu keine Studien hoher Qualität. Trotzdem sei die Strategie der permissiven Hypotension als Basismaßnahme beim rAAA weitverbreitet. Randomisierte Studien, die Sterblichkeit, Vorhandensein einer Koagulopathie, Länge des Intensivstationsaufenthaltes, Rate an Herzinfarkt und Nierenversagen überprüft haben, fehlen.

Des Weiteren hat das NICE einen Evidenz-Review zur permissiven Hypotension während des Transports von Patienten mit einem rAAA zu einem regionalen Gefäß-Schwerpunktzentrum erstellt (NICE Guideline 2020b). Diese Leitlinie kam zu dem Schluss, dass für die permissive Hypotension während des Transports von Patienten mit rAAA keine Evidenz besteht, gleichwohl sei es berechtigt, die Volumentherapie restriktiv zu handhaben. Dies verhindere eine Volumenüberladung mit Verdünnung von Gerinnungsfaktoren, vermeide eine Hypokalzämie und die Reduktion der Körpertemperatur des Patienten. Auch könne so der Eingriff technisch leichter sein, wenn die Hämatomgröße reduziert ist. Kritisch wurde angemerkt, dass der Einfluss langer Perioden der Volumenrestriktion bei Patienten mit rAAA nicht bekannt ist, außerdem gäbe es unterschiedliche Definitionen und Zielparameter, die es zu beobachten gilt. Ein Forschungsbedarf wurde angemahnt.

Aortaler Okklusionsballon

Die deutsche S3-Leitlinie zum Bauchaortenaneurysma (Debus et al. 2018) vermerkt:

- Der Einsatz des aortalen Okklusionsballons bei EVAR sollte bei Patienten mit hypovolämischem Schock erwogen werden.

Studienlage

Im Gegensatz zur Situation bei traumatisierten Patienten gibt es nur sehr wenige Daten zum aortalen Okklusionsballon bei Patienten mit rAAA. Karkos et al. (2015) fanden für eine Metaanalyse 39 Studien mit 1277 Patienten, die über den Einsatz eines aortalen Okklusionsballons (AOB) bei EVAR berichteten. Die gepoolte perioperative Letalität war 21,6 %. In 14,1 % der Fälle wurde der AOB verwendet. Ein eindeutiger Beleg für den Nutzen des AOB ließ sich nicht erbringen, es konnte lediglich gezeigt werden, dass die Klinikletalität mit der hämodynamischen Instabilität der Patienten zunahm und dass in Studien, in denen der AOB vermehrt eingesetzt wurde, die Klinikletalität niedriger war. Die Autoren kamen zu dem Schluss, dass bei hämodynamisch instabilen Patienten, bei denen ein rAAA mit EVAR versorgt wird, der AOB die Ergebnisse verbessern kann. Da in Notfallsituationen sich eine Randomisierung ausschließt, wird auch in Zukunft die Datenlage unsicher bleiben.

Abdominelles Kompartmentsyndrom und offenes Abdomen

Die deutsche S3-Leitlinie zum Bauchaortenaneurysma (Debus et al. 2018) vermerkt:

- Bei allen Risikopatienten mit rAAA sollte postoperativ der intraabdominelle Druck (IAP) über die Harnblase (intravesikale Druckmessung) zur frühzeitigen Erkennung eines abdominellen Kompartmentsyndroms bestimmt werden. Bei persistierendem IAP von >20 mm Hg und/oder bei einem IAP >30 mm Hg ist die Indikation für eine abdominelle Dekompression gegeben.
- Der Vakuum-assistierte temporäre Abdominalverschluss in Kombination mit einer Netzvermittelten Faszien-Traktion sollte bei Patienten mit offenem Abdomen bevorzugt werden.

Studienlage

Zur Inzidenz eines abdominellen Kompartmentsyndroms nach Versorgung eines rAAA liegt eine populationsbezogene schwedische Untersuchung vor (Ersryd et al. 2016). Die Autoren fanden bei 965 Patienten mit offener und 376 Patienten mit endovaskulärer Versorgung eines rAAA ein abdominelles Kompartmentsyndrom (ACS) in 6,8 % bzw. 6,9 % der Fälle. Patienten mit ACS hatten signifikant mehr postoperative Komplikationen und eine höhere Klinikletalität. Dabei ergaben sich zwischen OR und EVAR keine Unterschiede, nach 30 Tagen war die Letalität nach OR 37,5 % vs. 50 % bei EVAR. In diesem Krankengut war bei 10,7 % der Patienten mit rAAA und OR das Abdomen primär prophylaktisch offengelassen worden. Die Autoren wiesen auf die Schwere dieser Komplikation (ACS) und die Bedeutung des postoperativen Monitorings mit intraabdomineller Druckmessung hin. In einer Folgestudie nannten die Autoren eine ACS-Inzidenz von 3,7 % nach offener und 7,5 % nach endovaskulärer Versorgung eines rAAA, mit einer 30-Tageletalität dieser Patienten von 51,3 bzw. 48,7 % (Ersryd et al. 2019).

Inwieweit es nach offener Versorgung eines rAAA sinnvoll ist, das Abdomen routinemäßig offen zu lassen, versuchten Smidfelt et al. (2019) in einem Propensity-Score gematchten Kollektiv von 79 bzw. 148 Patienten (offen vs. nicht-offen) zu klären. In dieser Studie waren die Ergebnisse bei routinemäßig primär offenem Abdomen mit verzögertem Verschluss nicht besser als bei Patienten, bei denen das Abdomen primär verschlossen wurde. Die Studie unterstützte demnach nicht die Strategie des primär verzögerten Bauchverschlusses.

Kolonischämie bei rAAA

Sigmoidoskopie

Über den Wert der Sigmoidoskopie bei 351 rAAA-Patienten (67 EVAR, 284 OAR; 30-Tageletalität 26 %) berichteten Jalalzadeh et al. (2019). Insgesamt wurde bei 43 von 351 Patienten (12 %) irgendein Schweregrad einer Kolonischämie durch Sigmoidoskopie oder Laparotomie entdeckt. 21 Patienten (6 %) entwickelten eine transmurale Ischämie, die durch Laparotomie bestätigt wurde; 13 dieser Patienten verstarben. In diesem Krankengut kam es bei insgesamt 15 Patienten zu einem abdominellen Kompartmentsyndrom, eine transmurale Kolonischämie wurde dabei einmal beobachtet. Die Autoren empfahlen, bei Verdacht auf Kolonischämie die Sigmoidoskopie breit einzusetzen, auch wenn aus dieser Fallserie nicht hervorgeht, inwieweit der Einsatz der Sigmoidoskopie das Outcome der Patienten tatsächlich verbessert hat.

pH-Bestimmung

Über die Möglichkeit, eine Kolonischämie nach offener Versorgung eines intakten oder rupturierten AAA mittels pH-Bestimmung zu erfassen, berichteten Ersryd et al. (2021) in einer Pilotstudie mit 27 Patienten. Zu diesem Zweck wurde am Ende des Eingriffs ein Ballonkatheter an das Peritoneum im Bereich der sigmoidalen peritonealen Umschlagsfalte fixiert und tunneliert nach außen geleitet. Zur pH-Kontrolle wurde die pCO_2-Konzentration innerhalb des Ballonkatheters über ein Tonocap-Device bestimmt und diese Werte mit der arteriellen Bikarbonatkonzentration kombiniert. 4 der 27 Patienten entwickelten eine klinisch signifikante Kolonischämie, die eine chirurgische Intervention erforderte. Diese Patienten zeigten lange Perioden (>5 Std.) eines erniedrigten pH von <7,2. Umgekehrt entwickelten Patienten mit kurzen Phasen eines erniedrigten pH keine Zeichen der Kolonischämie. Die Autoren propagierten, in größeren Studien die Wertigkeit der extraluminalen pH-Bestimmung zur Entdeckung der Kolonischämie nach offener AAA-Versorgung zu prüfen.

Literatur

Almási-Sperling V, Heger D, Meyer A, Lang W, Rother U (2020) Treatment of aortic and peripheral prosthetic graft infections with bovine pericardium. J Vasc Surg 71:592–598

Alonso W, Ozdemir B, Chassin-Trubert L, Ziza V, Alric P, Canaud L (2021) Early outcomes of native and graft-related abdominal aortic infection managed with orthotopic xenopericardial grafts. J Vasc Surg 73:222–231

Alshaikh HN, Bohsali F, Gani F, Nejim B, Malas M (2018a) Statin intensity and postoperative mortality following open repair of intact abdominal aortic aneurysm. BJS Open 2:411–418

Alshaikh HN, Canner JK, Malas M (2018b) Effect of beta blockers on mortality after open repair of abdominal aortic aneurysm. Ann Surg 267:1185–1190

Antoniou GA, Antoniou SA (2021) Editor's choice – percutaneous access does not confer superior clinical outcomes over cutdown access for endovascular aneurysm repair: meta-analysis and trial sequential analysis of randomised controlled trials. Eur J Vasc Endovasc Surg 61:383–394

Antoniou GA, Antoniou SA, Torella (2020a) Editor's choice – endovascular vs. open repair for abdominal aortic aneurysm: systematic review and meta-analysis of updated peri-operative and long term data of randomised controlled trials. Eur J Vasc Endovasc Surg 59:385–397

Antoniou GA, Juszczak MT, Nasr H, Narlawar R, Antoniou SA, Matsagkas M, Donas KP, de Vries JPM (2020b) Prognosis review and time-to-event data meta-analysis of endovascular aneurysm repair outside versus within instructions for use of aortic endograft devices. J Vasc Surg 71:1415–1431

Antonopoulos CN, Papakonstantinou NA, Hardy D, Lyden SP (2019) Editor's choice – cryopreserved allografts for arterial reconstruction after aorto-iliac infection: a systematic review and meta-analysis. Eur J Vasc Endovasc Surg 58:120–128

Argyriou C, Georgiadis GS, Lazarides MK, Georgakarakos E, Antoniou GA (2017) Endograft infection after endovascular abdominal aortic aneurysm repair: a systematic review and meta-analysis. J Endovasc Ther 24:688–697

Arinze N, Farber A, Levin SR, Cheng TW, Jones DW, Siracuse CG, Patel VI, Rybin D, Doros G, Siracuse JJ (2019) The effect of the duration of preoperative smoking cessation timing on outcomes after elective open abdominal aortic aneurysm repair and lower extremity bypass. J Vasc Surg 70:1851–1861

Armstrong RA, Squire YG, Rogers CA, Hinchliffe RJ, Mouton R (2019) Type of anesthesia for endovascular abdominal aortic aneurysm repair. J Cardiothorac Vasc Anesth 33:462–471

Bellamkonda KS, Nassiri N, Sadeghi MM, Zhang Y, Guzman RJ, Ochoa Chaar CI (2021) Characteristics and outcomes of small abdominal aortic aneurysm rupture in the American College of Surgeons National Surgical Quality Improvement Program database. J Vasc Surg 74:729–737

Bennett KM, McAninch CM, Scarborough JE (2019) Locoregional anesthesia is associated with lower 30-day mortality than general anesthesia in patients undergoing endovascular repair of ruptured abdominal aortic aneurysm. J Vasc Surg 70:1862–1867

Bosanquet DC, Wilcox C, Whitehurst L, Cox A, Williams IM, Twine CP, British Society of Endovascular therapy (BSET) (2017) Systematic review and meta-analysis of the effect of internal iliac artery exclusion for patients undergoing EVAR. Eur J Vasc Endovasc Surg 53:534–548

Branzan D, Geisler A, Steiner S, Doss M, Matschuck M, Scheinert D, Schmidt A (2021) Type II endoleak and aortic aneurysm sac shrinkage after preemptive embolization of aneurysm sac side branches. J Vasc Surg 73:1973–1979

Brown CS, Montgomery JR, Kim GY, Kemp MT, Osborne NH (2022) Reliability of hospital-level mortality in abdominal aortic aneurysm repair. J Vasc Surg 75:535–542

Bulder RMA, Bastiaannet E, Hamming JF, Lindeman JHN (2019) Meta-analysis of long-term survival after elective endovascular or open repair of abdominal aortic aneurysm. Br J Surg 106:523–533

Burghuber CK, Konzett S, Eilenberg W, Nanobachvili J, Funovics MA, Hofmann WJ, Neumayer C, Domenig CM (2021) Novel prefabricated bovine pericardial grafts as alternate conduit for septic aortoiliac reconstruction. J Vasc Surg 73:2123–2131

Cameron SJ, Russell HM, Owens AP 3rd (2018) Antithrombotic therapy in abdominal aortic aneurysm: beneficial or detrimental? Blood 132:2619–2628

Cannavale A, Lucatelli P, Corona M, Nardis P, Basilico F, De Rubeis G, Santoni M, Catalano C, Bezzi M (2020) Evolving concepts and management of endoleaks after endovascular aneurysm repair: where do we stand in 2019? Clin Radiol 75:169–178

Carson JL, Stanworth SJ, Roubinian N, Fergusson DA, Triulzi D, Doree C, Hebert PC (2016) Transfusion thresholds and other strategies for guiding allogeneic red blood cell transfusion. Cochrane Database Syst Rev 10(10):CD002042

Chaikof EL, Dalman RL, Eskandari MK, Jackson BM, Lee WA, Mansour MA, Mastracci TM, Mell M, Murad MH, Nguyen LL, Oderich GS, Patel MS, Schermerhorn ML, Starnes BW (2018) The Society for Vascular Surgery practice guidelines on the care of patients with an abdominal aortic aneurysm. J Vasc Surg 67:2–77

Chang H, Rockman CB, Jacobowitz GR, Ramkhelawon B, Cayne NS, Veith FJ, Patel VI, Garg K (2021) Contemporary outcomes of endovascular abdominal aortic aneurysm repair in patients deemed unfit for open surgical repair. J Vasc Surg 73:1583–1592

Chaudhuri A, Kim HK, Valdivia AR (2020) Improved midterm outcomes using standard devices and endoanchors for endovascular repair of abdominal aortic aneurysms with hyperangulated necks. Cardiovasc Intervent Radiol 43:971–980

Cheng TW, Maithel SK, Kabutey NK, Fujitani RM, Farber A, Levin SR, Patel VI, Jones DW, Rybin D, Doros G, Siracuse JJ (2021) Access type for endovascular repair in ruptured abdominal aortic aneurysms does not affect major morbidity or mortality. Ann Vasc Surg 70:181–189

Columbo JA, Martinez-Camblor P, O'Malley AJ, Suckow BD, Hoel AW, Stone DH, Schanzer A, Schermerhorn ML, Sedrakyan A, Goodney PP, Society for Vascular Surgery's Vascular Quality Initiativ (2021a) Long-term reintervention after endovascular abdominal aortic aneurysm repair. Ann Surg 274:179–185

Columbo JA, Goodney PP, Gladders BH, Tsougranis G, Wanken ZJ, Trooboff SW, Powell RJ, Stone

DH (2021b) Medicare costs for endovascular abdominal aortic aneurysm treatment in the Vascular Quality Initiative. J Vasc Surg 73:1056–1061

Courtemanche K, Elkouri S, Dugas JP, Beaudoin N, Bruneau L, Blair JF (2013) Reduction in allogeneic blood products with routine use of autotransfusion in open elective infrarenal abdominal aortic aneurysm repair. Vasc Endovasc Surg 47:595–598

D'Oria M, Mastrorilli D, Ziani B (2020) Natural history, diagnosis, and management of type II endoleaks after endovascular aortic repair: review and update. Ann Vasc Surg 62:420–431

Dansey KD, Varkevisser RRB, Swerdlow NJ, Li C, de Guerre LEVM, Liang P, Marcaccio C, O'Donnell TFX, Carroll BJ, Schermerhorn ML (2021) Epidemiology of endovascular and open repair for abdominal aortic aneurysms in the United States from 2004 to 2015 and implications for screening. J Vasc Surg 74:414–424

Daye D, Walker TG (2018) Complications of endovascular aneurysm repair of the thoracic and abdominal aorta: evaluation and management. Cardiovasc Diagn Ther 8(Suppl 1):S138–S156

Debus ES, Heidemann F, Gross-Fengels W et al (2018) S3-Leitlinie zu Screening, Diagnostik, Therapie und Nachsorge des Bauchaortenaneurysmas. AWMF-Registernummer 004-14. Stand 07.07.2018

Deng J, Liu J, Rong D, Ge Y, Zhang H, Liu X, Guo W (2021) A meta-analysis of locoregional anesthesia versus general anesthesia in endovascular repair of ruptured abdominal aortic aneurysm. J Vasc Surg 73:700–710

Dijkstra ML, Zeebregts CJ, Verhagen HJM, Teijink JAW, Power AH, Bockler D, Peeters P, Riambau V, Becquemin JP, Reijnen MMPJ, ENGAGE Investigators (2020) Incidence, natural course, and outcome of type II endoleaks in infrarenal endovascular aneurysm repair based on the ENGAGE registry data. J Vasc Surg 71:780–789

Dovell G, Rogers CA, Armstrong R, Harris RA, Hinchliffe RJ, Mouton R (2020) The effect of mode of anaesthesia on outcomes after elective endovascular repair of abdominal aortic aneurysm. Eur J Vasc Endovasc Surg 59:729–738

Duncan A, Maslen C, Gibson C, Hartshorne T, Farooqi A, Saratzis A, Bown MJ (2021) Ultrasound screening for abdominal aortic aneurysm in high-risk women. Br J Surg 108:1192–1198

Eldrup N, Budtz-Lilly J, Laustsen J, Bibby BM, Paaske WP (2012) Long-term incidence of myocardial infarct, stroke, and mortality in patients operated on for abdominal aortic aneurysms. J Vasc Surg 55:311–317

Ersryd S, Djavani-Gidlund K, Wanhainen A, Björck M (2016) Editor's choice – abdominal compartment syndrome after surgery for abdominal aortic aneurysm: a nationwide population based study. Eur J Vasc Endovasc Surg 52:158–165

Ersryd S, Djavani Gidlund K, Wanhainen A, Smith L, Björck M (2019) Editor's choice – abdominal compartment syndrome after surgery for abdominal aortic aneurysm: subgroups, risk factors, and outcome. Eur J Vasc Endovasc Surg 58:671–679

Ersryd S, Djavani Gidlund K, Wanhainen A, Björck M (2021) Surveillance to detect colonic ischemia with extraluminal pH measurement after open surgery for abdominal aortic aneurysm. J Vasc Surg 74:97–104

Ettengruber A, Epple J, Schmitz-Rixen Th, Böckler D, Grundmann RT (2022) Long-term outcome and cancer incidence after abdominal aortic aneurysm repair. Langenbeck's Arch Surg 407:3691–3699

Fabre D, Mougin J, Mitilian D, Cochennec F, Garcia Alonso C, Becquemin JP, Desgranges P, Allaire E, Hamdi S, Brenot P, Bourkaib R, Haulon S (2021) Prospective, randomised two centre trial of endovascular repair of abdominal aortic aneurysm with or without sac embolisation. Eur J Vasc Endovasc Surg 61:201–209

Faizer R, Weinhandl E, El Hag S, Le Jeune S, Apostolidou I, Shafii SM, Lee CJ, Rosenberg MS, Reed A, Fanola C (2019) Decreased mortality with local versus general anesthesia in endovascular aneurysm repair for ruptured abdominal aortic aneurysm in the Vascular Quality Initiative database. J Vasc Surg 70:92–101

Geiger JT, Fleming FJ, Stoner M, Doyle A (2022) Surgeon volume and established hospital perioperative mortality rate together predict for superior outcomes after open abdominal aortic aneurysm repair. J Vasc Surg 75:504–513

Giacomelli E, Dorigo W, Campolmi M, Casini A, Fargion A, Bush RL, Piffaretti G, Pratesi C (2021) A pilot study of the enhanced recovery after surgery protocol in aortic surgery. J Vasc Surg 74:90–96

Greaves NS, Katsogridakis E, Faris B, Murray D (2017) Prophylactic antibiotics for percutaneous endovascular procedures. Eur J Clin Microbiol Infect Dis 36(4):597–601

Greco KJ, Brovman EY, Nguyen LL, Urman RD (2020) The impact of epidural analgesia on perioperative morbidity or mortality after open abdominal aortic aneurysm repair. Ann Vasc Surg 66:44–53

Guirguis-Blake JM, Beil TL, Senger CA, Coppola EL (2019) Primary care screening for abdominal aortic aneurysm: updated evidence report and systematic review for the US Preventive Services Task Force. JAMA 322:2219–2238

Hajibandeh S, Hajibandeh S, Antoniou SA, Torella F, Antoniou GA (2017) Effect of beta-blockers on perioperative outcomes in vascular and endovascular surgery: a systematic review and meta-analysis. Br J Anaesth 118:11–21

Harky A, Ahmad MU, Santoro G, Eriksen P, Chaplin G, Theologou T (2020) Local versus general anesthesia in nonemergency endovascular abdominal aortic aneurysm repair: a systematic review and meta-analysis. J Cardiothorac Vasc Anesth 34:1051–1059

Jalalzadeh H, van Schaik TG, Duin JJ, Indrakusuma R, van Beek SC, Vahl AC, Wisselink W, Balm R, Koelemay MJW (2019) The value of sigmoidoscopy to detect colonic ischaemia after ruptured abdominal aortic aneurysm repair. Eur J Vasc Endovasc Surg 57:229–237

Jessula S, Atkinson L, Casey P, Kwofie K, Stewart S, Lee MS, Smith M, Herman CR (2019) Surgically positioned paravertebral catheters and postoperative analgesia after open abdominal aortic aneurysm repair. J Vasc Surg 70:1479–1487

Karkos CD, Papadimitriou CT, Chatzivasileiadis TN, Kapsali NS, Kalogirou TE, Giagtzidis IT, Papazoglou KO (2015) The impact of aortic occlusion balloon on mortality after endovascular repair of ruptured abdominal aortic aneurysms: a meta-analysis and meta-regression analysis. Cardiovasc Intervent Radiol 38:1425–1437

Khashram M, Williman JA, Hider PN, Jones GT, Roake JA (2017) Management of modifiable vascular risk factors improves late survival following abdominal aortic aneurysm repair: a systematic review and meta-analysis. Ann Vasc Surg 39:301–311

Kommission für Krankenhaushygiene und Infektionsprävention (KRINKO) beim Robert Koch-Institut (2018) Prävention postoperativer Wundinfektionen. Bundesgesundheitsbl 61:448–473

Kontopodis N, Galanakis N, Antoniou SA, Tsetis D, Ioannou CV, Veith FJ, Powell JT, Antoniou GA (2020) Meta-analysis and meta-regression analysis of outcomes of endovascular and open repair for ruptured abdominal aortic aneurysm. Eur J Vasc Endovasc Surg 59:399–410

Kontopodis N, Galanakis N, Ioannou CV, Tsetis D, Becquemin JP, Antoniou GA (2021a) Time-to-event data meta-analysis of late outcomes of endovascular versus open repair for ruptured abdominal aortic aneurysms. J Vasc Surg 74:628–638

Kontopodis N, Galanakis N, Akoumianakis E, Ioannou CV, Tsetis D, Antoniou GA (2021b) Editor's choice – systematic review and meta-analysis of the impact of institutional and surgeon procedure volume on outcomes after ruptured abdominal aortic aneurysm repair. Eur J Vasc Endovasc Surg 62:388–398

Kouvelos GN, Katsargyris A, Antoniou GA, Oikonomou K, Verhoeven EL (2016) Outcome after interruption or preservation of internal iliac artery flow during endovascular repair of abdominal aorto-iliac aneurysms. Eur J Vasc Endovasc Surg 52:621–634

Kristensen SD, Knuuti J, Saraste A, Task Force Members et al (2014) 2014 ESC/ESA Guidelines on non-cardiac surgery: cardiovascular assessment and management: the Joint Task Force on non-cardiac surgery: cardiovascular assessment and management of the European Society of Cardiology (ESC) and the European Society of Anaesthesiology (ESA). Eur Heart J 35:2383–2431

Leatherby RJ, Shan MR, Antoniou GA (2021) Editor's choice – systematic review and meta-analysis of the effect of weekend admission on outcomes for ruptured abdominal aortic aneurysms: a call for an equitable seven day vascular service. Eur J Vasc Endovasc Surg 61:767–778

Lederle FA, Kyriakides TC, Stroupe KT, Freischlag JA, Padberg FT Jr, Matsumura JS, Huo Z, Johnson GR, OVER Veterans Affairs Cooperative Study Group (2019) Open versus endovascular repair of abdominal aortic aneurysm. N Engl J Med 380:2126–2135

Li B, Khan S, Salata K, Hussain MA, de Mestral C, Greco E, Aljabri BA, Forbes TL, Verma S, Al-Omran M (2019) A systematic review and meta-analysis of the long-term outcomes of endovascular versus open repair of abdominal aortic aneurysm. J Vasc Surg 70:954–969

Li B, Rizkallah P, Eisenberg N, Forbes TL, Roche-Nagle G (2022) Thresholds for abdominal aortic aneurysm repair in Canada and United States. J Vasc Surg 75:894–905

Li HL, Chan YC, Cheng SW (2018) Current evidence on management of aortic stent-graft infection: a systematic review and meta-analysis. Ann Vasc Surg 51:306–313

Liu Y, Yang Y, Zhao J, Chen X, Wang J, Ma Y, Huang B, Yuan D, Du X (2020) Systematic review and meta-analysis of sex differences in outcomes after endovascular aneurysm repair for infrarenal abdominal aortic aneurysm. J Vasc Surg 71:283–296

Ma WQ, Zhao Y, Wang Y, Han XQ, Zhu Y, Liu NF (2018) Comparative efficacy of pharmacological interventions for contrast-induced nephropathy prevention after coronary angiography: a network meta-analysis from randomized trials. Int Urol Nephrol 50:1085–1095

Malik K, Poletto G, Musto L, Giustiniano E, Cecconi M, Civilini E (2021) Implementation of a perioperative protocol to enhance open aortic repair. J Vasc Surg 74:434–441

McFalls EO, Ward HB, Moritz TE, Goldman S, Krupski WC, Littooy F, Pierpont G, Santilli S, Rapp J, Hattler B, Shunk K, Jaenicke C, Thottapurathu L, Ellis N, Reda DJ, Henderson WG (2004) Coronary-artery revascularization before elective major vascular surgery. N Engl J Med 351:2795–2804

McGinigle KL, Eldrup-Jorgensen J, McCall R, Freeman NL, Pascarella L, Farber MA, Marston WA, Crowner JR (2019) A systematic review of enhanced recovery after surgery for vascular operations. J Vasc Surg 70:629–640

Meecham L, Jacomelli J, Davis M, Pherwani A, Lees T, Earnshaw JJ (2021) Outcomes in men from the NHS abdominal aortic aneurysm screening programme with a large aneurysm referred for intervention. Eur J Vasc Endovasc Surg 61:192–199

von Meijenfeldt GCI, Alberga AJ, Balm R, Vahl AC, Verhagen HJM, Blankensteijn JD, Zeebregts CJ, van der Laan MJ (2022) Results from a nationwide prospective registry on open surgical or endovascular repair of juxtarenal abdominal aortic aneurysms. J Vasc Surg 75:81–89

Menges AL, Trenner M, Radu O, Beddoe D, Kallmayer M, Zimmermann A, Eckstein HH (2020) Lack of durability after transarterial ethylenevinyl alcohol copolymer-embolization of type II endoleak following endovascular abdominal aortic aneurysm repair. Vasa 49:483–491

Montross BC, O'Brien-Irr MS, Koudoumas D, Khan SZ, Rivero M, Harris LM, Dosluoglu HH, Cherr GS, Dryjski ML (2020) The selection of patients for ambulatory endovascular aneurysm repair of elective asymptomatic abdominal aortic aneurysm. J Vasc Surg 72:1347–1353

Moreno DH, Cacione DG, Baptista-Silva JC (2018) Controlled hypotension versus normotensive resuscitation strategy for people with ruptured abdominal aortic aneurysm. Cochrane Database Syst Rev 6(6):CD011664

Mota L, Marcaccio CL, Dansey KD, de Guerre LEVM, O'Donnell TFX, Soden PA, Zettervall SL, Schermerhorn ML (2022) Overview of screening eligibility in patients undergoing ruptured AAA repair from 2003 to 2019 in the Vascular Quality Initiative. J Vasc Surg 75:884–892

Mouton R, Rogers CA, Harris RA, Hinchliffe RJ (2019) Local anaesthesia for endovascular repair of ruptured abdominal aortic aneurysm. Br J Surg 106:74–81

Mozes GD, Pather K, Oderich GS, Mirza A, Colglazier JJ, Shuja F, Mendes BC, Kalra M, Bjarnason H, Bower TC, Huang Y, Gloviczki P, DeMartino RR (2020) Outcomes of onyx® embolization of type II endoleaks after endovascular repair of abdominal aortic aneurysms. Ann Vasc Surg 67:223–231

Muhs BE, Jordan W, Ouriel K, Rajaee S, de Vries JP (2018) Matched cohort comparison of endovascular abdominal aortic aneurysm repair with and without EndoAnchors. J Vasc Surg 67:1699–1707

Nejim B, Weaver ML, Locham S, Al-Nouri O, Naazie IN, Malas MB (2021) Intravenous ketorolac is associated with reduced mortality and morbidity after open abdominal aortic aneurysm repair. Vascular 29:15–26

Niaz OS, Rao A, Abidia A, Parrott R, Refson J, Somaiya P (2020) Surgical and medical interventions for abdominal aortic graft infections. Cochrane Database Syst Rev 8(8):CD013469

NICE Guideline Updates Team (UK) (2020a) Anaesthesia and analgesia for people having surgical repair of an abdominal aortic aneurysm: abdominal aortic aneurysm: diagnosis and management: evidence review L. National Institute for Health and Care Excellence (UK), London. PMID: 32407029

NICE Guideline Updates Team (UK) (2020b) Permissive hypotension during transfer of people with ruptured abdominal aortic aneurysm to regional vascular services: abdominal aortic aneurysm: diagnosis and management: evidence review Q. National Institute for Health and Care Excellence (UK), London. PMID: 32407030

O'Donnell TFX, Deery SE, Shean KE, Mittleman MA, Darling JD, Eslami MH, DeMartino RR, Schermerhorn ML (2018) Statin therapy is associated with higher long-term but not perioperative survival after abdominal aortic aneurysm repair. J Vasc Surg 68:392–399

Obi AT, Park YJ, Bove P, Cuff R, Kazmers A, Gurm HS, Grossman PM, Henke PK (2015) The association of perioperative transfusion with 30-day morbidity and mortality in patients undergoing major vascular surgery. J Vasc Surg 61:1000–1009

Oliveira-Pinto J, Oliveira N, Bastos-Gonçalves F, Hoeks S, van Rijn MJ, Ten Raa S, Mansilha A, Verhagen HJ (2017) Long-term results of outside „instructions for use" EVAR. J Cardiovasc Surg 58:252–260

Oliveira-Pinto J, Martins P, Mansilha A (2019) Endovascular treatment of iliac aneurysmal disease with internal iliac artery preservation: a review of two different approaches. Int Angiol 38:494–501

Padhi S, Kemmis-Betty S, Rajesh S, Hill J, Murphy MF, Guideline Development Group (2015) Blood transfusion: summary of NICE guidance. BMJ 351:h5832

Poldermans D, Schouten O, Vidakovic R, DECREASE Study Group et al (2007) A clinical randomized trial to evaluate the safety of a noninvasive approach in high-risk patients undergoing major vascular surgery: the DECREASE-V Pilot Study. J Am Coll Cardiol 49:1763–1769

Post ICJH, Vos CG (2019) Systematic review and meta-analysis on the management of open abdominal aortic graft infections. Eur J Vasc Endovasc Surg 58:258–281

Pouncey AL, David M, Morris RI, Ulug P, Martin G, Bicknell C, Powell JT (2021) Editor's choice – systematic review and meta-analysis of sex specific differences in adverse events after open and endovascular intact abdominal aortic aneurysm repair: consistently worse outcomes for women. Eur J Vasc Endovasc Surg 62:367–378

Risum Ø, Sandven I, Sundhagen JO, Abdelnoor M (2021) Editor's choice – effect of statins on total mortality in abdominal aortic aneurysm repair: a systematic review and meta-analysis. Eur J Vasc Endovasc Surg 61:114–120

Robalo C, Sousa J, Mansilha A (2018) Internal iliac artery preservation strategies in the endovascular treatment of aortoiliac aneurysms. Int Angiol 37:346–355

Robertson L, Atallah E, Stansby G (2017) Pharmacological treatment of vascular risk factors for reducing mortality and cardiovascular events in patients with abdominal aortic aneurysm. Cochrane Database Syst Rev 1(1):CD010447

Roosendaal LC, Kramer GM, Wiersema AM, Wisselink W, Jongkind V (2020) Outcome of ruptured abdominal aortic aneurysm repair in octogenarians: a systematic review and meta-analysis. Eur J Vasc Endovasc Surg 59:16–22

Roush WP, Behrens M, Smith JB, Kruse RL, Balasundaram N, Vogel TR, Bath J (2022) Outcomes of elective abdominal aortic aneurysm repair in the setting of malignancy. J Vasc Surg 76:428–436

Salata K, Syed M, Hussain MA, de Mestral C, Greco E, Mamdani M, Tu JV, Forbes TL, Bhatt DL, Verma S, Al-Omran M (2018) Statins reduce abdominal aortic aneurysm growth, rupture, and perioperative mortality: a systematic review and meta-analysis. J Am Heart Assoc 7:e008657

Salata K, Hussain MA, de Mestral C, Greco E, Aljabri BA, Mamdani M, Forbes TL, Bhatt DL, Verma S, Al-Omran M (2019) Comparison of outcomes in elective endovascular aortic repair vs open surgical repair of abdominal aortic aneurysms. JAMA Netw Open 2(7):e196578

Samura M, Morikage N, Otsuka R, Mizoguchi T, Takeuchi Y, Nagase T, Harada T, Yamashita O, Suehiro K, Hamano K (2020) Endovascular aneurysm repair with inferior mesenteric artery embolization for preventing type II endoleak: a prospective randomized controlled trial. Ann Surg 271:238–244

Scali ST, Arnaoutakis DJ, Neal D, Giles KA, Goodney PP, Suckow BD, Powell RJ, Columbo JA, Back MR, Berceli SA, Beck AW, Upchurch GR Jr, Huber TS, Stone DH (2021) Association between surgeon case volume and years of practice experience with open abdominal aortic aneurysm repair outcomes. J Vasc Surg 73:1213–1226

Scali ST, Suckow BD, Goodney PP, de Guerre LEVM, Schermerhorn ML, Huber TS, Upchurch GR Jr, Neal D, Columbo JA, Kang J, Powell RJ, Stone DH (2022) A significant proportion of current endovascular aortic aneurysm repair practice fails to meet Society for Vascular Surgery clinical practice guideline recommended abdominal aortic aneurysm diameter treatment thresholds in the Vascular Quality Initiative. J Vasc Surg 75:1234–1241

Schouten O, van Kuijk JP, Flu WJ, Winkel TA, Welten GM, Boersma E, Verhagen HJ, Bax JJ, Poldermans D, DECREASE Study Group (2009) Long-term outcome of prophylactic coronary revascularization in cardiac high-risk patients undergoing major vascular surgery (from the randomized DECREASE-V Pilot Study). Am J Cardiol 103:897–901

Shantikumar S, Patel S, Handa A (2011) The role of cell salvage autotransfusion in abdominal aortic aneurysm surgery. Eur J Vasc Endovasc Surg 42:577–584

Sharma G, Madenci AL, Wanis KN, Comment LA, Lotto CE, Shah SK, Ozaki CK, Subramanian SV, Eldrup-Jorgensen J, Belkin M (2021) Association and interplay of surgeon and hospital volume with mortality after open abdominal aortic aneurysm repair in the modern era. J Vasc Surg 73:1593–1602

Shaw SE, Preece R, Stenson KM, De Bruin JL, Loftus IM, Holt PJE, Patterson BO (2019) Short stay EVAR is safe and cost effective. Eur J Vasc Endovasc Surg 57:368–373

Siracuse JJ, Farber A, Kalish JA, Jones DW, Rybin D, Doros G, Scali ST, Schermerhorn ML, Vascular Quality Initiative (2018) Comparison of access type on perioperative outcomes after endovascular aortic aneurysm repair. J Vasc Surg 68:91–99

Smidfelt K, Nordanstig J, Wingren U, Bergström G, Langenskiöld M (2019) Routine open abdomen treatment compared with on-demand open abdomen or direct closure following open repair of ruptured abdominal aortic aneurysms: a propensity score-matched study. SAGE Open Med 7:2050312119833501

Sonny A, Gornik HL, Yang D, Mascha EJ, Sessler DI (2014) Lack of association between carotid artery stenosis and stroke or myocardial injury after noncardiac surgery in high-risk patients. Anesthesiology 121:922–929

Stoneham MD, Von Kier S, Harvey L, Murphy M (2018) Effects of a targeted blood management programme on allogeneic blood transfusion in abdominal aortic aneurysm surgery. Transfus Med 28:290–297

Subramaniam RM, Suarez-Cuervo C, Wilson RF et al (2016) Effectiveness of prevention strategies for contrast-induced nephropathy: a systematic review and meta-analysis. Ann Intern Med 164:406–416

Sweeting MJ, Patel R, Powell JT, Greenhalgh RM, EVAR Trial Investigators (2017) Endovascular repair of abdominal aortic aneurysm in patients physically ineligible for open repair: very long-term follow-up in the EVAR-2 randomized controlled trial. Ann Surg 266:713–719

Thorbjørnsen K, Svensjö S, Gilgen NP, Wanhainen A (2021) Long term outcome of screen detected sub-aneurysmal aortas in 65 year old men: a single scan after five years identifies those at risk of needing AAA repair. Eur J Vasc Endovasc Surg 62:380–386

Ultee KH, Rouwet EV, Hoeks SE, van Lier F, Bastos Gonçalves F, Boersma E, Stolker RJ, Verhagen HJ (2015) Coronary revascularization induces a shift from cardiac toward noncardiac mortality without improving survival in vascular surgery patients. J Vasc Surg 61:1543–1549

Ulug P, Powell JT, Martinez MA, Ballard DJ, Filardo G (2020) Surgery for small asymptomatic abdominal aortic aneurysms. Cochrane Database Syst Rev 7(7):CD001835. https://doi.org/10.1002/14651858.CD001835

Van Orden K, Farber A, Schermerhorn ML, Goodney PP, Kalish JA, Jones DW, Rybin D, Siracuse JJ, Initiative VQ (2018) Local anesthesia for percutaneous endovascular abdominal aortic aneurysm repair is associated with fewer pulmonary complications. J Vasc Surg 68:1023–1029

Varkevisser RRB, Swerdlow NJ, de Guerre LEVM, Dansey K, Stangenberg L, Giles KA, Verhagen HJM, Schermerhorn ML, Society for vascular surgery vascular quality initiative (2020) Five-year survival following endovascular repair of ruptured abdominal aortic aneurysms is improving. J Vasc Surg 72:105–113

Varkevisser RRB, Carvalho Mota MT, Swerdlow NJ, Stone DH, Scali ST, Blankensteijn JD, Verhagen HJM, Schermerhorn ML (2022) Long-term age-stratified survival following endovascular and open abdominal aortic aneurysm repair. J Vasc Surg 76:899–907

Vierhout BP, Zeebregts CJ (2021) Did percutaneous compared with cutdown access for endovascular aneurysm repair really make a difference? Eur J Vasc Endovasc Surg 61:395

Vierhout BP, Pol RA, Ott MA, Pierie MEN, van Andringa de Kempenaer TMG, Hissink RJ, Wikkeling ORM, Bottema JT, Moumni ME, Zeebregts CJ (2019) Randomized multicenter trial on percutaneous versus open access in endovascular aneurysm repair (PiERO). J Vasc Surg 69:1429–1436

Wang LJ, Locham S, Al-Nouri O, Eagleton MJ, Clouse WD, Malas MB (2020) Endovascular repair of ruptured abdominal aortic aneurysm is superior to open repair: propensity-matched analysis in the Vascular Quality Initiative. J Vasc Surg 72:498–507

Wanhainen A, Verzini F, Van Herzeele I et al (2019) Editor's choice – European Society for Vascular Surgery (ESVS) 2019 clinical practice guidelines on the management of abdominal aorto-iliac artery aneurysms. Eur J Vasc Endovasc Surg 57:8–93. Erratum in: Eur J Vasc Endovasc Surg. 2020;59(3):494

Wanken ZJ, Barnes JA, Trooboff SW, Columbo JA, Jella TK, Kim DJ, Khoshgowari A, Riblet NBV, Goodney PP (2020) A systematic review and meta-analysis of long-term reintervention after endovascular abdominal aortic aneurysm repair. J Vasc Surg 72:1122–1131

Wedel C, Møller CM, Budtz-Lilly J, Eldrup N (2019) Red blood cell transfusion associated with increased morbidity and mortality in patients undergoing elective open abdominal aortic aneurysm repair. PLoS One 14:e0219263

Wemmelund H, Jørgensen TM, Høgh A, Behr-Rasmussen C, Johnsen SP, Lindholt JS (2017) Low-dose aspirin and rupture of abdominal aortic aneurysm. J Vasc Surg 65:616–625.e4

Windecker S, Kolh P, Alfonso F et al (2014) 2014 ESC/EACTS Guidelines on myocardial revascularization: the Task Force on Myocardial Revascularization of the European Society of Cardiology (ESC) and the European Association for Cardio-Thoracic Surgery (EACTS) Developed with the special contribution of the European Association of Percutaneous Cardiovascular Interventions (EAPCI). Eur Heart J 35:2541–2619

Yei K, Mathlouthi A, Naazie I, Elsayed N, Clary B, Malas M (2022) Long-term outcomes associated with open vs endovascular abdominal aortic aneurysm repair in a medicare-matched database. JAMA Netw Open 5(5):e2212081

Nierenarterienstenose

Inhaltsverzeichnis

© Springer-Verlag GmbH Deutschland, ein Teil von Springer Nature 2022
E. S. Debus, R. T. Grundmann, *Evidenzbasierte Gefäßchirurgie*, Evidenzbasierte Chirurgie,
https://doi.org/10.1007/978-3-662-66422-3_6

6.1 Leitlinien

6.1.1 Deutsche Gesellschaft für Gefäßchirurgie und Gefäßmedizin (DGG)

Wesentliche Feststellungen/Empfehlungen sind (Oberhuber et al. 2019):

- Die Angioplastie einer asymptomatischen einseitigen Nierenarterienstenose (NASt) sollte – unabhängig vom Stenosegrad – nicht empfohlen werden.
- Weniger wahrscheinlich ist nach Angioplastie eine Nierenfunktionsverbesserung bei Proteinurie >1 g/Tag oder Nierengröße <8 cm oder bioptisch gesichertem fortgeschrittenem Nierenschaden oder einem renalen Widerstandsindex >0,80.
- Eine perkutane Revaskularisierung kann bei dem Vorliegen einer NASt und absoluten Unverträglichkeit von Hemmern des RAS-Systems (Renin-Angiotensin-System) oder akutem Nierenversagen unter Hemmern des RAS-Systems auch bei unilateraler Stenose erwogen werden.
- Eine perkutane Revaskularisierung kann bei dem Vorliegen der Kombination aus therapierefraktärer Hypertonie und sich rasch verschlechternder Nierenfunktion auch bei einseitiger Stenose erwogen werden (im Sinne Organerhalt).
- Eine perkutane Revaskularisierung kann im Einzelfall bei asymptomatischen >60 % bilateralen Stenosen oder Stenosen in einer Einzelniere erwogen werden.
- Eine perkutane Revaskularisierung kann bei Vorliegen einer resistenten Hypertonie (>3 Medikamente inkl. RAS-Hemmer und Diuretikum) und Blutdruck Stadium II (>160 mmHg systolisch oder >100 mmHg diastolisch) oder maligner Hypertonie auch bei unilateralen Stenosen erwogen werden.
- Eine perkutane Revaskularisierung kann bei rezidivierendem Lungenödem („Flash pulmonary edema") oder wiederholt kardialer Dekompensation auch bei unilateraler Stenose versucht werden.
- Eine perkutane Revaskularisierung sollte bei asymptomatischer bilateraler Stenose oder Stenose in einer Einzelniere und jeweils stabiler Nierenfunktion nicht erfolgen.
- Bei sich rasch verschlechternder Nierenfunktion und Stenose in nur einer Niere kann eine perkutane Revaskularisierung nach Ausschluss anderer Ursachen eine therapeutische Option sein.

6.1.2 American College of Cardiology Foundation/ American Heart Association

Die Leitlinien der American Heart Association (AHA) (Anderson et al. 2013) beziehen sich auf Diagnostik und Therapie der Nierenarterienstenose (NASt). Zur Diagnostik finden sich die folgenden Klasse-I-Empfehlungen:

1. Die Durchführung diagnostischer Untersuchungen, um eine klinisch bedeutsame NASt zu identifizieren, ist bei Patienten mit Beginn eines Hochdrucks vor dem 30. Lebensjahr angezeigt (Evidenzlevel B).
2. Die Durchführung diagnostischer Untersuchungen, um eine klinisch bedeutsame NASt zu identifizieren, ist bei Patienten mit Beginn einer schweren Hypertension nach dem 55. Lebensjahr angezeigt (Evidenzlevel B).
3. Die Durchführung diagnostischer Untersuchungen, um eine klinisch bedeutsame NASt zu identifizieren, ist bei Patienten mit den folgenden Kriterien angezeigt: a) beschleunigte Hypertension (plötzliche und anhaltende Verschlechterung einer zuvor kontrollierten Hypertension); b) resistenter Hochdruck (definiert als das Unvermögen, den Zielblutdruck bei Patienten zu erreichen, die an der vollen Dosierung eines geeigneten 3-Medikamente-Regimes einschließlich eines Diuretikums fest-

halten); oder c) maligne Hypertension (Hochdruck mit koexistierendem Beleg eines akuten End-Organschadens, d. h. akutes Nierenversagen, akut dekompensierte Stauungsinsuffizienz, neue visuelle oder neurologische Störung, und/oder fortgeschrittene Retinopathie [Grad III und IV]) (Evidenzlevel C).

4. Die Durchführung diagnostischer Untersuchungen, um eine klinisch bedeutsame NASt zu identifizieren, ist bei Patienten mit neuer Azotämie oder Verschlechterung der Nierenfunktion nach Gabe eines ACE-Hemmers oder eines Angiotensin-Rezeptor-Blockers indiziert (Evidenzlevel B).

5. Die Durchführung diagnostischer Untersuchungen, um eine klinisch bedeutsame NASt zu identifizieren, ist indiziert bei Patienten mit einer unerklärten atrophischen Niere oder einer Diskrepanz der Größe zwischen den zwei Nieren von mehr als 1,5 cm (Evidenzlevel B).

6. Die Durchführung diagnostischer Untersuchungen, um eine klinisch bedeutsame NASt zu identifizieren, ist indiziert bei Patienten mit plötzlichem, unerklärtem Lungenödem (speziell in azotämischen Patienten) (Evidenzlevel B).

Zu den Indikationen der Revaskularisation bei NASt wird vermerkt:

Asymptomatische Stenose:

1. Die perkutane Revaskularisation kann für die Behandlung einer asymptomatischen bilateralen oder solitären vitalen Niere in Betracht gezogen werden bei hämodynamisch signifikanter NASt (Klasse-IIb-Empfehlung/Evidenzlevel C).

2. Der Nutzen der perkutanen Revaskularisation bei einer asymptomatischen unilateralen hämodynamisch signifikanten NASt bei einer vitalen Niere ist nicht gut begründet und klinisch gegenwärtig unbewiesen (Klasse-IIb-Empfehlung/Evidenzlevel C).

Hypertension:

1. Die perkutane Revaskularisation ist vernünftig für Patienten mit hämodynamisch signifikanter NASt und beschleunigter Hypertension, resistenter Hypertension, maligner Hypertension, Hypertension bei einer nicht erklärbaren einseitigen kleinen Niere und Hypertension mit Intoleranz der Medikation (Klasse-IIa-Empfehlung/Evidenzlevel B).

Erhalt der Nierenfunktion:

1. Die perkutane Revaskularisation ist vernünftig bei Patienten mit NASt und progressiver chronischer Nierenerkrankung mit bilateraler NASt oder NASt bei einer funktionierenden Einzelniere (Klasse-IIa-Empfehlung/Evidenzlevel B).

2. Die perkutane Revaskularisation kann bei Patienten mit NASt und chronischer Niereninsuffizienz mit unilateraler NASt in Betracht gezogen werden (Klasse-IIb-Empfehlung/Evidenzlevel C).

Einfluss der NASt auf Stauungsinsuffizienz und instabile Angina:

1. Die perkutane Revaskularisation ist bei Patienten mit hämodynamisch signifikanter NASt und wiederholter unerklärter Stauungsinsuffizienz oder plötzlichem unerklärtem Lungenödem indiziert (Klasse-I-Empfehlung/Evidenzlevel B).

2. Die perkutane Revaskularisation ist vernünftig bei Patienten mit hämodynamisch signifikanter NASt und instabiler Angina (Klasse-IIa-Empfehlung/Evidenzlevel B).

Endovaskuläre Behandlung der NASt:

1. Die renale Stent-Platzierung ist bei ostialen arteriosklerotischen NASt-Veränderungen indiziert, die die klinischen Kriterien zur Intervention erfüllen (Klasse-I-Empfehlung/Evidenzlevel B).

2. Die Ballonangioplastie mit konditionaler Stent-Platzierung, falls notwendig („bailout"), wird für Veränderungen bei fibromuskulärer Dysplasie (FMD) empfohlen (Klasse-I-Empfehlung/Evidenzlevel B).

Chirurgische Behandlung der NASt:

1. Eine vaskuläre chirurgische Rekonstruktion ist indiziert bei Patienten mit FMD und NASt bei klinischen Indikationen zur Intervention (denselben wie bei PTA), speziell bei komplexer Gefäßerkrankung mit Ausdehnung in die Segmentarterien und solchen mit Makroaneurysmen (Klasse-I-Empfehlung/Evidenzlevel B).
2. Eine vaskuläre chirurgische Rekonstruktion ist indiziert bei Patienten mit arteriosklerotischer NASt und klinischen Indikationen zur Intervention, speziell bei Vorliegen multipler kleiner Nierenarterien oder früher primärer Aufzweigung der Nierenhauptarterie (Klasse-I-Empfehlung/Evidenzlevel B).
3. Eine vaskuläre chirurgische Rekonstruktion ist indiziert für Patienten mit arteriosklerotischer Nierenarterienstenose in Kombination mit einer pararenalen Aortenrekonstruktion (bei Behandlung von Aortenaneurysmen oder schwerer aortoiliakaler Verschlusskrankheit) (Klasse-I-Empfehlung/Evidenzlevel C).

6.1.3 European Society of Cardiology (ESC) und European Society for Vascular Surgery (ESVS)

Die Leitlinien der ESC und ESVS (Aboyans et al. 2018) definieren eine Erkrankung der Nierenarterie, wenn eine Nierenarterienstenose $\geq$60 % vorliegt. Verdacht auf eine renale Arterienerkrankung besteht in den folgenden klinischen Situationen:

- Beginn eines Bluthochdrucks vor einem Alter von 30 Jahren
- Beginn eines schweren Bluthochdrucks nach einem Alter von 55 Jahren in Assoziation mit chronischer Nierenerkrankung oder Herzinsuffizienz
- Hochdruck und abdominelles Geräusch
- Schnelle und anhaltende Verschlechterung einer zuvor kontrollierten Hypertension
- Resistente Hypertension (Ziel nicht erreicht, trotz 4 Medikamenten-Klassen, einschließlich eines Diuretikums und Mineralokortikoid-Rezeptor-Antagonisten in geeigneter Dosierung)
- Hochdruckkrise (d. h. akutes Nierenversagen, akutes Herzversagen, hypertensive Enzephalopathie oder Grad 3 bis 4 Retinopathie)
- Neue Azotämie oder Verschlechterung der Nierenfunktion nach Behandlung mit Renin-Angiotensin-Aldosteron-System- Blockern
- Unerklärliche atrophe Niere oder Unterschiede in der Nierengröße, oder unerklärliches Nierenversagen
- Flash-Lungenödem

Diagnostische Strategien

- Duplex-Ultraschall (als Erstlinie), CTA und MRA sind die empfohlenen bildgebenden Verfahren, um die Diagnose einer renalen Arterienerkrankung abzusichern. (Klasse-I-Empfehlung/Evidenzlevel B)
- Die DSA kann in Betracht gezogen werden, die Diagnose einer arteriellen Nierenerkrankung zu bestätigen, wenn der klinische Verdacht hoch und die Ergebnisse der nicht-invasiven Untersuchungen nicht beweiskräftig sind. (Klasse-IIb-Empfehlung/Evidenzlevel C)
- Renale Szintigraphie, Plasmareninbestimmungen vor und nach Angiotensin-Converting-Enzyme-Inhibitor (ACEI)-Provokation und venöse Reninbestimmungen werden für das Screening arteriosklerotischer Nierenarterienerkrankungen nicht empfohlen. (Klasse-III-Empfehlung/Evidenzlevel C)

Empfehlungen zu Behandlungsstrategien bei Nierenarterienerkrankung
Medikamentöse Therapie

- ACEI/ARB (Angiotensin-Rezeptor-Blocker) werden zu Behandlung eines Bluthochdrucks bei unilateraler NASt empfohlen. (Klasse-I-Empfehlung/Evidenzlevel B)
- Kalziumkanalblocker, Betablocker und Diuretika werden zur Behandlung des Bluthochdrucks bei renaler Nierenarterienerkrankung empfohlen. (Klasse-I-Empfehlung/Evidenzlevel C)
- ACEI/ARB können bei schwerer bilateraler NASt und bei Stenose in einer einzelnen funktionierenden Niere in Betracht gezogen werden, falls gut vertragen und bei enger Überwachung. (Klasse-IIb-Empfehlung/Evidenzlevel B)

Revaskularisierung

- Eine routinemäßige Revaskularisation wird bei Nierenarterienstenose infolge Atherosklerose nicht empfohlen. (Klasse-III-Empfehlung/Evidenzlevel A)
- In Fällen von Hypertension und/oder Zeichen der renalen Beeinträchtigung in Verbindung mit renaler arterieller fibromuskulärer Dysplasie sollte die Ballonangioplastie mit Bailout-Stenting in Betracht gezogen werden. (Klasse-IIa-Empfehlung/Evidenzlevel B)
- Ballonangioplastie, mit oder ohne Stenting, kann bei ausgewählten Patienten mit NASt und unerklärlicher rezidivierender kongestiver Herzinsuffizienz oder plötzlichem Lungenödem in Betracht gezogen werden. (Klasse-IIb-Empfehlung/Evidenzlevel C)
- Im Fall einer Indikation zur Revaskularisierung, sollte die chirurgische Revaskularisation für Patienten mit komplexer Anatomie der Nierenarterien, nach einem Versagen des endovaskulären Vorgehens oder während der offenen Aortenchirurgie in Betracht gezogen werden. (Klasse-IIa-Empfehlung/Evidenzlevel B)

6.1.4 Society for Cardiovascular Angiography and Interventions (SCAI)

Die SCAI hat in einem Konsensuspapier klinische Szenarios definiert, in denen die Behandlung einer signifikanten NASt (>70 %) in Betracht gezogen werden kann (Parikh et al. 2014):

Angemessene Behandlung:

- Syndrome von kardialen Beeinträchtigungen (Flash-Lungenödem oder akutes Koronarsyndrom mit schwerer Hypertension)
- Resistenter Bluthochdruck (unkontrollierte Hypertonie mit Versagen der maximal tolerierten Dosierung von wenigstens 3 Antihypertensiva, von denen eines ein Diuretikum ist, oder Medikamentenunverträglichkeit)
- Ischämische Nephropathie mit chronischer Nierenerkrankung mit geschätzter GFR <45 ml/min und globaler renaler Ischämie (unilaterale signifikante NASt bei Einzelniere oder bilaterale signifikante NASt) ohne andere Erklärung

Kann eine angemessene Behandlung sein:

- Einseitige NASt mit chronischer Nierenerkrankung (GFR <45 ml/min)
- Einseitige NASt mit vorhergegangenen Episoden von Herzinsuffizienz Stadium C
- Anatomisch herausfordernde oder Hochrisikoläsionen (frühe Bifurkation, kleines Gefäß, schwere konzentrische Kalzifikation, schweres aortales Atherom oder Wandthrombus)

Selten eine angemessene Behandlung:

- Unilaterale, solitäre oder bilaterale NASt bei kontrollierter Hypertonie und normaler Nierenfunktion
- Unilaterale, solitäre oder bilaterale NASt bei Nierengröße <7 cm in Pol-zu-Pol-Länge

- Unilaterale, solitäre oder bilaterale NASt bei chronischer terminaler Nierenerkrankung und Dialyse von mehr als 3 Monaten
- Unilateraler, solitärer oder bilateraler chronischer Totalverschluss der Nierenarterie

6.1.5 Revaskularisation der Nierenarterie bei FMD

Zur Revaskularisation der Nierenarterie bei FMD hat die AHA eine wissenschaftliche Stellungnahme veröffentlicht (Olin et al. 2014). Dort wird zunächst festgestellt, dass keine randomisierten Studien zur Verfügung stehen, die die Revaskularisation mit einer medikamentösen Behandlung verglichen hätten. Des Weiteren wurde keine Publikation nach dem Jahr 2007 gefunden, die Untersuchungsergebnisse zur offenen Chirurgie vorgelegt hätte. Die AHA sieht folgende Indikationen für eine renale arterielle Revaskularisation bei FMD:

- Resistenter Hochdruck.
- Hypertension kurzer Dauer mit dem Ziel, den Hochdruck kurativ anzugehen.
- Renale arterielle Dissektion; hier ist eine Intervention selten erforderlich, aber wenn doch, ist das Stenting Methode der Wahl.
- Renale arterielle Aneurysmen; chirurgische Resektion, endovaskuläres Coiling oder die Platzierung eines gecoverten Stents werden gewöhnlich genutzt.
- Erkrankung eines Nierenarterienastes mit Hypertension; einige Läsionen können mit PTA angegangen werden, aber wenn dies nicht möglich ist, kann die chirurgische Revaskularisation erforderlich werden, oft mit der ex vivo Reparation.
- Erhaltung der Nierenfunktion bei Patienten mit hochgradiger Stenose, speziell im pädiatrischen Krankengut mit perimedialer oder intimaler Fibroplasie.

Dem typischen FMD-Patienten mit multifokaler Erkrankung der Nierenhauptarterie soll zunächst die PTA angeboten werden, die PTA ist die Methode der Wahl bei Patienten mit Nierenarterien-FMD und Hypertension. Als Indikationen für die offene Chirurgie verbleiben Patienten mit kleinen Nierenarterien (<4 mm), Erkrankungen der Äste, speziell assoziiert mit einem Aneurysma, und extensive intimale und perimediale FMD sowie Sekundäreingriffe nach fehlgeschlagener PTA.

6.2 Ergebnisse

6.2.1 Endovaskuläre Therapie

Systematische Reviews/ Metaanalysen

Der letzte Cochrane Review zu der Frage Ballonangioplastie, mit und ohne Stenting, vs. medikamentöse Therapie bei Patienten mit Bluthochdruck und Nierenarterienstenose wurde von Jenks et al. (2014) vorgelegt. Die Autoren suchten nach randomisierten Studien, die die Ballonangioplastie mit einer medikamentösen Behandlung bei hypertensiven Patienten mit hämodynamisch signifikanter NASt (>50 %) verglichen und wenigstens 6 Monate Nachbeobachtung beinhalteten. Sie fanden 8 randomisierte Studien mit 2222 Teilnehmern, die bis Mai 2014 publiziert wurden. Basierend auf den Ergebnissen von 7 Studien, die über das kardiovaskuläre und renale klinische Ergebnis berichteten, konnten sie diesbezüglich keine Unterschiede zwischen Angioplastie und medikamentöser Therapie feststellen. Sie wiesen darauf hin, dass die vorhandene Datenbasis nicht ausreicht, um zu folgern, dass die Revaskularisation in Form der Ballonangioplastie, mit oder ohne Stenting, der medikamentösen Therapie bei der Behandlung von Patienten mit arteriosklerotischer NASt und Hypertension überlegen sei. Allerdings führe die Ballonangioplastie zu einer geringen Verbesserung des diastolischen Blutdrucks und geringen Reduzierung des Bedarfs an Antihypertensiva. Die Ballonangioplastie scheine sicher zu sein und resultiere in einer ähnlichen Zahl an kardiovaskulären und renalen unerwünschten Nebenwirkungen wie die medikamentöse Therapie. Piaggio et al. (2019) ergänzten diese Metaanalyse mit den wenigen Daten, die seitdem in den Jahren 2014 bis 2018 publiziert wurden. Sie kamen zu einem identischen Ergebnis und folgerten, dass die Ballonangioplastie bei ihrem geringen Vorteil im Vergleich zur medikamentösen Therapie höchstens einer Subgruppe von Patienten mit hohem diastolischem Blutdruckniveau angeboten werden könnte.

Mohan und Bourke (2015) erstellten eine weitere Interpretation der bisher vorliegenden Studien. Nach dieser systematischen Übersicht ist eine Intervention gerechtfertigt:

- bei Patienten mit einer NASt >80 % und signifikantem transläsionalem Druckgradienten;
- bei Patienten, bei denen der Blutdruck mit mehr als drei Antihypertensiva schwer zu kontrollieren ist, speziell bei jüngeren Patienten;
- eher bei Patienten mit einer trunkulären Stenose als einer Stenose im Bereich des Ostiums;
- bei Patienten mit rascher Verschlechterung der Nierenfunktion;
- bei kurzzeitigem Lungenödem;
- und bei einer Transplantatnierenarterienstenose.

Die Agency for Healthcare Research and Quality (AHRQ) gab nun zusätzlich eine systematische Übersicht mit Vergleichsanalyse zur Effektivität von medikamentöser Therapie, Revaskularisation mit PTA + Stent (PTAS) und chirurgischer Revaskularisation bei Patienten mit arteriosklerotischer renaler Arterienstenose heraus (Balk et al. 2016). In diese bisher umfassendste Darstellung

der Ergebnisse bei Behandlung der NASt gingen 78 Studien und 20 Fallserien ein, die bis März 2016 publiziert wurden. Es handelte sich um 9 randomisierte kontrollierte Studien, 11 nichtrandomisierte Vergleichsstudien, 67 Kohorten (in 63 Studien) zur PTAS, 20 Kohorten (in 17 Studien) zur alleinigen medikamentösen Therapie und 4 chirurgische Kohorten. Die Autoren folgerten, dass die Evidenz der kontrollierten Studien darauf hinweist, dass PTAS keinen Nutzen im Vergleich zur medikamentösen Behandlung allein bietet bei Patientengruppen, bei denen beide Interventionen im Gleichgewicht verglichen wurden. Beobachtungsstudien suggerieren, dass Patienten mit erweiterter Indikation von PTAS – speziell schlechtere Nierenfunktion (verschieden definiert), höherem Blutdruck (auch verschieden definiert) oder Flash-Lungenödem – eine verbesserte Nierenfunktion und verbesserten Blutdruck eher bei PTAS erreichen. Trotzdem ist unklar, ob solche „Hochrisiko"-Patienten einen Nutzen von der PTAS haben hinsichtlich Überleben, Vermeidung kardiovaskulärer Ereignisse und Nierenersatztherapie im Vergleich zu Patienten, die bei der medikamentösen Behandlung bleiben. Letztlich gibt es eine Patientenuntergruppe, die von der Revaskularisation profitieren, aber die Evidenz lässt diese nicht eindeutig definieren, außer dass Fallserien demonstrieren, dass einige Patienten mit akuter Dekompensation einen Nutzen von der Revaskularisation haben. Wesentliche Ergebnisse dieser Analyse bei Vergleich PTAS vs. medikamentöse Therapie sind in ◘ Tab. 6.1 dargestellt. Die Tabelle demonstriert eindrucksvoll, wie unterschiedlich die Bewertungen ausfallen, je nachdem, ob es sich um eine kontrollierte Studie, Beobachtungsstudien oder lediglich Fallserien handelte.

Randomisierte Studien

Die randomisierte kontrollierte Cardiovascular Outcomes in Renal Atherosclerotic Lesions (CORAL)-Studie ist der

◘ Tab. 6.1 Angioplastie mit Stent vs. medikamentöse Therapie allein zur Behandlung der Nierenarterienstenose: Stärke der Evidenz. (Nach Balk et al. 2016)

Outcome-Parameter	Stärke der Evidenz	Studiendesign/ Anzahl	Ergebnis
Tod	niedrig	RCT:4￼NRCS: 5	Vergleichsstudien: Keine Evidenz für einen Unterschied
RRT/ESRD	niedrig	RCT:4￼NRCS: 5￼Fallserien: 18	Vergleichsstudien: kein Unterschied; Fallserien: RRT wird durch Revaskularisation vermieden
Kardiovaskuläres Ereignis	niedrig	RCT: 5￼NRCS: 3￼Fallserien: 18	Vergleichsstudien: kein Unterschied; Fallserien: kardiovaskuläre Symptome sofort verbessert bei Revaskularisation
Nierenfunktion	niedrig	RCT: 6￼NRCS: 7￼Fallserien: 18	RCT: kein Unterschied; NRCS: Heterogener Effekt nach PTAS; PTAS favorisiert; Fallserien: Verbesserung durch Revaskularisation
Blutdruckkontrolle	niedrig	RCT: 6￼NRCS: 6￼Fallserien: 18	Vergleichsserien: Ergebnis inkonsistent; Fallserien: Verbesserung durch Revaskularisation
Unerwünschte Ereignisse	niedrig	RCT: 4￼NRCS:4￼Kohorte PTAS: 34/￼Kohorte medikamentös allein: 0	Schwere unerwünschte Ereignisse selten, wurden aber nur in PTAS-Studien berichtet.

Abkürzungen: RRT = Nierenersatztherapie; ESRD = terminales Nierenversagen; RCT = Randomisierte kontrollierte Studie; NRCS = Nicht-Randomisierte Vergleichsstudie; PTAS = PTA mit Stent

Frage nachgegangen (Cooper et al. 2014), inwieweit das Stenting bei einer arteriosklerotischen NASt von klinischem Nutzen ist. In die Studie wurden insgesamt 947 Teilnehmer aufgenommen, die entweder einen systolischen Bluthochdruck bei schwerer NASt und optimaler medikamentöser Therapie aufwiesen oder eine schwere NASt kombiniert mit chronischer Nierenerkrankung (Glomeruläre Filtrationsrate (GFR) weniger als 60 ml/min/1,73 m² Körperoberfläche) zeigten. Ausschlusskriterium war eine NASt aufgrund einer FMD. Im kombinierten Endpunkt (Tod aus kardiovaskulärer oder renaler Ursache, Herzinfarkt, Schlaganfall, Hospitalisierung wegen Stauungsinsuffizienz, progressive Niereninsuffizienz, Notwendigkeit der Nierenersatztherapie) fanden sich zwischen der gestenteten Therapiegruppe und den allein medikamentös behandelten Patienten in einem mittleren Nachbeobachtungszeitraum von 43 Monaten keine signifikanten Unterschiede. Die Autoren kamen zu dem Schluss, dass das Stenting einer arteriosklerotischen NASt keinen klinischen Nutzen hat, wenn die Patienten ausreichend medikamentös behandelt werden. Wesentliche Ergebnisse dieser größten randomisierten Untersuchung zum klinischen Nutzen der Stentbehandlung einer arteriosklerotischen NASt im Vergleich zur konservativen Therapie sind in ◘ Tab. 6.2 aufgeführt. In einer weiteren Auswertung der CORAL-Studie gingen Tuttle et al. (2016) der Frage nach, wie sich das Stenting auf die geschätzt glo-

◘ Tab. 6.2 Stenting und medikamentöse Therapie bei arteriosklerotischer NASt. Ergebnisse der randomisierten CORAL-Studie/Medianer Nachbeobachtungszeitraum 43 Monate. (Nach Cooper et al. 2014)

Endpunkt	Stenting + Medikamente (n = 459) Anzahl (%)	Nur Medikamente (n = 472) Anzahl (%)
Primärer Endpunkt*, 1. Ereignis	161 (35,1)	169 (35,8)
Komponenten des primären Endpunkts:		
- Tod aus kardiovaskulärer oder renaler Ursache	20 (4,4)	20 (4,2)
- Schlaganfall	12 (2,6)	16 (3,4)
- Herzinfarkt	30 (6,5)	27 (5,7)
- Hospitalisierung wegen Stauungsinsuffizienz	27 (5,9)	26 (5,5)
- Progressive Niereninsuffizienz	68 (14,8)	77 (16,3)
- Permanente Nierenersatztherapie	4 (0,9)	3 (0,6)
Sekundäre klinische Endpunkte		
- Tod jeglicher Ursache	63 (13,7)	76 (16,1)
- Tod kardiovaskulär	41 (8,9)	45 (9,5)
- Tod renal	2 (0,4)	1 (0,2)

* Primärer Endpunkt: Tod aus kardiovaskulärer oder renaler Ursache, Herzinfarkt, Schlaganfall, Hospitalisierung wegen Stauungsinsuffizienz, progressive Niereninsuffizienz, Notwendigkeit der Nierenersatztherapie

meruläre Filtrationsrate (GFR) bei Patienten mit NASt über 3 Jahre auswirkt. Sie konnten zeigen, dass das Stenting die GFR von Patienten mit NASt, die eine Therapie auf Basis einer Renin-Angiotensin-System-Hemmung erhielten, nicht beeinflusste. Weder verbesserte noch verschlechterte die Stentbehandlung die Nierenfunktion bei Patienten mit gleichzeitiger optimaler medikamentöser Behandlung, die Stentbehandlung modifizierte nicht das Risiko klinisch ungünstiger Ereignisse in Zusammenhang mit einer chronischen Nierenerkrankung. In einer anderen post-hoc Analyse der CORAL-Studie untersuchten Murphy et al. (2015) Subgruppen von Patienten, die möglicherweise besser von einer Stentplatzierung profitierten als das Gesamtkrankengut. Solche Subgruppen ließen sich nicht nachweisen. Weder der Schweregrad der Stenose noch systolischer Blutdruck noch der transstenotische Druckgradient hatten einen Einfluss auf das Ergebnis. Die Daten der CORAL-Studie ließen keinen Nutzen des Stentings auf Basis von Stenosegrad, hämodynamischer Signifikanz der Läsion oder höherem Ausgangsblutdruck erkennen.

Unter der Vorstellung, dass die bisherigen Studien zum Vergleich von bester medikamentöser Therapie (BMT) vs. BMT + Nierenarterienstenting zu liberale Einschlusskriterien hatten und auch Patienten mit NASt <70 % einschlossen, initiierten Zeller et al. (2017) die RADAR-Studie. In dieser Studie sollte BMT mit BMT + Stenting bei hochgradigen NASt (der durchschnittliche Stenosegrad machte in der Interventionsgruppe 80,2 ± 9,4 % aus) verglichen werden. Der primäre Studienendpunkt war eine Veränderung der GFR nach 12 Monaten. Die Studie musste bei zu langer Rekrutierungsphase vorzeitig abgebrochen werden, nachdem erst 86 von 300 geplanten Patienten (28,7 %) erfasst werden konnten. Zu diesem Zeitpunkt betrug die Veränderung der GFR zwischen Ausgangswert und 12 Monaten in der Stentgruppe 4,3 ± 15,4 ml/min/1,73 m^2 (Spanne –26 bis 41 ml/min/1,73 m^2) und in der BMT-Gruppe 3,0 ± 14,9 ml/min/1,73 m^2 (Spanne –34 bis 22 ml/min/1,73 m^2) (p > 0,999). Letztlich waren demnach die Ergebnisse bei BMT und BMT+ Stenting ähnlich, die Studie war aufgrund ihres Designs und der ungenügenden Patientenzahlen nicht in der Lage, klare Indikationen für das Stenting von NASt zu erarbeiten.

Unkontrollierte Studien

Während die randomisierten Studien den Nutzen einer endovaskulären Revaskularisation bei arteriosklerotischer NASt in Frage stellen, sind die unkontrollierten Studien optimistischer. In die prospektive unkontrollierte multizentrische HERCULES-Studie wurden 202 Patienten mit arteriosklerotischer NASt und unkontrolliertem Hypertonus inkludiert (Chrysant et al. 2014). Die prozedurale Komplikationsrate wurde mit 1,5 % angegeben. Nach 36 Monaten wurden für die Parameter Freisein von Tod, Nephrektomie und Revaskularisation der Zielläsion 90,1 %, 100 % und 91,8 % ermittelt. Der systolische Blutdruck sank im Mittel von 162 ± 18 mm Hg auf 146 mm Hg nach 36 Monaten. Ob es sich bei der Absenkung des Blutdrucks um einen klinisch bedeutsamen Effekt oder nur um einen Surrogatparameter für einen potenziellen klinischen Nutzen handelte, muss ohne Kontrollgruppe offen bleiben. In einer anderen Beobachtungsstudie wurden 54 Patienten mit therapieresistentem Hypertonus und angiographisch gesicherter Nierenarterienstenose >70 % über 4 Jahre nach Stenting nachuntersucht (Catena et al. 2017). Bei 67 % der Patienten normalisierte sich der Blutdruck nach 6 Monaten, bei einer signifikanten Reduktion in der Anzahl der verabreichten Antihypertensiva. Die Kreatinin-Clearance nahm bei 39 % der Patienten zu, bei 52 % ab und blieb bei 9 % stabil. Die Albuminausscheidung im Urin blieb über den Nachbeobachtungszeitraum unverändert. Nach 4 Jahren wurde eine signifikante Abnahme der Wandstärke des linken Ventrikels und der konzentrischen Geometrie gefunden, bei verbesserter Ventrikelfunktion. Die Autoren sprachen sich folglich trotz der Ergebnisse der randomisierten Studien für das Stenting hochgradiger NASt bei therapieresistem Hypertonus aus.

Meredith et al. (2017) gingen von der Hypothese aus, dass die randomisierten Studien wie CORAL gezeigt hätten, dass Patienten, die allein aufgrund anatomischer Kriterien für das Stenting ausgewählt wurden (wie Schweregrad der NASt und Blutdruckniveau), von dem Nierenarterienstenting keinen Nutzen hätten. Tatsächlich fanden sie in einer Fallkontrollstudie (188 Patienten mit NASt ≥70 %; durchschnittliche Nachbeobachtung 5,1 Jahre) ebenfalls keine Korrelation zwischen systolischem oder diastolischem Blutdruck oder dem Schweregrad der NASt und dem Überleben der Patienten mit NASt. Stattdessen definierten sie Hochrisikopatienten als solche mit Ejektionsfraktion ≤35 %, vorausgegangenem Herzinfarkt und/oder GFR ≤45 ml/min/1,73 m^2. In diesem Krankengut ließ sich zeigen, dass Patienten mit NASt durchaus einen Vorteil von dem Stenting hatten, wenn bei ihnen keiner oder maximal einer dieser 3 Risikofaktoren vorlag, bei 2 oder 3 Risikofaktoren ergab sich aber kein Nutzen für ein Stenting der NASt. Die Folgerung war, dass zusätzlich zu den anatomischen Gegebenheiten klinische Parameter bei der Entscheidung für oder gegen das Stenting einer NASt herangezogen werden müssen.

Eine technische Fragestellung verfolgten Bradaric et al. (2017). Sie überprüften retrospektiv ihre Ergebnisse bei Stenting von NASt mit Drug Eluting Stents (DES) versus Bare Metal Stents (BMS). Insgesamt wurden 298 Patienten (338 Nierenarterien) endovaskulär versorgt. BMS wurden bei 163 Läsionen (48 %), DES bei 175 Läsionen (52 %) eingesetzt. In der DES-Gruppe wurden 55 (31 %) Läsionen in Hybrid-technik (BMS-in-DES) angegangen. Nach 12 Monaten machte die Rate an In-Stent-Restenosen >50 % in der BMS-Gruppe 18,6 %, in der DES-Gruppe aber nur 7,2 % aus (p = 0,031). Von den in Hybridtechnik behandelten Läsionen entwickelte keine eine In-Stent-Restenose. In der BMS-Gruppe kam es zu keinen Veränderungen von Blutdruck und antihypertensiver Medikation, während es in der DES-Gruppe zu einer Reduktion kam (p = 0,02). Die Nierenfunktion verschlechterte sich in der BMS-Gruppe signifikant (p = 0,03), während in der DES-Gruppe keine signifikanten Veränderungen beobachtet wurden. DES waren demnach BMS bei Vorbeugung einer In-Stent-Restenose signifikant überlegen, mit dem geringsten Risiko bei Anwendung der Hybridtechnik.

Endovaskuläre Behandlung der Transplantat-Nierenarterienstenose

Zur Transplantat-Nierenarterienstenose (TRAS) erstellten Pini et al. (2022) eine systematische Übersicht auf Basis von 56 Publikationen. Die Inzidenz der TRAS reichte von 1 % bis 12 % aller Nierentransplantate und wurde gewöhnlich im ersten Jahr nach Transplantation beobachtet. Definiert wird die TRAS in der Regel durch einen Verlust des Nierenarterienvolumens um mehr als 50 %. Die Diagnose wird meistens durch Doppler-Ultraschall gestellt (PSV, peak systolic velocity). Die Indikation zur Therapie ergibt sich bei nicht einstellbarem Hypertonus oder/und Verschlechterung der Transplantatfunktion. In dieser Übersicht wurden 1442 Patienten mit TRAS behandelt. davon 687 mit PTA und 708 mit Stentpositionierung. Die technische Erfolgsrate wurde in der Metaanalyse mit 95,3 % für PTA und 97,7 % für Stent berechnet, die Offenheitsraten nach 24 Monaten mit 90 ± 8 % (PTA) bzw. 94 ± 10 % (Stent). Die Komplikationsraten der Eingriffe variierten zwischen 0 und 25 %, die Reinterventions-

raten zwischen 0 % bis 53 %. Die Daten sprechen für das endovaskuläre Vorgehen bei TRAS.

Langzeitergebnisse nach endovaskulärer Behandlung einer TRAS wurden von Patel et al. (2019) berichtet. Es handelte sich um einen Vergleich von zwei gematchten Kohorten von je 41 Patienten. Verglichen wurden Patienten mit endovaskulär behandelter TRAS mit solchen, die keine TRAS aufwiesen. Die endovaskuläre Behandlung der TRAS führte in den ersten 30 Tagen nach Intervention zu keinem Transplantatverlust oder Sterblichkeit. Das 10-Jahres-Transplantatüberleben wurde mit 92,1 % in der Studiengruppe und mit 81,4 % in der Kontrollgruppe kalkuliert (p = 0,56), das Patientenüberleben mit 89,9 % bzw. 84,7 % (p = 0,49). Die Daten demonstrierten, dass eine endovaskulär behandelte TRAS sich nicht negativ auf Transplantat- und Patientenüberleben im Vergleich zu Patienten ohne Nierenarterienstenose auswirkte.

6.2.2 Register

Die Ergebnisse der randomisierten Studien zeigen keinen klaren Vorteil der endovaskulären Revaskularisation vor der medikamentösen Behandlung von Patienten mit arteriosklerotischer NASt. Liang et al. (2013) gingen der Frage nach, ob sich dies auch auf die Indikationsstellung und die Häufigkeit der durchgeführten Eingriffe ausgewirkt hat. Sie identifizierten in der Nationwide Inpatient Sample der USA, 1988–2009, insgesamt 308.549 PTA +/− Stent (PTA/S) und 33.147 offene chirurgische Eingriffe, OR (Bypass oder Endarterektomie) wegen arteriosklerotischer NASt. Die offenen Eingriffe sind ständig zurückgegangen, von 1,3 auf 100.000 Personen im Jahr 1988 auf 0,3/100.000 Personen im Jahr 2009. Für das Jahr 2009 nannten sie folgende Häufigkeiten: alleinige PTA/S 6,4/100.000, alleinige OR 0,1/100.000, kombinierte renale und aortale Intervention OR 0,2/100.000, PTA/S

+ endovaskuläre Aneurysmaversorgung 0,3/100.000. Während die Zahl der ambulant durchgeführten PTA/S stabil blieb, war seit 2006 ein deutlicher Rückgang der stationär durchgeführten PTA/S zu beobachten, was insgesamt eine erhebliche Reduzierung der PTA/S bedeutet. PTA/S hatte die wesentlich geringere perioperative Klinikletalität (0,9 %) verglichen mit OR (4,1 %) und der Krankenhausaufenthalt war entsprechend der geringeren Morbidität kürzer (4,4 vs. 12,3 Tage). Offene Eingriffe an der Aorta, die mit der OR der NASt kombiniert wurden, wiesen eine höhere Letalität auf (6,5 %) verglichen mit der alleinigen OR der NASt, dies galt nicht für das endovaskuläre Vorgehen (dort Letalität 1,2 % bei dem kombinierten Eingriff). Nach diesen Daten haben PTA/S bei NASt OR zu einer Seltenheit gemacht, wobei allerdings auch bei PTA/S eine rückläufige Indikationsstellung zu beobachten ist.

6.2.3 Fibromuskuläre Dysplasie (FMD)

Die endovaskuläre Angioplastie ist die Erstlinien-Behandlung einer Nierenarterienstenose bei FMD. Zu den Ergebnissen nach endovaskulärer Therapie der Nierenarterienstenose bei FMD liegt eine Metaanalyse von Tian et al. (2022) vor. 36 Studien mit 1916 Eingriffen bei 1191 Patienten waren die Basis. Die technische Erfolgsrate über alle wurde mit 94,3 % angegeben. Die Komplikationsrate war insgesamt 12,9 %, Majorkomplikationen wurden in 4,6 % gesehen. Die Raten an geheiltem oder gebessertem Bluthochdruck schwankten stark, je nach Studiendefinition, und wurden mit 37,0 % bzw. 80 % kalkuliert. Studien, in denen ein geheilter Hypertonus als ein Blutdruck <140/90 mm Hg ohne Medikation definiert war, nannten Heilungsraten nach Angioplastie von 18,1 %. Mit zunehmendem Patientenalter fielen die Heilungsraten merklich ab (Odds Ratio as-

soziiert mit einem Anstieg von im Mittel 10 Lebensjahren −0,24). Gleiches galt für die Beziehung zur bekannten Dauer des Bluthochdrucks, mit zunehmender Dauer sanken die Erfolgsaussichten (Odds Ratio mit einem Anstieg in der Dauer des Bluthochdrucks von 5 Jahren −0,09). Insgesamt ist demnach der Nutzen der Angioplastie bei fibromuskulärer Nierenarterienstenose nur mäßig. Die Evidenz ist schwach, randomisierte Studien fehlen, die meisten retrospektiven Studien haben kleine Fallzahlen.

In dem sog. ARCADIA (Assessment of Renal and Cervical Artery Dysplasia) – Register wurden insgesamt 469 Patienten mit FMD erfasst (Plouin et al. 2017). Bei 84,0 % handelte es sich um Frauen, 91,5 % hatten eine multifokale Erkrankung. Das mittlere Alter bei Diagnosestellung betrug 53 ± 13,4 Jahre. Bei 304 Patienten (64,8 %) bestand eine renale FMD, darunter 268 Patienten mit Bluthochdruck und 11 Patienten mit akutem renalem Infarkt. Eine zerebrovaskuläre FMD wurde bei 165 (35,2 %) Patienten gesehen (einschließlich 100 Patienten mit akutem zerebrovaskulärem Ereignis). Bei 311 (66,3 %) Patienten wurden Läsionen in mehr als 1 Gefäßbett festgestellt. Die Autoren folgerten, dass es sich bei der FMD um eine systemische Gefäßerkrankung handele. So wurden dysplastische Stenosen bei 48 % der Fälle in wenigstens 2 Gefäßbetten beobachtet, dysplastische Stenosen, Aneurysmen und Dissektionen sogar bei 66,1 %. Als Konsequenz forderten sie eine bildgebende Untersuchung der Nierenarterien bei hypertensiven Patienten mit zerebrovaskulärem Ereignis und umgekehrt eine bildgebende Untersuchung der Halsgefäße bei Patienten mit renaler Klinik und bilateralen Nierenarterienstenosen.

Die FMD kann bereits im Kindesalter auftreten, im FMD-Register der USA fanden sich unter 1032 FMD-Patienten 33 (3,2 %) Patienten unter 18 Jahren (Green et al. 2016). Bei 93,9 % war der Bluthochdruck das Leitsymptom, gefolgt von Kopfschmerz und abdominellem Schwirren.

Bluthochdruck wurde damit bei FMD im Kindesalter signifikant häufiger als bei den Erwachsenen beobachtet (dort 69,9 %). Das renale Gefäßbett war bei beinahe allen Kindern betroffen (97 %), bei den Erwachsenen in 69,7 %. Umgekehrt war die extrakranielle Karotis bei Kindern sehr viel seltener befallen als bei den älteren Patienten (23,1 % vs. 73,3 %). Die meisten Kinder mit FMD wurden mit Antihypertensiva behandelt (87,9 %), aber bei 54 % wurde auch eine Intervention erforderlich. In Dreiviertel der Fälle handelte es sich dabei um eine alleinige Ballonangioplastie, jedoch wurden auch in 15,8 % Stents eingesetzt, wogegen sich die Autoren wegen der Komplikationsrate im Kindesalter entschieden aussprachen.

6.3 Fazit für die Praxis

Übersicht

1.) Die Behandlung einer arteriosklerotischen NASt ist mittlerweile überwiegend medikamentös. Nur wo die medikamentöse Therapie versagt, ergibt sich eine Indikation zur interventionellen Behandlung.

2.) Der Standard der Revaskularisation bei Patienten mit NASt ist in den meisten Fällen die PTA mit Stent-Platzierung über der Stenose. Eine Angioplastie ohne Stent-Platzierung wird nur selten ausgeführt aufgrund der hohen Restenoserate. Lediglich bei Kindern mit FMD wird von der Stentplatzierung strikt abgeraten.

3.) PTA +/– Stent haben die Indikation zum offenen chirurgischen Eingriff weitgehendst verdrängt, kenntlich an fehlenden aktuellen Publikationen auf diesem Gebiet.

4.) Indikationen für die offene Chirurgie ergeben sich noch für komplexe Nierenarterienläsionen, simultane renale und aortoiliakale Rekonstruktionen und Komplikationen nach PTA und Stentimplantation.

5.) Für die Behandlung der NASt bei FMD gelten ähnliche Überlegungen wie für die NASt bei Arteriosklerose. Allerdings ist die medikamentöse Behandlung bei FMD nicht durch randomisierte Studien abgesichert und es fehlen hierzu formale Leitlinien. Therapie der Wahl für Patienten mit resistentem Bluthochdruck und Nierenarterien-FMD ist die PTA.

Literatur

Aboyans V, Ricco JB, Bartelink MEL et al (2018) 2017 ESC Guidelines on the Diagnosis and Treatment of Peripheral Arterial Diseases, in collaboration with the European Society for Vascular Surgery (ESVS): document covering atherosclerotic disease of extracranial carotid and vertebral, mesenteric, renal, upper and lower extremity arteries. Endorsed by: the European Stroke Organization (ESO) The Task Force for the Diagnosis and Treatment of Peripheral Arterial Diseases of the European Society of Cardiology (ESC) and of the European Society for Vascular Surgery (ESVS). Eur Heart J 39:763–816

Anderson JL, Halperin JL, Albert NM et al (2013) Management of patients with peripheral artery disease (compilation of 2005 and 2011 ACCF/AHA guideline recommendations): a report of the American College of Cardiology Foundation/American Heart Association Task Force on Practice Guidelines. Circulation 127:1425–1443

Balk EM, Raman G, Adam GP, Halladay CW, Langberg VN, Azodo IA, Trikalinos TA (2016) Renal artery stenosis management strategies: an updated comparative effectiveness review [Internet]. Agency for Healthcare Research and Quality (US), Rockville; Report No.: 16-EHC026-EF. AHRQ Comparative Effectiveness Reviews

Bradaric C, Eser K, Preuss S, Dommasch M, Wustrow I, Langwieser N, Haller B, Ott I, Fusaro M, Heemann U, Laugwitz KL, Kastrati A, Ibrahim T (2017) Drug-eluting stents versus bare metal stents for the prevention of restenosis in patients with renovascular disease. EuroIntervention 13:e248–e255

Catena C, Colussi G, Brosolo G, Verheyen N, Novello M, Bertin N, Cavarape A, Sechi LA (2017) Long-term renal and cardiac outcomes after stenting in patients with resistant hypertension and atherosclerotic renal artery stenosis. Kidney Blood Press Res 42:774–783

Chrysant GS, Bates MC, Sullivan TM, Bachinsky WB, Popma JJ, Peng L, Omran HL, Jaff MR, HERCULES Investigators (2014) Proper patient selection yields significant and sustained reduction in systolic blood pressure following renal artery stenting in patients with uncontrolled hypertension: long-term results from the HERCULES trial. J Clin Hypertens (Greenwich) 16:497–503

Cooper CJ, Murphy TP, Cutlip DE, CORAL Investigators et al (2014) Stenting and medical therapy for atherosclerotic renal-artery stenosis. N Engl J Med 370:13–22

Green R, Gu X, Kline-Rogers E, Froehlich J, Mace P, Gray B, Katzen B, Olin J, Gornik HL, Cahill AM, Meyers KE (2016) Differences between the pediatric and adult presentation of fibromuscular dysplasia: results from the US Registry. Pediatr Nephrol 31:641–650

Jenks S, Yeoh SE, Conway BR (2014) Balloon angioplasty, with and without stenting, versus medical therapy for hypertensive patients with renal artery stenosis. Cochrane Database Syst Rev 12:CD002944

Liang P, Hurks R, Bensley RP, Hamdan A, Wyers M, Chaikof E, Schermerhorn ML (2013) The rise and fall of renal artery angioplasty and stenting in the United States, 1988–2009. J Vasc Surg 58:1331–1338

Meredith D, Bazemore TC, Shah A, Dilley J, Stouffer GA (2017) Identification of factors associated with improved survival after renal artery stenting. Am J Cardiol 119:664–668

Mohan IV, Bourke V (2015) The management of renal artery stenosis: an alternative interpretation of ASTRAL and CORAL. Eur J Vasc Endovasc Surg 49:465–473

Murphy TP, Cooper CJ, Matsumoto AH et al (2015) Renal artery stent outcomes: effect of baseline blood pressure, stenosis severity, and translesion pressure gradient. J Am Coll Cardiol 66:2487–2494

Oberhuber A et al (2019) Deutsche Gesellschaft für Gefäßchirurgie und Gefäßmedizin (DGG). Erkrankungen der Nierenarterie. S2k Leitlinie. AWMF-Registernummer 004-008. Stand: 01.09.2019, Version 1.1

Olin JW, Gornik HL, Bacharach JM et al (2014) Fibromuscular dysplasia: state of the science and critical unanswered questions: a scientific statement from the American Heart Association. Circulation 129:1048–1078

Parikh SA, Shishehbor MH, Gray BH, White CJ, Jaff MR (2014) SCAI expert consensus statement for renal artery stenting appropriate use. Catheter Cardiovasc Interv 84:1163–1171

Patel U, Kumar S, Johnson OW, Jeon JH, Das R (2019) Long-term graft and patient survival after percutaneous angioplasty or arterial stent placement for transplant renal artery stenosis: a 21-year matched cohort study. Radiology 290:555–563

Piaggio D, Bracale U, Pecchia L, Di Taranto MD, Sodo M, Bracale UM (2019) Endovascular treatment versus medical therapy for hypertensive patients with renal artery stenosis: an updated systematic review. Ann Vasc Surg 61:445–454

Pini A, Faggioli G, Pini R, Mauro R, Gallitto E, Mascoli C, Grandinetti V, Donati G, Odaldi F, Ravaioli M, La Manna G, Gargiulo M (2022) Assessment and management of transplant renal artery stenosis. A literature review. Ann Vasc Surg 82:13–29

Plouin PF, Baguet JP, Thony F, ARCADIA Investigators et al (2017) High prevalence of multiple arterial bed lesions in patients with fibromuscular dysplasia: the ARCADIA Registry (Assessment of Renal and Cervical Artery Dysplasia). Hypertension 70:652–658

Tian Y, Yuan B, Zhang N, Huang Z (2022) Outcomes following the endovascular treatment of renal artery stenosis caused by fibromuscular dysplasia: a systematic review and meta-analysis. Ann Vasc Surg 78:362–372

Tuttle KR, Dworkin LD, Henrich W et al (2016) Effects of stenting for atherosclerotic renal artery stenosis on eGFR and predictors of clinical events in the CORAL trial. Clin J Am Soc Nephrol 11:1180–1188

Zeller T, Krankenberg H, Erglis A, Blessing E, Fuss T, Scheinert D, Weser R, Doerr BB, Yollo WD, Radermacher J, Investigators RADAR (2017) A randomized, multi-center, prospective study comparing best medical treatment versus best medical treatment plus renal artery stenting in patients with hemodynamically relevant atherosclerotic renal artery stenosis (RADAR) – one-year results of a pre-maturely terminated study. Trials 18:380

Viszeralarterienaneurysmen (einschließlich Nierenarterienaneurysmen)

Inhaltsverzeichnis

© Springer-Verlag GmbH Deutschland, ein Teil von Springer Nature 2022
E. S. Debus, R. T. Grundmann, *Evidenzbasierte Gefäßchirurgie*, Evidenzbasierte Chirurgie,
https://doi.org/10.1007/978-3-662-66422-3_7

7.1 Leitlinien

Die Society for Vascular Surgery hat neue Praxisleitlinien zur Behandlung von viszeralen Aneurysmen erstellt (Chaer et al. 2020). Nachfolgend sind wichtige Empfehlungen entsprechend der Lokalisation der Aneurysmen aufgeführt.

7.1.1 Nierenarterienaneurysmen (NAA)

- Bei Patienten mit Verdacht auf NAA empfehlen wir die CT-Angiographie (CTA) als diagnostisches Verfahren der Wahl. Empfehlungsgrad 1 (stark), Evidenz B (mäßig)
- Bei Patienten mit Verdacht auf NAA und erhöhtem Strahlenrisiko oder Niereninsuffizienz empfehlen wir die nicht-Kontrastmittel-verstärkte Magnetresonanzangiographie (MRA) zur Sicherung der Diagnose. Empfehlungsgrad 1 (stark), Evidenz C (gering)
- Bei Patienten mit nicht-kompliziertem NAA und akzeptablem Risiko empfehlen wir eine Behandlung bei einer Aneurysmagröße >3 cm. Empfehlungsgrad 2 (schwach), Evidenz C (gering)
- Wir empfehlen die notfallmäßige Intervention für jede NAA-Größe bei Patienten mit Symptomen oder Ruptur. Empfehlungsgrad 1 (stark), Evidenz B (mäßig)
- Bei Patientinnen im geburtsfähigen Alter empfehlen wir bei nicht-komplizierten NAA und akzeptablem Operationsrisiko die Behandlung unabhängig von der Größe. Empfehlungsgrad 2 (schwach), Evidenz B (mäßig)
- Bei Patienten mit medikamentös refraktärem Hypertonus und funktionell bedeutsamer Nierenarterienstenose empfehlen wir die Behandlung unabhängig von der Größe. Empfehlungsgrad 2 (schwach), Evidenz C (gering)

- Wir empfehlen die tägliche Thrombozytenaggregationshemmung (Aspirin) für Patienten mit NAA. Empfehlungsgrad 2 (schwach), Evidenz C (gering)
- Wir empfehlen offene chirurgische Rekonstruktionstechniken zur elektiven Versorgung der meisten NAA bei Patienten mit akzeptablem Operationsrisiko. Empfehlungsgrad 2 (schwach), Evidenz B (mäßig)
- Wir empfehlen, die ex-vivo Reparatur und Autotransplantation bei komplexen Aneurysmen der distalen Äste der Nephrektomie vorzuziehen, falls technisch machbar. Empfehlungsgrad 2 (schwach), Evidenz B (mäßig)
- Wir empfehlen bei endovaskulären Techniken für die elektive Versorgung anatomisch geeigneter NAA die Stentgraftausschaltung der Haupt-NAAs einzuschließen, bei Patienten mit schlechtem Operationsrisiko und Embolisation von distalen und Parenchym-Aneurysmen. Empfehlungsgrad 2 (schwach), Evidenz B (mäßig)
- Bei Patienten, die nicht-operativ behandelt werden, empfehlen wir die jährliche bildgebende Überwachung, bis zwei konsekutive Serien stabil sind. Danach kann die bildgebende Überwachung auf alle 2 bis 3 Jahre ausgedehnt werden. Empfehlungsgrad 2 (schwach), Evidenz B (mäßig)

7.1.2 Milzarterienaneurysmen

- Wir empfehlen die Behandlung nicht rupturierter Milzarterien-Pseudoaneurysmen jeglicher Größe bei Patienten mit akzeptablem Risiko aufgrund der Möglichkeit der Ruptur. Empfehlungsgrad 1 (stark), Evidenz B (mäßig)
- Wir empfehlen die Behandlung nicht rupturierter echter Milzarterienaneurysmen jeglicher Größe bei Frauen im gebärfähigen Alter aufgrund des Rupturrisikos. Empfehlungsgrad 1 (stark), Evidenz B (mäßig)

- Wir empfehlen, nicht rupturierte echte Milzarterienaneurysmen >3 cm zu behandeln, bei demonstrierbarer Größenzunahme oder bei assoziierten Symptomen aufgrund des Rupturrisikos. Empfehlungsgrad 1 (stark), Evidenz C (gering)
- Wir empfehlen, bei kleinen (<3 cm) stabilen asymptomatischen wahren Milzarterienaneurysmen die Beobachtung der Versorgung vorzuziehen, oder bei solchen bei Patienten mit signifikanten medizinischen Komorbiditäten oder limitierter Lebenserwartung. Empfehlungsgrad 2 (schwach), Evidenz C (gering)
- Bei Patienten mit rupturierten Milzarterienaneurysmen, die bei der Laparotomie entdeckt werden, empfehlen wir die Ligatur, mit oder ohne Splenektomie, abhängig von der Lokalisation des Aneurysmas. Empfehlungsgrad 2 (schwach), Evidenz B (mäßig)
- Bei Patienten mit rupturierten Milzarterienaneurysmen, die bei der präoperativen Bildgebung diagnostiziert werden, empfehlen wir die Behandlung mit offen chirurgischen oder geeigneten endovaskulären Techniken, abhängig von der Anatomie des Patienten und zugrundeliegendem klinischem Zustand. Empfehlungsgrad 2 (schwach), Evidenz B (mäßig)
- Bei der elektiven Behandlung von Milzarterienaneurysmen empfehlen wir ein endovaskuläres Vorgehen, falls anatomisch machbar. Jedoch, die elektive Behandlung kann agemessen offen chirurgische, endovaskuläre oder laparoskopische Interventionsmethoden einschließen, abhängig von der Anatomie des Patienten und zugrundeliegendem klinischem Zustand. Empfehlungsgrad 2 (schwach), Evidenz B (mäßig)
- Bei der Behandlung von Milzarterienaneurysmen empfehlen wir, dass die Milzarterie nicht routinemäßig erhalten oder revaskularisiert werden muss. Empfehlungsgrad 2 (schwach), Evidenz C (gering)
- Bei der Behandlung von distalen Milzarterienaneurysmen nahe am Hilus der Milz empfehlen wir offene chirurgische Techniken, einschließlich der möglichen Splenektomie gegenüber endovaskulären Methoden, bei gegebenem Bedenken einer Möglichkeit der Endorganischämie, einschließlich Milzinfarkt und Pankreatitis. Empfehlungsgrad 2 (schwach), Evidenz C (gering)

7.1.3 Tr. coeliacus-Aneurysmen

- Wir empfehlen die Behandlung nicht rupturierter echter Aneurysmen des Tr. coeliacus bei einer Größe von >2 cm, bei demonstrierbarer Größenzunahme oder bei assoziierten Symptomen bei Patienten mit akzeptablem Risiko, aufgrund des Rupturrisikos. Empfehlungsgrad 1 (stark), Evidenz C (gering)
- Bei der elektiven Behandlung von Tr. coeliacus-Aneurysmen empfehlen wir ein endovaskuläres Vorgehen, falls anatomisch machbar. Jedoch, die elektive Behandlung kann agemessen offen chirurgische, endovaskuläre oder laparoskopische Interventionsmethoden einschließen, abhängig von der Anatomie des Patienten und zugrundeliegendem klinischem Zustand. Empfehlungsgrad 2 (schwach), Evidenz B (mäßig)
- Wir raten, um bei der Behandlung von Tr. coeliacus-Aneurysmen die Notwendigkeit der Revaskularisation des Tr. coeliacus und seiner Äste zu bestimmen, den Zustand der A. mesenterica superior, A. gastroduodenalis und anderer für die Zirkulation relevanter Kollateralen zu überprüfen, was sorgfältig im präoperativen CTA oder Angiographie dokumentiert sein muss.

7.1.4 Gastrische und gastroepiploische Arterienaneurysmen

- Wir empfehlen die Behandlung aller gastrischen und gastroepiploischen Arterienaneurysmen jeglicher Größe. Empfehlungsgrad 1 (stark), Evidenz B (mäßig)
- Wir empfehlen die endovaskuläre Embolisation als Erstlinien-Therapie von gastrischen und gastroepiploischen Arterienaneurysmen. Empfehlungsgrad 1 (stark), Evidenz B (mäßig)
- Wir empfehlen eine abdominelle axiale Bildgebung zum Screening von abdominellen Begleitaneurysmen. Empfehlungsgrad 2 (schwach), Evidenz B (mäßig)

7.1.5 Aneurysmen der A. hepatica

- Bei Patienten mit Aneurysmen der A. hepatica (HAA), bei denen eine Intervention erwogen wird, empfehlen wir eine mesenteriale Angiographie für die präoperative Planung. Empfehlungsgrad 1 (stark), Evidenz B (mäßig)
- Bei der hohen Rupturneigung und signifikanten vorhergehenden Sterblichkeit empfehlen wir, dass alle Pseudoaneurysmen der A. hepatica, unabhängig von ihrer Ursache, versorgt werden, sobald die Diagnose gestellt ist. Empfehlungsgrad 1 (stark), Evidenz A (hoch)
- Wir empfehlen die Behandlung aller symptomatischen HAAs unabhängig von ihrer Größe. Empfehlungsgrad 1 (stark), Evidenz A (hoch)
- Bei asymptomatischen Patienten ohne signifikante Komorbidität empfehlen wir die Versorgung echter HAAs, wenn die Größe >2 cm erreicht hat. Empfehlungsgrad 1 (stark), Evidenz A (hoch) oder wenn das Aneurysma sich um >0,5 cm/Jahr vergrößert. Empfehlungsgrad 1 (stark), Evidenz C (gering). Bei Patienten mit signifikanter Komorbidität empfehlen wir die Versorgung, wenn das HAA >5,0 cm ist. Empfehlungsgrad 1 (stark), Evidenz B (mäßig).
- Wir empfehlen für alle HAAs einen endovaskulären Erstzugang, falls anatomisch machbar. Empfehlungsgrad 1 (stark), Evidenz A (hoch)
- Bei Patienten mit extrahepatischen Aneurysmen empfehlen wir offene und endovaskuläre Techniken, um die Leberdurchblutung zu erhalten. Empfehlungsgrad 1 (stark), Evidenz A (hoch)
- Bei Patienten mit intrahepatischen Aneurysmen empfehlen wir die Coil-Embolisation der betroffenen Arterie. Empfehlungsgrad 1 (stark), Evidenz B (mäßig).
- Bei Patienten mit großen intrahepatische Aneurysmen empfehlen wir die Resektion des betroffenen Leberlappens, um eine signifikante Lebernekrose zu vermeiden. Empfehlungsgrad 1 (stark), Evidenz C (gering).

7.1.6 Aneurysmen der A. mesenterica superior

- Wir empfehlen die Versorgung aller echten und Pseudoaneurysmen der A. mesenterica superior (SMA) sobald die Diagnose gestellt ist, unabhängig von ihrer Größe. Empfehlungsgrad 1 (stark), Evidenz A (hoch)
- Wir empfehlen für alle SMAAs einen endovaskulären Erstzugang, falls anatomisch machbar. Empfehlungsgrad 1 (stark), Evidenz B (mäßig)

7.1.7 Aneurysmen der Arterien von Jejunum, Ileum und Colon

— Wir empfehlen die elektive Intervention bei Aneurysmen der Arterien des Jejunums und Ileums bei einem maximalen Durchmesser >2 cm und für alle Aneurysmen der Arterien des Colons jeglicher Größe. Empfehlungsgrad 1 (stark), Evidenz B (mäßig)
— Wir empfehlen die offene chirurgische Ligatur oder Aneurysmaexzision für Fälle mit Aneurysmen der Arterien von Jejunum, Ileum und Colon, falls eine Laparotomie zur Hämatomentlastung oder zur Bestimmung der Darmvitalität in Betracht gezogen wird. Empfehlungsgrad 2 (schwach), Evidenz B (mäßig)
— Wir empfehlen die endovaskuläre Embolisation für Fälle mit Aneurysmen der Arterien von Jejunum, Ileum und Colon. Empfehlungsgrad 2 (schwach), Evidenz B (mäßig)

7.1.8 Aneurysmen der A. pancreaticoduodenalis und gastroduodenalis

— Wir empfehlen bei Patienten mit akzeptablem operativem Risiko und nicht-komplizierten Aneurysmen der A. pancreaticoduodenalis (PDAA) und gastroduodenalis (GDAA) die Behandlung des Aneurysmas unabhängig von der Größe aufgrund des Rupturrisikos. Empfehlungsgrad 1 (stark), Evidenz B (mäßig)
— Bei Patienten mit intakten und rupturierten Aneurysmen empfehlen wir die Coil-Embolisation als Behandlungsverfahren der Wahl. Empfehlungsgrad 1 (stark), Evidenz B (mäßig)
— Bei Patienten, bei denen die Coil-Embolisation nicht machbar ist, empfehlen wir die Behandlung mit einem Stentgraft oder die Stent-assistierte Coil-Embolisation als Behandlungsoption in ausgewählten Fällen von GDAA und PDAA. Empfehlungsgrad 2 (schwach), Evidenz C (gering)

7.2 Ergebnisse

7.2.1 Metaanalysen/ Systematische Reviews

Barrionuevo et al. (2019) erarbeiteten eine systematische Übersicht mit Metaanalyse zum Management von Viszeralarterienaneurysmen. In die quantitative Synthese konnten 80 Studien aufgenommen werden, bei nur 6 Studien handelte es sich um Vergleichsuntersuchungen. Insgesamt wurden die Daten von 2845 Aneurysmen erfasst, einschließlich solchen der Nierenarterien (n = 1279), der Milzarterie (n = 775), der A. hepatica (n = 359), A. pancreaticoduodenalis und gastroduodenalis (n = 226), der A. mesenterica superior (n = 95), des Tr. coeliacus (n = 87), der Arterien von Jejunum, Ileum und Colon (n = 15) und gastrischen und gastroepiploischen Arterien (n = 9). Die Unterschiede in der Sterblichkeit zwischen offenem und endovaskulärem Vorgehen waren nicht statistisch signifikant – unter dem Vorbehalt, dass bei den kleinen Fallzahlen Signifikanzberechnungen limitiert waren. Das endovaskuläre Vorgehen wurde von Chirurgen häufiger verwendet. Das endovaskuläre Vorgehen war mit kürzerem Krankenhausaufenthalt und geringeren Raten an kardiovaskulären Komplikationen assoziiert, aber mit höheren Raten an Reinterventionen. Die Rate an Postemboliesyndromen (PES) reichte von 9 % (renal) bis 38 % (Milz). PES waren nach Versorgung von NAAs definiert als Fieber, Bauchschmerz, Übelkeit und Erbrechen und nach Versorgung von Milzarterienaneurysmen als Schmerzen im oberen linken Quadranten, mit oder ohne dokumentierten Milzinfarkt, oder als Fieber, Bauchschmerz und verzögerte Darmpassage nach Milzinfarkt. Coil-Migrationen wurden von 8 % (Milz) bis 25 % (renal) angegeben. Die Rate an Zugangskomplikationen beim endovaskulären Vorgehen war gering (<5 %). Im Trend hatten Pseudoaneurysmen die höhere Sterblichkeit und Reinterventionsraten. Die Folgerung war, dass zahlreiche Komplikationen eher mit dem offenen als mit dem endovaskulären Vorgehen auftreten, was es gerechtfertigt erscheinen lässt, das endovaskuläre Vorgehen als Verfahren der 1. Wahl zu betreiben. Es sind dies die typischen mit der Laparotomie assoziierten Komplikationen wie Wundinfektion, Länge des Krankenhausaufenthaltes und respiratorische und kardiale Komplikationen.

Zur Behandlung „riesiger" („giant") echter Milzarterienaneurysmen, definiert durch eine Größe von >5 cm, erstellten Hamid et al. (2020) eine systematische Übersicht. Es handelte sich um 92 Patienten, 73 % waren symptomatisch mit dem führenden Symptom Bauchschmerz. 32 (34,8 %) Aneurysmen waren rupturiert, hier betrug die Klinikletalität 12,5 %. 47 (53,4 %) Patienten wurden offen, 39 (44,3 %) endovaskulär und zwei Patienten kombiniert behandelt. Bei den 47 offen versorgten Patienten war die Splenektomie in 35 (76,1 %) Patienten das weitaus häufigste Vorgehen, 1 Patient verstarb. Bei 35 von 39 (89,7 %) endovaskulär behandelten Patienten gelang der Eingriff. In dieser Gruppe verstarb kein Patient. Die Autoren sahen Splenektomie und Aneurysmektomie weiterhin als die am häufigsten einzusetzenden Behandlungsverfahren bei dieser speziellen Patientenklientel an.

Eine weitere Übersicht mit Metaanalyse befasste sich mit der endovaskulären Embolisation arterieller Pseudoaneurysmen bei Pankreatitis (Sagar et al. 2021). Basis waren 29 Studien mit 840 Patienten. Die gepoolte Inzidenzrate für Pseudoaneurysmen bei akuter und chronischer Pankreatitis war 0,05 % bzw. 0,03 %. Bei 133 Patienten (19,1 %) bestanden zusätzlich Pseudozysten. Die Pseudoaneurysmen fanden sich am häufigsten im Bereich der Milzarterie lokalisiert (n = 306; 37,7 %), gefolgt von A. gastroduodenalis (n = 191; 23,6 %) und A. pancreaticoduodenalis (n = 86; 10,6 %). Die gepoolte technische Erfolgsrate war 96 %, mit keinen signifikanten Unterschieden zwischen akuter und chronischer Pankreatitis. Die häufigste Komplikation war der Milzinfarkt (n = 47). Davon entwickelten 3 Patienten einen Abszess, zwei von ihnen verstarben. Die mittlere Follow-up-Periode waren 54,7 Wochen. Eine Re-Blutung wurde bei 98/600 Patienten gesehen, eine Re-Embolisation wurde bei 63/94 Patienten versucht. Die gepoolte Sterblichkeit bei 582 embolisierten Patienten war 10 %. Die Autoren hoben die hohe technische Erfolgsrate der Embolisation hervor.

Zu Pseudoaneurysmen der Viszeralarterien bei nekrotisierender Pankreatitis liegt des Weiteren ein Erfahrungsbericht eines einzelnen Zentrums vor (Maatman et al. 2020). Die Inzidenz arterieller Pseudoaneurysmen betrug in dieser Serie 4,3 % (28 von 647 Patienten). Die Milzarterie war mit 36 % am häufigsten betroffen, gefolgt von der A. gastroduodenalis (24 %). Das führende Symptom war blutiger Drainageausfluss (32 %). Die Zeit zwischen Beginn der nekrotisierenden Pankreatitis und der Diagnose eines Pseudoaneurysmas war im Mittel 63,5 Tage. 25 von 28 Patienten konnten technisch erfolgreich endovaskulär behandelt werden (Embolisation), bei 3 Patienten musste offen-chirurgisch vorgegangen werden. Die Sterblichkeit aufgrund blutender arterieller Pseudoaneurysmen bei nekrotisierender Pankreatitis belief sich in diesem Krankengut auf 14 % (4 von 28 Patienten).

Ossola et al. (2020) fanden für eine systematische Übersicht zur Behandlung von Milzarterienaneurysmen mittels laparoskopischer oder Roboterchirurgie 40 Berichte mit insgesamt 107 Patienten (Laparoskopie n = 94, Roboterchirurgie n = 13). Zu den laparoskopisch durchgeführten Eingriffen gehörten die Resektion des Aneurysmas in ca. der Hälfte der Fälle, gefolgt von der Aneurysmaligatur. Weitere Eingriffe bestanden in Splenektomie und distaler Pankreatektomie. Bei der Roboterchirurgie wurden nur für 11 Patienten technische Anmerkungen gemacht. Auch hier handelte es sich bei mehr als die Hälfte der Patienten um eine Aneurysmaresektion (n = 6). Vorteil des Roboters vor der Laparoskopie soll die Erleichterung intrakorporaler Gefäßnähte und Anastomosen sein. In dieser Übersicht fanden sich 7 Fälle mit Robotergefäßnaht, 7 Fälle mit End-zu-End-Anastomosen, ohne intra- oder postoperative Komplikationen. Die Operationszeit betrug im Mittel 165 min (±75,6 min) bei laparoskopischem Vorgehen und 150 min (±87,7 min) bei Roboter-Prozeduren. Die postoperative Komplikationsrate wurde mit insgesamt 11,2 % angegeben, die Krankenhausaufenthaltsdauer machte 6,1 Tage (Roboter) bzw. 5,4 Tage (Laparoskopie) aus. Reinterventionen oder Todesfälle wurden nicht berichtet. Letztlich ließ sich nur die Machbarkeit einer Roboterchirurgie belegen. Bei der Seltenheit der Erkrankung bleiben diese Prozeduren spezialisierten Zentren vorbehalten, zumal die Vorteile vor dem endovaskulären Vorgehen bisher nicht erkennbar sind.

7.2.2 Register

Endovaskuläre und offene Behandlung

In der National Inpatient Sample (NIS) Datenbasis der Jahre 2003 bis 2013 fanden Chin et al. (2017) 9260 Prozeduren für VAA (endovaskulär, ER = 5166; offen, OR n = 4094). In dem Beobachtungszeitraum nahm die Zahl der endovaskulären Interventionen deutlich zu, von 5,3 auf 24,7 pro 10 Millionen US-Bevölkerung, während die offene Versorgung von 14,3 auf 9,2 pro 10 Millionen US-Bevölkerung abnahm. ER-Patienten wurden im Vergleich zu OR signifikant häufiger in städtischen Lehrkrankenhäusern behandelt (77,1 % vs. 61,8 %) und waren schwerer erkrankt, mit

einem signifikant höheren Prozentsatz an Nierenversagen (7,6 % vs. 4,9 %), Lebererkrankungen (11,3 % vs. 6,6 %), Alkoholabusus (13,1 % vs. 3,6 %), chronischer Blutungsanämie (4,5 % vs. 1,6 %), metastatischem Krebsleiden (2,7 % vs. 0,8 %), Tumoren ohne Metastasen (3,6 % vs. 2,0 %) und Gewichtsverlust (9,8 % vs. 5,2 %). Außerdem wurden ER-Patienten sehr viel seltener elektiv versorgt (28,9 % vs. 59,8 %). Die Krankenhaussterblichkeit (ER 4,1 %, OR 4,5 %) und die Gesamtkomplikationsraten (ER 37,8 % vs. OR 38,8 %) beider Gruppen waren ähnlich, jedoch wiesen ER-Patienten signifikant weniger pulmonale Komplikationen auf (10,6 % vs. 19,7 %) und hatten den signifikant kürzeren Krankenhausaufenthalt (6,5 vs. 8,7 Tage). Die Prädiktoren für die Krankenhaussterblichkeit wurden in einer multivariaten Analyse bestimmt, sie sind in ◘ Tab. 7.1 aufgeführt. Die Analyse demonstrierte, dass OR im Vergleich zu ER mit einer signifikant höheren Sterblichkeit und Komplikationsrate assoziiert war. Es lässt sich aus diesen Daten folgern, dass die endovaskuläre Versorgung die Behandlungsoption 1.Wahl von VAA darstellt, vor der offenen Versorgung.

Buck et al. (2016) identifizierten in der National Inpatient Sample (NIS) Datenbasis der Jahre 1988 bis 2011 insgesamt 6234 Versorgungen eines Nierenarterienaneurysmas (NAA). Die Zahl der Eingriffe nahm mit Einführung der endovaskulären Techniken insgesamt signifikant zu, von 8,4 (im Jahr 1988) auf 13,8 (im Jahr 2011) pro 10 Millionen US-Einwohner. ER stieg von 0 auf 6,4 pro 10 Millionen US-Einwohner an, ohne dass es zu einer gleichzeitigen Abnahme von OR kam (5,5 im Jahr 1988 bzw. 7,4 im Jahr 2011 pro 10 Millionen US-Einwohner). ER ersetzte demnach in diesem Zeitraum nicht OR. In den Jahren 2000 bis 2011 wurden 1627 offene und 1082 endovaskuläre Eingriffe vorgenommen. Patienten der ER-Gruppe wiesen im Vergleich zu OR eine signifikant höhere Rate an Koronarerkrankungen auf (18 % vs. 11 %), an voran-

◘ Tab. 7.1 Prädiktoren der Krankenhaussterblichkeit bei Versorgung von Viszeralarterienaneurysmen (VAA). Multivariate Regressionsanalyse nach Chin et al. 2017

Charakteristika	Odds Ratio	*P*-Wert
Alter >60 Jahre	**1,54**	**0,07**
Offener Eingriff	**1,70**	**0,04**
Lehrkrankenhaus	0,75	0,25
Elektiver Eingriff	**0,32**	**0,00**
AIDS	4,97	0,13
Koagulopathie	**4,34**	**0,00**
Lebererkrankung	**2,25**	**0,01**
Flüssigkeits- und Elektrolytstörungen	**2,84**	**0,00**
Metastasierendes Neoplasma	2,18	0,22
PAVK	1,67	0,15
Solider Tumor ohne Metastasen	**2,81**	**0,03**
Gewichtsverlust	0,81	0,59

gegangenem Herzinfarkt (5,2 % vs. 1,8 %), chronischem Nierenversagen (7,7 % vs. 3,3 %) und Dysrhythmien (4,0 % vs. 2,4 %). Die Kliniksterblichkeit war nach ER höher als nach OR (1,8 % vs. 0,9 %, P = 0,037), das galt aber nicht mehr nach Adjustierung der Daten hinsichtlich der Komorbidität der Patienten. Die Komplikationsrate wurde insgesamt mit 12,4 % für OR und 10,5 % für ER angegeben. Die Daten weisen darauf hin, dass mit Einführung der endovaskulären Verfahren die Indikationen zur Versorgung von NAA ausgeweitet wurden, was stark hinterfragt werden muss, wie in 7.2.4 zur Aneurysma-Wachstumsrate (s. u.) ausgeführt. Darüber hinaus sind auch die Indikationen zu den offenen Eingriffen zu re-evaluieren, da ihre Zahl nicht abgenommen hat, obwohl Evidenz dafür vorhanden ist, dass die postoperative Komplikationsrate geringer und der Krankenhausaufenthalt kürzer bei ER im Vergleich zu OR ist. Die periprozeduralen Ergebnisse nach elektiver endovaskulärer und offener Versorgung von Nierenarterienaneurysmen in der National Inpatient Sample (NIS) Datenbasis 2000 bis 2011 sind in ◘ Tab. 7.2 aufgeführt.

◘ Tab. 7.2 Periprozedurale Ergebnisse nach elektiver endovaskulärer und offener Versorgung von Nierenarterienaneurysmen in der National Inpatient Sample (NIS) Datenbasis 2000 bis 2011. (Nach Buck et al. 2016)

Parameter	Offen (n = 1627)	Endovaskulär (n = 1082)	P
Krankenhaussterblichkeit, %	0,9	1,8	0,037
Kardiale Komplikationen, %	2,2	0,6	0,001
Respiratorische Komplikationen, %	4,6	4,3	0,658
Periphere vaskuläre Komplikationen, %	0,6	0,0	0,014
Akutes Nierenversagen, %	10	6,8	0,001
Wunddehiszenz, %	0,3	0,0	0,068
Blutungskomplikationen, %	5,2	5,0	0,842
Infektion, %	0,9	0,8	0,983
Irgendeine Komplikation, %	12,4	10,5	0,134
Krankenhausaufenthaltsdauer, Tage	6,0	4,6	<0,001

7.2.3 **Studien**

Endovaskuläre und offene Behandlung

Wolk et al. (2021) berichteten über 60 echte VAA und NAA bei 59 Patienten in einem Beobachtungszeitraum von mehr als 20 Jahren. Die Aneurysmen wurden sowohl offen (n = 37) als auch endovaskulär (n = 23) therapiert. Der mittlere Aneurysmadurchmesser betrug 30,5 ± 15,6 mm. Bei 18 Patienten (30,5 %) handelte es sich um ein rupturiertes Aneurysma. Das häufigste gewählte endovaskuläre Vorgehen war die Coil-Embolisation (n = 20; 87 %). Drei Patienten wurden mit einem Stentgraft versorgt. Bei den rupturierten VAA wurde das endovaskuläre Vorgehen bevorzugt (in 61,1 % der Fälle). Zu den offenen Verfahren zählten Resektion mit End-zu-End-Anastomose (n = 12; 20 %), Venen-Interposition (n = 8; 13,3 %), Protheseninterposition (n = 6; 10 %), Organresektion (n = 8; 13,3 %) und Ligatur ohne Revaskularisation (n = 3; 5 %). Die Sterblichkeit in der gesamten Kohorte war 1,7 % (1 Patient mit offener Versorgung eines rupturierten VAA), die Morbidität 18,6 %. Die Länge des stationären Aufenthaltes war bei endovaskulärem Vorgehen signifikant kürzer, umgekehrt war beim offenen Vorgehen die primäre technische Erfolgsrate mit 100 % vs. 79,3 % signifikant höher. In einem mittleren Follow-up von 53,5 Monaten starben 4 Patienten (6,8 %), aber kein Patient Aneurysma-bezogen. Die Autoren betonten, dass offenes und endovaskuläres Vorgehen sichere Verfahren darstellen. Die in der Tendenz niedrigere Morbidität bei endovaskulärem Vorgehen rechtfertige aber trotz niedrigerer technischer Erfolgsrate einen primär endovaskulären Zugang zu diesen Aneurysmen.

Illuminati et al. (2021) berichteten über eine retrospektive Multizenterstudie, in der offenes (n = 31) und endovaskuläres Vorgehen (n = 26) bei Patienten mit pankreatikoduodenalen und gastroduodenalen Arterienaneurysmen und gleichzeitiger Kompression des Tr. coeliacus miteinander in einem Zeitraum von 25 Jahren verglichen wurden. Beim offenen Vorgehen wurden die Aneurysmen entweder reseziert (eventuell mit einer arteriellen End-zu-End-Rekonstruktion) oder verschlossen (Aneurysmorrhaphie), zusätzlich wurde die Kompression des Tr. coeliacus mittels Durchtrennung des Ligamentum arcuatum medianum (MAL) in 21 Fällen beseitigt oder es wurde ein Bypass angelegt. Das endovaskuläre Vorgehen bestand in der Coil-Embolisation der Aneurysmen in Kombination mit entweder Stenting des Tr. coeliacus oder laparoskopischer MAL-Befreiung. Kein Patient verstarb postoperativ. Alle Aneurysmen konnten offen oder durch Embolisation erfolgreich ausgeschaltet werden. Bei offenem Vorgehen war der Tr. coeliacus oder der Bypass in allen Fällen postoperativ offen. In der endovaskulären Gruppe kam es zum Stentversagen in 2 von 12 Fällen. Kaplan-Meier geschätzt war die Freiheit von Aneurysmarekanalisation nach 6 Jahren bei offenem Vorgehen 100 %, nach endovaskulärem 88 %. Der Tr. coeliacus blieb in allen Fällen mit MAL-Befreiung offen, hingegen kam es in der Gruppe mit endovaskulärem Vorgehen zu 5 Tr. coeliacus-Verschlüssen, 4-mal nach Stenting und einmal nach laparoskopischer MAL-Befreiung. Die Botschaft der Studie war, dass in diesen Fällen das offene Verfahren ein sehr sicheres Vorgehen darstellt.

Einen Erfahrungsbericht eines einzelnen Zentrums zum endovaskulären und offenen Vorgehen bei 125 Patienten mit echten VAAs publizierten Martinelli et al. (2019). 56 Patienten (44,8 %) wurden endovaskulär versorgt, hauptsächlich mit Coils (n = 26) oder mit Stentgrafts (n = 28). Die Klinikletalität war 0 %, mit zwei Majorkomplikationen, zum einen eine Thrombose der A. mesenterica superior und zum anderen ein großes Milzhämatom. Spätkomplikationen waren in 3 Fällen eine Aneurysma-Reperfusion und eine Thrombose eines Stentgrafts 1 Jahr nach Intervention mit Milzischämie,

Abszess und schließlich Splenektomie. Bei 69 Patienten (55,2 %) wurde offen vorgegangen, davon in 24 Fällen mittels Gefäßligatur und Aneurysmaresektion und in 45 Fällen mit Gefäßrekonstruktion und Bypass. Die Elektiveingriffe hatte keine Letalität, bei 20 notfallmäßigen Operation wegen akuter Blutung kam es zu 8 Todesfällen (40 %). Im Follow-up betrug die Freiheit von Komplikationen nach 36 Monaten in der endovaskulären Gruppe 94,6 %, in der offen-chirurgischen Gruppe 98,6 %. Die Autoren sahen die offene Intervention bei Patienten mit niedrigem chirurgischen Risiko immer noch als gute Alternative zum endovaskulären Vorgehen an, aufgrund weniger Reinterventionen und Spätkomplikationen.

Die Erfahrung eines einzelnen Zentrums mit der endovaskulären (n = 22) und offenen (n = 20) Versorgung von intakten Milzarterienaneurysmen stellten Zhu et al. (2019) vor. Die endovaskuläre Versorgung erfolgte ausschließlich mit Coil-Embolisationen, beim offenen Vorgehen wurden unter anderem Splenektomie, Aneurysmaresektion und Aneurysmaresektion kombiniert mit arterieller Rekonstruktion vorgenommen. Die 30-Tageletalität war 0 % im Gesamtkrankengut, die technische Erfolgsrate 100 %. Der Krankenhausaufenthalt war bei endovaskulärem Vorgehen signifikant kürzer. Es kam zu einer schweren Komplikation, nach endovaskulärer Behandlung entwickelte 1 Patient multiple Milzabszesse. Im medianen Nachbeobachtungszeitraum von 34,5 Monaten wurden keine Spätkomplikationen oder Reinterventionen nach offenem Vorgehen gesehen. In der endovaskulären Gruppe kam es zu drei asymptomatischen Milzinfarkten sowie zu zwei Reperfusionen des Aneurysmasacks, was erneute Coil-Embolisationen erforderlich machte. Die Autoren räumten wegen der geringeren Invasivität dem endovaskulären Vorgehen Priorität ein, wiesen aber auch auf die Schwächen hin, mit höherer Re-

interventionsrate und vermehrten Spätkomplikationen im Vergleich zum offenen Vorgehen.

Endovaskuläre Behandlung

Ren et al. (2022) berichteten über eine retrospektive Analyse von 159 konsekutiven Patienten, bei denen ein VAA (einschließlich NAA) endovaskulär ausgeschaltet wurde. Die technische Erfolgsrate war 96,9 % (n = 154). 3 der 154 erfolgreich behandelten Patienten verstarben innerhalb 30 Tagen (1,9 %). Die Minor-Komplikationsrate wurde mit 26,0 % angegeben. Die am häufigsten verwendeten Techniken waren Coil-Embolisation allein (63,0 %) und Coil-Embolisation kombiniert mit Gelatine-Schwamm-Embolisation (24,7 %). Bei den restlichen Patienten kamen Stents zum Einsatz. Bei 57 Patienten erfolgte der Eingriff notfallmäßig wegen Ruptur, einer von diesen Patienten verstarb und 5 mussten wegen Therapieversagen chirurgisch behandelt werden. Die Autoren betonten die Sicherheit des endovaskulären Vorgehens als Erstlinientherapie bei diesen Aneurysmen, zumal ein Therapieversagen ein weiteres chirurgisch-offenes Vorgehen nicht ausschließt.

30 Leberarterien-Pseudoaneurysmen wurden von Pedersoli et al. (2022) endovaskulär ausgeschaltet. Bei 25 von 30 Patienten bestand zum Zeitpunkt der Diagnose eine aktive Blutung, bei 28 Patienten war ein pankreatikobiliärer Eingriff vorausgegangen, bei 2 Patienten führte ein perihiläres Cholangiokarzinome zum Pseudoaneurysma. Bei 23 von 25 Patienten war die Implantation eines Stentgrafts technisch erfolgreich, bei 5 Patienten erfolgte ein Coiling. In 88 % der Fälle konnte der Fluss in der A. hepatica erhalten werden. Die 30-Tageletalität war hoch (28 %, 7 von 25 Patienten), aufgrund der Grundkrankheit, kein Patient verstarb Stentgraft-bedingt. Die Offenheit der Stentgrafts nahm im weiteren Verlauf erheblich ab, im Follow-up waren nur 9 von 16 Stentgrafts offen (56 %). Bei

6 von 7 Patienten mit Stentgraft-Verschluss blieb aber die arterielle Leberperfusion über Kollateralen erhalten, ein Patient entwickelte einen Leberabszess. Insgesamt erwies sich die Platzierung eines Stentgrafts bei Leberarterien-Pseudoaneurysmen als effektiv, speziell in der akuten Blutungssituation.

Offene Behandlung

Eine retrospektive Auswertung der Daten des American College of Surgeons National Surgical Quality Improvement Program (ACS-NSQIP) der Jahre 2013 bis 2019 zum Outcome nach offener Versorgung von Viszeralarterienaneurysmen stellten De-Carlo et al. (2022) vor. Von 304 VAA waren 263 nicht-rupturiert (137 mesenterisch, 66 renal, 60 Milz) und 41 rupturiert (24 mesenterisch, 1 renal, 16 Milz). Die 30-Tageletalität war bei den nicht-rupturierten VAA 1,9 %, die Majorkomplikationsrate 12,9 %. Bei den rupturierten VAA waren Sterblichkeit (22,0 %) und Majorkomplikationen (34,1 %) signifikant höher. Bei den nicht-rupturierten VAA waren männliches Geschlecht (Odds Ratio [OR] 2,93; $p = 0,011$), Antikoagulation (nicht vor dem Eingriff abgesetzt) und Blutungsstörungen (OR 4,52; $p = 0,012$) und Albumin <3,0 g/dL (OR 4,66; $p = 0,029$) signifikante Risikofaktoren. Alter oder Aneurysmalokalisation hatten keinen signifikanten Einfluss. Die Autoren kamen zu dem Schluss, dass die offene Versorgung nicht-rupturierter VAA, speziell von Nieren- und Milzarterienaneurysmen, günstige Ergebnisse liefert, was die offene Versorgung dieser Aneurysmen unterstützt, wenn die Anatomie für ein endovaskuläres Vorgehen ungünstig ist. Bei der hohen Sterblichkeit der rupturierten VAA sollten des Weiteren die Empfehlungen der SVS (Chaer et al. 2020) hinsichtlich des Operationszeitpunkts in Abhängigkeit von der Größe des VAA unbedingt beachtet werden.

Zur Roboterchirurgie bei 4 Patienten mit Milzarterienaneurysmen berichteten Ma-rone et al. (2020) technische Details. In allen vier Fällen wurde nach Aneurysmaresektion die Milzarterie durch direkte Anastomose rekonstruiert, die mittlere Ischämiezeit wurde dabei mit 45 min angegeben. Alle Eingriffe verliefen komplikationslos, ohne Reinterventionen nach einem medianen Follow-up über 24 Monate.

7.2.4 Spezielle Fragestellungen

Aneurysmawachstumsrate

Die Wachstumsrate von 87 VAA bei 74 Patienten, bei denen wenigstens zwei CTs im Follow-up vorlagen, untersuchten Batagini et al. (2021). Der mediane Nachbeobachtungszeitraum betrug 46,7 (±35,3) Monate, die Wachstumsrate aller VAA wurde mit 0,63 ± 2,19 mm/Jahr berechnet. Nur bei Milzarterienaneurysmen konnte ein statistisch signifikantes Wachstum beobachtet werden (1,08 ± 1,99 mm pro Jahr; $p < 0,001$). Nur die portale Hypertension hatte für das Wachstum der Milzarterienaneurysmen signifikante Bedeutung. Die Botschaft dieser Untersuchung war, dass die meisten VAA stabil bleiben. Diese Aussage deckt sich mit einer Untersuchung von v. Rose et al. (2022), die über 59 Patienten mit VAA berichteten, bei denen wegen eines Malignoms eine Chemotherapie vorgenommen wurde. In diesem Kollektiv wurde eine durchschnittliche Wachstumsrate von 0,1 ± 0,5 mm/Jahr beobachtet, zu einer Ruptur eines VAA kam es nicht. Für eine Vergleichsgruppe von 19 Patienten ohne Malignom gaben die Autoren eine Wachstumsrate von 0,5 ± 0,9 mm Jahr an ($p = 0,058$). Nach dieser Untersuchung wachsen VAA selten und wenn ziemlich langsam. Ein Tumor und/oder Chemotherapie beeinflussen die Wachstumsraten nicht signifikant. Die Untersuchungen belegen die Unsicherheit bei der Indikationsstellung, ab welcher Aneurysmagröße tatsächlich ein Eingriff indiziert ist.

7

Nierenautotransplantation bei Aneurysmen von Ästen der Nierenarterie

Zwischen 1991 und 2015 führten Duprey et al. (2016) 67 ex vivo Rekonstruktionen der Nierenarterie mit Nierenautotransplantation bei 55 Erwachsenen und 10 Kindern durch, um 87 Aneurysmen der Nierenarterienäste zu versorgen. Bei 34 Patienten lag eine fibromuskuläre Dysplasie vor. 82 % der Patienten waren Hypertoniker, bei 15 % bestand die Indikation zum Eingriff allein in einem Aneurysmadurchmesser >20 mm und damit bei einer potenziellen Rupturgefahr. Eine mediale Fibrodysplasie und chronische Dissektion wurde bei 62 % der Patienten mit Bluthochdruck beobachtet. Zum Gefäßersatz wurden am häufigsten A. iliaca interna (n = 41) und V. saphena magna (n = 18) verwendet. Im Mittel wurden pro Patient 3,5 Nierenarterienäste versorgt. Die Klinikletalität wurde mit null angegeben, die postoperative Majorkomplikationsrate mit 18 %. 6 Nieren gingen sofort nach dem Eingriff verlustig, die unmittelbare postoperative Offenheitsrate betrug damit 91 %. Nach 8 Jahren machten die primäre und primär-assistierte Offenheit 88 % bzw. 91 % aus. 22 von 51 Patienten (43 %) mit Bluthochdruck galten als geheilt, 9 (18 %) als gebessert, 18 (35 %) als unverändert und bei 2 Patienten (4 %) kam es zu einer Verschlechterung des Bluthochdrucks 16 bzw. 19 Jahre nach dem Eingriff. Die Autoren sahen durch diese Ergebnisse die Indikation zur Nierenautotransplantation und ex vivo Rekonstruktion der Nierenarterienäste speziell bei NAA von jungen Erwachsenen und Kindern ohne Arteriosklerose als bestätigt an.

7.3   Fazit für die Praxis

Übersicht

1. Viszeralarterienaneurysmen können sowohl endovaskulär als auch offen angegangen werden, evidenzbasierte Therapieempfehlungen gibt es nicht. Wenn machbar, steht aber in der Mehrzahl der Fälle das endovaskuläre Vorgehen im Vordergrund.
2. Die Indikation zur invasiven Behandlung, abhängig von den definierten Aneurysmadurchmessern, ist bei echten Viszeralarterienaneurysmen aufgrund ihrer sehr geringen Wachstumsgeschwindigkeit unsicher. Pseudoaneurysmen sollen hingegen unabhängig vom Durchmesser in der Regel versorgt werden.
3. Bei NAA kann eine Indikation zur Intervention nur bei asymptomatischen NAA >3 cm als gesichert gelten, des Weiteren bei NAA mit eindeutiger schneller Wachstumstendenz, bei Frauen im gebärfähigen Alter sowie bei symptomatischen Patienten, einschließlich solchen mit therapierefraktärem Hypertonus.

Literatur

Barrionuevo P, Malas MB, Nejim B, Haddad A, Morrow A, Ponce O, Hasan B, Seisa M, Chaer R, Murad MH (2019) A systematic review and meta-analysis of the management of visceral artery aneurysms. J Vasc Surg 70:1694–1699

Batagini NC, Constantin BD, Kirksey L, Vallentsits Estenssoro AE, Puech-Leão P, De Luccia N,

Simão da Silva E (2021) Natural history of splanchnic artery aneurysms. Ann Vasc Surg 73:290–295

Buck DB, Curran T, McCallum JC, Darling J, Mamtani R, van Herwaarden JA, Moll FL, Schermerhorn ML (2016) Management and outcomes of isolated renal artery aneurysms in the endovascular era. J Vasc Surg 6:77–81

Chaer RA, Abularrage CJ, Coleman DM, Eslami MH, Kashyap VS, Rockman C, Murad MH (2020) The Society for Vascular Surgery clinical practice guidelines on the management of visceral aneurysms. J Vasc Surg 72(1S):3S–39S

Chin JA, Heib A, Ochoa Chaar CI, Cardella JA, Orion KC, Sarac TP (2017) Trends and outcomes in endovascular and open surgical treatment of visceral aneurysms. J Vasc Surg 66:195–201

DeCarlo C, Mohebali J, Dua A, Conrad MF, Mohapatra A (2022) Morbidity and mortality associated with open repair of visceral aneurysms. J Vasc Surg 75:632–640

Duprey A, Chavent B, Meyer-Bisch V, Varin T, Albertini JN, Favre JP, Barral X, Ricco JB (2016) Editor's choice – ex vivo renal artery repair with kidney autotransplantation for renal artery branch aneurysms: long-term results of sixty-seven procedures. Eur J Vasc Endovasc Surg 51:872–879

Hamid HKS, Suliman AEA, Piffaretti G, Spiliopoulos S, Tetreau R, Tozzi M, Pulli R (2020) A systematic review on clinical features and management of true giant splenic artery aneurysms. J Vasc Surg 71:1036–1045

Illuminati G, Hostalrich A, Pasqua R, Nardi P, Chaufour X, Ricco JB (2021) Outcomes after open and endovascular repair of non-ruptured true pancreaticoduodenal and gastroduodenal artery aneurysms associated with coeliac artery compression: a multicentre retrospective study. Eur J Vasc Endovasc Surg 61:945–953

Maatman TK, Heimberger MA, Lewellen KA, Roch AM, Colgate CL, House MG, Nakeeb A, Ceppa EP, Schmidt CM, Zyromski NJ (2020) Visceral artery pseudoaneurysm in necrotizing pancreatitis: incidence and outcomes. Can J Surg 63:E272–E277

Marone EM, Peri A, Argenti F, Pugliese L, Rinaldi LF, Pietrabissa A (2020) Robotic treatment of complex splenic artery aneurysms with deep hilar location: technical insights and midterm results. Ann Vasc Surg 68:50–56

Martinelli O, Giglio A, Irace L, Di Girolamo A, Gossetti B, Gattuso R (2019) Single-center experience in the treatment of visceral artery aneurysms. Ann Vasc Surg 60:447–454

Ossola P, Mascioli F, Coletta D (2020) Laparoscopic and robotic surgery for splenic artery aneurysm: a systematic review. Ann Vasc Surg 68:527–535

Pedersoli F, Van den Bosch V, Sieben P, Barzakova E, Schulze-Hagen M, Isfort P, Keil S, Wiltberger G, Kuhl CK, Bruners P (2022) Stent graft placement by pseudoaneurysm of the hepatic arteries: efficacy and patency rate in follow-up. Cardiovasc Intervent Radiol 45:21–28

Ren Y, Wang Z, Zhu L, Kan X, Chen L, Liu Y, Song S, Guo X, Dong X, Zheng C (2022) Endovascular repair of visceral artery aneurysms and pseudoaneurysms in 159 patients: twelve years' experience of clinical technique. Abdom Radiol (NY) 47:443–451

von Rose AB, Kobus K, Bohmann B et al (2022) Concomitantly discovered visceral artery aneurysms do rarely grow during cancer therapy. Clin Anat 35:296–304

Sagar S, Soundarajan R, Gupta P, Praveen Kumar M, Samanta J, Sharma V, Kochhar R (2021) Efficacy of endovascular embolization of arterial pseudoaneurysms in pancreatitis: a systematic review and meta-analysis. Pancreatology 21:46–58

Wolk S, Distler M, Radosa C, Ehehalt F, Bergert H, Weitz J, Reeps C, Ludwig S (2021) Management and outcome of true visceral and renal artery aneurysm repair. Langenbecks Arch Surg 406:623–630

Zhu C, Zhao J, Yuan D, Huang B, Yang Y, Ma Y, Xiong F (2019) Endovascular and surgical management of intact splenic artery aneurysm. Ann Vasc Surg 57:75–82

Akute mesenteriale (intestinale) Ischämie

Inhaltsverzeichnis

© Springer-Verlag GmbH Deutschland, ein Teil von Springer Nature 2022
E. S. Debus, R. T. Grundmann, *Evidenzbasierte Gefäßchirurgie*, Evidenzbasierte Chirurgie,
https://doi.org/10.1007/978-3-662-66422-3_8

8.1   Leitlinien

8.1.1   American College of Cardiology Foundation/ American Heart Association

Die Leitlinien der American Heart Association (AHA) (Anderson et al. 2013) geben zur akuten intestinalen [mesenterialen] Ischämie folgende Empfehlungen:

Akute intestinale Ischämie verursacht durch arterielle Obstruktion

1. Patienten mit akutem Bauchschmerz, unverhältnismäßig zum körperlichen Befund, und mit einer kardiovaskulären Erkrankung in der Anamnese sollten in Verdacht stehen, eine akute intestinale Ischämie zu haben. (Klasse-I-Empfehlung/ Evidenzlevel B)
2. Patienten, die einen akuten Bauchschmerz nach arteriellen Interventionen entwickeln, bei denen Katheter die Bauchaorta oder irgendeine proximale Arterie durchqueren, oder die Arrhythmien aufweisen (wie Vorhofflimmern) oder einen kürzlichen Herzinfarkt hatten, sollten in Verdacht stehen, eine akute intestinale Ischämie zu haben. (Klasse-I-Empfehlung/Evidenzlevel C)
3. Im Gegensatz zur chronischen intestinalen Ischämie ist die abdominelle Duplexsonographie kein geeignetes diagnostisches Instrument bei Verdacht auf akute intestinale Ischämie. (Klasse-III-Empfehlung/Evidenzlevel C)

- **Chirurgische Behandlung:**
- Die chirurgische Behandlung der akuten obstruktiven intestinalen Ischämie beinhaltet Revaskularisation, Resektion von nekrotischem Darm und, falls angebracht, eine Second-Look-Operation 24 bis 48 Stunden nach Revaskularisation. (Klasse-I-Empfehlung/ Evidenzlevel B)

- **Endovaskuläre Behandlung:**
- Perkutane Interventionen (einschließlich der katheterbasierten Lysetherapie, Ballonangioplastie und Stenting) sind bei ausgewählten Patienten mit akuter intestinaler Ischämie, verursacht durch arterielle Obstruktionen, angebracht. Patienten, die so behandelt werden, können trotzdem eine Laparotomie benötigen. (Klasse-IIb-Empfehlung/Evidenzlevel C)

Akute nicht-okklusive intestinale Ischämie

1. Eine nicht-okklusive intestinale Ischämie (NOMI) sollte bei Patienten vermutet werden mit niedrigem Durchströmungsstatus oder Schock, speziell kardiogenem Schock, die Bauchschmerz entwickeln. (Klasse-I-Empfehlung/Evidenzlevel B)
2. NOMI sollte bei Patienten vermutet werden, die gefäßeinengende Substanzen oder Medikamente erhalten (wie Kokain, Mutterkornalkaloide, Vasopressin oder Noradrenalin) und Bauchschmerz entwickeln. (Klasse-I-Empfehlung/Evidenzlevel B)
3. NOMI sollte bei Patienten vermutet werden, die Bauchschmerz nach Versorgung einer Koarktation oder nach chirurgischer Revaskularisation wegen intestinaler Ischämie, verursacht durch arterielle Obstruktion, entwickeln. (Klasse-I-Empfehlung/Evidenzlevel B)

- **Diagnose:**
- Die Arteriographie ist indiziert bei Patienten mit Verdacht auf NOMI, deren Zustand sich nicht rasch bei Behandlung der zugrundeliegenden Erkrankung bessert. (Klasse-I-Empfehlung/Evidenzlevel B)

■ **Behandlung:**

1. Die Behandlung des zugrundeliegenden Schock-Status ist der wichtigste initiale Schritt bei der Behandlung von NOMI. (Klasse-I-Empfehlung/Evidenzlevel C)

2. Die Laparotomie und Resektion von nicht vitalem Darm ist bei Patienten mit NOMI indiziert, die persistierende Symptome trotz Behandlung haben. (Klasse-I-Empfehlung/Evidenzlevel B)

3. Die kathetergestützte Zufuhr von gefäßerweiternden Medikamenten in das Gebiet des Vasospasmus ist bei Patienten mit NOMI indiziert, die nicht auf eine systemische unterstützende Behandlung ansprechen und bei Patienten mit intestinaler Ischämie aufgrund von Vergiftung mit Kokain oder Mutterkornalkaloiden. (Klasse-IIa-Empfehlung/Evidenzlevel B)

8.1.2 Klinische Praxisleitlinien der European Society of Vascular Surgery (ESVS)

In den klinischen Praxisleitlinien zur Behandlung von Erkrankungen der mesenterialen Arterien und Venen der ESVS (Björck et al. 2017) heißt es unter anderem:

Akute mesenteriale Ischämie (AMI)

— Bei Patienten mit akutem Bauchschmerz wird die D-Dimer-Bestimmung empfohlen, um eine akute mesenteriale Ischämie (AMI) auszuschließen. (Klasse-I-Empfehlung/Evidenzlevel B)

— Die L-Laktat-Bestimmung wird nicht empfohlen, um eine akute verschlussbedingte mesenteriale Ischämie zu diagnostizieren oder auszuschließen. (Klasse-III-Empfehlung/Evidenzlevel B)

— Bei Patienten mit Verdacht auf AMI sollte eine Dreiphasen-CTA mit 1 mm-Schnitten (oder dünner) genutzt werden, um einen mesenterialen arteriellen Verschluss aufzudecken. (Klasse-I-Empfehlung/Evidenzlevel B)

— Bei Patienten mit akuter mesenterialer arterieller Ischämie sollten die offene oder endovaskuläre Revaskularisation in Betracht gezogen werden, vor einem Darmeingriff. (Klasse-IIa-Empfehlung/Evidenzlevel B)

— Bei Patienten mit Laparotomie wegen AMI sollte die klinische Beurteilung als bevorzugte Methode zur Prüfung der Darmvitalität angesehen werden. (Klasse-IIa-Empfehlung/Evidenzlevel C)

— Patienten, bei denen eine Darmresektion aufgrund eines intestinalen Infarkts notwendig wird, sollten mit Antibiotika behandelt werden. (Klasse-I-Empfehlung/Evidenzlevel A)

— Bei Patienten mit akuter intestinaler Revaskularisation sollte eine Second-Look-Laparotomie und „damage control surgery" in Erwägung gezogen werden. (Klasse-IIa-Empfehlung/Evidenzlevel C)

— Bei Patienten mit akutem thrombotischem Verschluss der A. mesenterica superior sollte die endovaskuläre Therapie als Erstlinien-Behandlung angesehen werden aufgrund niedrigerer Sterblichkeit und Darmresektionsraten im Vergleich zur offenen Revaskularisation. (Klasse-IIa-Empfehlung/Evidenzlevel B)

— Bei Patienten mit AMI und gestenteten Mesenterialarterien sollte ein bildgebendes Follow-up in Betracht gezogen werden. (Klasse-IIa-Empfehlung/Evidenzlevel C)

— Bei Patienten, die eine AMI überleben, wird eine sekundäre medikamentöse Prävention empfohlen, einschließlich Aufgeben des Rauchens, Statintherapie, Behandlung mit Thrombozytenaggregationshemmern oder Antikoagulation. (Klasse-I-Empfehlung/Evidenzlevel C)

Nicht-okklusive mesenteriale Ischämie

- **Definition:**
- NOMI ist definiert als ein Hypoperfusionssyndrom, das auftritt, wenn sich eine schwere Ischämie des Darms entwickelt, obwohl die Mesenterialarterien offen sind. Es wird entweder durch mesenteriale Vasokonstriktion hervorgerufen in Folge von Zuständen wie Herzversagen, vasokonstriktive Medikation und Hypvolämie oder durch einen erhöhten intraabdominellen Druck.

- **Diagnose:**
- Bei Patienten mit Verdacht auf NOMI sollte der klinische Verdacht als Hauptstütze der Diagnostik gelten. (Klasse-IIa-Empfehlung/Evidenzlevel C)
- Bei Patienten mit Verdacht auf NOMI wird die Nutzung von Biomarkern, um den Zustand zu diagnostizieren oder auszuschließen, nicht empfohlen. (Klasse-III-Empfehlung/Evidenzlevel C)
- Bei Patienten mit Verdacht auf NOMI sollte die DSA als die verlässlichste Methode angesehen werden, die Diagnose zu verifizieren. (Klasse-IIa-Empfehlung/Evidenzlevel C)
- Für Patienten mit bekannten Risikofaktoren für eine intraabdominelle Hypertension/abdominelles Kompartmentsyndrom wird ein Protokoll für die Bestimmung des intraabdominellen Drucks empfohlen, um NOMI zu verhindern. (Klasse-I-Empfehlung/Evidenzlevel B)

- **Therapie:**
- Bei Patienten mit Verdacht auf NOMI sollten Stenosen der Mesenterialarterien identifiziert und behandelt werden. (Klasse-I-Empfehlung/Evidenzlevel C)
- Patienten mit einem intraabdominellen Druck über 12 mmHg sollten medikamentös behandelt werden, um ein abdominelles Kompartmentsyndrom und NOMI zu verhindern. (Klasse-I-Empfehlung/Evidenzlevel B)
- Bei Patienten mit einem abdominellen Kompartmentsyndrom (definiert als ein intraabdomineller Druck >20 mmHg und neuerdings entwickelte Organdysfunktion oder Versagen) sollte eine Dekompressionslaparotomie vorgenommen werden, um NOMI zu verhindern. (Klasse-I-Empfehlung/Evidenzlevel B)
- Patienten mit lebensbedrohlicher NOMI sollten in einen Operationsraum gebracht werden mit der Möglichkeit der offenen und endovaskulären Chirurgie, wo eine Angiographie, mit Stenting im Fall einer Stenose, und/oder die intraarterielle Verabreichung von Vasodilatatoren und/oder eine Darmresektion durchgeführt werden kann. (Klasse-I-Empfehlung/Evidenzlevel C)

8.1.3   European Society of Cardiology (ESC)/European Society for Vascular Surgery (ESVS)

Die Leitlinien der ESC/ESVS stellen zur AMI fest (Aboyans et al. 2018):

- **Diagnose:**
- Bei Patienten mit Verdacht auf AMI wird eine dringliche CTA empfohlen. (Klasse-I-Empfehlung/Evidenzlevel C)
- Bei Patienten mit Verdacht auf AMI sollte die D-Dimer-Bestimmung in Betracht gezogen werden, um die Diagnose auszuschließen. (Klasse-IIa-Empfehlung/Evidenzlevel B)

- **Therapie:**
- Bei Patienten mit akutem thrombotischem Verschluss der A. mesenterica superior sollte die endovaskuläre Therapie als Erstlinienbehandlung für die Revaskularisation angesehen werden. (Klasse-IIa-Empfehlung/Evidenzlevel B)

- Bei Patienten mit akutem embolischem Verschluss der A. mesenterica superior sollten beide, endovaskuläre und offene chirurgische Therapie, in Betracht gezogen werden. (Klasse-IIa-Empfehlung/ Evidenzlevel B)

8.2 Ergebnisse

8.2.1 Metaanalysen/ Systematische Reviews

Hou et al. (2022) überprüftem die in der Literatur in den letzten zwanzig Jahren berichtete Klinikletalität bei AMI auf Basis von 39 Studien (2369 Patienten). Veränderungen über die Zeit konnten sie nicht finden. Die gepoolte Klinikletalität bei offener Chirurgie (18 Studien) gaben sie mit 40 % (95 % CI 0,33–0,47) an, bei endovaskulärer Therapie (16 Studien) mit 26 % (95 % CI 0,19–0,33) und bei offenem retrogradem Mesenterica-Stenting (5 Studien) mit 32 % (95 % CI 0,21–0,44). Limitiert waren die Aussagen dadurch, dass es sich ausschließlich um Beobachtungsstudien handelte, mit hoher Heterogenität und speziell bei der endovaskulären Gruppe um unterschiedliche Techniken.

Präoperative Risikofaktoren für die postoperative Letalität nach offener Chirurgie bei AMI analysierten Wu et al. (2020). 20 Studien mit 5011 Patienten gingen in ihre Metaanalyse ein. Die kurzfristige postoperative Sterblichkeit berechneten sie mit 44,38 % (Spanne 18,80 %–67,80 %). Wesentliche Risikofaktoren für die Sterblichkeit waren höheres Lebensalter (OR 1,90), arterielle mesenteriale Verschlusskrankheit vs. Mesenterialvenenthrombose (OR 2,45), Herzversagen (OR 1,33), renale Funktionsstörung (OR 1,61) und periphere arterielle Verschlusskrankheit (OR 1,38). Bei den Nicht-Überlebenden war die Thrombozytenzahl niedriger.

In einer weiteren Metaanalyse erarbeiteten Emile et al. (2021) anhand von 9 Studien (963 Patienten) Prädiktoren für das Vorhandensein einer Darmnekrose bei AMI. Hierzu gehörten

- 8 klinische Parameter (SIRS, langer Zeitraum zwischen Symptomen und Operation, hoher BMI, koronare Herzerkrankung, Schock, Lungenembolie, Mesenterialarterienverschluss, Organversagen)
- 7 biochemische Parameter (erhöhtes Serumlaktat, Azidose, Leukozytose, Hämokonzentration, Hyperamylase, erhöhte Neutrophile zu Lymphozyten Ratio, erhöhte Thrombozyten zu Lymphozyten Ratio)
- 6 radiologische Parameter (Darmschlingen-Dilatation, Pneumatosis intestinalis, Thrombose der V. mesenterica superior, freie intraperitoneale Flüssigkeit, Portalvenenthrombose, Milzvenenthrombose).

Den Stellenwert der endovaskulären Therapie bei Patienten mit AMI aufgrund von thrombotischen oder embolischen Verschlüssen überprüften Murphy et al. (2019) in einer systematischen Übersicht. Es handelte sich um 13 Studien (16.832 Patienten), davon 6 Studien zum endovaskulären Vorgehen allein und 7 Vergleichsuntersuchungen. Insgesamt 6871 Patienten wurden endovaskulär therapiert. Die 30-Tagesterblichkeit wurde bei endovaskulärem Vorgehen über alle Studien mit 16–42 % angegeben, in den Vergleichsuntersuchungen war sie bei endovaskulärer Behandlung 15–39 % vs. 33–50 % bei offener Revaskularisation. Die Laparotomieraten nach initial endovaskulärer Intervention reichten von 13 bis 73 %, die Raten an Darmresektionen von 14 bis 40 %. In 7 Vergleichsuntersuchungen reichten die Raten an Darmresektionen nach endovaskulärem Zugang von 14–28 % vs. 33–63 % nach offenem Vorgehen. Bei endovaskulärem Vorgehen wurden im Median kürzere Darmsegmente reseziert. In dieser Übersicht war demnach das endovaskuläre Vorgehen bei AMI mit herabgesetzter 30-Tagesterblichkeit und geringerer Rate an Darmresektionen im Vergleich zum offenen Vorgehen assoziiert. Bei fehlenden randomisierten Studien waren die Autoren in ihren Folgerungen aber vorsichtig. Patienten mit Zeichen von Peritonitis oder hämodynamischer Instabilität sollten wohl der Laparotomie ± Revaskularisation zugeführt werden. Bei Patienten mit schleichendem Beginn oder weniger akuter Symptomatik sollte hingegen das endovaskuläre Vorgehen erwogen werden.

8.2.2 Studien

Offene Behandlung

In der American College of Surgeons National Surgical Quality Improvement Program Datenbasis der Jahre 2005 bis 2017 identifizierten Swerdlow et al. (2019) 918 Patienten mit AMI, bei denen eine offene Revaskularisation angestrebt wurde. Das mittlere Alter der Patienten war 70 Jahre.

Die 30-Tageletalität nach offener Revaskularisation machte 32 % aus, 35 % nach Embolektomie, 31 % nach Thrombendarteriektomie und 28 % nach Mesenterica-Bypass (◘ Tab. 8.1). Die Sterblichkeit war höher, wenn die Patienten zusätzlich eine Darmresektion benötigten (38 % vs. 29 %, p < 0,01). Disseminierter Tumor war der Faktor, der am stärksten mit der 30-Tageletalität assoziiert war (Odds Ratio 8,8, 95 % Konfidenzintervall 2,4–32; p = 0,001). Präoperative Nierendysfunktion und erhöhte Leukozytenwerte waren ebenfalls unabhängig mit einer erhöhten Sterblichkeit assoziiert.

Acosta-Mérida (2020) berichteten über 323 konsekutive Patienten eines einzelnen Zentrums, die zwischen 1990 und 2015 wegen AMI offen-chirurgisch therapiert wurden. Ob sich die Patientencharakteristika und perioperative Sterblichkeit in diesem Zeitraum veränderten, wurde untersucht. Die Patienten waren durchschnittlich 73 (±12,7) Jahre alt. Ursache der AMI waren Mesenterialarterienembolie (29,4 %), Mesenterialarterienthrombose (29,1 %), Mesenterialvenenthrombose (16,9 %) und NOMI (10,7 %). In 19,5 % konnte die ex-

◘ **Tab. 8.1** 30-Tageletalität nach offener Revaskularisation von Patienten mit AMI. National Surgical Quality Improvement Program-Datenbasis der Jahre 2005–2017. (Nach Swerdlow et al. 2019)

Verfahren	Darm-resektionsrate	Sterblichkeit mit Darmresektion	Sterblichkeit ohne Darmresektion	P
Alle (n = 918)	35 %	38 %	29 %	<0,001
Bypass (n = 341)	27 %	39 %	24 %	0,01
- aorto-mesenterisch (Vene) (n = 109)	46 %	41 %	34 %	0,52
- aorto-mesenterisch (Prothese) (n = 147)	31 %	43 %	20 %	0,01
- ilio-mesenterisch (n = 85)	23 %	29 %	22 %	0,53
Thrombendarteriektomie (n = 98)	26 %	36 %	29 %	0,50
Embolektomie (n = 479)	43 %	38 %	33 %	0,28

akte Ursache nicht ermittelt werden. Die operative Sterblichkeit betrug über alle 59 % (192 Patienten), das kumulative Überleben nach 1, 3 und 5 Jahren war 30,8 %, 26 % und 23 %. Über die Zeit wurde ein zunehmender linearer Trend in Charlson Score (p = 0,008), Thrombozytenaggregationshemmung (p < 0,001), CT-Scan (p < 0,001), Thrombosen (p < 0,001) und intestinaler Resektion (p = 0,047) beobachtet, während umgekehrt Digoxin-Einnahme (p < 0,001), Angiographie-Einsatz (p = 0,004) und Embolien (p < 0,001) linear abnahmen. Die Klinikletalität zeigte ebenfalls eine Abnahme, blieb aber insgesamt hoch.

Eine weitere monozentrische Auswertung von Patienten mit AMI liegt aus Boston vor (Chou et al. 2021). Es handelte sich um 303 Patienten der Jahre 1993–2016, venöse Thrombosen wurden ausgeschlossen. Bei 149 Patienten (49 %) bestand ursächlich eine Embolie, 87 Patienten (29 %) hatten eine arterielle mesenteriale Thrombose und 67 (22 %) hatten NOMI. Bei 242 Patienten (80 %) erfolgte eine operative Behandlung (345 Prozeduren). Von diesen 242 Patienten mussten schließlich mehr als die Hälfte (n = 131, 54 %) palliativ behandelt werden aufgrund einer nicht-überlebbaren Darmnekrose. Zu den vorgenommenen Eingriffen zählten 18 (5 %) endovaskuläre, 321 offene (93 %) und 6 (2 %) Hybrid-Interventionen. Ein Drittel der Patienten, die primär operiert wurden, wurden einem Zweiteingriff unterzogen (n = 76), überwiegend wegen Darmresektion und/oder Revaskularisation. Die 30-Tagesterblichkeit über alle betrug 61 %, ohne signifikante Unterschiede über die Zeit. Stratifiziert nach der Ursache der AMI hatten Patienten mit thrombotischem Verschluss ein schlechteres Überleben als solche mit Embolie oder NOMI (p = 0,04). Die 1-Jahresüberlebensrate war 28 %, die Überlebensraten nach 3 und 5 Jahren 22 % und 17 %. Die Studie, eine der größten zur AMI überhaupt, belegt die unverändert ungünstige Prognose der AMI über einen Zeitraum von 25 Jahren.

Andraska et al. (2022) berichteten über 148 Patienten mit AMI, die in Pittsburgh behandelt wurden. 26 % der Patienten kamen mit Peritonitis zur Aufnahme, 32 % waren klinisch septisch. Bei 96 % erfolgte der chirurgische Eingriff innerhalb von 16 Stunden nach Aufnahme. 89 Patienten wurden offen-chirurgisch revaskularisiert, am häufigsten mit einer Embolektomie (n = 72), bei 17 Patienten erfolgte ein offener Bypass. Eine Darmresektion musste bei 49 Patienten (55,1 %) erfolgen. Die kumulative Sterblichkeit machte 44/89 (49,4 %) bei offenem Vorgehen, 19/36 (52,8 %) bei endovaskulärer Therapie und 9/23 (39,1 %) bei retrogradem offenem Mesenterica-Stenting (ROMS) aus, insgesamt bei AMI also n = 72 (48,6 %). Für die Autoren war der offene Zugang nach wie vor der Referenzstandard, da er die Wahrscheinlichkeit der Darmresektion reduzierte.

Die Arbeitsgruppe aus Pittsburgh wies in einer weiteren Erhebung auf die Bedeutung der Dringlichkeit des Eingriffs bei AMI hin (Tran et al. 2022). In einer retrospektiven Analyse von 212 Patienten mit AMI fanden sie insgesamt eine Klinikletalität von 70 % (Fälle, die bei Operation sich als inkurabel erwiesen, eingeschlossen). Bei 99 Patienten kam es zu einer frühen Revaskularisation (offen oder endovaskulär) innerhalb 12 Stunden nach Aufnahme, verglichen mit 13 Patienten, bei denen die Revaskularisation später erfolgte, mit einer Klinikletalität von 24 % vs. 35 %.

Offener Mesenterica-Bypass und offenes retrogrades Stenting

Für Patienten mit AMI, bei denen eine endovaskuläre Revaskularisationsstrategie bei komplexen Verschlüssen nicht infrage kommt, steht alternativ ein offener Mesenterica-Bypass (OMB) zur Verfügung. Dieser kann retrograd (infrarenaler aortoiliakaler Zufluss) oder antegrad (supracoeliakaler aortaler Zufluss) erfolgen. Über die Erfahrungen eines einzelnen Zentrums mit einem OMB bei 82 Patienten, mit antegrader Konfiguration in 76 % (n = 62) und retrograder Konfiguration in 24 % (n = 20) der Fälle, berichteten Scali et al. (2019). Die Inzidenz einer Darmresektion bei der Indexoperation betrug in beiden Gruppen 45 % und bei 37 % der Patienten (n = 30) erfolgte eine Resektion in der Folge bei einer Second-Look-Operation. Die Krankenhausletalität machte 37 % aus, der mediane Nachbeobachtungszeitraum belief sich auf 8 Monate. Die Überlebensrate wurde mit 57 % ± 6 % nach 1 Jahr und 50 % ± 6 % nach 5 Jahren kalkuliert (medianes Überleben 17,6 Monate). Die Freiheit von Reintervention nach 1 Jahr wurde mit 89 % ± 5 % für den antegraden Bypass und 57 % ± 10 % für den retrograden Bypass berechnet. Die Ergebnisse dieser Studie empfehlen, den antegraden aortomesenterialen Bypass dem retrograden Bypass aufgrund niedrigerer Reinterventionsraten vorzuziehen.

In einer retrospektiven Monozenterstudie verglichen Andraska et al. (2020) bei insgesamt 34 Patienten mit AMI die Ergebnisse des offenen Mesenterica-Bypasses (n = 16) mit denen eines retrograden offenen Mesenterica-Stentings (ROMS, n = 18). Bei der Mehrzahl der Patienten war gleichzeitig eine Darmresektion notwendig (Bypass 56,25 %; ROMS 77,78 %). Die Operationszeit war bei Bypass signifikant länger (302 vs. 189 Minuten; p < 0,010). ROMS erfolgte in der Mehrzahl der Fälle mit Stentgrafts. Bis auf einen Patienten wurde ROMS bei stark stenotischer oder verschlossener A. mesenterica superior vorgenommen. Bei 3 Patienten (16,67 %) gelang ROMS nicht. In beiden Gruppen verstarben je 7 Patienten (Klinikletalität Bypass 43,75 %, ROMS 38,89 %). Hinsichtlich der primären Offenheit nach 2 Jahren (Bypass 66,67 %; ROMS 87,50 %) und der Sterblichkeit über alle (Bypass 62,50 %; ROMS 55,56 %) unterschieden sich beide Gruppen nicht signifikant. Bei ähnlichem postoperativem Outcome und signifikant kürzerer Operationszeit war in dieser Studie ROMS die Erstlinienoption bei offener Therapie einer AMI.

Eine Multizenterstudie zu ROMS liegt von Oderich et al. (2018) vor. Es handelte sich um 44 Patienten mit AMI und 10 Patienten mit chronischer mesenterialer Ischämie (CMI). 56 Zielgefäße wurden gestentet (SMA n = 52; Tr. coeliacus-Achse n = 4), 16 Patienten benötigten simultan einen antegraden brachialen Zugang. Bei 17 Patienten wurde die retrograde Punktion mit einer Patch-Angioplastie verschlossen. Bei 29 Patienten mit AMI (66 %) musste wegen Perforation oder Gangrän eine Darmresektion vorgenommen werden. Die technische Erfolgsrate (98 %) wurde bis auf einen Patienten, bei dem ein Bypass angelegt werden musste, in allen Fällen erreicht. Die frühe Sterblichkeit war 45 % bei AMI (20/44) und 10 % bei CMI (p = 0,04). Die frühe Morbidität wurde mit 73 % bei AMI und 50 % bei CMI angegeben. In der gesamten Kohorte machte das Patientenüberleben nach 2 Jahren 43 % ± 9 % aus, die 2-Jahresoffenheitsrate 76 % und die Rate an Freiheit von rezidivierenden Symptomen und Reinterventionen 72 %. Die Autoren betonten, dass zwar das perkutane Stenting bei diesen Patienten, wenn immer möglich, der initiale Zugang seien sollte, jedoch sollte ROMS großzügig indiziert werden, wenn eine Flussokklusion vorliegt oder bei peritonealen Zeichen. Einer der größten Vorteile von ROMS sei die sofortige Bewertung der Darmvitalität, was bei den perkutanen Techniken versäumt werden kann.

Über 25 Patienten mit ROMS bei akuter thrombotischer Mesenterialischämie berichteten Roussel et al. (2019). Sie nannten eine technische Erfolgsrate von 92 %, bei 13 (52 %) Patienten war zusätzlich eine Darmresektion erforderlich. Die 30-Tageletalität wurde mit 25 % angegeben, die primäre Stentoffenheit nach 1 Jahr mit 92 % und das Patientenüberleben nach 1 Jahr mit insgesamt 65 %. Die Autoren folgerten, dass bei Patienten mit AMI, bei denen die perkutane endovaskuläre Revaskularisation nicht machbar ist oder gelingt, ROMS eine gute Alternative zum offenen retrograden Mesenterica-Bypass darstellen könnte.

Mesenteriale Ischämie bei COVID-19 Patienten

Zu den CT-Befunden bei COVID-19 Patienten mit AMI nahmen Ojha et al. (2022) in eine Literaturübersicht anhand von 79 Fällen Stellung. Der Nachweis einer Dünndarmischämie war mit 46,67 % der häufigste CT-Befund, gefolgt von ischämischer Colitis in 37,3 %. NOMI (67,9 %) mit Nachweis einer mikrovaskulären Perfusionsstörung war das häufigste Muster eines Darmbefalls. Verdickung der Darmwand/Ödem (50,9 %) waren häufiger nachzuweisen als eine Darm-Hypoperfusion (20,7 %). Colon und Ileum waren gleichermaßen betroffene Darmsegmente (jeweils 32,07 %). Die Milz (12,5 %) war das häufigste betroffene Organ, A. mesenterica superior (24,9 %) und V. mesenterica superior (14,3 %) die häufigsten betroffenen Gefäße. 50 % der konservativ behandelten Patienten verstarben.

Weitere Angaben machten Pirola et al. (2021). Danach waren bei 31 COVID-19-Patienten mit AMI nach Beginn der abdominalen Symptomatik (Übelkeit, Erbrechen, abdominaler Bauchschmerz) im kontrastmittelverstärkten CT unter anderem 9 Fälle mit Thrombose der A. mesenterica superior oder Jejunalarterien und 9 Thrombosen der Splanchnikusvenen (einschließlich Thrombosen der Pfortader, der Mesenterial-, Milz- und suprahepatischen Venen) zu beobachten. Über die Behandlung wurde nur in 17 Fällen berichtet; bei 13 Patienten erfolgten segmentale Dünndarmresektionen, 4 Patienten wurden ausschließlich mit Antikoagulanzien therapiert. Bei 19 Patienten wurde das Outcome mitgeteilt, mit einer Letalität von 47 %.

8.3 Fazit für die Praxis

Für das Fazit für die Praxis schließen wir uns den Empfehlungen von Björck et al. (2015) in der Trans-Atlantik-Debatte zum endovaskulären Vorgehen bei AMI an:

Übersicht

1. Wenn bei AMI ein Verschluss der A. mesenterica superior vermutet oder diagnostiziert wird, soll der Patient in einen Hybridoperationssaal gebracht werden, der beide Optionen (offenes und endovaskuläres Vorgehen) zulässt. Angiographie und endovaskuläre Behandlung, bevorzugt unter Lokalanästhesie, sollen primär versucht werden.
2. Nach der endovaskulären Revaskularisation wird der Bauchbefund kontrolliert. Bei Verdacht auf Darmgangrän erfolgt eine Laparotomie, andernfalls eine strenge Kontrolle über 48 Stunden.
3. Bei Versagen der perkutanen endovaskulären Therapie sind die Laparotomie mit retrogradem offenem Hybrid-Stenting der A. mesenterica superior oder die offene Revaskularisation ohne Verzögerung indiziert.
4. Es folgt die Angiographiekontrolle mit möglichem weiterem endovaskulärem Vorgehen wie Aspirationsembolektomie, Angioplastie/Stenting oder Thrombolyse.
5. Second-look-Laparotomien sollen sehr großzügig indiziert werden.

Literatur

Aboyans V, Ricco JB, Bartelink MEL et al (2018) 2017 ESC guidelines on the Diagnosis and Treatment of Peripheral Arterial Diseases, in collaboration with the European Society for Vascular Surgery (ESVS): Document covering atherosclerotic disease of extracranial carotid and vertebral, mesenteric, renal, upper and lower extremity arteries. Endorsed by: the European Stroke Organization (ESO) The Task Force for the Diagnosis and Treatment of Peripheral Arterial Diseases of the European Society of Cardiology (ESC) and of the European Society for Vascular Surgery (ESVS). Eur Heart J 39:763–816

Acosta-Mérida MA, Marchena-Gómez J, Saavedra-Santana P, Silvestre-Rodríguez J, Artiles-Armas M, Callejón-Cara MM (2020) Surgical outcomes in acute mesenteric ischemia: has anything changed over the years? World J Surg 44:100–107

Anderson JL, Halperin JL, Albert NM et al (2013) Management of patients with peripheral artery disease (compilation of 2005 and 2011 ACCF/AHA guideline recommendations): a report of the American College of Cardiology Foundation/American Heart Association Task Force on Practice Guidelines. Circulation 127:1425–1443

Andraska E, Haga L, Li X, Avgerinos E, Singh M, Chaer R, Madigan M, Eslami MH (2020) Retrograde open mesenteric stenting should be considered as the initial approach to acute mesenteric ischemia. J Vasc Surg 72:1260–1268

Andraska EA, Tran LM, Haga LM, Mak AK, Madigan MC, Makaroun MS, Eslami MH, Chaer RA (2022) Contemporary management of acute and chronic mesenteric ischemia: 10-year experience from a multihospital healthcare system. J Vasc Surg 75:1624–1633

Björck M, Orr N, Endean ED (2015) Debate: whether an endovascular-first strategy is the optimal approach for treating acute mesenteric ischemia. J Vasc Surg 62:767–772

Björck M, Koelemay M, Acosta S et al (2017) Editor's choice – management of the diseases of mesenteric arteries and veins: clinical practice guidelines of the European Society of Vascular Surgery (ESVS). Eur J Vasc Endovasc Surg 53:460–510

Chou EL, Wang LJ, McLellan RM, Feldman ZM, Latz CA, LaMuraglia GM, Clouse WD, Eagleton MJ, Conrad MF (2021) Evolution in the presentation, treatment, and outcomes of patients with acute mesenteric ischemia. Ann Vasc Surg 74:53–62

Emile SH, Khan SM, Barsoum SH (2021) Predictors of bowel necrosis in patients with acute mesenteric ischemia: systematic review and meta-analysis. Updates Surg 73:47–57

Hou L, Wang T, Wang J, Zhao J, Yuan D (2022) Outcomes of different acute mesenteric ischemia therapies in the last 20 years: a meta-analysis and systematic review. Vascular 30:669–680

Murphy B, Dejong CHC, Winter DC (2019) Open and endovascular management of acute mesenteric ischaemia: a systematic review. World J Surg 43:3224–3231

Oderich GS, Macedo R, Stone DH, Low Frequency Vascular Disease Research Consortium Investigators et al (2018) Multicenter study of retrograde open mesenteric artery stenting through laparotomy for treatment of acute and chronic mesenteric ischemia. J Vasc Surg 68:470–480

Ojha V, Mani A, Mukherjee A, Kumar S, Jagia P (2022) Mesenteric ischemia in patients with COVID-19: an updated systematic review of abdominal CT findings in 75 patients. Abdom Radiol (NY) 47:1565–1602

Pirola L, Palermo A, Mulinacci G, Ratti L, Fichera M, Invernizzi P, Viganò C, Massironi S (2021) Acute mesenteric ischemia and small bowel imaging findings in COVID-19: a comprehensive review of the literature. World J Gastrointest Surg 13:702–716

Roussel A, Della Schiava N, Coscas R, Pellenc Q, Boudjelit T, Goëau-Brissonnière O, Corcos O, Lermusiaux P, Coggia M, Castier Y, Association Universitaire de Recherche en Chirurgie Vasculaire (AURC) (2019) Results of retrograde open mesenteric stenting for acute thrombotic mesenteric ischemia. J Vasc Surg 69:1137–1142

Scali ST, Ayo D, Giles KA, Gray S, Kubilis P, Back M, Fatima J, Arnaoutakis D, Berceli SA, Beck AW, Upchurch GJ, Feezor RJ, Huber TS (2019) Outcomes of antegrade and retrograde open mesenteric bypass for acute mesenteric ischemia. J Vasc Surg 69:129–140

Swerdlow NJ, Varkevisser RRB, Soden PA, Zettervall SL, McCallum JC, Li C, Wyers MC, Schermerhorn ML (2019) Thirty-day outcomes after open revascularization for acute mesenteric ischemia from the American College of Surgeons National Surgical Quality Improvement Program. Ann Vasc Surg 61:148–155

Tran LM, Andraska E, Haga L, Sridharan N, Chaer RA, Eslami MH (2022) Hospital-based delays to revascularization increase risk of postoperative mortality and short bowel syndrome in acute mesenteric ischemia. J Vasc Surg 75:1323–1333

Wu W, Liu J, Zhou Z (2020) Preoperative risk factors for short-term postoperative mortality of acute mesenteric ischemia after laparotomy: a systematic review and meta-analysis. Emerg Med Int 2020:1382475

Chronische mesenteriale (intestinale) Ischämie

Inhaltsverzeichnis

© Springer-Verlag GmbH Deutschland, ein Teil von Springer Nature 2022
E. S. Debus, R. T. Grundmann, *Evidenzbasierte Gefäßchirurgie*, Evidenzbasierte Chirurgie,
https://doi.org/10.1007/978-3-662-66422-3_9

9.1 Leitlinien

Vorbemerkung: im Folgenden werden die Begriffe „Chronische Intestinale Ischämie" und „Chronische Mesenteriale Ischämie" synonym verwendet, da dies in der Literaturdatenbank (MEDLINE, PubMed) so vorgegeben ist. Chronische Mesenteriale Ischämie (CMI) ist der häufiger gebrauchte Begriff und wird hier bevorzugt benutzt.

9.1.1 European Society of Cardiology (ESC) /European Society for Vascular Surgery (ESVS)

Die Leitlinien der ESC/ESVS stellen fest (Aboyans et al. 2018):

Die chronische mesenteriale arterielle Erkrankung schließt Stenose oder chronischen Verschluss des Tr. coeliacus oder der mesenterialen Arterien ein. Die Prävalenz nimmt mit dem Alter zu, besonders bei Vorhandensein von anderen arteriosklerotischen Erkrankungen und Bauchaortenaneurysmen (AAA). Bei Patienten mit AAA und arterieller Erkrankung der unteren Extremitäten wurde eine bedeutsame Stenose (meist asymptomatisch) von wenigstens einer der drei Arterien in 27 % bis 40 % beschrieben.

- **Diagnostik**
- Bei Patienten mit Verdacht auf eine chronische mesenteriale Ischämie (CMI) wird der Duplexultraschall als Erstlinien-Untersuchung empfohlen. (Klasse-I-Empfehlung/Evidenzlevel C)
- Bei Patienten mit Verdacht auf CMI macht die Verschlusskrankheit einer einzigen mesenterialen Arterie die Diagnose unwahrscheinlich und eine sorgfältige Suche nach alternativen Ursachen sollte in Betracht gezogen werden. (Klasse-IIa-Empfehlung/Evidenzlevel C)

- **Behandlung**
- Bei Patienten mit symptomatischer Mehrgefäß-CMI wird eine Revaskularisation empfohlen. (Klasse-I-Empfehlung/Evidenzlevel C)
- Bei Patienten mit symptomatischer Mehrgefäß-CMI wird es *nicht* empfohlen, die Revaskularisation zu verzögern, um den Ernährungsstatus zu verbessern. (Klasse-III-Empfehlung/Evidenzlevel C)

Zum Revaskularisationsverfahren (offen chirurgisches Vorgehen oder endovaskuläre Intervention) legen sich diese Leitlinien nicht fest, sie merken an:

Obwohl die endovaskuläre Behandlung zunehmend verwendet wird, ist die offene Chirurgie immer noch in den folgenden Situationen indiziert:

- Nach endovaskulärem Therapieversagen ohne die Möglichkeit einer wiederholten endovaskulären Behandlung.
- Bei ausgedehntem Verschluss, Kalzifikationen oder anderen technischen Schwierigkeiten.
- Bei jungen Patienten mit nicht-arteriosklerotischen Läsionen aufgrund von Vaskulitis oder mittlerem Aortensyndrom.

9.1.2 Klinische Praxisleitlinien der European Society of Vascular Surgery (ESVS)

Die ESVS speziell hat zusätzlich klinische Praxisleitlinien zur Behandlung von Erkrankungen der mesenterialen Arterien und Venen publiziert (Björck et al. 2017). Dort heißt es zur CMI:

- Die Diagnose einer CMI sollte als weniger wahrscheinlich angesehen werden bei Fehlen einer Mehrgefäßstenose oder-Verschluss und verlangt die sorgfältige Prüfung alternativer Ursachen. (Klasse-IIa-Empfehlung/Evidenzlevel C)

- Bei Patienten mit anderweitig nicht erklärbarer abdominelle Symptomatik und Verschlusskrankheit von 2 oder 3 mesenterialen Arterien sollte eine CMI als Ursache der Symptome angesehen werden. (Klasse-IIa-Empfehlung/Evidenzlevel C)
- Bei Patienten mit Verdacht auf CMI wird der Duplexultraschall der mesenterialen Gefäße als Erstlinien-Untersuchung empfohlen. (Klasse-I-Empfehlung/Evidenzlevel B)
- Bei Patienten mit mäßigem bis hohem Verdacht auf eine CMI wird die CT-Angiografie (CTA) empfohlen, um die Verschlusskrankheit bildlich darzustellen und andere intraabdominelle Pathologien aufzudecken oder auszuschließen. (Klasse-I-Empfehlung/Evidenzlevel C)
- Die MR-Angiographie (MRA) kann als Alternative zur CTA für die Diagnostik bei Verdacht auf CMI in Betracht gezogen werden, obwohl es einige Belege dafür gibt, dass die Bilder, die mit MRA gewonnen werden, nicht so scharf oder vollständig sind wie die, die mit CTA gewonnen werden. (Klasse-IIb-Empfehlung/Evidenzlevel C)
- Bei Patienten mit symptomatischer CMI aufgrund eines mehrfachen Gefäßverschlussleidens wird eine Revaskularisation empfohlen. (Klasse-I-Empfehlung/Evidenzlevel B)
- Bei Patienten mit symptomatischer Eingefäßerkrankung kann eine Revaskularisation in Betracht gezogen werden. (Klasse-IIb-Empfehlung/Evidenzlevel B)
- Bei Patienten mit fortgeschrittener CMI (schwerer Gewichtsverlust, Diarrhoe, kontinuierlicher Schmerz) wird es nicht empfohlen, die Revaskularisation durch Versuche, den Ernährungsstatus zu verbessern, zu verzögern. (Klasse-III-Empfehlung/Evidenzlevel C)
- Bei Patienten mit CMI, die eine Revaskularisation benötigen, müssen die überlegenen Langzeitergebnisse der offenen Chirurgie gegen einen möglichen frühen Vorteil der endovaskulären Intervention bezüglich periprozeduraler Mortalität und Morbidität abgewogen werden. (Klasse-I-Empfehlung/Evidenzlevel B)
- Bei Patienten, die eine Revaskularisation wegen CMI benötigen, ist die A. mesenterica superior das Hauptzielgefäß, sowohl bei Anwendung offener als auch endovaskulärer Techniken. (Klasse-I-Empfehlung/Evidenzlevel B)
- Bei Patienten, die eine endovaskuläre Behandlung wegen CMI benötigen, sollte das routinemäßige mesenteriale Stenting angewendet werden, im Gegensatz zur einfachen Ballonangioplastie. (Klasse-I-Empfehlung/Evidenzlevel C)
- Bei Patienten, die ein mesenteriales arterielles Stenting benötigen, sollten ummantelte Stents im Gegensatz zu reinen Metallstents in Betracht gezogen werden. (Klasse-IIb-Empfehlung/Evidenzlevel C)
- Bei Patienten mit CMI sollte die offene Revaskularisation in folgenden Situationen in Betracht gezogen werden:
  - Bei einem Patienten, bei dem die endovaskuläre Therapie versagt hat oder
  - Bei Patienten, die keine Kandidaten für eine endovaskuläre Intervention sind aufgrund von ausgedehntem Verschluss und Kalzifikation, die eine sichere Angioplastie und Stenting ausschließen oder
  - Bei jungen Patienten mit komplexen nicht-arteriosklerotischen Läsionen aufgrund von Vaskulitis oder mittlerem Aortensyndrom. (Klasse-IIa-Empfehlung/Evidenzlevel B)
- Bei Patienten, die eine mesenteriale Revaskularisation benötigen, sollte ein retrogrades offenes mesenteriales Stenting in Betracht gezogen werden, wenn ein transaortales Stenting und offene Rekonstruktion nicht möglich sind. (Klasse-IIa-Empfehlung/Evidenzlevel C)

- Bei Patienten nach Revaskularisation wegen CMI mag ein wiederholtes Follow-up mittels klinischer Bewertung in Betracht gezogen werden, um eine symptomatische Restenose aufzudecken. (Klasse-IIb-Empfehlung/Evidenzlevel C)
- Bei Patienten nach Revaskularisation wegen CMI mag ein wiederholtes langfristiges Follow-up mittels Bildgebung in Betracht gezogen werden, um eine asymptomatische Restenose aufzudecken. (Klasse-IIb-Empfehlung/Evidenzlevel C)
- Für Patienten nach Revaskularisation wegen CMI wird eine Therapie mit Thrombozytenaggregationshemmern empfohlen. (Klasse-I-Empfehlung/Evidenzlevel A)
- Für Patienten nach endovaskulärer Revaskularisation wegen CMI mag eine duale Therapie mit Thrombozytenaggregationshemmern für 3 bis 12 Monate in Betracht gezogen werden. (Klasse-IIb-Empfehlung/Evidenzlevel C)
- Patienten mit CMI sollten bevorzugt untersucht und behandelt werden in spezialisierten Zentren, die eine multidisziplinäre Beurteilung anbieten können, neben einer sowohl offenen als auch endovaskulären Behandlung. (Klasse-I-Empfehlung/Evidenzlevel C)

9.1.3 Klinische Praxisleitlinien der Society for Vascular Surgery

Es sind dies die zuletzt publizierten Leitlinien (Huber et al. 2021). Um Redundanzen zu vermeiden, seien nur einige Empfehlungen herausgegriffen.

- Wir empfehlen die Revaskularisation bei Patienten mit CMI, um ihre präsentierten Symptome (das heißt Gewichtsverlust, Furcht vor Nahrungsaufnahme, Diarrhoe, Schmerzen nach der Mahlzeit) zu beseitigen und ihre Lebensqualität insgesamt zu verbessern. Grad-I-Empfehlung (stark)/Evidenzlevel A (hoch)
- Wir empfehlen, dass die totale parenterale Ernährung keine akzeptable Alternative zur Revaskularisation bei Patienten mit CMI ist, bei dem Risiko von klinischer Verschlechterung, Darminfarkt und Katheter-bezogenen Komplikationen. Grad-I-Empfehlung (stark)/Evidenzlevel B (mäßig)
- Wir empfehlen, dass die A. mesenterica superior (SMA) das primäre Ziel der Revaskularisation ist. Grad-II-Empfehlung (schwach)/Evidenzlevel B (mäßig)
- Wir empfehlen, dass die coeliakale Achse und die A. mesenterica inferior sekundäre Ziele der Revaskularisation sind und dass die Revaskularisation bei der Symptom-Erleichterung helfen kann, falls die SMA nicht geeignet für eine Intervention ist oder das technische Ergebnis nicht akzeptabel ist. Grad-II-Empfehlung (schwach)/Evidenzlevel B (mäßig)
- Bei Patienten mit Symptomen, die mit einer CMI übereinstimmen und einer Verschlusskrankheit, die sich isoliert auf ein einzelnes mesenteriales Gefäß bezieht, empfehlen wir einen gemeinsamen Entscheidungsfindungsprozess zwischen Patient und Versorger, um die Revaskularisation als eine Behandlungsoption zu erörtern. Grad-II-Empfehlung (schwach)/Evidenzlevel C (gering)
- Wir empfehlen die endovaskuläre Revaskularisation als die initiale Behandlung von Patienten mit CMI und geeigneten Läsionen. Grad-I-Empfehlung (stark)/Evidenzlevel B (mäßig)
- Wir empfehlen, die offene chirurgische Revaskularisation Patienten mit CMI vorzubehalten, die Läsionen haben, die der endovaskulären Therapie nicht zugänglich sind, bei endovaskulärem Versagen und bei einer ausgewählten Gruppe jüngerer, gesünderer Patienten, bei denen die Langzeitvorteile die erhöhten perioperativen Risiken ausgleichen können. Grad-I-Empfehlung (stark)/Evidenzlevel B (mäßig)

9.1.4 European guidelines on chronic mesenteric ischaemia – joint United European Gastroenterology

Diese gastroenterologischen Leitlinien empfehlen unter anderem (Terlouw et al. 2020):

- Eine CMI sollte bei Patienten mit nicht geklärten Schmerzen nach der Nahrungsaufnahme in Betracht gezogen werden, bei Gewichtsverlust (>5 % des Körpergewichts), angepasstem Ernährungsmuster (um die abdominellen Beschwerden zu vermeiden) oder Diarrhoe. Grad-I-Empfehlung (stark)/Evidenzlevel C (gering)
- Bei symptomatischen Patienten mit Einzelgefäß-Erkrankung von entweder Tr. coeliacus oder SMA kann eine Stenose ≥70 % als relevant angesehen werden. Grad-II-Empfehlung (schwach)/Evidenzlevel D (sehr gering)
- Bei symptomatischen Patienten mit extensiver mesenterialer Mehrgefäß-Erkrankung kann eine Stenose ≥50 % der SMA als relevant angesehen werden. Grad-II-Empfehlung (schwach)/Evidenzlevel D (sehr gering)
- Mesenteriale Bypass-Prozeduren können für Patienten reserviert werden, bei denen eine endovaskuläre Revaskularisation nicht geeignet ist. Grad-II-Empfehlung (schwach)/Evidenzlevel C (gering)
- Bei Patienten mit CMI kann es von Nachteil sein, die orale Aufnahme zu steigern, mit der enteralen Sonden-Ernährung oder der totalen parenteralen Ernährung vor Revaskularisation zu beginnen. Grad-II-Empfehlung (schwach)/Evidenzlevel D (sehr gering)
- Bei Patienten mit Verschlusskrankheit von beiden, Tr. coeliacus und SMA, kann eine endovaskuläre Revaskularisation von beiden Gefäßen versucht werden. Die SMA ist die bevorzugte Zielarterie, gefolgt von Tr. coeliacus. Grad-II-Empfehlung (schwach)/Evidenzlevel D (sehr gering)
- Nach endovaskulärem Mesenterialarterien-Stenting raten wir, eine duale Thrombozytenaggregationshemmung für wenigstens 1 Monat anzuwenden, gefolgt von lebenslanger Monotherapie der Thrombozytenaggregationshemmung. Grad-II-Empfehlung (schwach)/Evidenzlevel D (sehr gering)

9.2 Ergebnisse

9.2.1 Register

Lima et al. (2017) analysierten anhand der NIS-Datenbank mit 4150 Patienten, die in den Jahren 2007 bis 2014 endovaskulär (n = 3206/77,2 %) oder offen (n = 944/22,8 %) wegen CMI behandelt wurden, die Rate an größeren unerwünschten kardiovaskulären und zerebrovaskulären Ereignissen (MACCE) bei beiden Vorgehensweisen. In einem mittels Propensity-Score gematchten Kohortenvergleich von je 880 Patienten in jeder Gruppe traten größere unerwünschte kardiale und zerebrale Ereignisse (Tod, Herzinfarkt, Schlaganfall, kardiale Komplikationen) sowie Komplikationen insgesamt nach endovaskulärem Vorgehen signifikant seltener als nach offenem Vorgehen auf (8,6 % vs. 15,9 % bzw. 15,3 % vs. 20,3 %). Das endovaskuläre Vorgehen war darüber hinaus mit geringeren Krankenhauskosten und kürzerem Krankenhausaufenthalt assoziiert. Nach dieser Studie ist die endovaskuläre Intervention die dominante Strategie bei CMI (◘ Tab. 9.1).

Die 30-Tage-Wiederaufnahmerate nach Entlassung bei mesenterialer Revaskularisation untersuchten Lima et al. (2019) in der Nationwide Readmissions Database der USA. Es handelte sich um 4671 Patienten mit CMI der Jahre 2013 und 2014. Das mittlere Alter der Kohorte betrug 71,4 ± 11,1 Jahre, 70,6 % waren Frauen. Ungefähr einer von fünf Patienten wurde offen revaskularisiert (18,6 %). Bei 35 % der Patienten handelte es sich um Elektiveingriffe. Nach

◘ Tab. 9.1 Perioperatives Ergebnis nach endovaskulärer (ER) und offener (OR) Revaskularisation bei Patienten mit CMI. NIS-Datenbasis der Jahre 2007 bis 2014. Propensity-Score gematchter Vergleich. (Nach Lima et al. 2017)

Parameter	ER (n = 880)	OR (n = 880)	P
MACCE, n (%)	76 (8,6)	140 (15,9)	<0,001
Jegliche stationäre Komplikation, n (%)	135 (15,3)	179 (20,3)	0,006
Tod, n (%)	45 (5,1)	87 (9,9)	<0,001
Herzinfarkt, n (%)	27 (3,1)	33 (3,8)	0,430
Schlaganfall, n (%)	12 (1,4)	10 (1,1)	0,667
Andere kardiale postop. Komplikationen, n (%)	<10 (<1,1)	38 (4,3)	<0,001
Periphere vaskuläre postoperative Komplikationen, n (%)	11 (1,3)	<10 (<1,1)	0,031
Größere Blutungen, n (%)	18 (2,0)	30 (3,4)	0,079
Gastrointestinale Blutungen, n (%)	53 (6,0)	27 (3,1)	0,002
Darmresektion, n (%)	0	<10 (<1,1)	0,157

MACCE Major adverse cardiac and cerebrovascular events

einem Krankenhausaufenthalt von im Median 10 Tagen mussten 19,5 % der Patienten innerhalb 30 Tagen wiederaufgenommen werden. MACCE („Major Adverse Cardiovascular Cerebral Events" = postoperativ Herzinfarkt, kardiale Komplikationen, Schlaganfall, periphere Gefäßkomplikationen, größere Blutung) wurden insgesamt bei 13,1 % aller Patienten beobachtet, signifikant mehr bei denen, die wieder aufgenommen werden mussten (17,5 % vs. 12,1 %; p < 0,001). Die Autoren betonten, dass diese Wiederaufnahmeraten zu den höchsten gehören, die bei Medicare-Patienten berichtet werden, mit kalkulierten Kosten von ca. $10.000 pro Wiederaufnahme. Unabhängige Prädiktoren einer Wiederaufnahme innerhalb 30 Tagen nach Entlassung waren nicht-elektive Indexoperation, chronische Nierenerkrankung und Entlassung in häusliche Weiterbetreuung oder Pflegeeinrichtung. Die Revaskularisationstechnik war nicht unabhängig mit der Wiederaufnahme assoziiert. Großteils waren die Prädiktoren demnach nicht modifizierbar.

9.2.2 Studien

Offene vs. endovaskuläre Behandlung

In den Jahren 2008 bis 2012 behandelten Zacharias et al. (2016) 161 konsekutive Patienten (215 Gefäße) wegen CMI. 116 Patienten (72 %) wurden mit ER, 45 (28 %) mit OR angegangen. Die perioperative Letalität machte insgesamt 6,8 % (11/61) aus, die primäre Offenheit war nach 3 Jahren bei OR mit 91 % signifikant höher als bei ER (74 %). Umgekehrt war das Langzeitüberleben nach ER (95 %) signifikant höher als nach OR (78 %). In dieser Serie hatten ER und OR eine nicht signifikant unterschiedliche perioperative Letalität, jedoch war ER mit einer kürzeren Krankenhausverweildauer, aber höheren Restenoserate als OR assoziiert. Die Autoren folgerten, dass erfahrene Chirurgen in Hochvolumenzentren einen offenen Eingriff mit hoher Sicherheit

◘ Tab. 9.2 Ergebnisanalyse von offener (OR) und endovaskulärer (ER) Behandlung der CMI. (Nach Zacharias et al. 2016)

Parameter	ER (n = 116)	OR (n = 45)	*P*
Patientenalter, Jahre (Mittel)	73 ± 10	66 ± 13	0,014
Anteil Frauen, %	70	76	0,459
Mehrgefäßerkrankung ≥2, %	83	66	0,059
Entfernung des Gefäßverschlusses >2 cm vom Ursprung, %	33	18	0,059
Länge der Stenose >2 cm, %	23	47	0,004
Perioperative Sterblichkeit, %	5,2	11	0,165
Aufenthalt auf Intensivstation, Tage	2 ± 5	12 ± 19	<0,001
Hospitalaufenthaltsdauer, Tage	5 ± 8	23 ± 20	<0,001
Primäre Offenheit n. 3 Jahren, %	74	91	0,018
Überleben n. 3 Jahren, %	95	78	0,003

bei CMI durchführen können. Am meisten profitieren Patienten mit kurzen Läsionen ≤2 cm und höherem operativen Risiko von ER. Umgekehrt haben speziell Patienten mit schwer veränderter viszeraler Aorta und langen Läsionen >2 cm im Tr. coeliacus und der A. mesenterica superior, die nahe am Abgang aus der Aorta gelegen sind, einen Nutzen von dem offenen Eingriff. (◘ Tab. 9.2).

Eine Serie aus Pittsburgh umfasst 259 Patienten, die in den Jahren 2010 bis 2020 wegen einer CMI behandelt wurden (Andraska et al. 2022). 56 (22 %) dieser Patienten hatten einen offenen Bypass erhalten, meistens (70 %) antegrad (aortaler Zufluss), mit einer Dacron-Prothese (82 %). 230 Patienten unterzogen sich einer endovaskulären Intervention, meistens an der SMA (63 %), mit reinen Metallstents (64 %), meistens Ballon-expandierbar (97 %). Postoperative größere unerwünschte Ereignisse wurden in 12 % beobachtet (27 % nach offenen, 9 % nach endovaskulären Interventionen (p < 0,01). Die 30-Tageletalität wurde mit 10,7 % vs. 4,4 % aufgeführt. Die primären Offenheitsraten nach 1 Jahr waren 85 % nach endovaskulärer Intervention und 96 % nach offenem Bypass. Die primär assistierten Offenheitsraten zeigten jedoch kaum Unterschiede (94 % in der endovaskulären und 96 % in der offenen Bypass-Gruppe). Die Folgerung war, bei Patienten mit CMI eine endovaskuläre Erst-Strategie zu verfolgen, aber mit striktem postinterventionellem Überwachungsprogramm.

Dem Einfluss der Mangelernährung auf die Ergebnisse der offenen und interventionellen Behandlung von 54 Patienten mit CMI gingen Allain et al. (2019) nach. Die Prävalenz der Mangelernährung betrug 70 % (38 Patienten), einschließlich 9 schwer mangelernährter Patienten. 29 Patienten (53,7 %) wurden endovaskulär therapiert, 25 (46,3 %) konventionell chirurgisch. Keiner der nicht-mangelernährten Patienten verstarb innerhalb 30 Tagen postoperativ, im Vergleich zu 10 Patienten in der Gruppe der mangelernährten Patienten (p = 0,02). Der mittlere Nachbeobachtungszeitraum betrug 639 (±660) Tage. Das 3-Jahresüberleben unterschied sich nicht zwischen endovaskulärem und offenem Vorgehen (43 % vs. 52 %, p = 0,7), jedoch war die Rate der Überlebenden bei den nicht-mangelernährten Patienten signifikant höher als bei den mangelernährten Patienten (87 % vs. 49,6 %; p = 0,01). Die Autoren schlugen eine perioperative Ernährung für schwer mangelernährte Patienten mit CMI vor, die aber laut Leitlinien die Intervention nicht verzögern sollte.

Offene Behandlung

Über 72 Patienten mit offenem mesenterialem Bypass bei CMI berichteten Crawford et al. (2021). Bei 39 % der Patienten war zuvor ein mesenterialer Stent oder Bypass platziert worden. Der Bypass erfolgte meist antegrad (93 %), mit Revaskularisation der SMA/coeliakalen Gefäße in 85 % (SMA allein in 15 %). Die 30-Tageletaliät war 4 %, die Krankenhausmorbidität 53 %. Klinisch wurden die Patienten für 16 ± 20 Monate nachbeobachtet. Die 1- und 3-Jahre primären Bypassoffenheitsraten und Freiheit von Intervention waren 91 % ± 5 % und 83 % ± 7 %. Die 1- und 3-Jahreüberlebensraten waren 86 % ± 4 % und 71 % ± 6 %. Diese Autoren wiesen auf erhebliche metabolische Störungen als Folge eines Ischämie-Reperfusionsschadens nach Bypassanlage hin, was mit dem Multiple Organ Dysfunction Score (MODS) und Sequential Organ Failure Assessment (SOFA) erfasst werden konnte. Die Bestimmung dieser Scores innerhalb der ersten 4 Tage postoperativ hatte sowohl für die perioperative als auch für die Langzeitsterblichkeit Vorhersagkraft.

Endovaskuläre Behandlung

Über das Langzeitergebnis bei 76 konsekutiven Patienten mit perkutaner Angioplastie und Stenting der SMA bei CMI informierten Awouters et al. (2021). Es handelte sich um Ostium- bzw. Nicht-Ostium-Stenosen >90 % bei 23 (29,7 %) bzw. 53 (69,7 %) Patienten. Die unmittelbare klinische Erfolgsrate wurde mit 89,5 % (n = 68) angegeben, bei 13 Patienten (17,1 %) wurden Komplikationen beobachtet. Im Langzeitverlauf

kam es bei 21 (28,8 %) Patienten zu einem Symptom-Rückfall. Das Überleben nach 2, 5 und 10 Jahren Follow-up wurde auf 81,8 %, 57,0 % und 28,2 % geschätzt. Bei Patienten mit fokalen, zirkumferentiellen Stenosen war im Trend das Rückfall-freie Überleben besser (78,2 % nach 5 Jahren) verglichen mit den nicht-zirkumferentiellen Stenosen (55,5 %; p = 0,063). Die Autoren wiesen auf die relative Sicherheit des endovaskulären Vorgehens hin, bei nicht unerheblicher Rückfallquote.

Haben et al. (2020) analysierten retrospektiv ein Kollektiv von 150 Patienten der Jahre 2003 bis 2014, bei denen wegen CMI endovaskuläre Interventionen am Tr. coeliacus (56 Gefäße) und der SMA (133 Gefäße) sowie an beiden Gefäßen (Tr. coeliacus und SMA, n = 38) vorgenommen wurden. Verwendet wurden reine Metallstents. Die primäre Offenheitsrate wurde für den Tr. coeliacus mit 86 % nach 1 Jahr und 66 % nach 3 Jahren angegeben, für die SMA mit 81 % und 69,0 %. Höheres Lebensalter (>70 Jahre) war bei der SMA mit verbesserten Ergebnissen assoziiert (Hazard Ratio [HR] 0,96; 95 % CI, 0,92–1,00; p = 0,028). Chronischer totaler Verschluss der SMA führte zu schlechteren Offenheitsraten im Vergleich zu Stenosen (HR 2,38; 95 % CI 1, 0,03–5,47; p = 0,042) und jüngere Patienten (<70 Jahre) hatten einen höheren Anteil an SMA-Verschlüssen (38,9 % vs. 22,8 %; p = 0,045). Bei einem Vergleich der Ergebnisse der Jahre 2003 bis 2008 (68 Patienten) mit denen der Jahre 2009–2014 (65 Patienten) war die primäre Offenheit nach 3 Jahren bei der SMA besser im späteren Zeitraum (59 % [erster Zeitraum]] vs. 77 % [späterer Zeitraum]; p = 0,016). Patienten im späteren Zeitraum waren älter (früher Zeitraum 68,1 ± 12,5 Jahre vs. 72,5 ± 9,7 Jahre; p = 0,024). Im späteren Zeitraum gab es eine höhere Rate an Ostium-aufweitenden Stents [„flaring" stents] (44,1 % vs. 72,3 %; p < 0,001). In der multivariablen Analyse war lediglich das Ostium-Flaring mit einer verbesserten Offenheit der SMA assoziiert

(HR 0,29; 95 % CI 0,12–0,69; p = 0,006). Die Autoren folgerten, dass reine Metallstents mit Ostium-Flaring bei der Behandlung der CMI verbesserte Offenheitsraten erzielen, vergleichbar den berichteten Ergebnissen mit ummantelten Stents. Es sei daher ohne weitere Evidenz nicht gerechtfertigt, zu den teureren Stentgrafts überzugehen.

Zu einem gegenteiligen Ergebnis kamen Zhou et al. (2019). Sie berichteten in einer Monozenterstudie über 91 Patienten mit CMI und mesenterialer Angioplastie und Stenting. 113 mesenteriale Gefäße (Tr. coeliacus n = 32; SMA n = 77; A. mesenterica inferior n = 4) wurden mit 20 ummantelten Stents und 93 reinen Metallstents behandelt. Die primäre Offenheit war über alle Patienten 69 % nach 2 Jahren, 83 % bei den ummantelten Stents verglichen mit 65 % bei reinen Metallstents (p = 0,17) und bezogen auf die behandelten Gefäße 74 % vs. 68 % (p = 0,35). Von den 91 Patienten entwickelten 38 (42 %) eine mesenteriale arterielle in-Stent-Restenose (MAISR), diese wurde bei 27 Patienten (30 %) durch perkutane Intervention revaskularisiert (bei 12 Patenten allein mit PTA, bei 15 mit wiederholtem Stenting – 7 ummantelte Stents und 8 reine Metallstents). Die 30-Tagesterblichkeit nach Reintervention wegen MAISR war 0 %. Die primär assistierte Offenheit der Gefäße nach Reintervention war nach 2 Jahren 93 % nach PTA allein und 89 % nach wiederholtem Stenting. In dieser Serie waren in-Stent-Restenosen insgesamt bei reinen Metallstents häufiger (34 %) als bei ummantelten Stents (11 %; p = 0,02). Die Autoren kamen zu dem Schluss, dass die Behandlung von MAISR mit geringer Mortalität und akzeptabler Morbidität (postoperative Komplikationsrate 15 %) erfolgen kann und dass die initiale Verwendung von ummantelten Stents die Notwendigkeit der Reintervention zu reduzieren vermag. Einschränkend muss auf die kleinen Fallzahlen der ummantelten Stents hingewiesen werden.

9.3 Fazit für die Praxis

Übersicht

1. Eine CMI sollte bei Patienten mit nicht geklärten Schmerzen nach der Nahrungsaufnahme in Betracht gezogen werden, bei Gewichtsverlust (>5 % des Körpergewichts), angepasstem Ernährungsmuster (um die abdominellen Beschwerden zu vermeiden) oder Diarrhoe.

2. Die CMI beruht überwiegend auf einer arteriosklerotischen Erkrankung der Mesenterialarterien (A. mesenterica superior und inferior, Truncus coeliacus). Aufgrund der guten Kollateralversorgung des Darmes treten Symptome typischerweise erst auf, wenn wenigstens zwei (und oft alle drei) Arterien betroffen sind.

3. Bei symptomatischen Patienten mit Einzelgefäß-Erkrankung von entweder Tr. coeliacus oder A. mesenterica superior (SMA) kann eine Stenose >70 % als relevant angesehen werden.

4. Die endovaskuläre Therapie (Angioplastie und Stenting) hat die offene Chirurgie als bevorzugte Behandlung von Abgangsstenosen der Mesenterialarterien bei Patienten ohne Darminfarkt verdrängt.

5. Letalität und Morbidität sind nach ER geringer als nach OR, jedoch entwickeln nach ER die Patienten häufiger eine rezidivierende Symptomatik und benötigen häufiger eine Reintervention als nach OR.

6. Bei Patienten, die zur Revaskularisation wegen CMI anstehen, ist die A. mesenterica superior das Hauptzielgefäß, sowohl bei Anwendung offener als auch endovaskulärer Techniken.

Literatur

Aboyans V, Ricco JB, Bartelink MEL et al (2018) 2017 ESC Guidelines on the Diagnosis and Treatment of Peripheral Arterial Diseases, in collaboration with the European Society for Vascular Surgery (ESVS): document covering atherosclerotic disease of extracranial carotid and vertebral, mesenteric, renal, upper and lower extremity arteries. Endorsed by: the European Stroke Organization (ESO) The Task Force for the Diagnosis and Treatment of Peripheral Arterial Diseases of the European Society of Cardiology (ESC) and of the European Society for Vascular Surgery (ESVS). Eur Heart J 39:763–816

Allain C, Besch G, Guelle N, Rinckenbach S, Salomon du Mont L (2019) Prevalence and impact of malnutrition in patients surgically treated for chronic mesenteric ischemia. Ann Vasc Surg 58:24–31

Andraska EA, Tran LM, Haga LM, Mak AK, Madigan MC, Makaroun MS, Eslami MH, Chaer RA (2022) Contemporary management of acute and chronic mesenteric ischemia: 10-year experience from a multihospital healthcare system. J Vasc Surg 75:1624–1633

Awouters J, Jardinet T, Hiele M, Laenen A, Dymarkowski S, Fourneau I, Maleux G (2021) Factors predicting long-term outcomes of percutaneous angioplasty and stenting of the superior mesenteric artery for chronic mesenteric ischemia. Vasa 50:431–438

Björck M, Koelemay M, Acosta S et al (2017) Editor's choice – management of the diseases of mesenteric arteries and veins: clinical practice guidelines of the European Society of Vascular Surgery (ESVS). Eur J Vasc Endovasc Surg 53:460–510

Crawford JD, Scali ST, Khan T, Back MR, Cooper M, Arnaoutakis DK, Berceli SA, Upchurch GJ, Huber TS, Giles KA (2021) Effect of ischemia-reperfusion on outcomes after open mesenteric bypass for chronic mesenteric ischemia. J Vasc Surg 74:1301–1308

Haben C, Park WM, Bena JF, Parodi FE, Lyden SP (2020) Improving midterm results justify the continued use of bare-metal stents for endovascular therapy for chronic mesenteric ischemia. J Vasc Surg 71:111–120

Huber TS, Björck M, Chandra A, Clouse WD, Dalsing MC, Oderich GS, Smeds MR, Murad MH (2021) Chronic mesenteric ischemia: clinical practice guidelines from the Society for Vascular Surgery. J Vasc Surg 73(1S):87S–115S

Lima FV, Kolte D, Kennedy KF, Louis DW, Abbott JD, Soukas PA, Hyder ON, Mamdani ST, Aronow HD (2017) Endovascular versus surgical revascularization for chronic mesenteric ischemia: insights from the National Inpatient Sample Database. JACC Cardiovasc Interv 10:2440–2447

Lima FV, Kolte D, Louis DW, Kennedy KF, Abbott JD, Soukas PA, Hyder ON, Mamdani ST, Aronow HD (2019) Thirty-day readmission after endovascular or surgical revascularization for chronic mesenteric ischemia: insights from the Nationwide Readmissions Database. Vasc Med 24:216–223

Terlouw LG, Moelker A, Abrahamsen J et al (2020) European guidelines on chronic mesenteric ischaemia – joint United European Gastroenterology, European Association for Gastroenterology, Endoscopy and Nutrition, European Society of Gastrointestinal and Abdominal Radiology, Netherlands Association of Hepatogastroenterologists, Hellenic Society of Gastroenterology, Cardiovascular and Interventional Radiological Society of Europe, and Dutch Mesenteric Ischemia Study group clinical guidelines on the diagnosis and treatment of patients with chronic mesenteric ischaemia. United Eur Gastroenterol J 8:371–395

Zacharias N, Eghbalieh SD, Chang BB, Kreienberg PB, Roddy SP, Taggert JB, Sternbach Y, Darling RC 3rd (2016) Chronic mesenteric ischemia outcome analysis and predictors of endovascular failure. J Vasc Surg 63:1582–1587

Zhou Y, Ryer EJ, Garvin RP, Pham A, Irvan JL, Orlova K, Elmore JR (2019) Outcomes of endovascular treatments for in-stent restenosis in patients with mesenteric atherosclerotic disease. J Vasc Surg 69:833–842

Truncus-coeliacus-Kompressionssyndrom

Inhaltsverzeichnis

© Springer-Verlag GmbH Deutschland, ein Teil von Springer Nature 2022
E. S. Debus, R. T. Grundmann, *Evidenzbasierte Gefäßchirurgie*, Evidenzbasierte Chirurgie,
https://doi.org/10.1007/978-3-662-66422-3_10

Vorbemerkung: Im Folgenden wird für das Truncus-coeliacus-Kompressionssyndrom, auch Dunbar-Syndrom genannt, der in PubMed gebräuchlichste Begriff „median arcuate ligament syndrome" als Abkürzung verwendet (MALS).

10.1   Leitlinien

10.1.1   Zur Behandlung des MALS liegen nur „Appropriateness" – Kriterien des American College of Radiology

(Fidelman et al. 2017) vor. Sie besagen zu

- **Diagnostik:**
  - CTA oder MRA sollten vor einer Angiographie durchgeführt werden.
  - Mesenteriale Angiographie in lateraler Projektion sowohl bei Inspiration als auch bei Exspiration.

- **Therapie:**
  - Chirurgie mit Befreiung des medialen ligamentum arcuatum (MAL), mit oder ohne Bypass. Kommentar: diese Prozedur wird durchgeführt, wenn die Diagnose durch Angiographie bestätigt wurde. Die Diagnose MALS ist umstritten, aber die chirurgische Therapie kann richtig sein, abhängig von der klinischen Situation.
  - PTA mit Stent: diese Prozedur ist Verfahren zweiter Wahl bei Patienten mit rekurrierenden oder persistierenden Symptomen trotz chirurgischer Dekompression und wenn ein Beweis für eine Einengung des Truncus coeliacus vorliegt.

10.1.2   European guidelines on chronic mesenteric ischaemia – joint United European Gastroenterology

Diese Leitlinien machen nur zwei Aussagen (Terlouw et al. 2020):
- Patienten mit MALS können für eine chirurgische Befreiung des Tr. coeliacus in Betracht gezogen werden. Grad-II-Empfehlung (schwach)/Evidenzlevel D (sehr gering)
- Bei Patienten mit MALS (und keinem vorausgehenden adäquaten Freimachen des Tr. coeliacus) ist ein endovaskuläres Stenting des Tr. coeliacus kontraindiziert. Grad-I-Empfehlung (stark)/ Evidenzlevel D (sehr gering)

10.2   Ergebnisse

10.2.1   Übersichten

Eine Übersicht zum MALS (Goodall et al. 2020) macht folgende Aussagen:
- Die Prävalenz von MALS ist unklar, aufgrund der variablen klinischen Präsentation. Es besteht überwiegend ein weiblicher Phänotyp (4:1), medianes Alter 30–50 Jahre.
- Häufige Symptome sind Oberbauchschmerz, Übelkeit, Erbrechen, Gewichtsverlust und postprandialer oder Belastungs-induzierter Bauchschmerz.
- Die Diagnose wird nach Ausschluss alternativer Ursachen eines Bauchschmerz gestellt.
- MR-Angiographie, DSA und CTA sollen zur Diagnostik in Inspiration und Exspiration vorgenommen werden, um

atmungsabhängige Veränderungen in der Tr. coeliacus-Kompression nachzuweisen. Allerdings fehlt eine überzeugende Korrelation zwischen dem Grad der angiographischen Stenose und der Wahrscheinlichkeit, wegen MALS symptomatisch zu werden.

— Das chirurgische Management beinhaltet die Dekompression der durch das MAL bedingten Tr. coeliacus-Konstriktion mittels robotischer, laparoskopischer endoskopisch-retroperitonealer und offen chirurgischer Intervention. Die Chirurgie kann zur effektiven Symptomerleichterung führen, jedoch fehlen Langzeitdaten über >5 Jahre. Es scheint aber so zu sein, dass Patienten, die nicht chirurgisch behandelt werden, das ungünstigere Outcome haben.

— Die Evidenz ist hoch suggestiv, dass MALS existiert. Gleichwohl gibt es keine Gruppen-Konsensus-Vereinbarungen hinsichtlich Diagnostik-Kriterien und Management.

Jimenez et al. (2012) fanden in einer Medline Recherche lediglich 20 retrospektive Studien, die in den Jahren 1963 bis 2012 zum klinischen Ergebnis nach chirurgischer Therapie eines MALS publiziert wurden. 13 berichteten über die offene Durchtrennung des medialen ligamentum arcuatum (MAL), mit und ohne arterielle Rekonstruktion, 7 weitere über das laparoskopische Vorgehen. Insgesamt handelte es sich um 400 Patienten, die entweder offen (n = 279) oder laparoskopisch (n = 121) mit einer Durchtrennung des MAL versorgt wurden. Bei 70 (25 %) der offen versorgten Patienten wurde gleichzeitig eine arterielle Rekonstruktion vorgenommen, nach laparoskopischer Durchtrennung eines MAL erfolgte später bei 11 Patienten (9 %) eine Angioplastie des Truncus coeliacus mit Stenting. Die Nachbeobachtungsperiode machte nach offenem Eingriff 10 bis 229 Monate, nach Laparoskopie 6 bis 44 Monate aus. Führende Symptome waren Bauchschmerz bei 80 % der Patienten, gefolgt von Gewichtsverlust in 48 %, abdominellem Schwirren in 35 %, Übelkeit in 9,7 % und Diarrhoe in 7,5 %. Sofortige Symptomerleichterung gaben nach dem Eingriff 85 % der Patienten an, 78 % nach offenem und 96 % nach laparoskopischem Eingriff. Später wiederkehrende Symptome wurden in 6,8 % nach offenem und 5,7 % nach laparoskopischem Eingriff berichtet. 6,5 % schwere postoperativen Komplikationen wurden nach offenem Eingriff beschrieben, darunter thrombosierte Bypässe in 2 %. In der Laparoskopiegruppe kam es in 9,1 % zur Konversion zum offenen Eingriff wegen Blutungskomplikationen. Perioperative Todesfälle wurden nicht berichtet. Inwieweit eine zusätzliche Ganglionektomie neben der Spaltung des MAL die Ergebnisse verbessert, ließ sich durch diese Analyse nicht eindeutig beantworten. Die Autoren schlugen in ihrem Behandlungsalgorithmus aber die zusätzliche Ganglionektomie prinzipiell vor. Auch muss bei den kleinen Fallserien von einem Publikationsbias ausgegangen werden zugunsten des Berichtes von nur erfolgreichen Eingriffen, was die Bewertung des Stellenwerts der Chirurgie bei diesem Krankheitsbild erschwert.

Eine weitere Übersicht zu Diagnostik und Behandlungsmöglichkeiten bei MALS wurde von Kim et al. (2016) publiziert. Diese Autoren entwickelten hierzu einen Algorithmus, der das derzeit empfohlene Vorgehen sehr übersichtlich beschreibt (◘ Abb. 10.1).

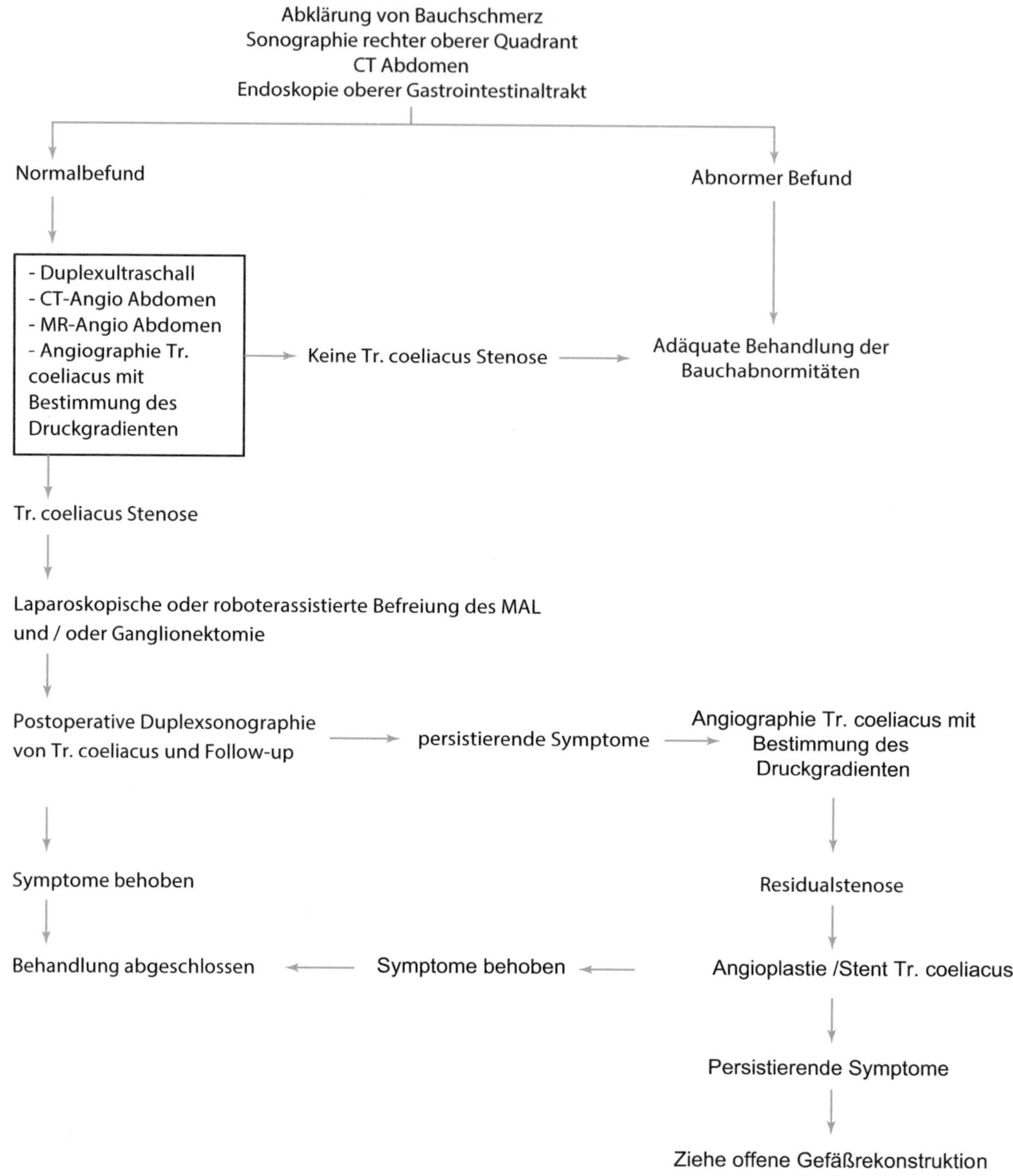

◘ Abb. 10.1 Algorithmus zu Diagnose und Management des Tr. coeliacus-Kompressionssyndroms. (Nach Kim et al. 2016)

10.2.2 Studien

Operative vs. konservative Behandlung

Die einzige Untersuchung, die in jüngerer Zeit das Outcome nach operativer und konservativer Behandlung des MALS beschreibt, stammt aus Australien (Ho et al. 2017). Es handelte sich um 67 Patienten, die in den Jahren 1998 bis 2013 entweder chirurgisch (n = 43) oder nichtoperativ (n = 24) behandelt wurden. Von den chirurgischen Patienten wurden 38 (88 %) laparoskopisch angegangen, mit 1 Konversion zum offenen Vorgehen. In allen Fällen wurde eine komplette Freilegung des Tr. coeliacus („Dekompression") angestrebt. Bei einem Patienten erfolgte zusätzlich eine Patchangioplastie des Tr. coeliacus, bei einem weiteren Patienten musste in einem Folgeeingriff 1 Monat nach Operation eine PTA mit Stenting der Arterie vorgenommen werden. Nach einem medianen Follow-up von 25 Monaten berichteten 93 % der chirurgisch behandelten Patienten eine Symptomverbesserung, einschließlich 37 %, die beschwerdefrei („geheilt") waren. Bei einem Patienten traten nach 9 Monaten erneut Beschwerden auf, was zu einem aortocoeliakalen Bypass führte, mit Beschwerdefreiheit 15 Jahre später. Von den konservativ behandelten Patienten hatten nach median 24 Monaten 8 Patienten (33 %) weniger starke Beschwerden, einschließlich 1 asymptomatischen Patienten. Bei 12 Patienten (50 %) blieb die Symptomatik unverändert und bei 4 Patienten (17 %) kam es zu einer Verschlechterung der Symptome. Sichere Aussagen darüber, bei welchen MALS-Patienten am ehesten eine nichtoperative Behandlung gewählt werden sollte, ließ diese retrospektive Analyse nicht zu. Umgekehrt aber ließ sich folgern, dass speziell Patienten mit Bauchschmerz nach körperlicher Anstrengung, ohne unprovoziertem Bauchschmerz und ohne Erbrechen, am wahrscheinlichsten nach chirurgischer Behandlung ein günstiges Ergebnis aufweisen.

Laparoskopische und offene Dekompression

Über 16 von 18 Patienten mit MALS, die in einem einzelnen Zentrum mittels laparoskopischer Dekompression des Tr. coeliacus behandelt wurden, berichteten Sahm et al. (2020). Die präoperative Doppler-Ultraschall-Sonographie zeigte eine Flussgeschwindigkeit des Tr. coeliacus in Mittelposition des Zwerchfells von durchschnittlich 289,9 cm/Sekunde, in Exspiration von 285,9 cm/Sekunde und von 199,0 cm/Sekunde in Inspiration. Die mittlere Operationszeit wurde mit 82,7 Minuten (Median 66,5 Minuten) angegeben. Bei 2 Patienten kam es zur intraoperativen Blutung, 4 Patienten mussten zum offenen Vorgehen konvertiert werden. Postoperativ wurde ein retrogastrischer Abszess beobachtet, 12,5 % der Patienten klagten unmittelbar postoperativ noch über Bauchschmerzen und 6,3 % über Erbrechen. Die Hälfte der Patienten konnten über lediglich 5,25 ± 3,6 Monate nachuntersucht werden. Es wurde eine signifikante Abnahme der Flussgeschwindigkeit des Tr. coeliacus in Mittelposition des Zwerchfells gesehen (p = 0,018). Die Hälfte der nachuntersuchten Patienten war komplett symptomfrei, Übelkeit und Erbrechen bestanden bei 25 % der Patienten und Strömungsgeräusche bei 37,5 %. Bei einem Patienten wurde ein Rezidiv vermutet. Inwieweit es bei der Operation tatsächlich um eine Durchblutungsverbesserung im Stromgebiet des Tr. coeliacus gehe, bezweifelten die Autoren. Sie betonten, dass es bei der Operation auf eine ausreichende Erweiterung des Aortenhiatus ankomme, um so eine mechanische Irritation des Plexus coeliacus zu beseitigen.

Patel et al. (2019) berichteten über 29 Patienten, bei denen laparoskopisch eine MAL-Resektion vorgenommen wurde und die nach 1 Jahr nachuntersucht werden konnten. 19 Patienten (66 %) berichteten eine Symptomverbesserung und 18 (62 %) setzten ihren Analgetikaverbrauch herab.

Der BMI nahm um 0,23 kg/m^2 (Standardabweichung 2,04 kg/m^2) zu. Kein Duplex-Ultraschallbefund des Tr. coeliacus (Spitzengeschwindigkeit, Veränderungen in präoperativer zu postoperativer Geschwindigkeit, Beugungswinkel) hatte hinsichtlich eines erfolgreichen klinischen Ergebnisses Aussagekraft (p > 0,5). Ebenso war kein CTA-Befund (charakteristische Morphologie, Querschnittsfläche, Durchmesser oder Lokation der fokalen Stenose des Tr. coeliacus) mit dem klinischen Ergebnis assoziiert (p > 0,05). Die Autoren folgerten in Anbetracht der Tatsache, dass der Schwergrad der Stenose in der konventionellen Bildgebung keinen Einfluss auf die Wirksamkeit der Therapie hatte, dass die vaskuläre Beeinträchtigung nicht die primäre Ursache der Schmerzen sein dürfte bei Patienten, die sich mit diesem Syndrom vorstellen.

Eine Serie aus Oslo umfasste 52 Patienten, von denen 51 von einem einzigen Chirurgen wegen MALS mittels transperitonealer laparoskopischer Dekompression des Tr. coeliacus versorgt wurden (Kazmi et al. 2022). Das mittlere Alter der Patienten war 47 Jahre, 65 % waren Frauen. Bei 47 Patienten wurde eine komplette (67 %) oder partielle (23 %) Besserung der Symptome nach 3–6 Monaten Follow-up gefunden. Die operative Komplikationsrate betrug 10 %. Bei 2 Patienten kam es zu rezidivierenden Symptomen nach 2,4 Jahren Follow-up. Die Autoren bewerteten ihre Ergebnisse als befriedigend, wiesen aber darauf hin, dass dies nur mit einer umfassenden Skelettierung des T. coeliacus zu erreichen sei.

Langzeitergebnisse bei 100 Patienten mit MALS (in 81 Fällen ein offenes, in 19 ein laparoskopisches Vorgehen) wurden von Pather et al. (2021) vorgestellt. In diesem Krankengut wurde zusätzlich zur externen Dekompression bei 17 Patienten eine Revaskularisation des Tr. coeliacus vorgenommen (Bypass und Patchangioplastie bei je 8 Patienten, 1 Patient Konversion vom laparoskopischen zum offenen Vorgehen wegen Blutung). Kein Patient verstarb, bei 21 Patienten wurden innerhalb 30 Tagen größere unerwünschte postoperative Ereignisse registriert. 83 Patienten wurden innerhalb 12 Monate nach dem Eingriff nachbeobachtet. 52 (63 %) berichteten eine Symptomverbesserung oder komplette Beschwerdefreiheit, bei 31 (37 %) waren die Symptome unverändert. Nach einem mittleren Follow-up von 8 ± 4 Jahren antworteten 46 Patienten auf einen Fragebogen. Bei 38/46 Patienten war es initial zu einer Symptomverbesserung gekommen, von diesen berichteten 7 von einem Symptomrezidiv. Die Autoren schätzten die Symptomfreiheit nach 5 Jahren auf 67,7 %. 40 der 46 befragten Patienten gaben an, sie würden sich immer noch einer operativen Therapie unterziehen, wenn dazu Gelegenheit bestünde. Die Autoren sahen demnach das operative Vorgehen bei MALS bei der relativ hohen Rate an Symptomverbesserungen als berechtigt an, nach sorgfältiger Aufklärung des Patienten über die Möglichkeit des Behandlungsversagens und Symptomrezidivs.

Offenes Vorgehen bei abdominellen Kompressionssyndromen

Sandmann et al. (2021) berichteten über ein gemischtes Krankengut von insgesamt 169 Patienten, die in einem 15-Jahreszeitraum wegen abdominellen Kompressionssyndromen in Abdomen, Retroperitoneum und kleinem Becken von einem einzigen Operateur versorgt wurden. Bei 120 Patienten mit entweder MALS als Monoläsion oder in Kombination mit anderen Kompressionssyndromen wurde eine partielle MAL-Resektion vorgenommen. Bei bis auf 4 Patienten verschwanden die typischen Beschwerden oder hatten sich signifikant nach 2 bis 3 Wochen gebessert. Bei 43 Patienten erfolgte eine Transposition der SMA von suprarenal in die infrarenale Aorta wegen einer Kompression des Duodenums zwischen Aorta und SMA. 38 Patienten in der Gruppe mit SMA-Kompressionssyndrom berichteten 6 Monate postoperativ über Gewichtszunahme und schmerzfreies Essen. Im Krankengut der Autoren befanden sich 44 Patienten, die nach laparoskopischer Primäroperation wegen eines MALS erneut (offen) operiert werden mussten. Die Autoren sprachen sich aufgrund ihrer Erfahrungen gegen das laparoskopische Vorgehen bei MALS aus, das entweder – zu nahe an der Aorta durchgeführt – zu schwer kontrollierbaren Blutungen führen könne oder – bei zu vorsichtigem Vorgehen – Fasern stehen lässt, die die Dekompression unvollständig machen. Auch müsse das Band nicht nur durchtrennt, sondern reseziert werden, um ein Rezidiv bei starker Narbenbildung zu vermeiden.

Roboterchirurgie

Fernstrum et al. (2020) führten bei 27 Patienten eine Tr. coeliacus Dekompression mittels Roboterchirurgie durch. Bei allen Patienten bestand eine Tr. coeliacus-Stenose >70 %. Die Operationszeit betrug durchschnittlich 95 (53–358) Minuten, der durchschnittliche geschätzte Blutverlust 145 (5–3000) mL bei lediglich einem Patienten mit starker Blutung. 22 von 27 (81 %) Patienten konnten am Operationstag nach Hause entlassen werden. Bei 2 Patienten musste zum offenen Vorgehen konvertiert werden. Nach 30 oder mehr Tagen postoperativ hatten 17 Patienten (68 %) eine vollständige, 1 (4 %) eine partielle und ein Patient keine Symptomerleichterung. 9 von 16 Patienten konnten auf Schmerzmittel verzichten. Es handelte sich um eine Machbarkeitsstudie. Die Folgerung war, dass Roboter-MAL-Befreiung sicher durchführbar ist, bei früh möglicher Krankenhausentlassung.

Eine retrospektive monozentrische Vergleichsuntersuchung zwischen laparoskopischer (n = 16) und roboterchirurgischer (n = 18) Dekompression liegt von Khrucharoen et al. (2020) vor. In beiden Gruppen musste jeweils ein Patient zum offenen Vorgehen konvertiert werden. Die Operationszeit war bei Roboterchirurgie signifikant kürzer (im Median 106 vs. 179,5 Minuten). Größere Komplikationen traten weder in der einen noch in der anderen Gruppe auf. In dem unmittelbaren postoperativen Ergebnis unterschieden sich beide Gruppen ebenfalls nicht, eine komplette Beschwerdefreiheit wurde nach laparoskopischem Eingriff in 37,5 %, in der Robotergruppe in 44,4 % gefunden, keine Verbesserung in 12,5 % bzw. 16,7 %. Das wesentliche Ergebnis dieser Untersuchung war die signifikant kürzere Operationszeit bei Roboterchirurgie, was die Autoren auf die verbesserte Geschicklichkeit des Chirurgen dank Roboterunterstützung zurückführten.

In einer weiteren Vergleichsuntersuchung wurden die Ergebnisse eines einzelnen Chirurgen bei 24 laparoskopischen und 26 roboterchirurgische Dekompressionen berichtet (Shin et al. 2022). Die Autoren bezeichneten ihre Untersuchung als die bisher größte dieser Art. In dieser Studie war die mittlere Operationszeit bei laparoskopischen Eingriffen signifikant kürzer (86 min) als bei Roboterchirurgie (134 min; p < 0,0001). In beiden Gruppen gab es keine Konversionen zum offenen Vorgehen und die mittlere Krankenhausaufenthaltsdauer war in beiden Gruppen 1 Tag. In der Robotergruppe wurde bei 76,9 % der Patienten postoperativ eine Reduktion der chronischen abdominalen Schmerzen gefunden, verglichen mit 50 % nach Laparoskopie (p = 0,0487). Einen weiteren Vorteil der Roboterchirurgie wurde darin gesehen, dass der Operateur signifikant weniger erfahrene Assistenten benötigte, was letztlich Personalkosten einspart. Die längere Operationszeit in der Robotergruppe wurde zumindest teilweise damit begründet, dass die Roboterchirurgie eine ausgeweitetere Dissektion ermöglichte als die Laparoskopie, mit Darstellung der proximalen A. gastrica sinistra, A. hepatica communis und A. lienalis. Damit wurde dann auch der höhere Prozentsatz an Patienten mit Schmerzreduktion erklärt. Beide Verfahren gelten als gleich sicher.

MALS in der Pädiatrie

Mak et al. (2013) berichteten über 46 Kinder und Jugendliche (medianes Alter 16,6 Jahre), 42 (91 %) weiblich, die wegen chronischem funktionellem Bauchschmerz weiter diagnostisch abgeklärt und dann unter der Diagnose MALS einer laparoskopischen Dissektion des MAL unterzogen wurden. Die Operationen wurden mit geringer Morbidität und ohne Letalität vorgenommen, ohne Konversion zum offenen Eingriff. In einem medianen Nachbeobachtungszeitraum von 11,8 Monaten gaben 31/46 Patienten (67 %) eine Besserung ihrer Beschwerden an. Bei 6 Patienten wurden Folgeeingriffe notwendig: 2 Plexusnervenblockaden, 2 Angioplastien, 1 aorto-coeliakaler Bypass und 1 lokale Blockade an der Inzisionsstelle des umbilikalen Port. Bei 4 Patienten führte dies zu keiner Besserung der Beschwerdesymptomatik, der Bypasspatient gab aber eine deutliche Symptomverbesserung an. Den nicht geringen Prozentsatz an Patienten, bei denen es zu keiner Beschwerdebesserung kam, führten die Autoren darauf zurück, dass bei diesen Patienten möglicherweise tatsächlich ein sog. chronischer funktioneller Bauchschmerz vorlag oder aber eine ungenügende Neurektomie erfolgte. Sie betonten aber auch die Notwendigkeit einer psychiatrischen Betreuung dieser Patienten, da eine strenge Korrelation zwischen chronischem körperlichem Schmerz und psychologischem Schmerz zu beobachten sei. Insgesamt wurde aber die Indikation zur laparoskopischen Dekompression des MAL bei Kindern und Jugendlichen mit Verdacht auf MALS nach entsprechender Diagnostik in Anbetracht einer Verbesserung der Lebensqualität bei ca. Zweidrittel der Patienten durchaus positiv gesehen. Dies entspricht der Einschätzung einer weiteren Arbeitsgruppe, die bei 6 Jugendlichen, davon 5 weiblich, mit MALS ebenfalls die laparoskopische Dekompression des MAL vornahm, mit einer deutlichen Besserung der Lebensqualität

in dieser Kohorte nach im Mittel 13 Monaten nach Operation, die in allen Fällen komplikationslos verlief (Joyce et al. 2014).

10.3 Fazit für die Praxis

Übersicht

1. Bei dem Truncus-coeliacus-Kompressionssyndrom handelt es sich um ein umstrittenes Krankheitsbild, dies gilt für Pathogenese und Behandlung. Leitlinien, Metaanalysen oder kontrollierte Studien gibt es nicht, so dass evidenzbasierte Therapieempfehlungen nicht ausgesprochen werden können.

2. Die Mehrheit der Fallserien in jüngerer Zeit betont die chirurgische Behandlung als Erstlinien-Therapie eines MALS. Dabei sollten – möglichst laparoskopisch – das Ligamentum arcuatum mediale gespalten, der Tr. coeliacus ausreichend dekomprimiert und zusätzlich eine Neurektomie vorgenommen werden.

3. Bei anhaltenden oder rekurrierenden Beschwerden, die nicht selten sind, stellt die PTA mit Stent bei Nachweis einer Stenose die weitere (zweite und damit nachfolgende) Behandlungsoption dar. Ein endovaskuläres Stenting sollte nur nach adäquater externer Dekompression des Tr. coeliacus erfolgen.

4. In ausgewählten Einzelfällen kann am Ende des Behandlungsalgorithmus der aorto-coeliakale Bypass als letzte Behandlungsmöglichkeit stehen (nach 2. und 3.).

5. Eine psychische Störung ist bei diesen Patienten nicht selten und muss vor jeder Intervention sorgfältig ausgeschlossen werden.

Literatur

Fernstrum C, Pryor M, Wright GP, Wolf AM (2020) Robotic surgery for median arcuate ligament syndrome. JSLS 24:e2020.00014

Fidelman N, AbuRahma AF, Cash BD, Kapoor BS, Knuttinen MG, Minocha J, Rochon PJ, Shaw CM, Ray CE Jr, Lorenz JM (2017) ACR Appropriateness Criteria® Radiologic Management of Mesenteric Ischemia. J Am Coll Radiol 14:S266–S271

Goodall R, Langridge B, Onida S, Ellis M, Lane T, Davies AH (2020) Median arcuate ligament syndrome. J Vasc Surg 71:2170–2176

Ho KKF, Walker P, Smithers BM, Foster W, Nathanson L, O'Rourke N, Shaw I, McGahan T (2017) Outcome predictors in median arcuate ligament syndrome. J Vasc Surg 65:1745–1752

Jimenez JC, Harlander-Locke M, Dutson EP (2012) Open and laparoscopic treatment of median arcuate ligament syndrome. J Vasc Surg 56:869–873

Joyce DD, Antiel RM, Oderich G, Gloviczki P, Tung J, Grothe R, Absah I, Zarroug AE (2014) Pediatric median arcuate ligament syndrome: surgical outcomes and quality of life. J Laparoendosc Adv Surg Tech A 24:104–110

Kazmi SSH, Safi N, Berge ST, Kazmi M, Sundhagen JO, Hisdal J (2022) Laparoscopic surgery for median arcuate ligament syndrome (MALS): a prospective cohort of 52 patients. Vasc Health Risk Manag 18:139–151

Khrucharoen U, Juo YY, Chen Y, Jimenez JC, Dutson EP (2020) Short- and intermediate-term clinical outcome comparison between laparoscopic and robotic-assisted median arcuate ligament release. J Robot Surg 14:123–129

Kim EN, Lamb K, Relles D, Moudgill N, DiMuzio PJ, Eisenberg JA (2016) Median arcuate ligament syndrome-review of this rare disease. JAMA Surg 151:471–477

Mak GZ, Speaker C, Anderson K, Stiles-Shields C, Lorenz J, Drossos T, Liu DC, Skelly CL (2013) Median arcuate ligament syndrome in the pediatric population. J Pediatr Surg 48:2261–2270

Patel MV, Dalag L, Weiner A, Skelly C, Lorenz J (2019) Inability of conventional imaging findings to predict response to laparoscopic release of the median arcuate ligament in patients with celiac artery compression. J Vasc Surg 69:462–469

Pather K, Kärkkäinen JM, Tenorio ER, Bower TC, Kalra M, DeMartino R, Colglazier J, Oderich GS (2021) Long-term symptom improvement and health-related quality of life after operative management of median arcuate ligament syndrome. J Vasc Surg 73:2050–2058

Sahm M, Otto R, Pross M, Scholbach T, Mantke R (2020) Laparoscopic therapy of the coeliac artery compression syndrome: a critical analysis of the current standard procedure. Ann R Coll Surg Engl 102:104–109

Sandmann W, Scholbach T, Verginis K (2021) Surgical treatment of abdominal compression syndromes: The significance of hypermobility-related disorders. Am J Med Genet C Semin Med Genet 187:570–578

Shin TH, Rosinski B, Strong A, Fayazzadeh H, Fathalizadeh A, Rodriguez J, El-Hayek K (2022) Robotic versus laparoscopic median arcuate ligament (MAL) release: a retrospective comparative study. Surg Endosc 36:5416–5423

Terlouw LG, Moelker A, Abrahamsen J et al (2020) European guidelines on chronic mesenteric ischaemia – joint United European Gastroenterology, European Association for Gastroenterology, Endoscopy and Nutrition, European Society of Gastrointestinal and Abdominal Radiology, Netherlands Association of Hepatogastroenterologists, Hellenic Society of Gastroenterology, Cardiovascular and Interventional Radiological Society of Europe, and Dutch Mesenteric Ischemia Study group clinical guidelines on the diagnosis and treatment of patients with chronic mesenteric ischaemia. United European Gastroenterol J 8:371–395

Claudicatio intermittens

Inhaltsverzeichnis

© Springer-Verlag GmbH Deutschland, ein Teil von Springer Nature 2022
E. S. Debus, R. T. Grundmann, *Evidenzbasierte Gefäßchirurgie*, Evidenzbasierte Chirurgie,
https://doi.org/10.1007/978-3-662-66422-3_11

11.1 Leitlinien

11.1.1 European Society of Cardiology (ESC)/ European Society for Vascular Surgery (ESVS)

Die European Society of Cardiology hat in Zusammenarbeit mit der European Society for Vascular Surgery (ESVS) ihre Leitlinie überarbeitet (Aboyans et al. 2018). Wichtige Empfehlungen zur Behandlung von Patienten mit Claudicatio intermittens (IC) sind:

— Obenauf zur allgemeinen Prävention sind Statine indiziert, um die Gehstrecke zu verbessern. (Klasse I-Empfehlung/ Evidenzgrad A)
— Bei Patienten mit IC wird ein überwachtes Übungstraining empfohlen. (Klasse I-Empfehlung/Evidenzgrad A)
— Ein nicht überwachtes Übungstraining wird empfohlen, wenn ein überwachtes Übungstraining nicht machbar ist oder nicht zur Verfügung steht. (Klasse I-Empfehlung/Evidenzgrad C)
— Wenn die täglichen Lebensaktivitäten trotz Übungstherapie beeinträchtigt sind, sollte eine Revaskularisation in Betracht gezogen werden. (Klasse IIa-Empfehlung/Evidenzgrad C)
— Wenn die täglichen Lebensaktivitäten stark beeinträchtigt sind, sollte eine Revaskularisation in Verbindung mit einer Übungstherapie in Betracht gezogen werden. (Klasse IIa-Empfehlung/ Evidenzgrad B)

Die in dieser Leitlinie aufgeführten Empfehlungen zur Revaskularisation von aortoiliakalen Verschlussläsionen und die Empfehlungen zur Revaskularisation femoropoplitealer Verschlussläsionen gelten für Patienten mit IC und kritischer Extremitätenischämie (CLI), sie sind in ▶ Kap. 12 wiedergegeben.

11.1.2 American College of Cardiology/American Heart Association

Die Leitlinien von American College of Cardiology/American Heart Association (Gerhard-Herman et al. 2017) führen zur IC unter anderem aus:

Medikamentöse Therapie

— Die Thrombozytenaggregationshemmung mit Aspirin allein (Spanne 75 bis 325 mg täglich) oder Clopidogrel allein (75 mg täglich) wird empfohlen, um Herzinfarkt, Schlaganfall und gefäßbedingten Tod bei Patienten mit symptomatischer PAVK zu reduzieren. (Empfehlungsklasse I/Evidenzgrad A)
— Eine Behandlung mit Statinen ist bei allen Patienten mit PAVK angezeigt. (Empfehlungsklasse I/Evidenzgrad A)
— Der Nutzen einer Antikoagulation, um die Offenheit eines autogenen Venenbypasses oder Kunststoffbypasses der unteren Extremität zu verbessern, ist nicht gesichert. (Empfehlungsklasse IIb/Evidenzgrad B-R)
— Cilostazol ist eine effektive Therapie, um bei Patienten mit Claudicatio Symptome zu verbessern und die Gehstrecke zu erhöhen. (Empfehlungsklasse I/Evidenzgrad A)
— Patienten mit PAVK, die Zigaretten rauchen, sollten unterstützt werden bei der Entwicklung eines Plans, das Rauchen aufzugeben, der eine Pharmakotherapie einschließt (z. B. Vareniclin, Bupronion und/oder Nikotinersatztherapie) und/ oder eine Überweisung zu einem Raucherentwöhnungsprogramm. (Empfehlungsklasse I/Evidenzgrad A)

Gehtraining

— Bei Patienten mit IC wird ein überwachtes Übungsprogramm empfohlen, um Funktionsstatus und Lebensqualität zu verbessern und die Beinsymptome zu verringern. (Empfehlungsklasse I/Evidenzgrad A)

- Ein überwachtes Übungsprogramm sollte als Therapieoption der Claudicatio diskutiert werden vor einer möglichen Revaskularisierung. (Empfehlungsklasse I/Evidenzgrad B-R)
- Bei Patienten mit PAVK kann ein strukturiertes Gemeinschaft – oder heimbasiertes Übungsprogramm mit Techniken zur Verhaltensveränderung nützlich sein, die Gehfähigkeit und den Funktionsstatus zu verbessern. (Empfehlungsklasse IIa/Evidenzgrad A)
- Bei Patienten mit Claudicatio können alternative Strategien der Übungstherapie von Nutzen sein, um die Gehfähigkeit und den Funktionszustand zu verbessern, einschließlich Ergometrie des Oberkörpers, Radfahren und schmerzfreies Gehen oder Gehen mit geringer Intensität, das mäßige bis maximale Claudicatio vermeidet. (Empfehlungsklasse IIa/Evidenzgrad A)

Revaskularisation

- Die Revaskularisation ist eine sinnvolle Behandlungsoption bei Patienten mit IC, die den Lebensstil einschränkt, und die auf eine konservative Behandlung inadäquat ansprechen. (Empfehlungsklasse IIa/Evidenzgrad A)
- Endovaskuläre Prozeduren sind wirksam als Revaskularisationsoption für Patienten mit Lebensstil einschränkender IC und hämodynamisch signifikanter aortoiliakaler Verschlusskrankheit. (Empfehlungsklasse I/Evidenzgrad A)
- Endovaskuläre Prozeduren sind sinnvoll als Revaskularisationsoption für Patienten mit Lebensstil einschränkender IC und hämodynamisch signifikanter femoropoplirealer Erkrankung. (Empfehlungsklasse IIa/Evidenzgrad B-R)
- Der Nutzen einer endovaskulären Prozedur als Revaskularisationsoption bei Patienten mit IC aufgrund einer isolierten Erkrankung der infrapoplitealen Arterie ist nicht bekannt. (Empfehlungsklasse IIb/Evidenzgrad C-LD)
- Endovaskuläre Prozeduren sollten bei Patienten mit PAVK nicht deshalb ausgeführt werden, um eine Progression zu CLI zu verhindern. (III: Schaden/Evidenzgrad B-NR)
- Wenn eine chirurgische Revaskularisation durchgeführt wird, wird ein Bypass zur Poplitealarterie mit autogener Vene empfohlen in Präferenz zu Bypassmaterial aus Kunststoffen. (Empfehlungsklasse I/Evidenzgrad A)
- Chirurgische Prozeduren sind sinnvoll als Revaskularisationsoption bei Patienten mit Lebensstil einschränkender IC und inadäquatem Ansprechen auf eine konservative Therapie, akzeptablem perioperativem Risiko und technischen Faktoren, die Vorteile vor den endovaskulären Prozeduren vermuten lassen. (Empfehlungsklasse IIa/Evidenzgrad B-NR)
- Femoro-tibiale Bypässe mit Kunststoffmaterial sollten nicht zur Behandlung der IC verwendet werden. (III: Schaden/Evidenzgrad B-R)
- Chirurgische Prozeduren sollten bei Patienten mit PAVK nicht nur deshalb ausgeführt werden, um eine Progression zu CLI zu verhindern. (III: Schaden/Evidenzgrad B-NR)

Anmerkung: R = randomized; NR = Non-randomized; LD = Limited data

11.1.3 Society for Vascular Surgery (SVS)

Die Leitlinien der SVS (Conte et al. 2015) gehen hinsichtlich der Empfehlungen zur medikamentösen Therapie und zum Gehtraining bei Patienten mit IC mit den anderen hier genannten Leitlinien konform. Diese Empfehlungen werden deshalb – um

Redundanz zu vermeiden – hier nicht aufgeführt.

Zur endovaskulären Therapie (ER) und offenen Chirurgie (OR) wird abhängig von der Lokalisation der Läsionen unter anderem festgestellt:

Allgemeine Betrachtungen

- Wir empfehlen ER oder OR für IC-Patienten mit signifikanter funktioneller oder den Lebensstil einschränkender Behinderung, wenn eine vernünftige Wahrscheinlichkeit der symptomatischen Verbesserung durch die Behandlung besteht, wenn die medikamentöse oder Übungstherapie, oder beide, versagt haben, und wenn der Nutzen der Behandlung die potenziellen Risiken aufwiegt. (Empfehlungsgrad I/Evidenzlevel A)
- Wir empfehlen ein individualisiertes Vorgehen bei der Wahl einer invasiven Behandlung der IC. Die angebotene Modalität sollte eine vernünftige Wahrscheinlichkeit eines anhaltenden Nutzens für den Patienten bieten (>50 % Wahrscheinlichkeit der klinischen Wirksamkeit für wenigstens 2 Jahre). Für die Revaskularisation wird die anatomische Offenheit (Freiheit von hämodynamisch bedeutsamer Restenose) als eine Voraussetzung der erlangten Wirksamkeit angesehen. (Empfehlungsgrad I/Evidenzlevel C)

Empfehlungen zur Intervention bei aortoiliakaler Verschlusskrankheit bei IC

- Wir empfehlen ER vor OR bei fokalen aortoiliakalen Läsionen und IC. (Empfehlungsgrad 1/Evidenzlevel B)
- Wir empfehlen ER als die Erst-Linien-Revaskularisation für die meisten Patienten mit Verschlusskrankheit der A. iliaca communis oder externa bei IC. (Empfehlungsgrad 1/Evidenzlevel B)
- Wir empfehlen die selektive Anwendung von unbeschichteten Metallstents oder covered Stents für die aortoiliakale Angioplastie der A. iliaca communis oder externa aufgrund eines verbesserten technischen Erfolgs und Offenheit. (Empfehlungsgrad 1/Evidenzlevel B)
- Wir empfehlen die Anwendung von covered Stents zur Behandlung der aortoiliakalen Verschlusskrankheit bei schwerer Kalzifikation oder aneurysmatischen Veränderungen, wo das Rupturrisiko bei ungeschützter Dilatation erhöht sein könnte. (Empfehlungsgrad 1/Evidenzlevel C)
- Bei allen Patienten, die sich einer Revaskularisation bei aortoiliakaler Verschlusskrankheit unterziehen, empfehlen wir die A. femoralis communis zu überprüfen. Wenn eine hämodynamisch signifikante Erkrankung der A. femoralis communis vorliegt, empfehlen wir die chirurgische Therapie (Endarterektomie) als Erstlinienbehandlung. (Empfehlungsgrad 1/Evidenzlevel B)
- Wir empfehlen die direkte chirurgische Rekonstruktion (Bypass, Endarterektomie) bei Patienten mit vernünftigem chirurgischem Risiko und diffuser aortoiliakaler Verschlusskrankheit, die für ER nicht zugänglich ist, nach einem oder mehreren fehlgeschlagenen Versuchen von ER, oder bei Patienten mit kombinierter Verschlusskrankheit und Aneurysmaerkrankung. (Empfehlungsgrad 1/Evidenzlevel B)

Empfehlungen zur Intervention bei femoropoplitealer Verschlusskrankheit bei IC

- Wir empfehlen ER vor OR für fokale Verschlusskrankheit der A. femoralis superficialis, die den Abgang an der femoralen Bifurkation nicht betrifft. (Empfehlungsgrad 1/Evidenzlevel C)
- Für fokale Läsionen in der A. femoralis superficialis (<5 cm), die mit der Ballonangioplastie unbefriedigende technische Ergebnisse haben, empfehlen wir

das selektive Stenting. (Empfehlungsgrad 2/Evidenzlevel C)
- Für Läsionen mittlerer Länge (5–15 cm) in der A. femoralis superficialis empfehlen wir die zusätzliche Anwendung von selbstexpandierenden Nitinolstents (mit oder ohne Paclitaxel), um die mittelfristige Offenheit der Angioplastie zu verbessern (Empfehlungsgrad 1/Evidenzlevel B)
- Wir empfehlen gegen [negative Empfehlung] ER für isolierte infrapopliteale Erkrankung bei IC, da diese Behandlung von unbewiesenem Nutzen und möglicherweise schädlich ist. (Empfehlungsgrad 1/Evidenzlevel C)
- Wir empfehlen den chirurgischen Bypass als initiale Revaskularisationsstrategie für Patienten mit diffuser femoropoplitealer Erkrankung, kleinkalibriger (<5 mm) oder extensiver Kalzifikation der A. femoralis superficialis, wenn sie eine günstige Anatomie für einen Bypass aufweisen (Zielgefäß A. poplitea, guter Abstrom) und ein durchschnittliches oder niedriges operatives Risiko haben (Empfehlungsgrad 1/Evidenzlevel B)
- Wir empfehlen die V. saphena als die bevorzugte Leitung für infrainguinale Bypässe. (Empfehlungsgrad 1/Evidenzlevel A)
- Bei Fehlen einer geeigneten Vene empfehlen wir Kunststoffprothesen für femoropopliteale Bypässe bei IC Patienten, wenn die supragenuale Poplitealarterie das Zielgefäß ist und guter Abstrom besteht. (Empfehlungsgrad 2/Evidenzlevel C)

11.1.4 „Appropriate use" – Kriterien der SVS bei IC

Zum angemessenen Einsatz der Therapiemöglichkeiten bei Patienten mit IC hat die SVS allgemeine Kriterien erstellt (Woo et al. 2022). Die Empfehlungen lauten:

- Bewegungstraining ist die bevorzugte initiale Behandlungsstrategie für alle Patienten mit IC.
- Für Patienten, die die Bewegungstherapie nicht abgeschlossen haben, kann die invasive Therapie bei ausgewählten Fällen mit IC einen Nettonutzen bieten, die Nichtraucher sind, die bestmögliche medikamentöse Therapie einnehmen, ein niedriges physiologisches und technisches Risiko haben und schwere Einschränkungen im Lebensstil aufweisen und/oder eine kurze Gehstrecke.
- In Anbetracht der Langzeit-Haltbarkeit der gegenwärtig verfügbaren Technologie sollten invasive Interventionen bei femoropoplitealer Erkrankung für Patienten mit schwerer Lebensstileinschränkung und einer kurzen Gehstrecke reserviert werden.
- Im Segment der A. femoralis communis liefert die offene Endarteriektomie der A. femoralis communis einen größeren Nettobenefit als die endovaskuläre Intervention bei Behandlung der IC.
- Im infrapoplitealen Segment ist die invasive Intervention zur Behandlung der IC von unklarem Nutzen und kann schädlich sein.

11.1.5 Standards der Berichterstattung für die endovaskuläre Therapie (SVS)

In Anbetracht der Tatsache, dass die Ergebnisberichte zur endovaskulären Behandlung der PAVK aufgrund unterschiedlicher Qualität der Publikationen häufig schwer zu interpretieren oder zu vergleichen sind, hat die SVS Standards der Berichterstattung entwickelt (Stoner et al. 2016). Die Standards beziehen sich auf die Beschreibung der Intervention als solche sowie auf das postinterventionelle Ergebnis und die Komplikationen. Wesentliche Anforderungen an die Berichterstattung sind unter anderen:

Intervention

- Die Berichte sollten die anatomische Lokalisation (gefäßspezifische Berichterstattung) und primäre vs. sekundäre Intervention charakterisieren.
- Angioplastiestudien sollten den definitiven Ballondurchmesser und Länge berichten.
- Stentstudien sollten die Prädilatation und andere Zusätze dokumentieren, zusätzlich zu definitivem Durchmesser und Länge.
- Atherektomiestudien sollten Device-spezifische Daten berichten wie Behandlungsdauer, quantitative Bestimmung der Plaqueexzision und Gebrauch von Embolieprotektionssystemen.
- Strahlendosis, Kontrastvolumen, gesamte Behandlungszeit und intraprozedurale Medikation sollten berichtet werden.

Ergebnisbestimmungen – prozedural

- Der technische Erfolg ist definiert als erfolgreicher Einsatz von Device oder Technik, um eine Gefäßoffenheit mit einer Residualstenose <30 % zu erreichen. Prozeduraler Erfolg ist definiert als technischer Erfolg und Beendigung des Eingriffs ohne Komplikationen.
- Hämodynamischer Erfolg ist definiert als ein Druckgradient <10 mm Hg quer durch eine Läsion oder korrespondierend Zunahme in ABI von 0,10 oder Zehendruck von 0,10. Andere Bestimmungen des hämodynamischen Erfolgs (wie Pulsvolumen aufzeichnende Amplitude) können akzeptabel sein.
- Die Offenheit ist bestimmt durch eine akzeptierte bildgebende Technik der spezifischen behandelten arteriellen Örtlichkeit, die eindeutig Fluss durch die Läsion zeigt.
- Im Zusammenhang mit klinischen Studien sollte Duplexultraschall als Standard für Überwachung von Offenheit und Restenose angesehen werden. Eine systolische Spitzengeschwindigkeit (PSV) >300 cm/s oder eine systolische PSV-Ratio >3,0 zeigt die Restenose an.
- Die Revaskularisation der Zielläsion kann getrieben sein durch klinische, anatomische und hämodynamische Indikationen und trägt als solche nicht immer zur Bestimmung des klinischen Versagens bei. Sie sollte nicht als primärer Endpunkt verwendet werden.

Ergebnisbestimmungen – krankheitsspezifisch

- In Ergänzung zu anatomischen und hämodynamischen Erfolgsbestimmungen sollten Claudicatiostudien Ergebnisbestimmungen der krankheitsspezifischen Lebensqualität einschließen und Funktionsmessungen.
- Studien zur kritischen Extremitätenischämie (CLI) sollten die objektiven Qualitätsziele als Maß von Wirksamkeit und Sicherheit verwenden, zusätzlich zu Bestimmungen von krankheitsspezifischer und allgemeiner Lebensqualität.
- Die endovaskuläre Therapie der PAVK sollte wenigstens nach 30 Tagen, 1 Jahr und 2 Jahren Follow-up berichtet werden, was die Standardisierung fördert und damit mehr klinisch bedeutsame Vergleiche von peripheren vaskulären Interventionen. Ein Beobachtungszeitraum von 5 Jahren ist vorzuziehen.

Komplikationen

- Komplikationen werden kategorisiert nach prozeduralen oder Device-bezogenen.
- Ein Minimum von 30 Tagen ist für die Komplikationsberichterstattung erforderlich; es wird angeraten, subakute und Spätkomplikationen zu berichten.

11.1.6 Statement der American Heart Association zum optimalen Gehtraining

Die American Heart Association (AHA) hat ein aus ihrer Sicht optimales überwachtes Übungsprogramm (Laufbandtraining) für Patienten mit Claudicatio vorgegeben (Treat-Jacobson et al. 2019). Es gliedert sich wie folgt:

- Intensität: 40–60 % maximale Arbeitslast, basierend auf Laufbandbasistest, oder Arbeitslast, die innerhalb 3–5 min während eines 6-min Gehtests eine Claudicatio hervorruft.
- Sitzungsdauer: 30–50 min intermittierende Übung; Ziel ist eine Akkumulierung von wenigstens 30 min Gehübung
- Intensität der Claudicatio: mäßige bis mäßig schwere Claudicatio, wie toleriert
- Verhältnis Arbeit/Ruhe: die Gehdauer sollte innerhalb 5 bis 10 min liegen, um eine mäßige bis mäßig schwere Claudicatio zu erreichen, gefolgt von einer Ruhe, bis der Schmerz verschwunden ist (2–5 min)
- Frequenz: 3-mal die Woche überwacht
- Programmdauer: wenigstens 12 Wochen
- Steigerung: alle 1–2 Wochen Zunahme der Trainingseinheit, um 50 min zu erreichen. Wenn die Teilnehmer länger als 10 min gehen können, ohne das vorgegebene Claudicatio-Niveau zu erreichen, sind Grad oder Geschwindigkeit der Übungsverschreibung zu verändern, um die Gehrunden innerhalb 5–10 min zu halten
- Beibehaltung: Lebenslange Beibehaltung wenigstens 2-mal pro Woche

11.1.7 Leitlinien zur ambulanten endovaskulären Behandlung der pAVK

Die French Society of Vascular and Endovascular Surgery (SCVE) hat Leitlinien zur ambulanten endovaskulären Intervention bei pAVK erstellt, sie besagen (Alimi et al. 2019):

Eignung zur ambulanten Intervention:

- **Medizinisch**
  - Keine Altersgrenze
  - Body Mass Index >40 kg/m^2 sollte als Kontraindikation gelten, außer bei spezifischen Patienten nach ausgiebiger Evaluation
  - Nur stabile ASA I–III Patienten
  - CLI wird nicht als Kontraindikation gesehen
  - Patienten mit instabilem chronischem Nierenversagen sollten ausgeschlossen werden
  - Bewerte die Notwendigkeit einer Hyperhydration bei Patienten mit chronischem Nierenversagen
  - Eine Thrombozytenaggregationshemmung ist keine Kontraindikation

- **Soziologisch**
  - Genügende Einsichtsfähigkeit
  - Richtige Compliance mit medizinischer Verordnung
  - Hygiene und Wohnungsbedingungen zu Hause entsprechen Verhältnissen im Krankenhaus
  - Begleitperson vorhanden
  - Medizinische Versorgung sollte in weniger als 1 Stunde von zu Hause aus erreichbar sein
  - Bequemer und schneller Telefonzugang

Empfehlungen hinsichtlich der Prozedur

- Empfohlen wird die Ultraschallgesteuerte Femoralarterienpunktion
- Radiale und brachiale Zugänge können bei komplexen Prozeduren zusätzlich genutzt werden
- Perkutane Verschlusssysteme werden bei Interventionen empfohlen, die eine Schleuse von 7 F und mehr benötigen und/oder bei Vorhandensein von klinischen Bedingungen, die bezweifeln lassen, eine Hämostase an der

Punktionsstelle zu erreichen (Adipositas, Gerinnungsstörungen)

— Für Schleusen von 7 F und weniger kann eine manuelle Kompression mit Kompressionsverband oder ein arterielles Verschlusssystem in Betracht gezogen werden.

Postoperatives Monitoring

— Ein Minimum-Monitoring von 4 Stunden nach dem Eingriff ist notwendig, um die Entlassung des Patienten aus dem Krankenhaus zu gestatten nach genehmigender klinischer Untersuchung

— Ein Arztbrief mit Bericht über Grund der Hospitalisierung, kurzer Zusammenfassung des Eingriffs und potenziellen Komplikationen, detaillierten Verschreibungen und festgelegter Nachuntersuchung ist dem Patienten auszuhändigen

— Notfalltelefonnummer, erreichbar 24/7, ist auszuhändigen. Ein Telefonanruf oder eine Text-Botschaft am Tag nach dem Eingriff wird empfohlen und kann ausgemacht werden.

11.2 Ergebnisse

11.2.1 Metaanalysen/ Systematische Reviews/ Randomisierte Studien

Bewegungstraining

Der Frage, welche alternativen Methoden der überwachten Bewegungstherapie im Vergleich zum Laufband-Training oder anderen Formen des Gehtrainings Patienten mit IC empfohlen werden könnten, gingen Jansen et al. (2020a) in einem Cochrane Review nach. Basis waren 10 Studien mit 527 randomisierten Patienten. Die alternative Bewegungstherapie schloss Radfahren, Widerstandstraining der unteren Extremität, Ergometrie der oberen Extremität, Nordic Walking, und Kombinationsmethoden ein. Der Review fand keine eindeutigen Unterschiede zwischen den alternativen Bewegungsmethoden und dem überwachten Gehtraining hinsichtlich der Verbesserung der maximalen und schmerzfreien Gehstrecke bei Patienten mit IC. Die Evidenz dieser Aussage wurde mit niedrig bewertet aufgrund der klinischen Unbeständigkeit, kleinen Fallgrößen und Bias-Risiko. Die Beobachtungen dieses Reviews besagten, dass alternative Bewegungsmethoden nützlich sein können, wenn eine überwachtes Gehtraining keine Option ist. Weitere randomisierte Studien sind notwendig, den Stellenwert der alternativen Bewegungsübung zu definieren.

Dieselbe Arbeitsgruppe überprüfte auch den Effekt einer überwachten Bewegungstherapie auf modifizierbare kardiovaskuläre Risikofaktoren bei Patienten mit IC (Jansen et al. 2019). 27 Studien mit insgesamt 808 Patienten standen für die Metaanalyse zur Verfügung. Kurzfristig führte die überwachte Bewegungstherapie zu einer signifikanten Verbesserung von systolischem und diastolischem Blutdruck. Mittelfristig verhalf die Bewegungstherapie zu einer signifikanten Senkung der LDL-Cholesterin- und Gesamtcholesterinspiegel. Keine signifikanten Auswirkungen hatte die überwachte Bewegungstherapie auf Herzfrequenz, Triglyzeride, HDL-Cholesterin, Glukose, glykiertes Hämoglobin, Körpergewicht, BMI oder Zigarettenrauchen. Die Beobachtungen unterstützen die Verordnung von Programmen zur überwachten Bewegungstherapie, um nicht nur die Gehstrecken zu verlängern, sondern auch, um Risikofaktoren bei Patienten mit IC zu modifizieren.

In Anbetracht der Tatsache, dass die überwachte Bewegungstherapie trotz ihrer Effektivität nur ungenügend umgesetzt wird, stellt sich die Frage nach der Effektivität eines heimbasierten Bewegungsprogramms. Hierzu liegt eine systematische Übersicht von Pymer et al. (2021) vor, mit 1907 Teilnehmern in 23

Studien. Die Analyse fand, dass heimbasierte Bewegungsprogramme einer überwachten Bewegungstherapie hinsichtlich erreichter maximaler Gehstrecke und schmerzfreier Gehstrecke unterlegen sind. Jedoch ist ein heimbasiertes Bewegungsprogramm effektiver als nur der Rat zur Bewegung oder überhaupt keine Bewegung. Das Monitoring ist ein wesentlicher Faktor für eine wirksame heimbasierte Bewegungstherapie. Fern- und Selbst-Monitoring sollten über Pedometer, Monitoring der Schrittaktivität oder Techniken, die diese Komponenten einschließen (z. B. Smartphones) erfolgen. Die Monitor-Information sollte aufgezeichnet werden, entweder durch den Patienten in einem Bewegungstagebuch oder fernübertragen, mit regelmäßigem Feedback an den Patienten.

Bewegungstraining und endovaskuläre Therapie

Thanigaimani et al. (2021) erstellten eine Netzwerk-Metaanalyse randomisierter Studien zum Vergleich der relativen Wirksamkeit einer medikamentösen Behandlung mit Cilostazol, heimbasierter Bewegungstherapie (HET), überwachter Bewegungstherapie (SET), endovaskulärer Revaskularisation (ER) und ER + SET hinsichtlich der Verbesserung der maximalen Gehstrecke über einen kurzen (<1 Jahr), mittleren (1 bis 2 Jahre) oder langfristigen (≥2 Jahre) Zeitraum bei Patienten mit IC. 46 klinische Studien mit 4256 Patienten wurden eingeschlossen. Die Ergebnisse dieser Untersuchung ergaben, dass im kurzfristigen Follow-up ER plus-SET, SET allein und HET allein bei Patienten mit IC die maximale Gehstrecke signifikant verlängerten. Im mittelfristigen Follow-up verbesserten nur ER plus SET und SET allein die maximale Gehstrecke signifikant. Nach 2 und mehr Jahren Follow-up verbesserte keine der untersuchten Behandlungen signifikant die maximale Gehstrecke. Cilostazol verbesserte auch im kurzfristigen Follow-up nicht die maximale Gehstrecke und längere Beobachtungszeit-

räume wurden nicht untersucht. Der größte Nutzen wurde mit ER plus SET erzielt. ER allein verbesserte zu keinem Zeitpunkt die maximale Gehstrecke signifikant.

Die ERASE-Studie ist die größte randomisierte Studie, die langfristig (medianes Follow-up war 5,4 Jahre) bei Patienten mit IC die endovaskuläre Therapie plus SET (n = 106) mit SET allein (n = 106) verglichen hat (Klaphake et al. 2020). Nach 1 Jahr favorisierte der Unterschied in der maximalen Gehstrecke die Kombinationstherapie signifikant, nach 5 Jahren war der Unterschied aber nicht mehr nachweisbar. Im Langzeit-Follow-up wurden keine Unterschiede in der schmerzfreien Gehstrecke, Knöchel-Arm-Index und Lebensqualität zwischen beiden Gruppen gefunden. SET war mit einem erhöhten Risiko einer Revaskularisations-Prozedur im Follow-up assoziiert (Hazard Ratio 2,50; p < 0,001). Die Gesamtzahl der Revaskularisationen (einschließlich der randomisierten Behandlung) war aber in der Gruppe mit ausschließlicher Bewegungstherapie geringer als in der Kombinationstherapie-Gruppe (65 vs. 149). Der Vorteil einer Kombinationstherapie hielt demnach nur über 1 Jahr an (◘ Tab. 11.1).

In der randomisierten SUPER-Studie wurde die klinische Effektivität einer endovaskulären versus SET-Primärtherapie bei Patienten mit IC aufgrund von Verschlüssen in der Beckenstrombahn überprüft (Koelemay et al. 2022). 114 Patienten wurden SET, 126 ER zugewiesen. Die Studie wurde vorzeitig nach Einschluss von 140 Patienten beendet, da die Compliance mit SET nur 50 % (57/114) betrug. In der Studie ergaben sich keine signifikanten Unterschiede in der maximalen Gehstrecke auf dem Laufband nach 1 Jahr Follow-up zwischen beiden Gruppen und ein geringer Unterschied in der Lebensqualität zugunsten von ER. Bei den geringen Unterschieden folgerten die Autoren, dass es vernünftig sei, auch bei aortoiliakalen Verschlüssen und IC mit dem SET statt mit ER zu beginnen, wobei eine Ver-

☐ **Tab. 11.1** Endovaskuläre Revaskularisation plus überwachte Bewegungstherapie (SET) vs. SET allein bei Patienten mit intermittierender Claudicatio. Ergebnisse der randomisierten ERASE-Studie. (Nach Klaphake et al. 2020)

Funktionsparameter	SET allein (n = 106)	Kombinations-Therapie (n = 106)	P
Maximale Gehstrecke (Meter)			
- Ausgangsbasis	285 (244 bis 326)	246 (228 bis 300)	
- n. 12 Monaten	955 (786 bis 1124)	1237 (1058 bis 1418)	0,001
- n. 5 Jahren	981 (764 bis 1199)	1034 (825 bis 1244)	0,620
Schmerzfreie Gehstrecke (Meter)			
- Ausgangsbasis	135 (113 bis 157)	117 (96 bis 138)	
- n. 12 Monaten	712 (549 bis 876)	1120 (948 bis 1293)	< 0,001
- n. 5 Jahren	865 (657 bis 1074)	976 (773 bis 1178)	0,281
Knöchel-Arm-Index (bei Ruhe)			
- Ausgangsbasis	0,68 (0,64 bis 0,72)	0,71 (0,67 bis 0,76)	
- n. 12 Monaten [1]	0,03 (−0,02 bis 0,08)	0,16 (0,11 bis 0,21)	< 0,001
- n. 5 Jahren [1]	0,08 (−0,15 bis 0,06)	0,13 (0,07 bis 0,19)	0,149

[1] Daten ausgedrückt als mittlere Verbesserung im Vergleich zum Ausgang

sagerquote von 30 % einkalkuliert werden müsste. Diese Arbeitsgruppe hat auch die Kosteneffektivität von ER vs. SET bei Patienten mit IC und aortoiliakalen Verschlüssen in der SUPER-Studie untersucht (van Reijen et al. 2022). In dieser Berechnung bot ER im Vergleich zu SET einen geringen Vorteil hinsichtlich Qualitätsadjustierter Lebensjahre (QUALYs) und gesundheitsbezogener Lebensqualität (HRQOL) bei Patienten mit IC, aber dies bei höheren Kosten. Der Unterschied in der Lebensqualität war klinisch nicht relevant, so dass die Daten den Entscheid unterstützen, bei Patienten mit IC und aortoiliakalen Verschlüssen die Behandlung mit SET und nicht mit ER zu beginnen.

In einer weiteren randomisierten Studie aus Schweden wurden 100 Patienten mit IC aufgrund von Verschlüssen in der A. femoralis superficialis randomisiert den Gruppen primäres Stenting mit Rat zur Bewegungstherapie vs. ausschließliche Bewegungstherapie zugeteilt (Djerf et al. 2021). In dieser Studie sprach die Kosteneffektivität für das Stenting. Obwohl das primäre Stenting teurer als ein nicht-invasives Vorgehen war, generierte Stenting im Mittel einen Nutzen an 0,24 bis 0,26 QUALYs bei einer Kosteneffektivitäts-Ratio von € 24.000 bis € 34.000 pro QUALY innerhalb von 2 Jahren Follow-up. Diese Kosteneffektivitäts-Ratio befand sich im Rahmen von dem, was sowohl die schwedischen Gesundheitsbehörden als auch NICE als kosteneffektive Behandlung zu bezahlen akzeptieren. In einer weiteren randomisierten Studie (IRONIC trial = Invasive Revascularization or Not in Intermittent Claudication) kamen allerdings Djerf et al. (2020) langfristig zu einer anderen Bewertung. In dieser Studie wurden 158 IC-Patienten randomisiert entweder einer Revaskularisierung plus SET oder SET allein zugeteilt. Es handelte sich um Revaskularisationen im aortoiliakalen Bereich sowie bei femoropoplitealen und infrapoplitealen Läsionen. Die liberale Revaskularisationsstrategie führte zwar bei Lebensstil-einschränkender IC zu einer eindeutigen Verbesserung der HRQOL (Health Related Quality of Life) für 2 Jahre, aber dieser Vorteil verschwand nach 5 Jahren. Die Revaskularisation war keine kosteneffektive Behandlungsstrategie.

Medikamentöse Therapie bei IC

Brown et al. (2021) untersuchten in einem Cochrane Review den Effekt von Cilostazol auf initiale und absolute Gehstrecke, Sterblichkeit und vaskuläre Ereignisse bei Patienten mit stabiler IC. 16 doppelt-blinde RCTs (3972 Patienten), die Cilostazol mit Plazebo verglichen (5 Studien verglichen Cilostazol auch mit Pentoxifyllin) gingen in die Analyse ein. Die Behandlungsdauer reichte von 6 bis 26 Wochen. Es konnte gezeigt werden, dass Cilostazol die Gehstrecke bei Patienten mit IC verbessert. Jedoch hatten Patienten mit Cilostazol höhere Odds für Kopfschmerzen. Die Evidenz zu der Frage, ob Cilostazol effektiv schwere Ereignisse wie Amputationen, Revaskularisationen und kardiovaskuläre Ereignisse beeinflusst, ist ungenügend. Eine Metaanalyse zu der Frage der Lebensqualität bei Cilostazol ließ die Datenlage nicht zu, aufgrund der verschiedenen Messmethoden und Art der Berichte. Eine äußerst eingeschränkte Datenmenge besagte, dass keine Unterschiede zwischen Cilostazol und Pentoxifyllin hinsichtlich der Verbesserung der Gehstrecke bestehen; weitere Schlüsse ließen sich bei begrenzter Datenlage nicht machen.

Zur Wirksamkeit von Pentoxifyllin bei Patienten mit IC hinsichtlich der Verbesserung der Gehstrecke (schmerzfreie Gehstrecke und maximale Gehstrecke) liegt ein Cochrane Review auf Basis von 24 Studien (3377 Teilnehmer) vor (Broderick et al. 2020). 17 Studien verglichen Pentoxifyllin mit Plazebo. Bei der erheblichen Heterogenität der Studien war eine gepoolte Analyse der Daten zum Vergleich von mehr als einer Studie nicht möglich. Es bestand Mangel an hoher Gewissheit hinsichtlich der Evidenz der Wirksamkeit von Pentoxifyllin im Vergleich zu Plazebo oder anderen Behandlungen bei Patienten mit IC. Es bestand geringe Evidenzsicherheit, dass Pentoxifyllin die schmerzfreie Gehstrecke und die gesamte Gehstrecke im Vergleich zu Plazebo zu verbessern vermag, aber keine Evidenz hinsichtlich eines Nutzens auf ABI oder Lebensqualität. Pentoxifyllin wurde generell gut vertragen (Evidenz von geringer Gewissheit). Die Rolle von Pentoxifyllin bei Patienten mit IC bleibt unklar.

Propionyl-L-Carnitin (PLC) soll auf metabolischem Weg Symptome bei pAVK mildern und so bei Patienten mit IC die Bewegungsleistung verbessern. Ob PLC tatsächlich bei Patienten mit IC im Vergleich zu Plazebo, anderen Medikamenten oder Interventionen die schmerzfreie Gehstrecke und maximale Gehstrecke zu verbessern vermag, überprüften Kamoen et al. (2021) in einem Cochrane Review. Sie fanden 12 randomisierte Studien mit 1423 Teilnehmern, davon verglichen 11 Studien mit 1395 Teilnehmern PLC mit Plazebo. Bei einem Vergleich von PLC mit Plazebo wurde eine geringe bis mäßige Verbesserung der Gehstrecke beobachtet, bei ähnlichem Sicherheitsprofil und mäßiger Gewissheit der Evidenz über alles. In der klinischen Praxis könnte PLC als Alternative oder Adjuvans zu einer Standardtherapie angesehen werden, wenn sich solche Behandlungen als ineffektiv erweisen oder kontraindiziert sind. Allerdings fand sich keine einzige randomisierte kontrollierte Studie, die PLC mit einer Standardtherapie verglichen hätte.

Rivaroxaban und Aspirin bei Patienten mit chirurgischer Revaskularisation

In der randomisierten VOYAGER PAD-Studie (Bauersachs et al. 2021) erhielten Patienten mit chirurgischer oder endovaskulärer Revaskularisation der unteren Extremitäten nach dem Eingriff entweder 2 × 2,5 mg Rivaroxaban täglich plus Aspirin oder Plazebo + Aspirin für im Median 28 Monate. Von den 6564 randomisierten Patienten waren 2185 (33 %) einem chirurgischen Eingriff und 4379 (67 %) einer endovaskulären Intervention unterzogen worden (Debus et al. 2021). Primärer Wirksamkeitsendpunkt war ein Komposit-Endpunkt aus akuter Extremitätenischämie, Majoramputation, Herzinfarkt und ischämischem Schlaganfall. Bei Patienten mit chirurgischer Revaskularisation trat der primäre Endpunkt bei 199 Patienten in der Rivaroxaban-Gruppe und bei 242 Patienten in der Plazebo-Gruppe auf, mit einer kumulativen Inzidenz nach 3 Jahren von 19,7 % vs. 23,9 % (Hazard Ratio 0,81 [95 % CI, 0,67–0,98]; p = 0,026). Bei Patienten mit endovaskulärer Revaskularisation wurde für den primären Endpunkt eine kumulative Inzidenz nach 3 Jahren von 16,1 % in der Rivaroxaban-Gruppe und 17,8 % in der Plazebo-Gruppe berechnet (HR, 0,89 [95 % CI, 0,76–1,03]; p = 0,12). Die kumulative Inzidenz an größeren Blutungskomplikationen war niedrig, sie betrug 3 Jahre nach chirurgischer Revaskularisierung in der Rivaroxaban-Gruppe 4,0 % vs. 2,8 % in der Plazebo-Gruppe (p = 0,29). Die Autoren stellten eine Nutzen-Risikoberechnung an und schätzten, dass je 10.000 Patienten, die für 1 Jahr nach chirurgischer Revaskularisation mit Rivaroxaban in einer Dosierung von 2 × 2,5 mg zusätzlich zu Aspirin täglich behandelt würden, 301 primäre Wirksamkeits-Ereignisse vermieden würden, einschließlich 33 Herzinfarkten, 66 ischämischen Schlaganfällen, 141 akuten Extremitätenischämien und 52 Majoramputationen auf Kosten von 37 größeren Blutungsereignissen, ohne tödliche Zusatz-Blutungen.

11.2.2 Studien/Register

Epidemiologie in Deutschland

Trenner et al. (2022) identifizierten anhand von DRG-Daten des statistische Bundesamtes 2.110.925 Patienten (medianes Alter 72 Jahre, 63 % männlich), die in den Jahren 2009 bis 2018 in Deutschland wegen einer pAVK hospitalisiert und chirurgisch oder interventionell behandelt wurden. Den Hauptanteil stellten in diesem Kollektiv Patienten mit pAVK Fontaine Stadium IIb dar (712.306; 33,7 %), gefolgt von Patienten mit pAVK Stadium IV (503.873; 23,8 %). Die Amputationsrate betrug insgesamt 17 % und war am höchsten bei Patienten mit Gewebeverlust (Minoramputationen 28 %, Majoramputationen 15 %). Die Krankenhausletalität machte insgesamt 4,1 % und war abhängig vom Fontaine-Stadium und am höchsten bei Patienten mit arterieller Embolie und Thrombose (10 %). Milde Formen der pAVK (I-IIb) wurden bevorzugt mit Angioplastie oberhalb (64 %) und unterhalb (10 %) des Kniegelenks behandelt. Bei Patienten mit CLTI war der Anteil der Angioplastien unterhalb des Kniegelenks mit 26 % höher. Ein Bypass kam bei Patienten mit milder pAVK in 12 % der Fälle in Frage, bei Patienten mit CLTI in 23 %. Die Autoren beobachteten Behandlungs-Cluster, die Krankenhausinzidenz und Nutzung war am höchsten im östlichen Deutschland, während die höchsten Amputations- und Sterblichkeitsraten in den nördlichen Regionen zu finden waren.

Bewegungstherapie und Intervention bei IC

Jansen et al. (2020b) berichteten über eine retrospektive Auswertung von Krankenkassendaten der Niederlande der Jahre 2013 bis 2017. Es handelte sich um eine Kohorte von 54.504 Patienten mit IC, die primär mit SET (n = 39.476), endovaskulärer (n = 11.769) oder offener Revaskularisation (n = 3259) behandelt wurden. SET als Primärbehandlung bei IC nahm in den Jahren 2013 bis 2017 von 63 % auf 87 % zu. Patienten mit ER oder offener Chirurgie als Primärbehandlung hatten ein signifikant höheres Risiko der sekundären Revaskularisation (Hazard Ratio 1,44 bzw. 1,45) und höheres Sterblichkeitsrisiko (Hazard Ratio 1,38 bzw. 1,49) als Patienten mit primärer SET. Die Autoren wiesen darauf hin, dass es in den Niederlanden mittlerweile gelungen ist, die Leitlinienempfehlung des SET als Ersttherapie bei Patienten mit IC in 87 % umzusetzen. Patienten mit SET hatten das bessere Überleben, bei weniger Revaskularisationen. Für die Zukunft müssten die Aktivitäten darauf ausgerichtet sein, die Zahl der Patienten zu erhöhen, die nach primärer Revaskularisation zusätzlich eine SET aufnehmen, wie von den Leitlinien empfohlen. Dieser Prozentsatz lag in dieser Untersuchung erst bei 10 % und bietet ein Feld weiterer Verbesserungen.

Inwieweit bei Medicare-Patienten mit IC die Leitlinien umgesetzt (Bewegungstherapie) oder eher eine frühe Intervention durchgeführt wird, untersuchten Hicks et al. (2020) in einer Kohorte von 194.974 Patienten mit Erstdiagnose Claudicatio. Bei 6286 (3,2 %) Patienten erfolgte eine frühe Intervention. Das Verhalten von 5664 Ärzten wurde untersucht. Die große Mehrzahl führte keine frühe Intervention durch, aber es gab auch 320 Ärzte (5,6 %), die bei ihren Patienten eine Rate an frühen peripheren Interventionen von ≥14 % hatten. Ärzte, die die Intervention in ihrer Praxis oder ambulant betrieben, waren mit einer höheren Rate an frühen Interventionen assoziiert, gleiches galt für Ärzte, die wenige Jahre praktisch tätig waren und für Praxen mit geringerem Fallaufkommen. Die Notwendigkeit von Benchmark-Programmen, die die unnötigen Interventionen erfassen und kommunizieren, wurde erörtert. Die Autoren ließen keinen Zweifel daran, dass auch finanzielle Interessen bei dem übermäßigen Einsatz früher peripherer Interventionen bei IC eine Rolle spielen.

Behandlungsergebnisse bei endovaskulärer Therapie

Bath et al. (2021) prüften die Behandlungsqualität bei 16.152 IC-Patienten mit endovaskulärer Intervention. 28 % der Patienten wurden ohne Statintherapie oder Thrombozytenaggregationshemmung entlassen. Die Behandlung von mehr als zwei Arterien war mit einer kürzeren Zeit bis zum IC-Rezidiv oder Wiederholungseingriff assoziiert. Gleiches galt für die Arteriektomie. Umgekehrt führte die Entlassung mit Thrombozytenaggregationshemmern und Statinen zu einer längeren Zeit bis zum IC-Rezidiv und Wiederholungseingriff. Die Life-table-Analyse ergab, dass nach 2 Jahren lediglich 32 % der Patienten frei von einem IC-Rezidiv waren, 76 % hatten sich keinem Wiederholungseingriff unterzogen. Stratifiziert nach anatomischem Behandlungsniveau, blieben 37 % der isolierten aortoiliakalen Interventionen, 22 % der aortoiliakalen und femoropoplitealen Interventionen, 30 % der isolierten femoropoplitealen Interventionen und nur 20 % der femoropoplitealen und tibialen Interventionen nach 2 Jahren rezidivfrei. Die Autoren kamen zu dem Schluss, dass die Ergebnisse der endovaskulären Behandlung bei IC stark verbesserungswürdig sind, wenn zum einen 28 % der Patienten nicht die empfohlene Statintherapie und Thrombozytenaggregationshemmer erhielten und nur 32 % nach 2 Jahren rezidivfrei waren (die SVS hatte hier einen Prozentsatz von ≥50 % als Qualitätsziel gefordert).

Der Behandlungsqualität bei IC und der aufgrund kommerzieller Interessen Übertherapie an Revaskularisationen gingen Siracuse et al. (2021) in den USA anhand von 300.590 neu diagnostizierten Patienten mit IC nach. Es handelte sich um jüngere allgemeinversicherte Patienten (Medicare ausgeschlossen). Bei 14,3 % der Patienten wurden offene und endovaskuläre Eingriffe vorgenommen, bei 20 % von diesen mehrere Interventionen. 48 % der Patienten hatten zur Zeit der Diagnosestellung Statine eingenommen. Die mittlere Zeit von Diagnosestellung bis Intervention nahm im Beobachtungszeitraum drastisch ab, von 230 Tagen im Jahr 2008 auf 49 Tage im Jahr 2016. Die große Mehrzahl der Interventionen bei IC erfolgte mittlerweile ambulant (n = 102.925), 16.406 Eingriffe waren stationär. Der Anteil an Arteriektomien im ambulanten Sektor nahm von 9,7 % im Jahr 2007 auf 29 % im Jahr 2016 zu. Bei den Eingriffen, die in chirurgischen Praxen vorgenommen wurden, lag der Anteil der Arteriektomien sogar bei 57,6 % im Jahr 2016. Offene und endovaskuläre tibiale Interventionen machten 7,9 % der ambulanten und 7,8 % der stationären Eingriffe aus. Der Anteil der tibialen Bypässe betrug 8,2 % aller offenen Eingriffe. Den hohen Anteil an Arteriektomien im ambulanten Sektor führten die Autoren auf das Abrechnungssystem zurück. Insgesamt zeigte sich ein hoher Anteil an Eingriffen von fraglichem Nutzen.

Behandlungsergebnisse bei Rauchern und Nichtrauchern

In eine retrospektive Kohortenstudie auf Basis des Veterans Affairs Surgical Quality Improvement Program inkludierten Reitz et al. (2022) 14.350 Patienten (98,2 % Männer) mit Revaskularisation der unteren Extremitäten bei IC. 7820 Patienten (54,5 %) waren Raucher innerhalb des dem Eingriff vorausgehenden Jahres. Es handelte sich um 30,8 % endovaskuläre Revaskularisationen, 30,1 % Hybrideingriffe und 39,1 % offene Revaskularisationen. In diesem Kollektiv entwickelten 1594 Patienten (11,1 %) Komplikationen, 57 (0,4 %) verstarben. Die Autoren bildeten zwei Propensity-Score gematchte Gruppen von je 3855 Rauchern und 3855 Nichtrauchern. Die Komplikationsrate machte insgesamt 12,6 % bei den Rauchern und 8,9 % bei den Nichtrauchern aus (p < 0,001). Sowohl bei endovaskulären als auch bei Hybrideingriffen und offenen Eingriffen wurden bei Rauchern insgesamt signifikant höhere Komplikationsraten beobachtet. Dies galt auch spezifisch für respiratorische Komplikationen. Bei den offenen Eingriffen waren die Raten an Wundkomplikationen bei Rauchern im Vergleich zu Nichtrauchern signifikant höher (9,9 % vs. 5,8 %) und auch die Rate an Bypassversagen mit 2,2 % vs. 0,7 % (p = 0,001). In einer Sensitivitätsanalyse ließ sich zeigen, dass im Vergleich zu aktiven Rauchern bei Niemals-Rauchern das Komplikationsrisiko um 65 % reduziert war und um 29 % bei früheren Rauchern, die das Rauchen mehr als 1 Jahr vor dem Eingriff aufgegeben hatten. Die Daten belegen die Bedeutung, die dem Rauchen bei der Komplikationsrate von Revaskularisierungen zukommt.

11.2.3 Medikamentenbeschichtete Devices

Eine systematische Übersicht mit Metaanalyse zu randomisierten Studien, die die primäre Offenheit oder die Revaskularisation des Zielgefäßes für DES (drug-eluting Stents) oder DCB (drug-coated balloons) im Vergleich zu alternativen Behandlungen von Läsionen der A. femoralis superficialis oder poplitea berichteten, erstellten Sridharan et al. (2018). 8 Studien (1352 Patienten) erfüllten die Einschlusskriterien. DES und DCB waren mit einer verbesserten primären Offenheit des Zielgefäßes nach 1 Jahr und verbesserten Offenheit über alles — schließt primäre, primär assistierte und sekundäre Offenheit ein – nach 2 Jahren im Vergleich zur einfachen PTA (plain old balloon angioplasty, POBA) assoziiert. Eine DES-Erststrategie zeigte die höchste primäre Offenheit nach 1 Jahr (79 %), gefolgt von einer DCB-Erststrategie (74 %). Nach 2 Jahren war DCB die dominante Strategie mit der höchsten Offenheit und den geringsten Kosten aller Vorgehensweisen. Die Offenheitsraten über alles waren zwischen DCB (89 %), DES (87 %) und BMS [Bare-metal Stent] (83 %) ähnlich. Wegen der Kosten der Reinterventionen erwies sich jedoch der DCB als die führende Strategie. Es ließ sich folgern, dass der DCB eine kosteneffektive Strategie für endovaskuläre Interventionen in der A. femoralis superficialis darstellt. Irgendeine zusätzliche Effektivität des DES wird nur durch hohen Preis und Risiken einer Stentimplantation erreicht. Allerdings senkt die Verwendung von mehr als 1 DCB bei der Intervention die Kosteneffektivität signifikant. Nach 2 Jahren erwies sich eine DCB-Strategie noch eindeutiger als die kosteneffektivste Indexstrategie mit den niedrigsten Kosten insgesamt und den höchsten Offenheitsraten über diesen Zeithorizont.

Eine Metaanalyse von Katsanos et al. (2018) kam auf Basis von 28 RCTs und 4663 Patienten (davon 89 % mit IC) zu dem Ergebnis, dass bei endovaskulärer Therapie femoropoplitealer Läsionen unter Verwendung Paclitaxel-beschichteter Ballons und Stents die Sterblichkeit der Patienten jeglicher Ursache im Vergleich zu Interventionen mit nicht-beschichteten Devices jenseits des ersten Jahres nach Intervention erhöht ist. Dies hat zu verschiedenen Publikationen Anlass gegeben:

Nordanstig et al. (2020) führten eine ungeplante Zwischenauswertung der randomisierten SWEDPAD-Studie durch. In die Studie waren sowohl Patienten mit IC als auch mit kritischer Extremitäten-bedrohender Ischämie (CLTI) eingeschlossen worden.

1149 Patienten waren endovaskulär mit medikamentenbeschichteten Devices behandelt worden, 1140 mit unbeschichteten Devices. In einer mittleren Nachbeobachtungszeit von 2,49 Jahren starben 25,5 % der Patienten in der Gruppe mit den beschichteten und 24,6 % in der Gruppe mit den unbeschichteten Devices (kein signifikanter Unterschied). Es gab auch keine Unterschiede zwischen den Gruppen, wenn nach IC und CLTI unterschieden wurde.

In der SAFE-PAD (Safety Assessment of Femoropopliteal Endovascular Treatment With Paclitaxel-Coated Devices)-Studie untersuchten Secemsky et al. (2021) retrospektiv die Frage, ob medikamentenbeschichtete Devices (Ballons und Stents) bei femoropoplitealen endovaskulären Eingriffen den nicht-beschichteten Devices hinsichtlich Sterblichkeit bei Medicare-Patienten nicht unterlegen sind. 168.553 Patienten, behandelt in 2978 Institutionen, gingen insgesamt in die Studie ein. 70.584 (41,9 %) Patienten wurden mit medikamentenbeschichteten Devices (DCDs) behandelt. Die mediane Nachbeobachtungszeit betrug 2,72 Jahre, längstens 5,16 Jahre. Die kumulative Inzidenz der Sterblichkeit jeglicher Ursache war 53,8 % bei DCDs und 55,1 % bei Nicht-DCDs (HR 0,95; 95 % CI, 0,94–0,97; nicht-unterlegen, p < 0,001). In den Subgruppen (Stents, Ballons, CLI und nicht-CLI) wurde ebenfalls keine Unterlegenheit festgestellt. DCDs waren demnach hinsichtlich der Sterblichkeit den nicht-DCDs nicht unterlegen. Die Studie soll bis 5 Jahr Follow-up fortgesetzt werden.

Bertges et al. (2020) untersuchten die Sterblichkeit nach Paclitaxel-beschichteter Ballonangioplastie und Stenting von A. femoralis superficialis und poplitea bei insgesamt 8376 Patienten der VQI. Verglichen wurde die 1-Jahressterblichkeit bei Ballonangioplastie (n = 2104) vs. Paclitaxel-beschichtete Ballonangioplastie (n = 3543), Bare-Metal-Stenting (n = 2045) und Paclitaxel-freisetzenden Stents (n = 684). Nichtadjustiert war die Sterblichkeit bei Patienten mit IC und Paclitaxel-beschichteter Ballonangioplastie oder Stent mit 1,6 % niedriger als bei Verwendung von nicht-Paclitaxel-Devices (4,4 %). Dies galt auch für Patienten mit kritischer Extremitätenischämie (Sterblichkeit 12,8 % [Paclitaxel] vs. 15,5 % [nicht-Paclitaxel]). Nach Adjustierung (Propensity-Score-Matching) der Daten war der Unterschied zwischen Paclitaxel-beschichteten Devices und nicht-beschichteten Devices nur noch bei kritischer Extremitätenischämie nachweisbar. In diesem Register war demnach die Sterblichkeit von Patienten mit femoropoplitealer Intervention unter Verwendung von Paclitaxel-beschichteten Devices ähnlich, wenn nicht sogar besser als bei Verwendung unbeschichteter Devices.

Zum Langzeitüberleben nach femoropoplitealer Revaskularisation mit Paclitaxel-beschichteten Devices (PCDs) liegt auch eine Auswertung deutscher Krankenkassendaten (BARMER) vor (Behrendt et al. 2020). Es handelte sich um 37.914 Patienten (CLTI n = 14.792; IC n = 23.122), von denen 21.546 Propensity-Score gematcht wurden. PCDs waren nach 5 Jahren bei CLTI mit einem besseren Überleben über alles, amputationsfreiem Überleben und Freiheit von größeren kardiovaskulären Ereignissen assoziiert im Vergleich zu den unbeschichteten Devices. In der IC-Kohorte war die Sterblichkeit signifikant niedriger bei Verwendung von medikamentenbeschichteten Ballons (DCBs) oder kombiniert von DCBs und medikamentenfreisetzenden Stents (DES).

In der Veterans Health Administration-Datenbank wurde kein erhöhtes Risiko an Langzeitsterblichkeit bei Verwendung von Paclitaxel-beschichteten Devices (PCDs; Stent oder Ballon) vs. nicht-beschichtete Devices beobachtet (Gutierrez et al. 2021). 10.505 Patienten unterzogen sich einer femoropoplitealen endovaskulären Intervention, 2265 (21,6 %) mit PCDs und 8240 (78,4 %)

mit keinen PCDs (Angioplastie oder Bare-Metal-Stent). Die Überlebensraten nach 2 Jahren (77,4 % vs. 79,7 %) und 3 Jahren (70,7 % vs. 71,8 %) waren zwischen beiden Gruppen (PCDs und keine PCDs) ähnlich. Die adjustierte Hazard Ratio für Tod jeglicher Ursache (PCDs versus keine-PCDs) betrug 1,06 (95 % CI, 0,95–1,18; p = 0,3013). Demnach waren auch die Todesursachen ähnlich. In diesem Register bestand kein erhöhtes Sterblichkeitsrisiko im Langzeitverlauf bei Verwendung von PCDs.

Eine Auswertung der VOYAGER PAD (Vascular Outcomes Study of ASA [acetylsalicylic acid] Along with Rivaroxaban in Endovascular or Surgical Limb Revascularization for PAD)-Studie (Hess et al. 2021) fand ebenfalls keine erhöhte Sterblichkeit bei Verwendung DCDs. In dieser Studie wurden unter 4316 Patienten mit Revaskularisation der unteren Extremitäten 3478 (80,6 %) wegen Claudicatio behandelt, 1342 (31,1 %) mit DCDs. Der mittlere Nachbeobachtungszeitraum betrug 31 Monate. DCDs waren nicht mit der Sterblichkeit (HR 0,95; 95 % CI: 0,83–1,09) oder MALE (major adverse limb event) (HR: 1,08; 95 % CI: 0,90–1,30) assoziiert. Jedoch war die Rate an ungeplanten Extremitäten-Revaskularisationen bei Verwendung von DCDs reduziert (21,5 % vs. 24,6 %).

In einer weiteren Metaanalyse randomisierter Studien sind Katsanos et al. (2022) dem Majoramputationsrisiko bei Verwendung Paclitaxel-beschichteter-Ballons (PCB) nachgegangen. Basis waren 21 RCTs, Stichtag der Literaturrecherche der 20. Februar 2021. 3760 Extremitäten gingen in die Auswertung ein, medianes Follow-up 2 Jahre. Es handelte sich in 48 % um CLTI- und in 52 % um IC-Patienten. Die Majoramputationsrate machte im Paclitaxel-Arm 4 % (87/2216 Extremitäten) aus, im Kontrollarm 2,7 % (41/1544 Extremitäten). Das Amputationsrisiko war im Paclitaxel-Arm signifikant höher (Hazard Ratio (HR) 1,66 (95 % CI 1,14–2,42;

p = 0,008). Das erhöhte Risiko galt sowohl für femoropopliteale als auch infrapopliteale Eingriffe. Die „number needed to harm" war 35 Eingriffe bei CLTI. Die Autoren erklärten den negativen Effekt von PCB mit dem Abschwemmen von zytototoxischen Emboliepartikeln. Die Widersprüche der Ergebnisse dieser Metaanalyse randomisierter Studien im Vergleich zu den Ergebnissen der Register bleiben abzuklären.

11.2.4 Spezielle Fragestellungen

Intermittierende Hochdruck-Kompressionstherapie

Oresanya et al. (2018) erstellten eine systematische Übersicht zu der Frage, inwieweit bei Patienten mit IC eine intermittierende Hochdruck-Kompressionstherapie von Unterschenkel und Fuß therapeutische Effektivität besitzt. Es handelte sich in den von ihnen analysierten 8 kontrollierten Studien meistens um eine pneumatische Kompression der Waden, ähnlich der zur Prophylaxe tiefer Venenthrombosen, wobei die Geräte aber mit höherem Druck (>100 mm Hg) arbeiteten. Die tägliche Behandlungsdauer waren 2 bis 4 Stunden, die Behandlungen erstreckten sich über 3 bis längstens 12 Monate. Mit der Kompressionstherapie ließ sich die maximale Gehstrecke im Mittel um 125 m im Vergleich zu den Kontrollen verlängern, so dass die Autoren die Hochdruck-Kompressionstherapie neben der überwachten Übungstherapie durchaus als eine Alternative bei konservativer Behandlung der IC ansahen. Hauptkritikpunkt bei der Bewertung der Methode ist jedoch die kleine Zahl der bisher dokumentierten Behandlungen, in diese Analyse konnten insgesamt lediglich 290 Patienten eingeschlossen werden, von denen 192 der Hochdruck-Kompressionsbehandlung zugewiesen wurden.

11.3 Fazit für die Praxis

Übersicht

1.) Bei Patienten mit IC sind die Modifikation der Risikofaktoren und die Sekundärprävention kardiovaskulärer Erkrankungen die wichtigsten Therapieoptionen.
2.) In einem Stufenkonzept wird bei entsprechendem Leidensdruck zunächst die überwachte Bewegungstherapie dem Patienten als Behandlungsmaßnahme empfohlen. Es folgen im Therapiealgorithmus bei anatomischer Eignung des Befundes die endovaskuläre Intervention und dann als 3. Option der offene chirurgische Eingriff.
3.) Bei IC liefert im Segment der A. femoralis communis die offene Endarteriektomie einen größeren Nettobenefit als die endovaskuläre Intervention.
4.) Im infrapoplitealen Segment ist die invasive Intervention zur Behandlung der IC von unklarem Nutzen und kann schädlich sein.
5.) Das in Metaanalysen gefundene höhere Sterblichkeits– und Majoramputationsrisiko bei Verwendung Paclitaxel-beschichteter Ballons und Stents wurde in den klinischen Registererhebungen bisher nicht bestätigt.

11.4 Perioperatives Management

Vorbemerkung: Die Ausführungen zum perioperativen Management gelten gleichermaßen für Patienten mit Claudicatio intermittens (IC) und Patienten mit kritischer Extremitätenischämie (CLI).

11.4.1 Antithrombotische Therapie

Leitlinien

Die Leitlinien der ESC/ESVS (Aboyans et al. 2018) geben folgende Empfehlungen zur antithrombotischen Therapie bei PAVK:

- Die Langzeit-Monotherapie mit Thrombozytenaggregationshemmern (SAPT = single antiplatelet therapy) wird für symptomatische Patienten empfohlen. (Klasse I-Empfehlung/Evidenzgrad A)
- Langzeit-SAPT wird für alle Patienten mit stattgehabter Revaskularisation empfohlen. (Klasse I-Empfehlung/Evidenzgrad C)
- SAPT wird nach infrainguinaler Bypasschirurgie empfohlen. (Klasse I-Empfehlung/Evidenzgrad A)
- Bei Patienten, die eine Thrombozytenaggregationshemmung benötigen, kann Clopidogrel Aspirin vorgezogen werden. (Klasse IIb-Empfehlung/Evidenzgrad B)
- Vitamin-K-Antagonisten können nach infrainguinalem autologem Venenbypass in Betracht gezogen werden. (Klasse IIb-Empfehlung/Evidenzgrad B)
- Eine duale Thrombozytenaggregationshemmung (DAPT) mit Aspirin und Clopidogrel für wenigstens 1 Monat sollte nach infrainguinaler Stentimplantation in Betracht gezogen werden. (Klasse IIa-Empfehlung/Evidenzgrad C)
- Eine DAPT mit Aspirin und Clopidogrel kann bei Prothesenbypässen unterhalb des Knies in Betracht gezogen werden. (Klasse IIb-Empfehlung/Evidenzgrad B)

Die Empfehlungen dieser Leitlinie zur antithrombotischen Behandlung von PAVK-Patienten, die orale Antikoagulanzien benötigen, lauten:

- Bei Patienten mit PAVK und Vorhofflimmern wird eine orale Antikoagulation empfohlen, wenn der CHA$_2$DS$_2$-VASc-Score ≥ 2 ist. (Klasse I-Empfehlung/Evidenzgrad A)

Anmerkung: der CHA2DS2-VASc-Score wird wie folgt kalkuliert: [Congestive heart failure (Herzinsuffizienz) in der Anamnese (1 Punkt), *H*ypertonus (1 Punkt), *A*lter >75 Jahre (2 Punkte), *D*iabetes mellitus (1 Punkt), *S*chlaganfall oder TIA oder arterielle Thromboembolie anamnestisch (1 Punkt), vaskuläre Erkrankung anamnestisch (1 Punkt), Alter 65–74 Jahre (1 Punkt), Geschlecht [c] (1 Punkt für weiblich)]

- Bei allen anderen Patienten mit PAVK und Vorhofflimmern sollte eine orale Antikoagulation erwogen werden. (Klasse IIa-Empfehlung/Evidenzgrad B)
- Bei Patienten mit PAVK, bei denen eine Indikation für orale Antikoagulantien besteht (z. B. Vorhofflimmern oder eine mechanische Klappenprothese), sollten orale Antikoagulantien allein erwogen werden. (Klasse IIa-Empfehlung/Evidenzgrad B)
- Nach einer endovaskulären Revaskularisation sollten Aspirin oder Clopidogrel zusätzlich zu einer oralen Antikoagulation für wenigstens 1 Monat in Betracht gezogen werden, wenn das Blutungsrisiko verglichen mit dem Risiko eines Stent-/Graft-Verschlusses gering ist. (Klasse IIa-Empfehlung/Evidenzgrad C)
- Nach einer endovaskulären Revaskularisation sollte eine orale Antikoagulation allein erwogen werden, wenn das Blutungsrisiko verglichen mit dem Risiko eines Stent-/Graft-Verschlusses hoch ist. (Klasse IIa-Empfehlung/Evidenzgrad C)
- Orale Antikoagulation und SAPT können über 1 Monat hinaus bei Patienten mit hohem Ischämierisiko in Betracht gezogen werden oder wenn eine andere feste Indikation für eine Langzeit-SAPT besteht. (Klasse IIb-Empfehlung/Evidenzgrad C)

Übersichten

Zur antithrombotischen Prophylaxe nach infrainguinaler Bypasschirurgie liegt ein Cochrane Review vor (Geraghty und Welch 2011). Danach profitieren Patienten mit infrainguinalem Venenbypass eher von Vitamin-K-Antagonisten als von Thrombozytenaggregations-Inhibitoren. Umgekehrt haben Patienten mit einem Kunststoffbypass einen Nutzen von Thrombozytenaggregations-Inhibitoren (Aspirin). Die Evidenz sei aber nicht schlüssig. Ein zweiter Cochrane Review bestätigte, dass bei Patienten mit Kunststoffbypass Aspirin oder die Kombination von Aspirin/Dipyridamol einen signifikanten positiven Einfluss auf die 12-Monate-Offenheitsrate hat. Bei Patienten mit Venenbypass war diese Annahme jedoch nicht evident (Bedenis et al. 2015). Diese Autoren fanden keinen Unterschied in der primären Bypassoffenheitsrate, wenn Aspirin oder Aspirin mit Dipyridamol mit einem Vitamin-K-Antagonisten verglichen wurden oder wenn Clopidogrel + Aspirin mit Aspirin allein verglichen wurden.

Studien

Bonaca et al. (2020) berichteten über eine doppelblinde randomisierte Studie (Voyager) mit insgesamt 6564 Patienten, die nach einer Revaskularisation der unteren Extremität entweder Aspirin oder Aspirin und Rivaroxaban erhielten. Die Mehrzahl der Patienten wurde endovaskulär, 34,5 % chirurgisch revaskularisiert. In dieser Studie war die Gabe von 2-mal täglich 2,5 mg Rivaroxaban + Aspirin vs. Aspirin allein mit einer signifikant geringeren Inzidenz des Kompositendpunkts aus akuter Extremitätenischämie, Majoramputation, Myokardinfarkt, ischämischer Schlaganfall oder Tod aus kardiovaskulärer Ursache assoziiert (Inzidenz nach 3 Jahren 17,3 % vs. 19,9 %). Das Blutungsrisiko war aber in der Gruppe mit Rivaroxaban höher.

Liang et al. (2017) identifizierten in der VQI-Datenbasis 7612 Patienten mit einem infrainguinalen Bypass mit Anschluss unterhalb des Kniegelenks. Es handelte sich mehrheitlich um Venenbypässe, in 27,5 % um Kunststoffbypässe. 28,6 % der Patienten wurden unter therapeutischer Antikoagulation entlassen. In einer Propensity-gewichteten Analyse unterschieden sich Patienten unter Antikoagulation nach 1 Jahr nicht in primärer und sekundärer Bypassoffenheitsrate sowie amputationsfreiem Überleben von solchen ohne Antikoagulation Auch fand sich kein signifikanter Unterschied in irgendeinem Endpunkt zwischen Patienten, die postoperativ gleichzeitig Aspirin (ASA) und Antikoagulation erhielten im Vergleich zu Patienten, denen nur ASA verabreicht wurde. Im Trend wurde ein Vorteil der Antikoagulation für die primäre Offenheit von Bypässen mit einem zusammengesetzten Venensegment bei Anschluss unterhalb des Kniegelenks gesehen. Bei Kunststoffbypässen war die sekundäre Offenheitsrate unter Antikoagulation signifikant besser. Nachteilig war, dass die Odds für postoperative Wundkomplikationen bei Patienten unter Antikoagulation signifikant höher waren. Die Autoren sahen eine Indikation für die postoperative Antikoagulation bei infrainguinalen Bypässen eher als nicht gegeben an – und wenn ja nur für Patienten mit Kunststoffbypass und Anschluss unterhalb des Kniegelenks.

Über das postoperative Blutungsrisiko und Thromboseraten bei Patienten, die nach einem peripheren Bypass antikoaguliert wurden, berichteten Obi et al. (2020) in einer Erhebung aus Michigan. Die Studie zeigte die wenig standardisierte postoperative Antikoagulation, sie wurde nach Einschätzung des Chirurgen bei Hochrisikopatienten (z. B. Patienten mit Kunststoffbypass unterhalb des Knies und Re-Bypass) verordnet. 7685 von 9682 Patienten erhielten keine Antikoagulation, bei 1379 Patienten wurden postoperativ Vitamin-K-Antagonisten und bei 618 Patienten direkte orale Antikoagulantien (DOACs) verabreicht. Bewertet wurde in dieser Arbeit das Risikoprofil von DOACs im Vergleich zu Vitamin-K-Antagonisten. Hinsichtlich der Krankenhaus-Wiederaufnahmerate wegen Antikoagulationskomplikationen, Bypass-Thrombektomien, Majoramputationen oder Bypassoffenheitsraten nach 1 Jahr unterschieden sich beide Gruppen nicht, jedoch war die Transfusionsrate innerhalb 30 Tagen unter DOACs geringer als unter Vitamin-K-Antagonisten und die Krankenhausaufenthaltsdauer war kürzer. Die Studie sprach dafür, eventuell DOACs Vitamin-K-Antagonisten vorzuziehen.

In der Datenbasis der VQI der Jahre 2003 bis 2018 identifizierten Belkin et al. (2021) 13.020 Patienten mit infrainguinalem Bypass. 52,2 % der Patienten wurden mit einer Aspirin-Monotherapie entlassen, 47 % mit dualer Thrombozytenaggregationshemmung (DAPT). Der Prozentsatz an Patienten mit DAPT nahm über die Jahre signifikant zu, von 10,6 % im Jahr 2003 auf 60,6 % im Jahr 2018. Patienten mit DAPT stellten eine Risikokohorte dar, mit mehr Komorbiditäten und Bypässen mit höheren Risikomerkmalen (mehr distale Anschlüsse und mehr Kunststoffbypässe). Nach Adjustierung dieser Unterschiede zeigten sich in der multivariablen Cox-Regressionsanalyse zwischen Aspirin-Monotherapie und DAPT keinerlei Unterschiede in der primären, primär-assistierten und sekundären Offenheit der Bypässe. In der Subgruppenanalyse war jedoch die DAPT einer Monotherapie bei Einsatz von Kunststoffbypässen hinsichtlich der Offenheitsraten signifikant überlegen. Wie das längerfristige Blutungsrisiko bei Patienten mit DAPT im Vergleich zur Aspirin-Monotherapie ist, konnten die Autoren aber aufgrund der Datenbankstruktur nicht eruieren. Gleiches galt für die Dauer der DAPT, die in dieser Kohorte mehrheitlich wenigstens bis zum Follow-up nach 1 Jahr fortgesetzt wurde.

11.4.2 Statintherapie

Leitlinien

Die Leitlinien der European Society of Cardiology (ESC) und der European Society for Vascular Surgery (ESVS) empfehlen bei allen Patienten mit pAVK die Statinapplikation (Klasse I-Empfehlung, Evidenzlevel A) (Aboyans et al. 2018). Und weiter:

- Bei Patienten mit pAVK wird es empfohlen, das LDL-Cholesterin auf unter <1,8 mmol/L (70 mg/dl) zu reduzieren oder es um ≥50 % abzusenken, falls die Basiswerte 1,8–3,5 mmol/L (70–135 mg/dl) betragen.

Studien

Suckow et al. (2015) berichteten über 2067 Patienten mit infrainguinalem Bypass, 67 % mit CLI. 74 % der Patienten erhielten perioperativ und im 1. Jahr nach dem Eingriff Statine. Mittels Propensity-Score bildeten die Autoren zwei Gruppen zu je 431 Patienten, die entweder langfristig mit Statinen behandelt wurden oder diese nie einnahmen. CLI-Patienten unter Statinen hatten das signifikant bessere Überleben, jedoch wurden die Bypassverschlussrate und die Amputationsrate nach 1 Jahr nicht von der Statintherapie beeinflusst. Zu einem ähnlichen Ergebnis kamen Stavroulakis et al. (2017) in der CRITISCH-Studie, in der Patienten mit CLI sowohl offen als auch endovaskulär behandelt wurden. Patienten unter Statinen zeigten das bessere amputationsfreie Überleben und eine geringere Sterblichkeit, jedoch hatte die Statintherapie keinen Einfluss auf das Schicksal der behandelten Extremität. Im Gegensatz hierzu sahen Peters et al. (2020) bei retrospektiver Analyse von Krankenkassendaten, darunter 4224 Patienten mit CLI, nach Revaskularisation im 5-Jahres-Follow-up das geringere Amputationsrisiko und ein besseres Patientenüberleben unter Statinbehandlung

Arya et al. (2018a) stellten eine Auswertung der Veterans Affairs Datenbasis vor. Gut ein Viertel (28 %) von 155.647 Patienten mit inzidenteller pAVK standen nicht unter Statintherapie (medianes Follow-up 5,9 Jahre). Von diesen 45.503 Patienten erhielten 28.351 eine Thrombozytenaggregationshemmung (18,2 % des Gesamtkrankenguts). Im adjustierten Cox-Modell waren die Patienten unter hochdosierter Statintherapie mit einem geringeren Amputations- und Sterblichkeitsrisiko assoziiert im Vergleich zu Patienten, die lediglich Thrombozytenaggregationshemmer einnahmen. Auch eine niedrig bis mäßig dosierte Statinbehandlung führte zu einer signifikanten Senkung des Amputations- und Sterblichkeitsrisikos im Vergleich zu keinen Statinen (nur Thrombozytenaggregationshemmung), aber die Größe des Effektes war signifikant schwächer im Vergleich zur hochdosierten Statinbehandlung (p < 0,001). Die Assoziation zwischen hochdosierter Statinbehandlung und geringerer Amputations- und Sterblichkeitsrate ließ sich in einem Propensity-Score gematchten Vergleich bestätigen. Die Autoren betonten, dass dies die erste populationsbasierte Studie sei, die demonstrierte, dass eine hoch-intensive Statinbehandlung zum Zeitpunkt der Diagnosestellung einer pAVK mit einer signifikanten Reduktion von Amputation und Sterblichkeit einhergeht im Vergleich zu Patienten mit mäßig- bis niedrig-intensiver Statintherapie sowie im Vergleich zu Patienten, die ausschließlich unter Thrombozytenaggregationshemmern ste-

hen. Die Botschaft ist, dass Patienten, bei denen eine pAVK diagnostiziert wird, der höchst-intensiven Statinbehandlung unterzogen werden sollten, die toleriert wird, um so ihr Amputations- und Sterblichkeitsrisiko langfristig zu reduzieren. In dieser Erhebung wurde die Intensität der Statintherapie entsprechend den Leitlinien der AHA/ACC 2013 definiert (Stone et al. 2014), das Schema ist in ◘ Tab. 11.2 wiedergegeben.

Moore et al. (2020) berichteten über eine Kohorte von 105.628 Patienten der VQI mit Revaskularisierung ganz unterschiedlicher Gefäßregionen (Carotisstenosen, Bauchaortenaneurysmen, pAVK). In dieser Kohorte zeigten Patienten, die die Statintherapie einhielten, ein Überleben von 91 % nach 5 Jahren, was signifikant besser war als das von Patienten, die einen Statin-Non-Compliance aufwiesen oder Statine nicht tolerierten (5-Jahresüberleben 87 %). Die Botschaft war, den Gefäßpatienten über die Sinnhaftigkeit der Statintherapie aufzuklären

11.4.3 Betablocker

Leitlinien

In den Leitlinien der ESC/ESVS (Aboyans et al. 2018) wird vermerkt: Beta-Blocker sind bei Patienten mit pAVK nicht kontraindiziert, da sie die Gehstreckenkapazität bei milder und mäßiger pAVK nicht verändern. Trotzdem sollten sie bei Patienten mit CLTI vorsichtig verschrieben werden.

◘ **Tab. 11.2**   Statinintensität entsprechend den 2013 AHA/ACC-Lipidleitlinien. (Stone et al. 2014)

Hoch-intensive Statine	Mäßig-intensive Statine	Niedrig-intensive Statine
Atorvastatin 40–80 mg Rosuvastatin 20–40 mg	Atorvastatin 10–20 mg Rosuvastatin 5–10 mg Simvastatin 20–40 mg Pravastatin 40–80 mg Lovastatin 40 mg Fluvastatin XL 80 mg Fluvastatin 40 mg bid Pitavastatin 2–4 mg	Simvastatin 10 mg Pravastatin 10–20 mg Lovastatin 20 mg Fluvastatin 20–40 mg Pitavastatin 1 mg

Studien

Zur präoperativen Betablockade bei Patienten mit CLI liegt eine Erhebung der NSQIP-Datenbank mit 11.785 Revaskularisationen (7408 Bypässe/4377 endovaskuläre Interventionen) vor (Shannon et al. 2019). 7365 Patienten erhielten präoperativ Betablocker, 4541 (61,7 %) bei offenem Bypass und 2824 (64,5 %) in der endovaskulären Gruppe (p < 0,01). MACE (Schlaganfall, Herzinfarkt oder Tod) und Herzinfarkt waren bei präoperativer Betablockade signifikant höher (MACE 5,8 % vs. 3,4 % [p < 0,0001], Herzinfarkt 3,1 % vs. 1,8 % [p < 0,0001]). Ob die präoperative Betablockade nun tatsächlich das Outcome negativ beeinflusste oder nur ein Marker für Patienten mit schwerer Koronargefäßerkrankung war, ließen die Autoren offen. Zurückhaltung bei der Behandlung mit Betablockern ist aber bei CLI-Patienten demnach geboten. Es bestätigten sich damit die Ergebnisse von Scali et al. (2015) bei Analyse der VQI-Datenbank, in der die präoperative Betablockade bei Patienten mit peripherem Bypass die Rate an MACE nicht senken konnte und bei einigen Subgruppen sogar erhöhte.

11.4.4 Antihypertensive Therapie

Leitlinien

In den Leitlinien der ESC/ESVS heißt es (Aboyans et al. 2018):

- Bei Patienten mit PAVK und Bluthochdruck wird empfohlen, den Blutdruck auf <140/90 mmHg zu kontrollieren. (Klasse I-Empfehlung/Evidenzgrad A)
- ACE (Angiotensin-Converting-Enzyme) – Inhibitoren oder ARBs (Angiotensin-Rezeptor-Blocker) sollten als Erstlinien-Therapie bei Patienten mit PAVK und Bluthochdruck angesehen werden. (Klasse IIa-Empfehlung/Evidenzgrad B)

Studien

Über den Nutzen einer Behandlung von Patienten mit CLTI, die sich einem Gefäßeingriff (Bypass oder endovaskulär) unterziehen, mit Inhibitoren des Renin-Angiotensin-Systems (RAS) berichteten Bodewes et al. (2018) anhand einer Kohorte von 1161 Patienten (1303 Extremitäten). 52 % der Patienten wurden mit RAS-Inhibitoren entlassen, 67 % mit hochdosierter, 33 % mit niedrigdosierter Therapie. Nach Adjustierung der Daten zeigte sich, dass die Verwendung von RAS-Inhibitoren mit geringerer Spätletalität assoziiert war. Dies galt aber nur für Patienten mit hochdosierter RAS-Inhibitor-Therapie (HR 0,70; 95 % CI 0,57–0,86), während die niedrig-dosierte RAS-Inhibitor-Therapie mit keiner geringeren Sterblichkeit assoziiert war (HR 0,95; 95 % CI 0,73–1,24) im Vergleich zu Patienten, denen keine RAS-Inhibitoren verschrieben wurden. Diese Assoziation blieb signifikant, wenn man hochdosierte mit niedrigdosierter RAS-Inhibitor-Behandlung verglich. Auf die Rate an größeren unerwünschten Extremitätenereignissen, Majoramputationsrate oder Reinterventionsrate hatte die RAS-Inhibitor-Therapie keinen Einfluss. Die Botschaft war, bei diesen Patienten mit hoher Komorbidität RAS (falls indiziert) in hoher Dosierung zu verabreichen.

Dem Wert einer Therapie mit RAS-Inhibitoren bei 11.331 Patienten (12.433 Extremitäten), die sich einer peripheren endovaskulären Intervention bei CLTI unterzogen, gingen Khan et al. (2020) anhand des VQI-Registers nach. Sie bildeten zwei Propensity-Score gematchte Gruppen (RAS-Inhibitoren vs. keine Inhibitoren). Die Analyse der Überlebensraten ergab eine signifikant verbesserte 5-Jahresüberlebensrate (81,8 % vs. 79,9 %; p = 001) über alle und ein signifikant verbessertes amputationsfreies Überleben (73 % vs. 71,5 %; p = 0,04) in der RAS-Inhibitor-Gruppe, aber keine Unterschiede in der Beinerhaltungsrate (88,3 % vs.

88,1 %; p = 0,56). Der Nutzen der RAS-Inhibitor-Therapie beschränkte sich demnach auf die Überlebensrate, auf den Beinerhalt hatte die Behandlung hingegen keinen Einfluss. Gleichwohl unterstützen die Daten den großzügigen Einsatz von RAS-Inhibitoren bei Patienten, die zur Intervention bei CLTI vorgesehen sind.

11.4.5 Diabetes/ Blutzuckerkontrolle

Leitlinien

In den Leitlinien der ESC/ESVS heißt es (Aboyans et al. 2018):
- Bei diabetischen Patienten mit PAVK wird eine strenge Blutzucker-Kontrolle empfohlen. (Klasse I-Empfehlung/ Evidenzgrad C)

Studien

Singh et al. (2019) berichteten über 7727 Patienten mit Diabetes und infrainguinalem Bypass, die in der Datenbank der VQI der Jahre 2012 bis 2017 erfasst wurden und bei denen die präoperativen HbA1c-Werte bestimmt wurden. Patienten mit HbA1c-Werten von 8,0 % und größer wiesen ein erhöhtes Risiko für unerwünschte Extremitätenereignisse auf (Odds Ratio 1,37). Dies war aber nur bei Patienten ohne kritische Extremitätenischämie nachweisbar. Eine Beziehung zwischen höheren HbA1c-Werten und unerwünschten kardialen Ereignissen oder Tod ließ sich nicht nachweisen. Die Autoren folgerten, dass bei Diabetikern, die für einen peripheren Bypass bei nicht-ischämischer Extremität vorgesehen sind, ein HbA1c-Wert unter 8,0 % angestrebt werden sollte.

Eine weitere Kohorte der VQI-Datenbank umfasste 27.988 Patienten (30.813 Operationen) mit infrainguinalem Bypass, davon 26 % mit unkontrolliertem Diabetes (McGinigle et al. 2020). Patienten mit HbA1c >10 % hatten ein erhöhtes Risiko um 81 % für MACE und 31 % für MALE innerhalb 30 Tagen nach Revaskularisation, verglichen mit Patienten ohne Diabetes. Verglichen mit Patienten mit einem HbA1c 7 % bis 10 %, wiesen Patienten mit einem HbA1c >10 % mehr Komplikationen insgesamt (23 % vs. 20 %; p = 0,03), mehr MALE (20 % vs. 17 %; p = 0,002) und mehr Majoramputationen auf (3 % vs. 2 %; p = 0,01). Patienten mit weniger schwerem/ kontrolliertem Diabetes (HbA1c <7 %) hatten ähnliche Komplikationsraten wie Nichtdiabetiker. Die Daten weisen darauf hin, dass präoperativ versucht werden sollte, das Diabetes-Management bei Patienten mit infrainguinalem peripherem Bypass zu verbessern, um so das operative Ergebnis zu optimieren.

Dem Wert der Blutzuckerkontrolle und HbA1c-Bestimmung gingen Arya et al. (2018b) anhand einer Kohorte der Veterans Affairs Datenbank mit 26.799 Patienten nach, die wegen pAVK revaskularisiert wurden, ca. ein Drittel offen, zwei Drittel endovaskulär. Die Autoren demonstrierten, dass erhöhte perioperative HbA1c-Werte mit einer höheren Inzidenz an langfristigen Amputationen und MALE assoziiert waren. Dabei bestand eine Dosis-Wirkungsbeziehung zwischen HbA1c-Spiegeln (<6,0 %, 6,1 %–7,0 %, 7,1 %–8,0 % und >8,0 %) und der Rate an unerwünschten Extremitätenereignissen. Patienten mit der schlechtesten Blutzuckerkontrolle (HbA1c >8,0 %) hatten langfristig ein doppelt so hohes Risiko an Amputationen und 33 % höheres Risiko an MALE verglichen mit Patienten mit normalen HbA1c-Spiegeln. Es ergab sich daraus die Empfehlung, alle Patienten, bei denen eine periphere Revaskularisation vorgesehen ist, anhand des HbA1c zu screenen, zumal bei einem beträchtlichen Teil der Patienten der Diabetes nicht diagnostiziert war. Ein HbA1c <7 % sollte präoperativ angestrebt werden.

11.4.6 Präoperative Anämie/ Bluttransfusion

Leitlinienempfehlungen hierzu gibt es nicht.

Studien

In der NSQIP-Datenbasis identifizierten Bodewes et al. (2017) 5081 Patienten mit peripherem Bypass bei CLTI, von denen 741 (15 %) eine schwere (Hämatokrit, Hkt <29 %), 1317 (26 %) eine mäßige (Hkt 29,1 %–34 %), 1516 (30 %) eine milde (Hkt 34,1 %–39 %) und 1507 (30 %) keine Anämie (Hkt >39 %) aufwiesen. Die perioperative Letalität war bei Patienten mit schwerer (3,1 %) und mäßiger Anämie (3,0 %) höher, verglichen mit Patienten ohne Anämie (0,7 %). Zusätzlich ließ sich die Anämie zu der Rate an größeren kardiovaskulären Ereignissen assoziieren. Die schwere Anämie war unabhängig mit der Majoramputationsrate assoziiert verglichen mit keiner Anämie (6,9 % vs. 3,2 %). In dieser Kohorte wurde die Sterblichkeit der Patienten mit präoperativer Anämie nicht davon beeinflusst, ob die Patienten Bluttransfusionen erhielten oder nicht, während MACE signifikant höher bei den Patienten war, die bei präoperativer Anämie Bluttransfusionen erhielten. Die Daten demonstrieren den Bedarf an einer Definition klarer Grenzwerte für die Indikation zur Bluttransfusion bei Patienten mit CLTI. Gleichzeitig wurden indirekt die Ergebnisse von Tan et al. (2013) bestätigt, die bei Patienten mit Bypass an der unteren Extremität die Bluttransfusionsrate mit Bypassthromboserate und perioperativer Wundinfektionsrate assoziiert fanden.

11.4.7 Anästhesie

Leitlinienempfehlungen hierzu gibt es nicht.

Studien, Review

Ein Cochrane Review (Barbosa et al. 2013) überprüfte die Studienlage hinsichtlich des Vergleichs von neuroaxialer Anästhesie (Spinal- oder Epiduralanästhesie) vs. andere Anästhesieformen bei arteriellen offenen Revaskularisationen an der unteren Extremität. Die Autoren kamen zu dem Schluss, dass die vorhandene Evidenz nicht ausreicht, um wesentliche Unterschiede im Outcome bei neuroaxialer Anästhesie vs. Allgemeinanästhesie auszuschließen. Die neuroaxiale Anästhesie kann die Pneumonierate senken. Hinsichtlich Sterblichkeit, Herzinfarkt, Amputationsrate oder seltenere Parameter können keine Schlüsse gezogen werden.

30-Tagesterblichkeit und Morbidität bei 14.788 Patienten mit infrainguinalen Bypässen wurden von Singh et al. (2006) anhand der National Surgical Quality Improvement Program (NSQIP) – Datenbank in Abhängigkeit von dem Anästhesieverfahren (Allgemeinanästhesie n = 9757; Spinalanästhesie n = 2848; Epiduralanästhesie n = 2183) überprüft. In dieser Untersuchung war die Spinalanästhesie mit einer signifikant höheren Bypassoffenheitsrate nach 30 Tagen und weniger unerwünschten kardialen Ereignissen bei Patienten ohne Herzinsuffizienz, mit einer geringeren Pneumonierate und weniger Reeingriffen im Vergleich zur Allgemeinanästhesie assoziiert. Zwischen Epiduralanästhesie und Spinalanästhesie gab es keine Unterschiede außer in der Reeingriffsrate (geringer bei Spinalanästhesie). Hinsichtlich 30-Tageletalität und Länge des Krankenhausaufenthaltes unterschieden sich die drei Gruppen aber nicht. Die Autoren sahen auf Basis dieser Daten die Regionalanästhesie als das bessere Vorgehen im Vergleich zur Allgemeinanästhesie an. Im Gegensatz hierzu kamen Ghanami et al. (2013) bei Analyse von 5642 Patienten mit infrainguinalen Bypässen bei CLTI – ebenfalls NSQIP-Datenbasis – zu dem Ergebnis, dass die Regionalanästhesie keine signifikanten Vorteile vor der Allgemeinanästhesie habe, hinsichtlich Morbidität, Sterblichkeit und Krankenhausaufenthaltsdauer wurden keine Unterschiede in Abhängigkeit vom Anästhesieverfahren gefunden.

Eine dritte Kohortenstudie ist die der Vascular Quality Initiative (VQI) (Sgroi et al. 2019). Es handelte sich um insgesamt 15.997 Patienten mit CLTI, die mit einem infrainguinalem Bypass versorgt wurden. 96,5 % der Patienten erhielten eine Allgemeinanästhesie und nur 3,5 % eine Regionalanästhesie. In dieser Erhebung nahm der Anteil der Regionalanästhesien über die Zeit kontinuierlich ab, von 4,6 % im Jahr 2011 auf nur noch 2,6 % im Jahr 2016. Gleichwohl waren die postoperativen Ergebnisse bezüglich akuter Herzinsuffizienz, Nierendysfunktion und Länge des Krankenhausaufenthaltes unter Regionalanästhesie besser. Hinsichtlich Schlaganfall, Herzinfarkt, pulmonalen Komplikationen und Sterblichkeit gab es aber keine signifikanten Unterschiede. Die Regionalanästhesie war nach Meinung der Autoren demnach eine sichere Option bei infrainguinalen Bypässen, speziell bei älteren Patienten mit zugrundeliegenden pulmonalen Problemen.

Einen Rückgang der neuroaxialen Anästhesieverfahren im Vergleich zur Allgemeinanästhesie um 17 % beobachteten auch Roberts et al. (2020) in einer Kohortenstudie aus der Provinz Ontario, Canada der Jahre 2002 bis 2015. In dieser Untersuchung wurde bei 20.988 Patienten mit chirurgischer Revaskularisation der unteren Extremitäten in 30,7 % eine Regionalanästhesie vorgenommen, bei 69,3 % eine Allgemeinanästhesie. Die 30-Tageletalität wurde mit 3,2 % bei Regionalanästhesie und 4,4 % bei Allgemeinanästhesie angegeben. In einer multivariablen Analyse war die neuroaxiale Anästhesie mit einer absoluten Risikoreduktion der 30-Tagesterblichkeit von 0,72 % (95 % Konfidenz-Intervall 0,65 % bis 0,79 %; Odds Ratio 0,68) assoziiert. Die Zahl der zu behandelnden Fälle, um einen Todesfall zu verhindern, machte 139 aus. Zusätzlich zeigten Patienten unter neuroaxialer Anästhesie die geringere Rate an kardiopulmonalen und renalen Komplikationen. Die Daten favorisierten eindeutig die Regionalanästhe-

sie bei chirurgischer Revaskularisation der unteren Extremitäten.

Kikuchi et al. (2019) berichteten über die Ultraschall-gesteuerte Nervenblockade der unteren Extremität bei Patienten mit kritischer Extremitätenischämie und infragenikulärem Bypass. Sie verglichen 65 Propensity-Score gematchte Paare, bei denen der Eingriff entweder in Allgemeinanästhesie oder aber nach Blockade der Nn. femoralis und ischiadicus vorgenommen wurde. Die Ultraschallgesteuerte Nervenblockade wurde speziell bei Patienten mit hoher kardialer Komorbidität oder Dialysepatienten indiziert. Als Bypass wurde in den meisten Fällen ein in-situ Venenbypass verwendet. Sie sahen in dem Vorgehen unter Nervenblockade Vorteile für Hochrisikopatienten, da die Patienten früher wieder Nahrung zu sich nahmen, mit weniger intravenösem Flüssigkeitsvolumen belastet wurden und die Rate an postoperativem Delir signifikant geringer war. Letztlich müssten diese Ergebnisse in einer prospektiven randomisierten Studie hinsichtlich perioperativer Sterblichkeit und kardiovaskulären Komplikationen überprüft werden, ehe allgemeine Empfehlungen ausgesprochen werden können, zumal die Technik nicht empfohlen werden kann, wenn für einen Komposit-Venenbypass eine Vene des kontralateralen Beins oder der oberen Extremitäten benötigt wird (Vos und de Vries 2019).

11.4.8 Analgesie

Leitlinienempfehlungen hierzu gibt es nicht

Metaanalyse

Bosanquet et al. (2015) gingen in einer systematischen Übersicht mit Metaanalyse der Frage nach, welchen Einfluss die intraoperative Platzierung eines perineuralen Katheters mit anschließender postoperativer Lokalanästhetika-Infusion auf postoperativen Opioid-Verbrauch und Outcome bei Patienten mit Majoramputation hat. Die

Metaanalyse wies eine Reduktion des postoperativen Opioid-Verbrauchs um ca. 50 % nach, jedoch wurden die postoperativen Schmerz-Scores im Vergleich zur Kontrolle nicht beeinflusst, gleiches galt für Phantomschmerz, Stumpfschmerz und Krankenhausmortalität. Die Wertigkeit dieser Maßnahme war demnach ohne weitere Studien nicht abzuschätzen.

Diese Metaanalyse wurde 6 Jahre später von der selben Arbeitsgruppe auf Basis von 10 Studien (731 Patienten) wiederholt (Laloo et al. 2021). Die Botschaft war, dass die Verwendung eines perineuralen Katheters nach Major-Extremitätenamputation mit einer Reduktion postoperativer Schmerzscores und postoperativem Morphinbedarf assoziiert ist. Eine Evidenz für den Einfluss des perineuralen Katheters auf Sterblichkeit, Phantomschmerz oder chronischen Stumpfschmerz fand sich nicht.

11.4.9 Enhanced recovery after surgery (ERAS)

Leitlinienempfehlungen hierzu gibt es nicht

Studien, Review

In ihre systematische Übersicht zu ERAS in der Gefäßchirurgie schlossen McGinigle et al. (2019) auch klinische Ablaufpfade zur peripheren Bypasschirurgie ein. Sie fanden bis dato keine Arbeit, die hierzu ein vollständiges Protokoll referierte. Seitdem haben Witcher et al. (2021) die Entwicklung eines ERAS-Protokolls bei 57 Patienten mit peripherem Bypass vorgestellt. Das Protokoll kann bei seinem Umfang hier nicht im Detail wiedergegeben werden, es ist als Appendix online veröffentlicht. Wesentliches Ziel war es, Leitlinienempfehlungen in feste Ablaufpfade zu integrieren und alle Therapeuten hierbei einzubinden. Eckpfeiler waren eine verstärkte Patientenerziehung vor dem Eingriff (Raucherentwöhnung), der

Einsatz von Lokalanästhesieblockaden (Fascia iliaca oder TAP [transversus abdominis plane]), standardisierte Protokolle zum intraoperativen Wundverschluss und frühe Mobilisierung des Patienten am Operationstag. In dieser Pilotstudie konnte die Länge des postoperativen Aufenthalts mittels ERAS signifikant reduziert werden, was zu einer Kostenreduktion führte.

Literatur

Aboyans V, Ricco JB, Bartelink MEL et al (2018) 2017 ESC Guidelines on the Diagnosis and Treatment of Peripheral Arterial Diseases, in collaboration with the European Society for Vascular Surgery (ESVS): document covering atherosclerotic disease of extracranial carotid and vertebral, mesenteric, renal, upper and lower extremity arteries. Endorsed by: the European Stroke Organization (ESO) The Task Force for the Diagnosis and Treatment of Peripheral Arterial Diseases of the European Society of Cardiology (ESC) and of the European Society for Vascular Surgery (ESVS). Eur Heart J 39:763–816

Alimi Y, Hauguel A, Casbas L, Magnan PE, Pin JL, Sabatier J, Régnard O, Gouëffic Y, French Society of Vascular and Endovascular Surgery (SCVE) (2019) French guidelines for the management of ambulatory endovascular procedures for lower extremity peripheral artery disease. Ann Vasc Surg 59:248–258

Arya S, Khakharia A, Binney ZO, DeMartino RR, Brewster LP, Goodney PP, Wilson PWF (2018a) Association of statin dose with amputation and survival in patients with peripheral artery disease. Circulation 137:1435–1446

Arya S, Binney ZO, Khakharia A, Long CA, Brewster LP, Wilson PW, Jordan WD Jr, Duwayri Y (2018b) High hemoglobin A1c associated with increased adverse limb events in peripheral arterial disease patients undergoing revascularization. J Vasc Surg 67:217–228

Barbosa FT, Jucá MJ, Castro AA, Cavalcante JC (2013) Neuraxial anaesthesia for lower-limb revascularization. Cochrane Database Syst Rev 7:CD007083

Bath J, Lawrence PF, Neal D, Zhao Y, Smith JB, Beck AW, Conte M, Schermerhorn M, Woo K (2021) Endovascular interventions for claudication do not meet minimum standards for the Society for

Vascular Surgery efficacy guidelines. J Vasc Surg 73:1693–1700

Bauersachs RM, Szarek M, Brodmann M, VOYAGER PAD Committees and Investigators et al (2021) Total ischemic event reduction with rivaroxaban after peripheral arterial revascularization in the VOYAGER PAD trial. J Am Coll Cardiol 78:317–326

Bedenis R, Lethaby A, Maxwell H, Acosta S, Prins MH (2015) Antiplatelet agents for preventing thrombosis after peripheral arterial bypass surgery. Cochrane Database Syst Rev 2:CD000535

Behrendt CA, Sedrakyan A, Peters F, Kreutzburg T, Schermerhorn M, Bertges DJ, Larena-Avellaneda A, L'Hoest H, Kölbel T, Debus ES (2020) Editor's choice – long term survival after femoropopliteal artery revascularisation with paclitaxel coated devices: a propensity score matched cohort analysis. Eur J Vasc Endovasc Surg 59:587–596

Belkin N, Stoecker JB, Jackson BM, Damrauer SM, Glaser J, Kalapatapu V, Golden MA, Wang GJ (2021) Effects of dual antiplatelet therapy on graft patency after lower extremity bypass. J Vasc Surg 73:930–939

Bertges DJ, Sedrakyan A, Sun T, Eslami MH, Schermerhorn M, Goodney PP, Beck AW, Cronenwett JL, Eldrup-Jorgensen J (2020) Mortality after paclitaxel coated balloon angioplasty and stenting of superficial femoral and popliteal artery in the vascular quality initiative. Circ Cardiovasc Interv 13:e008528

Bodewes TCF, Pothof AB, Darling JD, Deery SE, Jones DW, Soden PA, Moll FL, Schermerhorn ML (2017) Preoperative anemia associated with adverse outcomes after infrainguinal bypass surgery in patients with chronic limb-threatening ischemia. J Vasc Surg 66:1775–1785

Bodewes TCF, Darling JD, O'Donnell TFX, Deery SE, Shean KE, Mittleman MA, Moll FL, Schermerhorn ML (2018) Long-term mortality benefit of renin-angiotensin system inhibitors in patients with chronic limb-threatening ischemia undergoing vascular intervention. J Vasc Surg 67:800–808

Bonaca MP, Bauersachs RM, Anand SS et al (2020) Rivaroxaban in peripheral artery disease after revascularization. N Engl J Med 382:1994–2004

Bosanquet DC, Glasbey JC, Stimpson A, Williams IM, Twine CP (2015) Systematic review and meta-analysis of the efficacy of perineural local anaesthetic catheters after major lower limb amputation. Eur J Vasc Endovasc Surg 50:241–249

Broderick C, Forster R, Abdel-Hadi M, Salhiyyah K (2020) Pentoxifylline for intermittent claudication. Cochrane Database Syst Rev 10(10):CD005262

Brown T, Forster RB, Cleanthis M, Mikhailidis DP, Stansby G, Stewart M (2021) Cilostazol for intermittent claudication. Cochrane Database Syst Rev 6(6):CD003748

Conte MS, Pomposelli FB, Clair DG, Society for Vascular Surgery Lower Extremity Guidelines Writing Group et al (2015) Society for Vascular Surgery practice guidelines for atherosclerotic occlusive disease of the lower extremities: management of asymptomatic disease and claudication. J Vasc Surg 61(3 Suppl):2S–41S

Debus ES, Nehler MR, Govsyeyev N et al (2021) Effect of rivaroxaban and aspirin in patients with peripheral artery disease undergoing surgical revascularization: insights From the VOYAGER PAD trial. Circulation 144:1104–1116

Djerf H, Millinger J, Falkenberg M, Jivegård L, Svensson M, Nordanstig J (2020) Absence of long-term benefit of revascularization in patients with intermittent claudication: five-year results from the IRONIC randomized controlled trial. Circ Cardiovasc Interv 13:e008450

Djerf H, Svensson M, Nordanstig J, Gottsäter A, Falkenberg M, Lindgren H (2021) Editor's choice – cost effectiveness of primary stenting in the superficial femoral artery for intermittent claudication: two year results of a randomised multicentre trial. Eur J Vasc Endovasc Surg 62:576–582

Geraghty AJ, Welch K (2011) Antithrombotic agents for preventing thrombosis after infrainguinal arterial bypass surgery. Cochrane Database Syst Rev 6:CD000536

Gerhard-Herman MD, Gornik HL, Barrett C et al (2017) 2016 AHA/ACC Guideline on the management of patients with lower extremity peripheral artery disease: a report of the American College of Cardiology/American Heart Association Task Force on Clinical Practice Guidelines. J Am Coll Cardiol 69:e71–e126

Ghanami RJ, Hurie J, Andrews JS, Harrington RN, Corriere MA, Goodney PP, Hansen KJ, Edwards MS (2013) Anesthesia-based evaluation of outcomes of lower-extremity vascular bypass procedures. Ann Vasc Surg 27:199–207

Gutierrez JA, Rao SV, Jones WS, Secemsky EA, Aday AW, Gu L, Schulteis RD, Krucoff MW, White R, Armstrong EJ, Banerjee S, Tsai S, Patel MR, Swaminathan RV (2021) Survival and causes of death among veterans with lower extremity revascularization with paclitaxel-coated devices: insights from the veterans health administration. J Am Heart Assoc 10:e018149

Hess CN, Patel MR, Bauersachs RM et al (2021) Safety and effectiveness of paclitaxel drug-coated devices in peripheral artery revascularization: insights from VOYAGER PAD. J Am Coll Cardiol 78:1768–1778

Hicks CW, Holscher CM, Wang P, Black JH 3rd, Abularrage CJ, Makary MA (2020) Overuse of early peripheral vascular interventions for claudication. J Vasc Surg 71:121–130

Jansen SC, Abaraogu UO, Lauret GJ, Fakhry F, Fokkenrood HJ, Teijink JA (2020a) Modes of exercise training for intermittent claudication. Cochrane Database Syst Rev 8(8):CD009638

Jansen SCP, Hoorweg BBN, Hoeks SE, van den Houten MML, Scheltinga MRM, Teijink JAW, Rouwet EV (2019) A systematic review and meta-analysis of the effects of supervised exercise therapy on modifiable cardiovascular risk factors in intermittent claudication. J Vasc Surg 69:1293–1308

Jansen SCP, van Nistelrooij LPJ, Scheltinga MRM, Rouwet EV, Teijink JAW, Vahl A (2020b) Successful implementation of the exercise first approach for intermittent claudication in the Netherlands is associated with few lower limb revascularisations. Eur J Vasc Endovasc Surg 60:881–887

Kamoen V, Vander Stichele R, Campens L, De Bacquer D, Van Bortel L, de Backer TL (2021) Propionyl-L-carnitine for intermittent claudication. Cochrane Database Syst Rev 12(12):CD010117

Katsanos K, Spiliopoulos S, Kitrou P, Krokidis M, Karnabatidis D (2018) Risk of death following application of paclitaxel-coated balloons and stents in the femoropopliteal artery of the leg: a systematic review and meta-analysis of randomized controlled trials. J Am Heart Assoc 7:e011245

Katsanos K, Spiliopoulos S, Teichgräber U, Kitrou P, Del Giudice C, Björkman P, Bisdas T, de Boer S, Krokidis M, Karnabatidis D (2022) Editor's choice – risk of major amputation following application of paclitaxel coated balloons in the lower limb arteries: a systematic review and meta-analysis of randomised controlled trials. Eur J Vasc Endovasc Surg 63:60–71

Khan SZ, O'Brien-Irr MS, Rivero M, Blochle R, Cherr GS, Dryjski ML, Dosluoglu HH, Lukan J, Rowe VL, Harris LM (2020) Improved survival with angiotensin-converting enzyme inhibitors and angiotensin receptor blockers in chronic limb-threatening ischemia. J Vasc Surg 72:2130–2138

Kikuchi S, Yamaguchi T, Miyake K, Uchida D, Koya A, Iida T, Kurosawa A, Sasakawa T, Kunisawa T, Azuma N (2019) Effectiveness and safety of ultrasound guided lower extremity nerve blockade in infragenicular bypass grafting for high risk patients with chronic limb threatening ischaemia. Eur J Vasc Endovasc Surg 58:206–213

Klaphake S, Fakhry F, Rouwet EV et al (2020) Long-term follow-up of a randomized clinical trial comparing endovascular revascularization plus supervised exercise with supervised exercise only for intermittent claudication. Ann Surg 276:e1035–e1043

Koelemay MJW, van Reijen NS, van Dieren S, Frans FA, Vermeulen EJG, Buscher HCJL, Reekers JA, SUPER Study Collaborators; SUPER Study Data Safety Monitoring Committee (2022) Randomised clinical trial of supervised exercise therapy vs. endovascular revascularisation for intermittent claudication caused by iliac artery obstruction: the SUPER study. Eur J Vasc Endovasc Surg 63:421–429

Laloo R, Ambler GK, Locker D, Twine CP, Bosanquet DC (2021) Systematic review and meta-analysis of the effect of perineural catheters in major lower limb amputations. Eur J Vasc Endovasc Surg 62:295–303

Liang NL, Baril DT, Avgerinos ED, Leers SA, Makaroun MS, Chaer RA (2017) Comparative effectiveness of anticoagulation on midterm infrainguinal bypass graft patency. J Vasc Surg 66:499–505

McGinigle KL, Eldrup-Jorgensen J, McCall R, Freeman NL, Pascarella L, Farber MA, Marston WA, Crowner JR (2019) A systematic review of enhanced recovery after surgery for vascular operations. J Vasc Surg 70:629–640

McGinigle KL, Kindell DG, Strassle PD, Crowner JR, Pascarella L, Farber MA, Marston WA, Arya S, Kalbaugh CA (2020) Poor glycemic control is associated with significant increase in major limb amputation and adverse events in the 30-day postoperative period after infrainguinal bypass. J Vasc Surg 72:987–994

Moore JL, McFarland GE, Novak Z, Patterson MA, Haverstock B, Passman MA, Spangler EL, Pearce BJ, Beck AW (2020) Effects of statin and antiplatelet therapy noncompliance and intolerance on patient outcomes following vascular surgery. J Vasc Surg 71:1358–1369

Nordanstig J, James S, Andersson M et al (2020) Mortality with paclitaxel-coated devices in peripheral artery disease. N Engl J Med 383:2538–2546

Obi AT, Thompson JR, Beaulieu RJ, Sutzko DC, Osborne N, Albright J, Gallagher KA, Henke PK (2020) Bleeding and thrombotic outcomes associated with postoperative use of direct oral anticoagulants after open peripheral artery bypass procedures. J Vasc Surg 72:1996–2005

Oresanya L, Mazzei M, Bashir R, Farooqui A, Athappan G, Roth S, Choi ET, van Bemmelen P (2018) Systematic review and meta-analysis of high-pressure intermittent limb compression for the treatment of intermittent claudication. J Vasc Surg 67:620–628

Peters F, Kuchenbecker J, Kreutzburg T, Marschall U, Debus ES, Behrendt CA (2020) Long-term effectiveness and safety of initiating statin therapy after index revascularization in patients with peripheral arterial occlusive disease. J Am Heart Assoc 9(22):e018338

Pymer S, Ibeggazene S, Palmer J, Tew GA, Ingle L, Smith GE, Chetter IC, Harwood AE (2021) An updated systematic review and meta-analysis of home-based exercise programs for individuals with intermittent claudication. J Vasc Surg 74:2076–2085

van Reijen NS, van Dieren S, Frans FA, Reekers JA, Metz R, Buscher HCJL, Koelemay MJW, SUPER-Study Collaborators (2022) Cost effectiveness of endovascular revascularisation vs. exercise therapy for intermittent claudication due to iliac artery obstruction. Eur J Vasc Endovasc Surg 63:430–437

Reitz KM, Althouse AD, Meyer J, Arya S, Goodney PP, Shireman PK, Hall DE, Tzeng E (2022) Association of smoking with postprocedural complications following open and endovascular interventions for intermittent claudication. JAMA Cardiol 7:45–54

Roberts DJ, Nagpal SK, Kubelik D, Brandys T, Stelfox HT, Lalu MM, Forster AJ, McCartney CJ, McIsaac DI (2020) Association between neuraxial anaesthesia or general anaesthesia for lower limb revascularisation surgery in adults and clinical outcomes: population based comparative effectiveness study. BMJ 371:m4104

Scali S, Patel V, Neal D, Bertges D, Ho K, Jorgensen JE, Cronenwett J, Beck A (2015) Preoperative β-blockers do not improve cardiac outcomes after major elective vascular surgery and may be harmful. J Vasc Surg 62:166–176

Secemsky EA, Shen C, Schermerhorn M, Yeh RW (2021) Longitudinal assessment of safety of femoropopliteal endovascular treatment with paclitaxel-coated devices among medicare beneficiaries: the SAFE-PAD study. JAMA Intern Med 181:1071–1080

Sgroi MD, McFarland G, Mell MW (2019) Utilization of regional versus general anesthesia and its impact on lower extremity bypass outcomes. J Vasc Surg 69:1874–1879

Shannon AH, Mehaffey JH, Cullen JM, Hawkins RB, Roy R, Upchurch GR Jr, Robinson WP (2019) Preoperative beta blockade is associated with increased rates of 30-day major adverse cardiac events in critical limb ischemia patients undergoing infrainguinal revascularization. J Vasc Surg 69:1167–1172

Singh N, Sidawy AN, Dezee K, Neville RF, Weiswasser J, Arora S, Aidinian G, Abularrage C, Adams E, Khuri S, Henderson WG (2006) The effects of the type of anesthesia on outcomes of lower extremity infrainguinal bypass. J Vasc Surg 44:964–968; discussion 968–970

Singh N, Zeng C, Lewinger JP, Wolfson AM, Shavelle D, Weaver F, Garg PK (2019) Preoperative hemoglobin A1c levels and increased risk of adverse limb events in diabetic patients undergoing infrainguinal lower extremity bypass surgery in the Vascular Quality Initiative. J Vasc Surg 70:1225–1234

Siracuse JJ, Woodson J, Ellis RP, Farber A, Roddy SP, Kalesan B, Levin SR, Osborne NH, Srinivasan J (2021) Intermittent claudication treatment patterns in the commercially insured non-Medicare population. J Vasc Surg 74:499–504

Sridharan ND, Boitet A, Smith K, Noorbakhsh K, Avgerinos E, Eslami MH, Makaroun M, Chaer R (2018) Cost-effectiveness analysis of drug-coated therapies in the superficial femoral artery. J Vasc Surg 67:343–352

Stavroulakis K, Borowski M, Torsello G, Bisdas T (2017) Association between statin therapy and amputation-free survival in patients with critical limb ischemia in the CRITISCH registry. J Vasc Surg 66:1534–1542

Stone NJ, Robinson JG, Lichtenstein AH, American College of Cardiology/American Heart Association Task Force on Practice Guidelines et al (2014) 2013 ACC/AHA guideline on the treatment of blood cholesterol to reduce atherosclerotic cardiovascular risk in adults: a report of the American College of Cardiology/American Heart Association Task Force on Practice Guidelines. Circulation 129(25 Suppl 2):S1–S45

Stoner MC, Calligaro KD, Chaer RA, Dietzek AM, Farber A, Guzman RJ, Hamdan AD, Landry GJ, Yamaguchi DJ, Society for Vascular Surgery (2016) Reporting standards of the Society for Vascular Surgery for endovascular treatment of chronic lower extremity peripheral artery disease. J Vasc Surg 64:e1–e21

Suckow BD, Kraiss LW, Schanzer A, Stone DH, Kalish J, RR DM, Cronenwett JL, Goodney PP, Vascular Study Group of New England (2015) Statin therapy after infrainguinal bypass surgery for critical limb ischemia is associated with improved 5-year survival. J Vasc Surg 61:126–133

Tan TW, Farber A, Hamburg NM, Eberhardt RT, Rybin D, Doros G, Eldrup-Jorgensen J, Goodney PP, Cronenwett JL, Kalish JA, Vascular Study Group of New England (2013) Blood transfusion for lower extremity bypass is associated with increased wound infection and graft thrombosis. J Am Coll Surg 216:1005–1014

Thanigaimani S, Phie J, Sharma C, Wong S, Ibrahim M, Huynh P, Moxon J, Jones R, Golledge J (2021) Network meta-analysis comparing the outcomes of treatments for intermittent claudication tested in randomized controlled trials. J Am Heart Assoc 10:e019672

Treat-Jacobson D, McDermott MM, Bronas UG, Campia U, Collins TC, Criqui MH, Gardner AW, Hiatt WR, Regensteiner JG, Rich K, American Heart Association Council on Peripheral Vascular Disease; Council on Quality of Care and Outcomes Research; and Council on Cardiovascular and Stroke Nursing (2019) Optimal exercise programs for patients with peripheral artery disease: a scientific statement from the American Heart Association. Circulation 139:e10–e33

Trenner M, Knappich C, Bohmann B, Heuberger S, Eckstein HH, Kuehnl A (2022) Utilization and regional differences of in-patient services for peripheral arterial disease and acute limb ischemia in Germany: secondary analysis of nationwide DRG data. J Clin Med 11:2116

Vos CG, de Vries JPM (2019) Is regional anaesthesia during bypass surgery in high risk patients with chronic limb threatening ischaemia the Columbus egg? Eur J Vasc Endovasc Surg 58:214

Witcher A, Axley J, Novak Z et al (2021) Implementation of an enhanced recovery program for lower extremity bypass. J Vasc Surg 73:554–563

Woo K, Siracuse JJ, Klingbeil K, Society for Vascular Surgery Appropriateness Committee et al (2022) Society for Vascular Surgery appropriate use criteria for management of intermittent claudication. J Vasc Surg 76:3–22

Kritische Extremitätenischämie

Inhaltsverzeichnis

© Springer-Verlag GmbH Deutschland, ein Teil von Springer Nature 2022
E. S. Debus, R. T. Grundmann, *Evidenzbasierte Gefäßchirurgie*, Evidenzbasierte Chirurgie,
https://doi.org/10.1007/978-3-662-66422-3_12

12.1 Leitlinien

Vorbemerkung Unter dem Begriff „Kritische Extremitätenischämie" („Critical Limb Ischemia", CLI) werden die klinischen Erscheinungen Ruheschmerz (Fontaine Stadium III) und ischämisches Ulkus und Gangrän (Fontaine Stadium IV) bzw. die Rutherford-Kategorien 4 bis 6 zusammengefasst. Gefordert wird – nicht zuletzt aufgrund der erheblichen Zunahme des Diabetes – eine genauere Beschreibung des Ausmaßes des Gewebeverlusts und des Vorhandenseins und der Schwere einer Infektion. Die Society for Vascular Surgery hat dem Rechnung getragen und ein Klassifikationssystem für Patienten mit ischämisch bedrohter Extremität erarbeitet (Mills et al. 2014). Dieses sog. „Threatened Limb Classification System" klassifiziert nach Ausmaß der *W*unde, der *I*schämie und der *Fuß*Infektion („WIFI"-Klassifikation) und bezieht neben dem klinischen Bild den ABI, Zehendruck und die transkutane pO_2-Messung mit ein. Einzelheiten hierzu finden sich in ▶ Kap. 17, „Diabetischer Fuß".

Die ESC (Aboyans et al. 2018) lehnt den Begriff CLI ab und verwendet stattdessen den Begriff „chronische Extremitätenbedrohende Ischämie" (Chronic Limb-Threatening Ischaemia, CLTI). Begründet wird dies damit, dass nicht bei allen Patienten mit CLI eine dringliche Revaskularisation notwendig ist, dass des Weiteren Diabetiker sich mehrheitlich mit neuro-ischämischen Ulzera präsentieren und dass das Amputationsrisiko nicht nur von dem Schweregrad der Ischämie, sondern auch von dem Ausmaß der Wundinfektion bestimmt wird. In diesem Kapitel verwenden wir analog der ESC für den Begriff „kritische Extremitätenischämie" ebenfalls den Begriff „chronische Extremitäten-bedrohende Ischämie" (CLTI).

12.1.1 European Society of Cardiology (ESC) in Zusammenarbeit mit der European Society for Vascular Surgery (ESVS) (Aboyans et al. 2018):

Empfehlungen zur Revaskularisation aortoiliakaler Verschlussläsionen (gelten für Patienten mit IC und CLTI):

- Eine endovaskuläre Erststrategie wird bei kurzen Läsionen (d. h. <5 cm) empfohlen. (Klasse-I-Empfehlung/Evidenzlevel C)
- Bei Patienten, die für einen chirurgischen Eingriff fit sind, sollte der aorto-(bi)femorale Bypass bei aortoiliakalen Verschlüssen in Betracht gezogen werden. (Klasse-IIa-Empfehlung/Evidenzlevel B)
- Eine endovaskuläre Erststrategie sollte bei langen und/oder bilateralen Läsionen bei Patienten mit schwerer Komorbidität erwogen werden. (Klasse-IIa-Empfehlung/ Evidenzlevel B)
- Eine endovaskuläre Erststrategie kann bei aortoiliakalen Verschlussläsionen erwogen werden, falls durchgeführt von einem erfahrenen Team, und wenn nachfolgende chirurgische Optionen nicht beeinträchtigt werden. (Klasse-IIb-Empfehlung/Evidenzlevel B)
- Die primäre Stentimplantation sollte eher als ein behelfsmäßiges Stenting in Betracht gezogen werden. (Klasse-IIa-Empfehlung/Evidenzlevel B)
- Die offene Chirurgie sollte bei fitten Patienten mit einem aortalen Verschluss, der sich bis zu den Nierenarterien ausdehnt, erwogen werden. (Klasse-IIa-Empfehlung/Evidenzlevel C)
- Bei iliofemoralen Verschlussläsionen sollte eine Hybridprozedur, die das iliakale Stenting und die femorale Endarterektomie

oder Bypass kombiniert, in Betracht gezogen werden. (Klasse-IIa-Empfehlung/Evidenzlevel C)

- Ein extraanatomischer Bypass kann bei Patienten mit keinen anderen Alternativen der Revaskularisation indiziert sein. (Klasse-IIb-Empfehlung/Evidenzlevel C)

Empfehlungen zur Revaskularisation femoropoplitealer Verschlussläsionen (gelten für Patienten mit IC und CLTI):

- Eine endovaskuläre Erststrategie wird bei kurzen Läsionen (d. h. <25 cm) empfohlen. (Klasse-I-Empfehlung/Evidenzlevel C)
- Die primäre Stentimplantation sollte bei kurzen Läsionen (d. h. <25 cm) in Betracht gezogen werden. (Klasse-IIa-Empfehlung/Evidenzlevel A)
- Medikamente freisetzende Ballons können bei kurzen Läsionen (d. h. <25 cm) in Betracht gezogen werden. (Klasse-IIb-Empfehlung/Evidenzlevel A)
- Medikamente freisetzende Stents können bei kurzen Läsionen (d. h. <25 cm) in Betracht gezogen werden. (Klasse-IIb-Empfehlung/Evidenzlevel B)
- Medikamente freisetzende Ballons können für die Behandlung der In-Stent-Restenose in Betracht gezogen werden. (Klasse-IIb-Empfehlung/Evidenzlevel B)
- Bei Patienten, die kein hohes Risiko für einen chirurgischen Eingriff haben, ist die Bypasschirurgie für lange (d. h. ≥25 cm) Läsionen der A. femoralis superficialis indiziert, wenn eine autologe Vene vorhanden ist und die Lebenserwartung >2 Jahre beträgt. (Klasse-I-Empfehlung/Evidenzlevel B)
- Die autologe Saphenavene ist der Blutleiter der Wahl für den femoropoplitealen Bypass. (Klasse-I-Empfehlung/Evidenzlevel A)
- Wenn ein Bypass oberhalb des Knies indiziert ist, sollte ein Kunststoffbypass bei Fehlen einer autologen Saphenavene in Betracht gezogen werden. (Klasse-IIa-Empfehlung/Evidenzlevel A)

- Bei Patienten, die für einen chirurgischen Eingriff nicht fit genug sind, kann die endovaskuläre Therapie für lange (d. h. ≥25 cm) femoropopliteale Läsionen in Betracht gezogen werden. (Klasse-IIb-Empfehlung/Evidenzlevel C)

Empfehlungen zur Revaskularisation infrapoplitealer Verschlussläsionen (gelten für Patienten mit CLTI):

- Bei CLTI ist eine infrapopliteale Revaskularisation für den Extremitätenerhalt indiziert. (Klasse-I-Empfehlung/Evidenzlevel C)
- Für die Revaskularisation infrapoplitealer Arterien ist ein Bypass mit der V. saphena magna indiziert. (Klasse-I-Empfehlung/Evidenzlevel A)
- Für die Revaskularisation infrapoplitealer Arterien sollte die endovaskuläre Therapie in Betracht gezogen werden. (Klasse-IIa-Empfehlung/Evidenzlevel B)

12.1.2 American College of Cardiology (ACC)/ American Heart Association/ (AHA) (Gerhard-Herman et al. 2017)

Diese Leitlinien geben bei CLTI folgende Empfehlungen:

- Bei Patienten mit CLTI sollte, wenn möglich eine Revaskularisation durchgeführt werden, um den Gewebeverlust zu minimieren. (Klasse-I-Empfehlung/Evidenzlevel B-NR)
- Bei einem Patienten mit CLTI sollte vor einer Amputation eine Beurteilung der Revaskularisationsmöglichkeiten durch ein interdisziplinäres Behandlungsteam erfolgen. (Klasse-I-Empfehlung/Evidenzlevel C-EO)

Endovaskuläre Revaskularisation

- Endovaskuläre Prozeduren werden empfohlen, um einen inneren Blutfluss zum Fuß bei Patienten mit nichtheilenden Wunden oder Gangrän herzustellen. (Klasse-I-Empfehlung/Evidenzlevel B-R)
- Ein stufenweises Vorgehen bei endovaskulären Prozeduren ist bei Patienten mit ischämischem Ruheschmerz vernünftig. (Klasse-IIa-Empfehlung/Evidenzlevel C-LD)
- Der Einsatz der Angiosom-ausgerichteten endovaskulären Therapie kann bei Patienten mit CLTI und nicht-heilenden Wunden oder Gangrän angebracht sein. (Klasse-IIb-Empfehlung/Evidenzlevel B-NR)

Chirurgische Revaskularisation

- Wenn ein chirurgischer Eingriff bei CLTI vorgenommen wird, sollte ein Bypass zu den poplitealen oder infrapoplitealen Arterien (d. h. tibial, pedal) mit geeigneter autogener Vene durchgeführt werden. (Klasse-I-Empfehlung/Evidenzlevel A)
- Chirurgische Prozeduren werden empfohlen, um einen inneren Blutfluss zum Fuß bei Patienten mit nichtheilenden Wunden oder Gangrän herzustellen. (Klasse-I-Empfehlung/Evidenzlevel C-LD)
- Bei Patienten mit CLTI, bei denen die endovaskuläre Revaskularisation versagt hat und eine geeignete autogene Vene nicht zur Verfügung steht, kann Kunststoffmaterial effektiv für Bypässe zur infragenualen poplitealen und den tibialen Arterien sein. (Klasse-IIa-Empfehlung/Evidenzlevel B-NR)
- Ein stufenweises Vorgehen bei chirurgischen Prozeduren ist bei Patienten mit ischämischem Ruheschmerz vernünftig. (Klasse-IIa-Empfehlung/Evidenzlevel C-LD)

Wundheilung

- Bei Patienten mit CLTI können intermittierende pneumatische Kompressionsgeräte (arterielle Pumpe) in Betracht gezogen werden, um die Wundheilung zu verstärken und/oder schweren ischämischen Ruheschmerz zu mildern. (Klasse-IIb-Empfehlung/Evidenzlevel B-NR)
- Bei Patienten mit CLTI ist die Wirksamkeit der hyperbaren Sauerstofftherapie zur Wundheilung unbekannt. (Klasse-IIb-Empfehlung/Evidenzlevel C-LD)
- Prostanoide sind bei Patienten mit CLTI *nicht* indiziert. (kein Nutzen-Empfehlung/Evidenzlevel B-R)

12.1.3 Global vascular guidelines on the management of chronic limb-threatening ischemia – Joint guidelines of the Society for Vascular Surgery, European Society for Vascular Surgery, and World Federation of Vascular Societies (Conte et al. 2019)

Starke Empfehlungen dieser übergreifenden Leitlinien sind unter anderen:

4.3 Behandle alle Patienten mit CLTI mit einem Thrombozytenaggregationshemmer. (Empfehlungsgrad stark; Evidenzlevel A, hoch)

4.7 Verwende eine mäßige oder hochintensive Statintherapie, um die Sterblichkeit jeglicher Ursache und kardiovaskuläre Sterblichkeit bei Patienten mit CLTI zu senken. (Empfehlungsgrad stark; Evidenzlevel A, hoch)

4.8 Kontrolliere bei Patienten mit CLTI den Bluthochdruck auf Zielwerte von

<140 mm Hg systolisch und <90 mmHg diastolisch. (Empfehlungsgrad stark; Evidenzlevel B, mäßig)

4.10 Verwende Metformin als das primäre Blutzuckersenkende Mittel bei Patienten mit Typ 2 DM und CLTI. (Empfehlungsgrad stark; Evidenzlevel A, hoch)

6.6 Benutze ein integriertes Klassifikationssystem für die bedrohte Extremität (wie z. B. WIFI), um CLTI-Patienten, die Kandidaten für einen Extremitätenerhalt sind, einzustufen. (Empfehlungsgrad stark; Evidenzlevel C, niedrig)

6.11 Biete die Revaskularisation allen Patienten mit Durchschnittsrisiko und fortgeschrittenen Extremitäten-bedrohenden Befunden (beispielsweise WIFI Stadium 4) und signifikanten Perfusionsdefiziten (beispielsweise WIFI-Ischämiegrad 2 und 3) an. (Empfehlungsgrad stark; Evidenzlevel C, niedrig)

6.17 Führe falls möglich ein Ultraschall-Venen-Mapping bei allen CLTI-Patienten durch, die Kandidaten für einen chirurgischen Bypass sind. (Empfehlungsgrad stark; Evidenzlevel C, niedrig)

6.22 Korrigiere allein die Zufluss-Erkrankung bei CLTI-Patienten mit Mulilevel-Erkrankung und niedrigem Ischämiegrad (z. B. WIFI Ischämiegrad 1) oder begrenztem Gewebeverlust (z. B. WIFI Wundgrad 0/1) und bei allen Umständen, bei denen Risiko-Nutzen bei zusätzlichen Ausfluss-Rekonstruktionen hoch oder initial unklar sind. (Empfehlungsgrad stark; Evidenzlevel C, niedrig).

6.23 Stufe die Extremität erneut ein und wiederhole die hämodynamische Untersuchung nach Durchführung der Zufluss-Korrektur bei CLTI-Patienten mit Zufluss- und Ausfluss-Erkrankung. (Empfehlungsgrad stark; Evidenzlevel C, niedrig)

6.25 Benutze einen Endovaskulär-Erst-Zugang zur Behandlung von CLTI-Patienten mit mäßiger bis schwerer (z. B. GLASS-Stadium IA) aortoiliakaler (AI) Erkrankung, abhängig von der Vorgeschichte einer früheren Intervention.

(Empfehlungsgrad stark; Evidenzlevel B, mäßig)

6.27 Führe die offene Endarteriektomie der A. femoralis communis mit Patch-Angioplastie, mit oder ohne Verlängerung in die A. femoralis profunda, bei CLTI-Patienten mit hämodynamisch signifikanter (>50 % Stenose) Erkrankung der gemeinsamen und tiefen Femoralarterien durch. (Empfehlungsgrad stark; Evidenzlevel C, niedrig)

6.32 Lege den Entscheidungen über endovaskuläre Intervention vs. offener chirurgischer Bypass bei CLTI-Patienten mit durchschnittlichem Risiko und infrainguinaler Erkrankung den Schweregrad der Extremitätenbedrohung (z. B. WIFI), das anatomische Muster der Erkrankung (z. B. GLASS) und die Verfügbarkeit einer autologen Vene zugrunde. (Empfehlungsgrad stark; Evidenzlevel C, niedrig)

6.40 Verwende die autologe Vene als das bevorzugte Material für die infrainguinale Bypass-Chirurgie bei CLTI. (Empfehlungsgrad stark; Evidenzlevel B, mäßig)

6.42 Führe die intraoperative Bildgebung (Angiographie, Duplexultraschall oder beides) am Ende der Bypasschirurgie bei CLTI-Patienten durch und korrigiere signifikante technische Mängel wenn möglich während der Indexoperation. (Empfehlungsgrad stark; Evidenzlevel C, niedrig)

7.4 Biete Patienten, bei denen eine Revaskularisation nicht möglich ist, keine vasoaktiven Substanzen oder Fibrinogensenker (Ancrod) an. (Empfehlungsgrad stark; Evidenzlevel C, niedrig)

7.6 Biete CLTI-Patienten mit schwerer nicht korrigierter Ischämie (z. B. WIFI-Ischämiegrad 2/3) keine hyperbare Sauerstofftherapie an, um den Extremitätenerhalt zu verbessern. (Empfehlungsgrad stark; Evidenzlevel B, mäßig)

9.2 Biete CLTI-Patienten mit präexistierender schlecht funktionierender oder nicht rettbarer Extremität (z. B. bettlägerig) oder kurzer Lebenserwartung nach gemeinsamer Entscheidungsfindung mit Patient und Versorger-Team die primäre Amputation an. (Empfehlungsgrad stark; Evidenzlevel C, niedrig)

9.6 Involviere vom Zeitpunkt, an dem die Entscheidung zur Amputation gefallen ist, bis zur erfolgreichen vollständigen Rehabilitation ein multidisziplinäres Rehabilitations-Team. (Empfehlungsgrad stark; Evidenzlevel C, niedrig)

9.7 Setze die Beobachtung von CLTI-Patienten mit erfolgter Amputation wenigstens jährlich fort, um das Fortschreiten der Erkrankung in der kontralateralen Gliedmaße zu überwachen und eine optimale medikamentöse Therapie und Management von Risikofaktoren aufrecht zu erhalten. (Empfehlungsgrad stark; Evidenzlevel C, niedrig)

10.1 Setze die beste medikamentöse Therapie der pAVK, einschließlich Langzeiteinnahme von Thrombozytenaggregationshemmern und Statinen bei allen Patienten fort, bei denen eine Revaskularisation der unteren Extremität erfolgte. (Empfehlungsgrad stark; Evidenzlevel A, hoch)

10.10 Biete die Intervention für Duplex-Ultraschall-entdeckte Läsionen von Venenbypässen mit einer assoziierten systolischen Spitzengeschwindigkeit (PSV) von >300 cm/s und einer PSV-Ratio >3,5 oder bei Bypässen mit niedriger Geschwindigkeit (PSV in der Mitte des Grafts <45 cm/s) an, um die Offenheit zu erhalten. (Empfehlungsgrad stark; Evidenzlevel B, mäßig)

10.11 Halte die Langzeit-Überwachung nach chirurgischer oder Katheter-basierter Revision eines Venenbypasses aufrecht, einschließlich DUS-Bypass-Scanning, wo vorhanden, um rezidivierende den Bypass bedrohende Läsionen zu erkennen. (Empfehlungsgrad stark; Evidenzlevel B, mäßig)

10.14 Sorge für eine mechanische Entlastung als Teil der Primärversorgung bei allen CLTI-Patienten mit Fußwunden. (Empfehlungsgrad stark; Evidenzlevel A, hoch)

10.14 Sorge für eine Beratung über die kontinuierliche Protektion der abgeheilten Wunde und Fuß mit Inklusion geeigneter Schuhe, Einlagen und Überwachung von Entzündung. (Empfehlungsgrad stark; Evidenzlevel A, hoch)

12.2 Qualitätsziele bei der infrainguinalen Revaskularisation wegen CLTI

Die Society for Vascular Surgery (SVS) hat objektive Qualitätskriterien und Qualitätsziele („Objective performance goals", OPG) für die CLTI entwickelt, um die Ergebnisqualität neuer Katheter-basierter Behandlungsmethoden im Vergleich zu historischen Kontrollen bewerten zu können (Conte et al. 2009). Basis hierfür waren die in der Literatur in Studien beschriebenen Ergebnisse mit der infrainguinalen offenen Bypasschirurgie unter Verwendung autologer Vene als Bypassmaterial. So lange randomisierte Studien eine Seltenheit sind, müssen sich die Ergebnisse retrospektiver Erhebungen oder von Registern an diesen Qualitätszielen orientieren, die deshalb als Standard hier aufgeführt sind. Angegeben werden die errechneten Mittelwerte sowie die daraus abgeleiteten OPG als Zielgrenzen. Diese werden weiter danach unterschieden, ob es sich um Hochrisikogruppen handelt oder nicht.

A) Perioperative Ziele (innerhalb 30 Tagen pOp):
- MALE, „Major Adverse Limb Event". Amputation oberhalb der Knöchel der Index-Extremität oder größere Reintervention (neuer Bypass, Jump-/Interposition-Bypass-Revision, oder Thrombektomie/Thrombolyse): 6,1 %.

Sicherheitsziel (OPG): generell 8 %; Patienten ≥80 Jahre und Gewebeverlust

10 %; infra-popliteale Subgruppe 9 %.
- MACE, „Major Adverse Cardiovascular Event". Herzinfarkt, Schlaganfall oder Tod jeglicher Ursache: 6,2 % (Tod: 2,7 %/Herzinfarkt 3,1 %/ zerebrovaskulärer Zwischenfall 1,0 %).
  Sicherheitsziel (OPG): generell 8 %; Patienten >80 Jahre und Gewebeverlust 18 %; infra-popliteale Subgruppe 10 %
- Amputation 1,9 %.
  Sicherheitsziel (OPG): generell 3 %; Patienten >80 Jahre und Gewebeverlust
  7 %; infra-popliteale Subgruppe 4 %

B) Wirksamkeits-Ziele für das Ergebnis nach 1 Jahr:
- Frei von MALE oder postoperativem Tod: 76,9 %.
  Wirksamkeitsziel (OPG): generell 71 %; Patienten >80 Jahre und
  Gewebeverlust 61 %; infra-popliteale Subgruppe 67 %
- Amputationsfreies Überleben: 76,5 %.
  Wirksamkeitsziel (OPG): generell 71 %; Patienten >80 Jahre und
  Gewebeverlust 53 %; infra-popliteale Subgruppe 68 %
- Frei von jeglicher Reintervention, oder Amputation der Index-Extremität oberhalb Knöchel oder Stenose: 46,5 %.
  Wirksamkeitsziel (OPG) generell: 39 %; Patienten >80 Jahre und
  Gewebeverlust 29 %; infra-popliteale Subgruppe 36 %
- Frei von jeglicher Reintervention oder Amputation der Index-Extremität oberhalb Knöchel: 61,3 %.
  Wirksamkeitsziel (OPG) generell: 55 %; Patienten >80 Jahre und
  Gewebeverlust 54 %; infra-popliteale Subgruppe 51 %
- Extremitätenerhalt: 88,9 %.
  Wirksamkeitsziel (OPG) generell: 84 %; Patienten >80 Jahre und
  Gewebeverlust 80 %; infra-popliteale Subgruppe 81 %

- Überleben: 85,7 %.
  Wirksamkeitsziel (OPG) generell: 80 %; Patienten >80 Jahre und
  Gewebeverlust 63 %; infra-popliteale Subgruppe 80 %

12.3 Ergebnisse

12.3.1 Systematische Übersichten/Metaanalysen

WIFI-Klassifikationssystem

Dem prognostischen Wert des WIFI-Klassifikationssystems bei CLTI-Patienten mit Hinsicht auf das Majoramputationsrisiko nach 1 Jahr und dem Nutzen einer Revaskularisation gingen van Reijen et al. (2019) in einer systematischen Übersicht nach. Sie fanden 12 Studien mit 2669 Patienten, von denen die meisten offen oder endovaskulär therapiert worden waren. Die geschätzte 1-Jahres-Majoramputationsrate auf Basis von 4 Studien und 569 Patienten war 0 %, 8 %, 11 % und 38 % bei WIFI-Stadien I-IV. Nach dieser Analyse steigt die Amputationswahrscheinlichkeit nach 1 Jahr mit höherem WIFI-Stadium an. Die Rolle der Klassifikation in klinischer Praxis bedarf aber noch prospektiver Erhebungen, speziell was die Klassifikation als ein Instrument zur klinischen Entscheidungsfindung angeht.

Inwieweit die WIFI-Klassifikation in der Lage ist, prognostische Aussagen hinsichtlich des Extremitätenerhalts bei CLTI-Patienten zu machen, untersuchten Darling et al. (2017) in einer retrospektiven monozentrischen Erhebung an 992 Extremitäten bei 903 Patienten mit erstmaliger Revaskularisation. Bei diesen Patienten waren alle 3 Komponenten des WIFI-Systems dokumentiert worden, es handelte sich um 524 endovaskuläre Eingriffe und 468 Bypässe, bei 26 % der Patienten bestand Ruheschmerz, bei 74 % Gewebeverlust. Die Daten bestätigten, dass das WIFI-System in der Lage ist, die Majoramputationsraten vorherzusagen, Extremitäten mit höheren Scores in einer der 3 Komponenten des Systems hatten auch ein signifikant höheres Amputationsrisiko, unabhängig von der Art der Revaskularisation. In dieser Untersuchung wurde zusätzlich eine neue Berechnung des WIFI-Scores vorgelegt, in der alle 3 Komponenten des Systems in einem Komposit-Score zusammengefasst werden, der von 0 bis 9 graduiert ist, was die Applikation erleichtert. (Eine Extremität mit einem Wund-Score von 3, Ischämie-Score von 2 und einem Infektions-Score von 1 hätte beispielsweise einen WIFI-Komposit-Score von 6). Zusätzlich wurde aus statistischen Gründen weiter subklassifiziert, nach Extremitäten mit niedrigem (Komposit-Score 1–3), mäßigem (Komposit-Score 4–6) und hohem Risiko (Komposit-Score 7–9). Die Vorhersagekraft hinsichtlich Reintervention, Stenose, Majoramputation und Sterblichkeit im Vergleich zu früheren Berechnungen der WIFI-Klassifikation wurde damit deutlich verbessert (❏ Tab. 12.1).

Konservative Behandlung

Zum Outcome nach konservativer Behandlung der CLTI erstellten van Reijen et al. (2021) eine systematische Übersicht mit Metaanalyse (27 Publikationen/1642 Patienten). Die meisten Studien schlossen Patienten mit nicht-rekonstruierbarer CLTI ein. Die gepoolte Sterblichkeit über alles betrug in 14 Studien (1003 Patienten) nach 12 Monaten 18 %, die gepoolte Majoramputationsrate in 14 Studien (755 Patienten) 27 % nach 1 Jahr und das gepoolte amputationsfreie Überleben nach 12 Monaten in 11 Studien (970 Patienten) 60 %. Ein Vergleich der konservativen Therapie mit der Revaskularisation konnte nicht angestellt werden aufgrund des Fehlens von Vergleichsstudien. Die Autoren kamen aber zu dem Schluss, dass die Ergebnisse nach konservativer Behandlung nicht entmutigend seien, und die konservative Therapie durchaus bei Patienten mit signifikanter Komorbidität und schlechtem Allgemeinzustand eine Option darstelle, worüber der Patient aufgeklärt werden sollte.

Dem Stellenwert einer Cilostazol-Behandlung hinsichtlich Beinerhalt und amputationsfreiem Überleben nach infrainguinaler endovaskulärer und offener Revaskularisation bei CLTI-Patienten gingen Desai et al. (2021) in einer Literaturübersicht nach. Es handelte sich um 3136 Patienten mit Cilostazol- und 21.926 Patienten ohne Cilostazol-Therapie in 25 Studien. Die Dosierung von Cilostazol reichte von 100 bis 200 mg zweimal täglich. Die Metaanalyse der Daten ergab, dass eine Cilostazol-Therapie ein amputationsfreies Überleben (HR 0,79) und die Beinerhaltungsrate (HR 0,42) begünstigte und mit einer Abnahme von wiederholten Revaskularisationen (RR 0,44) und Restenosen (RR 0,68) assoziiert war. Unter Cilostazol-Behandlung stieg auch die Freiheit von Zielgefäßrevaskularisation an

❏ **Tab. 12.1**   Beobachtetes 1-Jahresergebnis bei Patienten mit CLTI, deren Extremitäten mit dem WIFI-Komposit-Score in seiner Sub-Stratifizierung bewertet wurden. (Nach Darling et al. 2017)

WIFI-Komposit-Score	Extremitäten (n)	Extremitätenerhalt (%)	Freiheit von RAS (%)	Überleben (%)
Komposit 1–3	336	96	58	85
Komposit 4–6	557	89	54	79
Komposit 7–9	100	67	43	78

RAS: Reintervention, Amputation oder Stenose

(RR 1,35), ohne Unterschiede in der Sterblichkeit über alles. Cilostazol begünstigte auch möglicherweise die Wundheilung, jedoch fehlen hochqualifizierte Studien, um diese Aussage abzusichern.

Perkutane Intervention vs. Bypasschirurgie bei CLTI

Wang et al. (2018) führten eine Metaanalyse aller randomisierten kontrollierten Studien und klinischen Beobachtungsstudien durch, die die perkutane vaskuläre Intervention (ER) mit der Bypasschirurgie (OR) bei CLTI-Patienten verglichen. Sie identifizierten 45 Kohortenstudien und eine randomisierte kontrollierte Studie (20.903 Patienten). In der Gesamtpopulation reduzierte ER das Risiko der 30-Tagesterblichkeit, größerer unerwünschter kardiovaskulärer und zerebrovaskulärer Ereignisse und Wundinfektionen, erhöhte aber das Risiko für Langzeitsterblichkeit und Versagen der primären Offenheit. Verglichen mit dem autogenen Bypass war ER auch mit zusätzlichen Risiken für Langzeitsterblichkeit und Amputation assoziiert

sowie Versagen der sekundären Offenheit. Bei Patienten mit infrapoplitealen Läsionen hatte ER eine unterlegene primäre Offenheit im Vergleich zum Bypass. Die Folgerung aus dieser bis dato größten Metaanalyse zum Thema (□ Tab. 12.2) war, dass OR für Patienten in gutem körperlichem Zustand und mit relativ langer Lebenserwartung die bessere Wahl darstellt im Vergleich zu ER, besonders, wenn ein autogener Bypass zur Verfügung steht.

Des Weiteren untersuchte ein Cochrane Review (Antoniou et al. 2017) die Wirksamkeit der Bypasschirurgie bei chronischer Ischämie der unteren Extremitäten. In diese Analyse gingen randomisierte kontrollierte Studien ein, die die Bypasschirurgie einer Kontrolle oder irgendeiner anderen Therapie gegenüberstellten. Die Autoren fanden 11 Studien mit 1486 Teilnehmern. 6 Studien verglichen die Bypasschirurgie mit der PTA und je 1 Studie mit Endarteriektomie, Thrombendarteriektomie, Thrombolyse, Übungstraining und Rückenmarkstimulation. Der Vergleich von Bypasschirurgie vs. PTA deckte eine mögliche Zunahme an frühen

---

□ **Tab. 12.2** Perkutane vaskuläre Intervention vs. Bypasschirurgie bei Patienten mit CLTI. Nur die signifikanten Unterschiede sind aufgeführt. Hazard oder Odds Ratios >1 bedeuten ein erhöhtes Risiko bei endovaskulärer Intervention, <1 ein geringeres Risiko im Vergleich zur Bypasschirurgie. (Nach Metaanalyse von Wang et al. 2018)

Outcome Parameter	Effektmaß	Zahl Studien (n)	Effekt-Schätzung	Konfidenz-Intervall
Langzeitüberleben				
- über alle	HR	19	1,16	1,05–1,27
- matched/adjustiert	HR	11	1,15	1,02–1,31
- Venenbypass	HR	7	1,41	1,20–166
Amputationsfreies Überleben				
- Venenbypass	HR	6	1,41	1,02–1,94
Primäre Offenheit				
- über alle	HR	10	1,31	1,08–1,58
- matched/adjustiert	HR	4	1,26	1,01–1,57
- Venenbypass	HR	3	1,36	1,09–1,71
- infrapopliteal	HR	4	1,39	1,10–1,75
Sekundäre Offenheit				
- Venenbypass	HR	3	1,51	1,17–1,95

(Fortsetzung)

◘ Tab. 12.2 (Fortsetzung)

Outcome Parameter	Effektmaß	Zahl Studien (n)	Effekt-Schätzung	Konfidenz-Intervall
30-Tage Outcome				
- Sterblichkeit über alle	OR	14	0,56	0,33–0,95
MACCE				
- über alle	OR	10	0,42	0,29–0,61
- KHK/Herzinfarkt	OR	10	0,52	0,31–0,87
Wundkomplikation				
- über alle	OR	11	0,25	0,12–0,53
- Blutung	OR	5	0,24	0,07–0,87
- Wundinfektion	OR	6	0,31	0,19–0,51
Infektion	OR	5	0,14	0,03–0,63

HR – Hazard Ratio; OR – Odds Ratio; MACCE- major adverse cardiovascular and cerebrovascular events; KHK – Koronare Herzerkrankung

postprozeduralen nicht-thrombotischen Komplikationen (Odds Ratio 1,29; 6 Studien, 1015 Teilnehmer) bei der Bypasschirurgie auf, aber Bypasschirurgie war mit einer höheren technischen Erfolgsrate assoziiert (Odds Ratio 2,26; 5 Studien, 913 Teilnehmer). Unterschieden nach dem Schweregrad der Erkrankung (Claudicatio oder CLTI), fanden sich bei CLTI-Patienten mehr periinterventionelle Komplikationen mit Bypasschirurgie als mit PTA. Hinsichtlich der periprozeduralen Sterblichkeit konnten keine Unterschiede identifiziert werden (Odds Ratio 1,67; 5 Studien, 913 Teilnehmer). Die primäre Offenheit war nach 1 Jahr in der Bypassgruppe höher als nach PTA (Odds Ratio 1,94; 4 Studien, 300 Teilnehmer), aber dieser Unterschied konnte nach 4 Jahren nicht gezeigt werden. Hinsichtlich klinischer Verbesserung (Odds Ratio 0,65; 2 Studien, 154 Teilnehmer), Amputationsraten (Odds Ratio 1,24; 5 Studien, 752 Teilnehmer), Reinterventionsraten (Odds Ratio 0,76; 3 Studien, 256 Teilnehmer) oder Sterblichkeit im Follow-up (Odds Ratio 0,94; 5 Studien, 961 Teilnehmer) konnten keine Unterschiede zwischen chirurgischer und endovaskulärer Behandlung entdeckt werden. Die Autoren kamen zu dem Schluss, dass nur begrenzte Evidenz hoher Qualität hinsichtlich der Effektivität der Bypasschirurgie im Vergleich zu anderen Behandlungsverfahren besteht. Bypasschirurgie vs. optimale medikamentöse Therapie wurde in keiner Studie verglichen. PTA war bei CLTI verglichen mit Bypasschirurgie mit weniger periinterventionellen Komplikationen und kürzerem Krankenhausaufenthalt assoziiert, umgekehrt scheint die chirurgische Behandlung bessere Offenheitsraten bis zu einem Jahr nach der Prozedur zu gewähren. Hinsichtlich des Vergleichs der Bypasschirurgie mit den anderen geprüften Behandlungsverfahren konnten keine soliden Schlüsse aus Mangel an Evidenz gezogen werden.

Revaskularisation bei 80-Jährigen

Eine Metaanalyse zum Outcome nach Revaskularisation bei achtzigjährigen CLTI-Patienten (Wübbeke et al. 2020) inkludierte 12 Studien mit insgesamt 17.118 Patienten. 7 von 12 Studien berichteten die 1-Jahressterblichkeit nach Revaskularisation bei 1238 Achtzigjährigen im Vergleich zu 3695 Nicht-Achtzigjährigen, mit einer gepoolten Sterblichkeitsrate von 32 % vs. 17 %.

Hinsichtlich der Majoramputationsrate nach 1 Jahr unterschieden sich Achtzigjährige (n = 6016, 8 Studien, gepoolte Amputationsrate 12 %) verglichen mit Nicht-Achtzigjährigen (n = 10.032, gepoolte Amputationsrate 15 %) nicht signifikant, möglicherweise aufgrund der hohen Sterblichkeit. Bei einem Vergleich der Sterblichkeit der Achtzigjährigen nach konservativer Behandlung vs. Sterblichkeit nach Revaskularisation zeigte sich ein signifikanter Überlebensvorteil für Patienten mit Revaskularisation. Die Daten sprechen dafür, die Entscheidung zur Revaskularisation bei Achtzigjährigen weniger von der Lebenserwartung als von der Aussicht auf eine Verbesserung der Lebensqualität abhängig zu machen.

Geschlechtsspezifische Unterschiede in Langzeitsterblichkeit von pAVK-Patienten

In eine Metaanalyse zu geschlechtsspezifischen Unterschieden in Langzeitsterblichkeit und kardiovaskulären Ereignissen bei Patienten mit pAVK inkludierten Parvar et al. (2021) 14 Studien mit einer Fallgröße von 1404 bis 218.858 Personen. Frauen machten 47,4 % der Studienpopulation aus. Für den primären Endpunkt Sterblichkeit jeglicher Ursache gingen 668.690 Patienten ein, das Risiko war für Männer signifikant erhöht (HR 1,13; 95 % CI 1,10–1,16; p < ,001). Gleiches galt für MACE (HR 1,10; 95 % CI 1,06–1,14; p < 0,001). Das männliche Geschlecht war bei Patienten mit CLTI mit einer erhöhten Sterblichkeit jeglicher Ursache assoziiert (HR 1,08; 95 % CI 1,05–1,10; p < 0,001), das gleiche galt für gemischte Kollektive (CLTI und IC), aber nicht für Patienten mit IC (HR 1,13; 95 % CI 0,98–1,30; p = 0,09). Die Sterblichkeit der Männer war im Vergleich zu den Frauen größer nach Revaskularisation, Hospitalisierung und Amputation, aber nicht bei den ambulant behandelten Patienten.

Das Langzeitüberleben von Männern und Frauen nach offener Revaskularisation

wegen CLTI überprüften Kotov et al. (2021) in einer Propensity Score gematchten Analyse von je 3251 Männern und Frauen. Basis waren die Daten einer deutschen Krankenkasse. Die mediane Nachbeobachtungszeit betrug 871 Tage für Männer und 746 Tage für Frauen. In der gesamten nicht-gematchten Kohorte (n = 9526, 49,5 % Frauen) betrug die Krankenhausletalität 7,3 % und die Sterblichkeit im Follow-up 48,6 %. In der gematchten Kohorte war weibliches Geschlecht mit einem signifikant besseren Überleben über alles (HR 0,80; p < 0,001), amputationsfreiem Überleben (HR 0,81; p < 0,0001) und kardiovaskulär ereignisfreiem Überleben (HR 0,84; p < 0,001) 5 Jahre nach Indexbehandlung assoziiert. Dieselbe Arbeitsgruppe konnte auch für die perkutane endovaskuläre Behandlung eines gemischten Kollektivs von Patienten mit IC und CLTI ein besseres Überleben über alles, amputationsfreies Überleben und kardiovaskulär ereignisfreies Überleben bei Frauen im Vergleich zu Männern 5 Jahre nach Behandlung nachweisen. Basis waren hier die Daten von 35.232 gematchten Patienten einer Krankenkasse (Heidemann et al. 2021).

Infrainguinaler Bypass nach Versagen der endovaskulären Therapie

Die erste systematische Übersicht mit Metaanalyse zu allen Studien, die die Ergebnisse nach primärem infrainguinalem Bypass mit solchen verglichen haben, die mit einem Bypass nach Versagen der endovaskulären Therapie erzielt wurden, liegt von Hossain et al. (2019) vor. 15 Studien mit 11.886 Patienten gingen in die Übersicht ein. Es fanden sich nach primärem Bypass verglichen mit Bypass nach Versagen der endovaskulären Behandlung keine signifikanten Unterschiede in der 30-Tagesterblichkeit oder in den 30-Tageamputationsraten. Das amputationsfreie Überleben nach 1 Jahr war aber höher in der Gruppe mit primärem Bypass (OR 1,30; 95 % CI 1,10–1,52). Auch war die 1-Jahres-Offenheitsrate schlechter in der Gruppe mit Bypass nach Versagen der endovaskulären Intervention (OR 1,65; 95 % CI 1,04–2,62) und es gab einen Trend zu einer höheren frühen Bypassverschlussrate. Die Aussagen dieser Metaanalyse beruhen auf Beobachtungsstudien bei inkonstanter Patientenselektion mit signifikanter Heterogenität. Trotzdem lässt sich folgern, dass ein Bypass nach Versagen der endovaskulären Therapie im Trend zu einem suboptimalen Ergebnis führt.

Kosteneffektivität von Bypass vs. endovaskuläre Intervention

Zur Kosteneffektivität von peripherem Bypass vs. endovaskuläre Intervention bei Patienten mit CLTI erstellten Childers et al. (2019) im Auftrag des Department of Veterans Affairs (US) eine systematische Übersicht. Sie kamen zu dem Ergebnis, dass die Kosteneffektivität der Chirurgie im Vergleich zu der der endovaskulären Intervention nicht bekannt ist. Es bleiben die Ergebnisse randomisierter Studien abzuwarten. Wahrscheinlich dürfte die Kosteneffektivität vom Zeithorizont abhängen, entsprechend der Kosteneffektivität bei Koronarrevaskularisation, wo das initiale Outcome und die Inanspruchnahme tendenziell die perkutane Intervention favorisieren, aber das langfristige Ergebnis tendenziell den offenen Eingriff begünstigt.

Venenarterialisierung bei CLTI

Über die Venenarterialisierung bei 442 Patienten (445 Extremitäten) berichteten Yan et al. (2022) anhand von 12 Studien. 374 Patienten (377 Extremitäten) erhielten eine venöse Arterialisierung, die restlichen Patienten mit traditionellem Bypass dienten der Kontrolle. Die Techniken der venösen Arterialisierung waren unterschiedlich, 7 Studien beschrieben eine Arterialisierung der V. superficialis, 2 eine offene Arterialisierung der tiefen Venen, zwei ein Hybridvorgehen, 6 eine perkutane tiefe Venenarterialisierung

und 3 Studien eine Mischung verschiedener Techniken. Die gepoolte 30-Tagesterblichkeit war 3,7 %, die Morbidität 15,5 % und die 30-Tagerate an größeren unerwünschten Extremitätenereignissen 16,7 %. Die gepoolte Rate an Extremitätenerhalt wurde mit 79,0 % nach 1 Jahr berechnet. Die Autoren folgerten, dass die Venenarterialisierung bei CLTI-Patienten, bei denen keine Option für eine Standardrevaskularisation besteht, Vorteile vor der konservativen Behandlung haben könnte. Die Evidenz der Berichte war allerdings schwach.

30-Tage-Krankenhauswiederaufnahmerate nach Revaskularisation

In eine systematische Übersicht mit Metaanalyse zur 30-Tage-Wiederaufnahmerate nach peripherer Revaskularisation gingen 14 Publikationen (526.008 Patienten) ein (Smith et al. 2019). Die 30-Tage-Wiederaufnahmerate wurde mit 10,9 % bis 30 % angegeben (Mittelwert 16,4 %; 95 % CI 15,1 %–17,9 %). Signifikante Risikofaktoren waren weibliches Geschlecht, schwarze Rasse, nicht-selbstständiger Funktionszustand, CLTI, Notfallaufnahme, Bluthochdruck, Herzversagen, COPD, Diabetes, chron. Nierenerkrankung, Dialyseabhängigkeit, Raucher, postoperative Blutung und postoperative Sepsis. Nach dieser Analyse wird ungefähr jeder 6. Patient nach peripherer Revaskularisation nach 30 Tagen wieder aufgenommen. Die Analyse zeigt den Mangel an Strategien, Patienten mit hohem Risiko für eine Wiederaufnahme besser bei der Erstaufnahme herauszufiltern.

Die Höhe der Wiederaufnahmerate der Patienten innerhalb 30 Tagen nach Hospitalisierung gilt als Qualitätsparameter eines Krankenhauses. Kolte et al. (2017) werteten hierzu die Nationwide Readmissions Databases (NRD) der USA für die Jahre 2013 und 2014 aus, um zur Wiederaufnahmerate 30 Tage nach endovaskulärer oder offen chirurgischer stationärer Behandlung von Patienten mit CLTI eine Aussage machen zu können. Von 60.998 CLTI-Krankenhausbehandlungen erfolgten 24,6 % wegen Ruheschmerz, 37,2 % wegen Ulzera und 38,2 % wegen Gangrän (◘ Tab. 12.3). Innerhalb 30 Tagen nach Entlassung wurden 14,8 % der Patienten mit Ruheschmerz, 19,5 % mit Ulzera und 25,0 % mit Gangrän wieder stationär aufgenommen, insgesamt waren es 20,4 % aller CLTI-Patienten. Statistisch signifikante Unterschiede zwischen endovaskulär und offen chirurgisch behandelten Patienten gab es nicht. Häufigste Gründe für eine Wiederaufnahme waren Infektionen (23,5 %), persistierende oder rekurrierende Manifestationen der PAVK (22,2 %), kardiale Komplikationen (11,4 %) und prozedurale Komplikationen (11,0 %). Da Infektionen, sowohl allgemein als auch lokal, einen wesentlichen Grund für die Wiederaufnahmen der CLTI-Patienten darstellten, sahen die Autoren besonders in der Vorhaltung von Wundspezialisten einen Ansatz, durch Prävention, frühe Diagnose und adäquate Therapie das Wundmanagement zu verbessern und die Wiederaufnahmeraten zu senken.

Arteriektomie

Zum Vergleich von Arteriektomie vs. Ballonangioplastie mit und ohne Stenting liegt ein Cochrane Review auf Basis von 7 Studien und 527 Patienten vor (Wardle et al. 2020). Die Evidenz der Aussagen war sehr gering. Es ergaben sich keine klaren Unter-

◘ **Tab. 12.3** Perioperative Ergebnisse bei 60.998 Patienten mit CLTI, die nach endovaskulärer oder chirurgischer Behandlung nach Hause entlassen wurden Nationwide Readmissions Databases der USA. (N. Kolte et al. 2017)

Parameter	Ruheschmerz (n = 15.007)	Ulkus (n = 22.706)	Gangrän (n = 23.285)
Alter, Jahre	67,2 ± 11,3	70,3 ± 12,0	68,7 ± 12,1
Frauen, n (%)	6565 (43,7)	9402 (41,4)	8921 (38,3)
Charlson Comorbidity Index	2,3 ± 1,2	2,9 ± 1,3	3,1 ± 1,3
Revaskularisation			
- nur endovaskulär, n (%)	4829 (32,2)	13.018 (57,3)	13.838 (59,4)
- nur Chirurgie, n (%)	7950 (53,0)	7831 (34,5)	7391 (31,7)
- Hybrid, n (%)	2228 (14,8)	1857 (8,2)	2056 (8,8)
Amputation, n (%)	205 (1,4)	2041 (9,0)	10.626 (45,6)
Größere Blutung, n (%)	2513 (16,7)	4081 (18,0)	5850 (25,1)
Akute Nierenschädigung, n (%)	922 (6,1)	2911 (12,8)	4114 (17,7)
Akuter Herzinfarkt, n (%)	267 (1,8)	510 (2,2)	627 (2,7)
Irgendeine Komplikation, n (%)	6143 (40,9)	9608 (42,3)	12.105 (52.0)
Krankenhausaufenthaltsdauer, Tage, n	5,4 ± 5,5	8,5 ± 8,8	13,6 ± 13,3
Entlassung n. Hause (Selbstversorger), n (%)	9743 (64,9)	8987 (39,6)	6297 (27,1)
Entlassung Pflegeheim, n (%)	2075 (13,8)	6907 (30,4)	9694 (41,7)

schiede in der initialen technischen Versagerrate oder Zielgefäßrevaskularisation zwischen den Gruppen, aber die Dissektionsrate und Rate an „Bail-out-Stenting" könnte bei Arteriektomie reduziert sein. Ein signifikanter Vorteil der Arteriektomie gegenüber konventioneller Ballonangioplastie und Stenting ergab sich nicht.

Medikamentenbeschichteter Ballon bei CLTI

Giannopoulos et al. (2020) gingen in einer Metaanalyse (26 Studien,12 retrospektiv, 14 prospektiv; 2108 Patienten) der Sicherheit und Effektivität von DCBs bei Versorgung femoropoplitealer und infrapoplitealer Läsionen bei CLTI-Patienten nach. 12-Monate-Sterblichkeit und Amputationsraten waren 9 % und 5 %. Die 12-Monate primären Offenheitsraten waren 82 % (femoropopliteal) bzw. 64 % (infrapopliteal). In 5 Studien wurden DCB-Angioplastie und Standard-Ballonangioplastie miteinander verglichen. Die gepoolten Daten für die primäre Offenheit konnten keinerlei Unterschiede aufweisen. Die 12-Monatsraten für die Zielgefäßrevaskularisation waren 14 % für DCB-Patienten und 23 % für die Kontrolle (kein signifikanter Unterschied). Jedoch war die Reokklusionsrate in der DCB-Gruppe geringer. Amputationsraten und 12-Monatesterblichkeit unterschieden sich zwischen den Gruppen (DCB vs. Ballonangioplastie) nicht. Ob die geringere Rate an Restenosen/Reokklusionen des Zielgefäßes in der DCB-Gruppe sich in besserem Extremitätenerhalt und Patientenüberleben niederschlägt, muss offenbleiben.

In einer zweiten Metaanalyse (11 randomisierte Studien, 2213 Patienten, mittleres Follow-up 25,6 Monate) kamen Dinh et al. (2020) zu dem Schluss, dass sich CLTI-Patienten in der gepoolten kurz- und mittelfristigen Sterblichkeit nicht danach unterschieden, ob sie mit Paclitaxel-beschichteten Ballons und Stents oder unbeschichteten Devices behandelt wurden.

12.3.2 Registererhebungen

Outcome bei endovaskulärer und offener Versorgung

Das NSQIP-Register nutzten Mehaffey et al. (2017), um die Raten an MALE (major adverse limb events, größere unerwünschte Ereignisse an der unteren Extremität) und MACE (major adverse cardiovascular events, größere unerwünschte kardiovaskuläre Ereignisse) nach OR vs. ER bei Patienten mit CLI in einem Propensity-Score-Match einander gegenüberzustellen. Aus einem Kollektiv von insgesamt 8066 CLI-Patienten konnten zwei sich entsprechende Gruppen von je 1924 Patienten gebildet werden. Die Ergebnisse dieses Vergleichs sind in ◘ Tab. 12.4 aufgeführt. In dieser großen nationalen gematchten Kohorte war ER, dem Bypass an der unteren Extremität gegenübergestellt, mit einer höheren Rate an MALE assoziiert, was durch eine höhere Rate an Amputationen in der ER-Gruppe bedingt war. Nach Risikoadjustierung in einer multivariaten Regression konnte gezeigt werden, dass das MALE-Risiko bei OR im Vergleich zu ER gesenkt war, unabhängig davon, ob der Blutleiter eine 1-Segment V. saphena magna oder alternativ eine Kunststoffprothese war. Des Weiteren waren Eingriffe unterhalb des Kniegelenks und vorangegangenes Bypassversagen mit MALE assoziiert. Die Autoren betonten, dass hinsichtlich MACE zwischen beiden gematchten Kohorten innerhalb 30 Tagen nach dem Eingriff keine Unterschiede gefunden wurden. Diese Ergebnisse unterstützen Effektivität und Vorrangstellung des peripheren Bypasses bei Revaskularisation wegen CLI, zumindest so lange die Eingriffe nicht unterhalb des Kniegelenks oder nach vorausgegangenem Bypassversagen am selben arteriellen Segment erfolgen.

Über Zwei-Jahresergebnisse mit einem infragenikulären in-situ Venenbypass bei 541 Patienten mit CLTI berichteten Troisi

> ◘ **Tab. 12.4** Bypass an der unteren Extremität (OR) vs. infrainguinale endovaskuläre Intervention (ER) bei CLTI in dem Kollektiv des National Surgical Quality Improvement Program (NSQIP). Propensity-Score-Matching. (Nach Mehaffey et al. 2017)

Parameter	ER	OR	*P*-Wert
Patienten, n	1924	1924	
Alter, Jahre	69 ± 12	69 ± 12	0,42
Geschlecht, männlich, %	57,2	58,4	0,47
ASA, %			
- Klasse 2	10,6	2,2	0,09
- Klasse 3	57,1	66,6	0,22
- Klasse 4	23,0	30,9	0,34
Funktionszustand unabhängig, %	83,6	84,6	0,63
Wunde sauber, %	96,1	92,7	0,08
Revaskularisation supragenual, %	70,3	71,9	
Revaskularisation infragenual, %	29,7	28,1	
MALE, %	12,2	9,2	0,003
- Nichtbehandelter Verlust der Offenheit, %	1,7	2,7	0,03
- Reintervention, %	5,5	4,8	0,38
- Amputation, %	6,8	4,2	0,0003
MACE, %	3,7	4,9	0,07
- zerebrovaskulärer Zwischenfall oder Herzinfarkt, %	2,1	2,8	0,14
- Sterblichkeit, %	2,1	2,9	0,15

MALE (major adverse limb events); MACE (major adverse cardiovascular events)

et al. (2022) anhand eines italienischen Multizenterregisters (43 Zentren). Alle Venen wurden mit dem HYDRO LeMaitre® Valvulotom vorbereitet, die mittlere Nachbeobachtungszeit betrug 12,1 Monate. Die Patienten-Sterblichkeit nach 30 Tagen und die Amputationsrate betrugen 3 % und 0,9 %. Die Autoren nannten eine geschätzte primäre Offenheit, primär assistierte Offenheit, sekundäre Offenheit und Extremitätenerhalt nach 2 Jahren von 69,1 %, 81,4 %, 86,5 % und 94,5 %. In der multivariaten Analyse war ein präoperativer Venendurchmesser <3 mm mit geringerer Rate an primärer, primär assistierter, sekundärer Offenheit und Extremitätenerhalt assoziiert. In 335 Fällen (61,9 %) handelte es sich distal um popliteale Bypassanschlüsse, diese hatten eine signifikant bessere primäre Offenheit nach 2 Jahren von 71 % verglichen mit 66 % bei tibialen Anschlüssen und solchen im Fußbereich. Die Ergebnisse demonstrieren den aktuellen Stand der offenen Bypasschirurgie bei Patienten mit CLTI.

In der NSQIP-Datenbank der Jahre 2011–2018 identifizierten Latz et al. (2021a) 7168 Patienten, die wegen CLTI endovaskulär behandelt wurden. 28 % wurden als OPG (Objective Performance Goal)-hoch-anatomisches Risiko (alle Patienten mit Unterschenkelintervention) und 17 % als OPG-hoch-klinisches Risiko (alle Patienten älter 80 Jahre mit Gewebeverlust) klassifiziert. Das 30-Tage-Outcome wurde bei diesen Patienten nach endovaskulärer Intervention bestimmt. Das Krankengut wurde in zwei Kohorten unterteilt. Die Kohorte der Jahre 2015–2018 vs. 2011–2014 wies MACE (major cardiovascular event) in 3,3 % vs. 2,7 % auf, MALE (major adverse limb event) in 9,1 % vs. 8,9 % und Amputation in 4,0 % vs. 4,2 % (keine signifikanten Unterschiede). Patienten mit hoch-anatomischem Risiko wiesen MACE in 2,4 % vs. 2,2 % auf, MALE in 9,5 % vs. 10,6 % und Amputation in 5,1 % vs. 6,0 %. Bei Patienten mit hoch-klinischem Risiko betrug MACE 5,2 % vs. 3,9 %, MALE 8,0 % vs. 7,4 % und Amputation 3,9 % vs. 3,7 %. Die Folgerung war, dass sich die Ergebnisse hinsichtlich MALE und Amputation über die Zeit nicht verbessert haben und die Komplikationsraten über der OPG-Benchmark der Society for Vascular Surgery liegen.

Dieselbe Arbeitsgruppe (Latz et al. 2021b) verglich auch in der NSQIP-Datenbank der Jahre 2015 bis 2018 die 30-Tage-Ergebnisse nach infrainguinaler endovaskulärer Intervention (ER) und offenem Bypass (OR) bei insgesamt 10.783 CLTI-Patienten. Bei ER vs. OR betrugen MACE (Herzinfarkt/Schlaganfall/Tod) 3,4 % vs. 4,8 % (p = 0,001), MALE (Reintervention/Verlust der Offenheit ohne Reintervention/Majoramputation) 9,1 % vs. 8,8 % (p = 0,50). Die Daten demonstrieren die Überlegenheit der endovaskulären Intervention über die Bypasschirurgie hinsichtlich MACE bei CLTI-Patienten.

Mittelfristigen Ergebnissen nach primärer endovaskulärer vs. offener Versorgung von CLTI-Patienten gingen Mathlouthi et al. (2022) anhand einer der Vascular Quality Initiative angeschlossenen Medicare-Datenbank nach. Endovaskulär erfolgte primär bei 12.062 Patienten (70 %), Bypass primär bei 5166 Patienten. Mediane Nachbeobachtungszeit war 33 Monate. Patienten in der endovaskulären Gruppe waren älter und hatten mehr Komorbiditäten und Gewebeverlust. Nach zwei Jahren wurden in der Bypassgruppe höhere Raten an Extremi-

tätenerhalt (86,4 % vs. 82,1 %; p < 0,001), Freiheit von Reintervention (72 % vs. 68 %; p < 0,001), amputationsfreies Überleben (66,9 % vs. 56,3 %; p < 0,001) und Freiheit von Sterblichkeit über alles (75,7 % vs. 66,1 %; p < 0,001) beobachtet. Nach Adjustierung der Daten für mögliche Störgrößen wurde jedoch nicht mehr ein signifikanter Einfluss der Behandlungsstrategie auf Extremitätenerhalt, Reinterventionsrate oder Sterblichkeit nachgewiesen. Die Autoren kamen zu dem Schluss, dass der endovaskuläre Zugang ähnliche Ergebnisse wie die offene Bypasschirurgie bei CLTI erzielen kann.

Die Global Vascular Guidelines empfehlen, CLTI-Patienten mit präexistierender schlecht funktionierender oder nicht rettbarer Extremität (z. B. bei bettlägerigen Patienten) nach gemeinsamer Entscheidungsfindung die primäre Amputation anzubieten. Naazie et al. (2021) überprüften in der Datenbank der VQI der Jahre 2016 bis 2019 inwieweit solche Empfehlungen berechtigt sind. Es handelte sich um ein Kollektiv von 49.807 Patienten, von ihnen waren 28.469 (57,2 %) Patienten gehfähig, 15.148 (31,0 %) gehfähig mit Unterstützung, 5395 (10,8 %) waren an den Rollstuhl gebunden und 525 (1,1 %) waren bettlägerig. Bei allen Patienten war eine periphere endovaskuläre Intervention vorgenommen worden. Die 30-Tagesterblichkeit dieser vier Gruppen war 1,3 %, 3,2 %, 3,6 % und 9,3 % (p < 0,001). Die Freiheit von Amputation betrug nach 1 Jahr (gehfähig vs. gehfähig mit Unterstützung vs. Rollstuhl-gebunden vs. bettlägerig) 90,1 % vs. 85,2 % vs. 78,1 % vs. 69,6 % (p < 0,001). Das 2-Jahresüberleben war 82,0 % vs. 69,4 % vs. 61,7 % vs. 59,2 %. Die Botschaft war, dass eine Beeinträchtigung der Gehfähigkeit bei CLTI-Patienten mit einer signifikanten Zunahme der 30-Tagesterblichkeit und signifikanten Abnahme des amputationsfreien Überlebens nach peripherer endovaskulärer Intervention assoziiert ist. Bettlägerige Patienten hatten eine 6-fache Zunahme in der

30-Tageletalität und ihr amputationsfreies Überleben sank nach 1 Jahr unter 50 %. Diese Risiken sollten bei den Behandlungsoptionen nicht-gehfähiger Patienten in die Entscheidungsfindung einfließen.

Offene Revaskularisation beim Dialysepatienten

Arhuidese et al. (2017) führten eine retrospektive Analyse von allen Patienten aus, die in dem United States Renal Data System (USRDS) gespeichert waren und zwischen Januar 2007 und Dezember 2011 einen infrainguinalen Bypass erhielten. Das USRDS ist eine prospektive Datenbasis, die alle Patienten erfasst, die wegen terminalem Nierenversagen eine Nierenersatztherapie erhalten. Zielparameter der Auswertung waren Offenheitsrate und Extremitätenerhalt. 9739 Bypässe gingen in die Auswertung ein, 4717 femoropopliteale (48 %), 3321 femorotibiale (34 %) und 1701 (18 %) popliteotibiale Bypässe. Autogene Vene wurde in 59 % verwendet. Die Indikation zum Bypass war in 72 % CLI. Ein akutes Bypassversagen wurde innerhalb von 30 Tagen postoperativ bei 14 % der autogenen und 16 % der Kunststoffbypässe beobachtet, eine Bypassinfektion bei 0,6 % bzw. 1,3 %. Der Gliedmaßenverlust machte 8 % nach 30 Tagen aus, die Sterblichkeit 8,3 % (autogener Bypass) bzw. 9,6 % (Kunststoffbypass). Die primäre Offenheit wurde mit 18 % für beide Arten des Bypasses nach 5 Jahren berechnet, die primär-assistierte Offenheit mit 23 % vs. 20 % und die sekundäre mit 30 %, ebenfalls für beide Gruppen. Der Gliedmaßenerhalt war 35 % (autogener Bypass) vs. 41 % (Kunststoffprothese) nach 5 Jahren (unadjustierte Daten). Risikoadjustiert war der Extremitätenerhalt besser, wenn autogene Vene statt Kunststoff verwendet wurde. Die absolute Sterblichkeit jeglicher Ursache machte in diesem Kollektiv während des Studienzeitraums 58 % für Patienten mit autogenem Bypass und 63 %

für Patienten mit Kunststoffbypass aus. Die 5-Jahresüberlebensrate wurde lediglich mit 18 % (Kunststoff) bis 20 % (Vene) angegeben. Zusammenfassend zeigte diese Erhebung einen Vorteil von autogener Vene gegenüber dem Kunststoffbypass in dieser Hochrisikogruppe, speziell bei Versorgung distaler Läsionen. Die hohe Sterblichkeit terminal niereninsuffizienter Patienten limitiert allerdings jegliche Aussage hinsichtlich des Gruppenvergleichs.

ALI Risiko bei ummantelten und nicht-ummantelten Stents

Das ALI (acute limb ischemia = akute Extremitätenischämie)-Risiko nach Stentversagen untersuchten DeCarlo et al. (2021) anhand der Vascular Quality Initiative (VQI)-Datenbasis. Verglichen wurden 3338 Patienten mit „bare metal stents" (BMS) mit 383 Patienten, bei denen in der Indexoperation ein femoropoplitealer ummantelter Stent implantiert worden war (alle Patienten hatten primär keine ALI). Es handelte sich ausschließlich um Patienten, bei denen nach der Indexoperation eine endovaskuläre oder offene Reintervention erforderlich wurde. Bei der Reintervention war bei 12,0 % der Fälle mit ummantelten Stents, aber nur bei 6,3 % in der BMS-Gruppe eine ALI zu verzeichnen (p < 0,001) und es mussten in der Gruppe mit ummantelten Stents mehr Major-Amputationen bei Reintervention durchgeführt werden (2,6 % vs. 1,0 %; p = 0,006). Nach dieser Analyse haben Patienten mit Stentversagen ein signifikant höheres ALI-Risiko, wenn es sich bei der Indexoperation um die Implantation eines ummantelten Stents statt eines BMS in der A. femoralis superficialis handelte. Ein Teil der ungünstigeren Ergebnisse mit ummantelten Stents im Vergleich zu BMS kann damit erklärt werden, dass bei der Implantation von gecoverten Stents bei der Indexoperation mehr Kollateralen verschlossen werden.

Revaskularisation bei aktiven Rauchern

Chen et al. (2017) untersuchten das perioperative Ergebnis nach Revaskularisation der unteren Extremität bei aktiven Rauchern und verglichen dabei endovaskuläres und offenes Vorgehen (Bypass). Sie fanden in dem NSQIP-Register insgesamt 12.655 Revaskularisationen (ER und OR zusammengefasst), davon waren 4706 Patienten (37,2 %) aktive Raucher. Bei Rauchern wurden 1497 Prozeduren (31,8 %) endovaskulär vorgenommen (davon 55,6 % bei CLI), 3209 (68,2 %) waren Bypässe (davon 68,9 % bei CLI). In der Subgruppe der Patienten mit intermittierender Claudicatio (IC, n = 1661) hatten ER und OR eine sehr niedrige 30-Tageletalität (0,2 % bzw. 0,7 %), Herzinfarkt trat aber nach OR häufiger auf (1,0 % vs. 0,2 %). Wundkomplikationen waren ebenfalls bei OR höher (9,6 % vs. 2,0 %). Bei CLI-Patienten (n = 3045) war die 30-Tageletalität zwischen ER und OR ebenfalls nicht unterschiedlich (jeweils 1,0 %), die Rate an Herzinfarkt oder Schlaganfall war mit 1,4 % jedoch bei ER signifikant geringer als bei OR (dort 2,8 %). Wundkomplikationen traten ebenfalls bei OR signifikant häufiger auf (14,8 % vs. 4,0 %), das gleiche galt für ungeplante Wiederaufnahmen (ER 7,2 %, OR 12,3 %). Das Fortschreiten zur Majoramputation ≤30 Tagen war in der ER-Gruppe signifikant höher im Vergleich zu OR (5,3 % vs. 2,8 %). In dieser Kohorte wurde ER vermehrt bei Frauen, bei höherer Komorbidität und bei IC vorgenommen. OR wurde umgekehrt vermehrt bei CLI und Zielgefäßen unterhalb des Knies eingesetzt. Aber auch nach Stratifizierung klinischer Risikofaktoren blieb für ER der Vorteil geringerer Wundkomplikationen und des kürzeren Krankenhausaufenthaltes erhalten. ER benötigte aber mehr Reinterventionen. Da das Risiko für Herzinfarkt oder Schlaganfall nach OR höher als nach ER war, empfahlen die Autoren, eine offene Bypasschirurgie bei IC-Patienten, die rauchen, zu unterlassen.

12.3.3 Klinische Studien mit spezifischen Fragestellungen

Medikamentenbeschichtete Devices

Der IN.PACT DEEP-Trial war eine prospektive randomisierte Multizenterstudie, in der der IN.PACT Amphirion DCB (n = 239) bei infrapoplitealen Läsionen bei Patienten mit CLTI vs. Standard-PTA (n = 119) verglichen wurde. Nach 60 Monaten unterschieden sich beide Gruppen nicht signifikant in der Freiheit von Zielgefäßrevaskularisation, Majoramputationsrate und Sterblichkeit. Das Outcome bezüglich Effektivität und Sicherheit war nicht unterschiedlich. Der IN.PACT Amphirion DCB war zwar nicht in der Lage, im Vergleich zur Standard-PTA die Raten an Restenosen und Zielgefäßrevaskularisationen zu reduzieren, war aber auch nicht mit höherer Sterblichkeit und Majoramputation assoziiert (Zeller et al. 2020).

In dem randomisierten PADI-Trial wurden Patienten mit CLTI (Rutherford 4) und infrapoplitealen Läsionen entweder mit DES (Paclitaxel; n = 73) oder PTA ± BMS (Bare Metal Stent; n = 66) behandelt (Wakkie et al. 2020). Die 5-Jahres-Majoramputationsrate war in der DES-Gruppe geringer (19,3 % vs. 34,0 %; p = 0,091). Zusätzlich wurde in der DES-Gruppe ein höheres amputationsfreies Überleben nach 5 Jahren gesehen (31,8 % vs. 20,4 %; p = 0,043). Die Überlebensraten über alle waren in beiden Gruppen vergleichbar. Die Autoren führten eine Kosten-Effektivitätsberechnung durch. Danach betrug die Kostendifferenz zwischen DES und PTA ± BMS pro Patient nach 1 Jahr € 1679 zugunsten von DES und € 2694 nach 3 Jahren. In dieser Analyse war der DES unter den Bedingungen des niederländischen Gesundheitssystems kosteneffektiv aufgrund höherer Krankenhauskosten für Amputation und Rehabilitation in der PTA ± BMS-Gruppe. Für den PADI-Trial wurden zusätzlich noch die

10-Jahresergebnisse publiziert (Konijn et al. 2020). Nach dieser Zeit war die Mehrzahl der Patienten verstorben (109/137; 79,6 %). Es fanden sich keine signifikanten Unterschiede in der Sterblichkeit zwischen DES- und PTA ± BMS-Gruppen (80,8 % vs. 78,1 %). Unerwünschte dosisabhängige Nebenwirkungen von Paclitaxel-beschichteten DES konnten demnach bei CLTI-Patienten mit Behandlung von Läsionen unterhalb des Knies nicht festgestellt werden.

Langzeitergebnisse wurden auch für den Zilver PTX drug-eluting Stent berichtet (Dake et al. 2020). In dieser randomisierten Studie waren Patienten mit femoropoplitealen Läsionen entweder der PTA- (n = 237) oder der DES-Gruppe (n = 242) zugeteilt worden. Signifikante Unterschiede in der Kaplan-Meier geschätzten 5-Jahressterblichkeit über alle fanden sich zwischen DES (19,1 %) und BMS (17,1 %) nicht.

Tack Endovascular System zur Behandlung von Dissektionen

Bei dem Tack Endovascular System (4F; Intact Vascular) handelt es sich um selbstexpandierende Nitinol-Implantate („Tacks") von 6 mm Länge, die über einen speziellen Abgabekatheter endovaskulär eingebracht werden, um Post-Angioplastie-Dissektionen in Arterien unterhalb des Knies zu behandeln (Referenz-Gefäßdurchmesser 1,5 bis 4,5 mm). Geraghty et al. (2021) berichteten über die Ergebnisse einer Multizenterstudie bei 233 Patienten, 117 (50,2 %) Rutherford Klasse 5 und 78 (33,5 %) Rutherford Klasse 4. Behandelt wurden 341 Dissektionen nach PTA, hauptsächlich in A. tibialis anterior (41,1 %), A. tibialis posterior (22,6 %) und A. peronea (21,0 %) gelegen. Im Durchschnitt wurden pro Patient 4,0 ± 2,8 Tacks platziert. In dieser Studie wurden Sicherheit und Wirksamkeit getestet. Innerhalb 30 Tagen nach Intervention wurden zwei Amputationen oberhalb des Knöchels und 1 Todesfall beobachtet (1,3 %), die Freiheit an MALE (major adverse limb event) plus Tod war nach 6 Mo-

naten 95,6 % (196/205). Kaplan-Meier geschätzt betrug die Freiheit von klinisch getriebener Zielgefäßrevaskularisation 100 % nach 30 Tagen und 92,0 % nach 6 Monaten. Die Studie belegte Sicherheit und Effektivität des Tack Endovascular Systems zur Behandlung von Post-Angioplastie-Dissektionen unterhalb des Kniegelenks.

LimFlow System – perkutane tiefe Venenarterialisierung

Das LimFlow-System dient der perkutanen endovaskulären Arterialisierung tiefer Venen bei peripherer arterieller Verschlusskrankheit mit kritischer Extremitätenischämie. Die PROMISE I-Studie ist eine Machbarkeitsstudie, in der das System bei 32 Patienten mit CLTI (Rutherford 5/6) und fehlender Möglichkeit der arteriellen Revaskularisation eingesetzt wurde (Clair et al. 2021). Die technische Erfolgsrate war 96 % (31 Patienten). Die Autoren gaben das amputationsfreie Überleben nach 30 Tagen, 6 und 12 Monaten mit 91 %, 74 % und 70 % an. Die Ergebnisse waren demnach erfolgversprechend, weitere Daten bleiben abzuwarten.

Zur perkutanen tiefen Venenarterialisierung (pDVA) mittels LimFlow System liegt des Weiteren eine retrospektive Erhebung aus 4 Zentren vor, in der die pDVA bei 32 CLTI-Patienten (Rutherford 5/6) ohne andere Revaskularisierungsmöglichkeiten vorgenommen wurde (Schmidt et al. 2020). Die technische Erfolgsrate war 96,9 %, die mediane Nachbeobachtung 34 (16–63) Monate. Das amputationsfreie Überleben wurde nach 24 Monaten auf 67,2 % geschätzt, die Beinerhaltungsrate auf 79,8 %. Im Follow-up verschloss sich der tiefe Venen-Arterien-Kreislauf bei 21 Patienten im Median nach 2,6 Monaten. Eine Reintervention wegen Verschluss erfolgte bei 17 Patienten. Die Autoren kamen zu dem Schluss, dass die pDVA bei ausgewählten Patienten ohne Option für andere Therapiemaßnahmen eine empfohlene Therapie sein kann, um Amputation zu verhindern und eine Wundheilung zu erreichen.

12.4 Fazit für die Praxis

> **Übersicht**
>
> 1.) Bei Patienten mit CLTI sollte der endovaskulären Behandlung (ER) der Vorzug gegeben werden, wenn kurz- und langfristig die gleiche symptomatische Verbesserung erzielt werden kann wie mit einem offenen gefäßchirurgischen Eingriff (OR).
> 2.) OR ist für CLTI-Patienten in gutem körperlichen Zustand und relativ langer Lebenserwartung wahrscheinlich die bessere Wahl im Vergleich zu ER, besonders, wenn ein autogener Bypass zur Verfügung steht.
> 3.) Die objektiven Qualitätskriterien und Qualitätsziele („Objective performance goals", OPG) der Society for Vascular Surgery stellen ein Maß dar, an dem jeder Behandelnde seine Ergebnisqualität bei CLTI zu orientieren hat.
> 4.) Die Höhe der Wiederaufnahmerate der Patienten innerhalb 30 Tagen nach Hospitalisierung ist ein Qualitätsparameter eines Krankenhauses.
> 5.) Dialysepatienten haben im Vergleich zu Nichtdialyse-Patienten ein deutlich höheres Amputationsrisiko.
> 6.) Die große Mehrzahl der aktuellen Untersuchungen kommt zu dem Schluss, dass sich CLTI-Patienten in der gepoolten kurz- und mittelfristigen Sterblichkeit nicht danach unterscheiden, ob sie mit Paclitaxel-beschichteten Ballons und Stents oder unbeschichteten Devices behandelt werden.
> 7.) Erste Ergebnisse belegen die Sicherheit und Effektivität des Tack Endovascular Systems zur Behandlung von Post-Angioplastie-Dissektionen unterhalb des Kniegelenks.
> 8.) Die perkutane tiefe Venenarterialisierung mit dem LimFlow System kann bei ausgewählten Patenten ohne Option für andere Therapiemaßnahmen eine Therapie sein, um eine Amputation zu verhindern und eine Wundheilung zu erreichen.
> 9.) Das WIFI-System ist in der Lage, die Majoramputationsraten vorherzusagen. Der Lokalbefund des CLI-Patienten sollte generell zur Qualitätssicherung mit dem WIFI-Komposit-Score dokumentiert werden

Literatur

Aboyans V, Ricco JB, Bartelink MEL et al (2018) 2017 ESC Guidelines on the Diagnosis and Treatment of Peripheral Arterial Diseases, in collaboration with the European Society for Vascular Surgery (ESVS): document covering atherosclerotic disease of extracranial carotid and vertebral, mesenteric, renal, upper and lower extremity arteries. Endorsed by: the European Stroke Organization (ESO) The Task Force for the Diagnosis and Treatment of Peripheral Arterial Diseases of the European Society of Cardiology (ESC) and of the European Society for Vascular Surgery (ESVS). Eur Heart J 39:763–816

Antoniou GA, Georgiadis GS, Antoniou SA, Makar RR, Smout JD, Torella F (2017) Bypass surgery for chronic lower limb ischaemia. Cochrane Database Syst Rev 4:CD002000. https://doi.org/10.1002/14651858.CD002000.pub3. PMID: 28368090; PMCID: PMC6478298

Arhuidese I, Hicks CW, Locham S, Obeid T, Nejim B, Malas MB (2017) Long-term outcomes after autogenous versus synthetic lower extremity bypass in patients on hemodialysis. Surgery 162:1071–1079

Chen SL, Whealon MD, Kabutey NK, Kuo IJ, Sgroi MD, Fujitani RM (2017) Outcomes of open and endovascular lower extremity revascularization in active smokers with advanced peripheral arterial disease. J Vasc Surg 65:1680–1689

Childers CP, Lamaina M, Liu C, Mak SS, Suttorp Booth M, Maggard Gibbons M, Shekelle PG

(2019) Cost-effectiveness of leg bypass versus endovascular therapy for critical limb ischemia: a systematic review [Internet]. Department of Veterans Affairs (US), Washington, DC. PMID: 31291067

Clair DG, Mustapha JA, Shishehbor MH, Schneider PA, Henao S, Bernardo NN, Deaton DH (2021) PROMISE I: Early feasibility study of the LimFlow System for percutaneous deep vein arterialization in no-option chronic limb-threatening ischemia: 12-month results. J Vasc Surg 74:1626–1635

Conte MS, Geraghty PJ, Bradbury AW, Hevelone ND, Lipsitz SR, Moneta GL, Nehler MR, Powell RJ, Sidawy AN (2009) Suggested objective performance goals and clinical trial design for evaluating catheter-based treatment of critical limb ischemia. J Vasc Surg 50:1462–1473

Conte MS, Bradbury AW, Kolh P, White JV, Dick F, Fitridge R, Mills JL, Ricco JB, Suresh KR, Murad MH, GVG Writing Group (2019) Global vascular guidelines on the management of chronic limb-threatening ischemia. J Vasc Surg 69(6S):3S–125S. Erratum in: J Vasc Surg 2019;70(2):662

Dake MD, Ansel GM, Bosiers M, Holden A, Iida O, Jaff MR, Lottes AE, O'Leary EE, Saunders AT, Schermerhorn M, Yokoi H, Zeller T (2020) Paclitaxel-coated zilver PTX drug-eluting stent treatment does not result in increased long-term all-cause mortality compared to uncoated devices. Cardiovasc Intervent Radiol 43:8–19

Darling JD, McCallum JC, Soden PA, Guzman RJ, Wyers MC, Hamdan AD, Verhagen HJ, Schermerhorn ML (2017) Predictive ability of the Society for Vascular Surgery Wound, Ischemia, and foot Infection (WIfI) classification system after first-time lower extremity revascularizations. J Vasc Surg 65:695–704

DeCarlo C, Boitano LT, Latz CA, Png CYM, Lee S, Dua A, Patel V, Schwartz SI (2021) Patients with failed femoropopliteal covered stents are more likely to present with acute limb ischemia than those with failed femoropopliteal bare metal stents. J Vasc Surg 74:161–169

Desai K, Han B, Kuziez L, Yan Y, Zayed MA (2021) Literature review and meta-analysis of the efficacy of cilostazol on limb salvage rates after infrainguinal endovascular and open revascularization. J Vasc Surg 73:711–721

Dinh K, Gomes ML, Thomas SD, Paravastu SCV, Holden A, Schneider PA, Varcoe RL (2020) Mortality after paclitaxel-coated device use in patients with chronic limb-threatening ischemia: a systematic review and meta-analysis of randomized controlled trials. J Endovasc Ther 27:175–185

Geraghty PJ, Adams G, Schmidt A, TOBA II BTK Investigators (2021) Six-month pivotal results of tack optimized balloon angioplasty using the Tack Endovascular System in below-the-knee arteries. J Vasc Surg 73:918–929

Gerhard-Herman MD, Gornik HL, Barrett C et al (2017) 2016 AHA/ACC guideline on the management of patients with lower extremity peripheral artery disease: a report of the American College of Cardiology/American Heart Association Task Force on Clinical Practice Guidelines. J Am Coll Cardiol 69:e71–e126

Giannopoulos S, Ghanian S, Parikh SA, Secemsky EA, Schneider PA, Armstrong EJ (2020) Safety and efficacy of drug-coated balloon angioplasty for the treatment of chronic limb-threatening ischemia: a systematic review and meta-analysis. J Endovasc Ther 27:647–657

Heidemann F, Kuchenbecker J, Peters F, Kotov A, Marschall U, L'Hoest H, Acar L, Ramkumar N, Goodney P, Debus ES, Rother U, Behrendt CA (2021) A health insurance claims analysis on the effect of female sex on long-term outcomes after peripheral endovascular interventions for symptomatic peripheral arterial occlusive disease. J Vasc Surg 74:780–787

Hossain S, Leblanc D, Farber A, Power AH, DeRose G, Duncan A, Dubois L (2019) Editor's choice – infrainguinal bypass following failed endovascular intervention compared with primary bypass: a systematic review and meta-analysis. Eur J Vasc Endovasc Surg 57:382–391

Kolte D, Kennedy KF, Shishehbor MH, Abbott JD, Khera S, Soukas P, Mamdani ST, Hyder ON, Drachman DE, Aronow HD (2017) Thirty-day readmissions after endovascular or surgical therapy for critical limb ischemia: analysis of the 2013 to 2014 nationwide readmissions databases. Circulation 136:167–176

Konijn LCD, Wakkie T, Spreen MI, de Jong PA, van Dijk LC, Wever JJ, Veger HTC, Statius van Eps RG, Mali WPTM, van Overhagen H (2020) 10-year paclitaxel dose-related outcomes of drug-eluting stents treated below the knee in patients with chronic limb-threatening ischemia (The PADI Trial). Cardiovasc Intervent Radiol 43:1881–1888

Kotov A, Heidemann F, Kuchenbecker J, Peters F, Marschall U, Acar L, Debus ES, L'Hoest H, Behrendt CA (2021) Sex disparities in long term outcomes after open surgery for chronic limb threatening ischaemia: a propensity score matched analysis of health insurance claims. Eur J Vasc Endovasc Surg 61:423–429

Latz CA, Wang LJ, Boitano L, DeCarlo C, Sumpio B, Schwartz S, Lee CJ, Dua A (2021a) Contemporary endovascular outcomes for critical limb ischemia are still failing to meet society for vascular surgery objective performance goals. Vasc Endovascular Surg 55:33–38

Latz CA, Boitano L, Wang LJ, Pendleton AA, De-Carlo C, Sumpio B, Schwartz S, Srivastava S, Dua A (2021b) Contemporary endovascular 30-day outcomes for critical limb threatening ischemia relative to surgical bypass grafting. Vasc Endovascular Surg 55:441–447

Mathlouthi A, Elsayed N, Al-Nouri O, Farber A, Malas MB (2022) Outcomes of endovascular-first versus bypass-first approach for patients with chronic limb-threatening ischemia using a medicare-linked database. Ann Vasc Surg 85:119–124

Mehaffey JH, Hawkins RB, Fashandi A, Cherry KJ, Kern JA, Kron IL, Upchurch GR Jr, Robinson WP (2017) Lower extremity bypass for critical limb ischemia decreases major adverse limb events with equivalent cardiac risk compared with endovascular intervention. J Vasc Surg 66:1109–1116

Mills JL Sr, Conte MS, Armstrong DG, Pomposelli FB, Schanzer A, Sidawy AN, Andros G, Society for Vascular Surgery Lower Extremity Guidelines Committee (2014) The society for vascular surgery lower extremity threatened limb classification system: risk stratification based on wound, ischemia, and foot infection (WIfI). J Vasc Surg 59:220–234

Naazie IN, Arhuidese I, Zil-E-Ali A, Siracuse JJ, Malas MB (2021) Impact of impaired ambulatory capacity on the outcomes of peripheral vascular interventions among patients with chronic limb-threating ischemia. J Vasc Surg 74:489–498

Parvar SL, Thiyagarajah A, Nerlekar N, King P, Nicholls SJ (2021) A systematic review and meta-analysis of gender differences in long-term mortality and cardiovascular events in peripheral artery disease. J Vasc Surg 73:1456–1465

van Reijen NS, Ponchant K, Ubbink DT, Koelemay MJW (2019) Editor's choice – the prognostic value of the WIfI classification in patients with chronic limb threatening ischaemia: a systematic review and meta-analysis. Eur J Vasc Endovasc Surg 58:362–371

van Reijen NS, Hensing T, Santema TKB, Ubbink DT, Koelemay MJW (2021) Outcomes of conservative treatment in patients with chronic limb threatening ischaemia: a systematic review and meta-analysis. Eur J Vasc Endovasc Surg 62:214–224

Schmidt A, Schreve MA, Huizing E, Del Giudice C, Branzan D, Ünlü Ç, Varcoe RL, Ferraresi R, Kum S (2020) Midterm outcomes of percutaneous deep venous arterialization with a dedicated system for patients with no-option chronic limb-

threatening ischemia: the ALPS multicenter study. J Endovasc Ther 27:658–665

Smith SL, Matthews EO, Moxon JV, Golledge J (2019) A systematic review and meta-analysis of risk factors for and incidence of 30-day readmission after revascularization for peripheral artery disease. J Vasc Surg 70:996–1006

Troisi N, Adami D, Michelagnoli S, Berchiolli R; LIMBSAVE registry Collaborative Group (2022) Factors affecting patency of in situ saphenous vein bypass: 2-year results from LIMBSAVE (Treatment of critical Limb IscheMia with infragenicular Bypass adopting in situ SAphenous VEin technique) registry. Eur J Vasc Endovasc Surg 64:350–358

Wakkie T, Konijn LCD, van Herpen NPC, Maessen MFH, Spreen MI, Wever JJ, Statius van Eps RG, Veger HT, van Dijk LC, Mali WPTM, van Overhagen H (2020) Cost-effectiveness of drug-eluting stents for infrapopliteal lesions in patients with critical limb ischemia: the PADI trial. Cardiovasc Intervent Radiol 43:376–381

Wang J, Shu C, Wu Z, Zhao J, Ma Y, Huang B, Yuan D, Yang Y, Bian H, He Y, Wang Z (2018) Percutaneous vascular interventions versus bypass surgeries in patients with critical limb ischemia: a comprehensive meta-analysis. Ann Surg 267:846–857

Wardle BG, Ambler GK, Radwan RW, Hinchliffe RJ, Twine CP (2020) Atherectomy for peripheral arterial disease. Cochrane Database Syst Rev 9(9):CD006680

Wübbeke LF, Naves CCLM, Daemen JHC, Jacobs MJ, Mees BME (2020) Editor's choice – mortality and major amputation after revascularisation in octogenarians versus non-octogenarians with chronic limb threatening ischaemia: a systematic review and meta-analysis. Eur J Vasc Endovasc Surg 60:231–241

Yan Q, Prasla S, Carlisle DC, Rajesh A, Treffalls J, Davies MG (2022) Deep venous arterialization for chronic limb threatening ischemia in atherosclerosis patients – a meta-analysis. Ann Vasc Surg 81:1–21

Zeller T, Micari A, Scheinert D, Baumgartner I, Bosiers M, Vermassen FEG, Banyai M, Shishehbor MH, Wang H, Brodmann M, IN.PACT DEEP Trial Investigators (2020) The IN.PACT DEEP clinical drug-coated balloon trial: 5-year outcomes. JACC Cardiovasc Interv 13:431–443

Akute Extremitätenischämie

Inhaltsverzeichnis

13.1   Klassifikation und Prognose

Die akute Extremitätenischämie („Acute Limb Ischemia", ALI) ist durch einen plötzlichen Abfall der arteriellen Perfusion der Gliedmaße mit potenzieller Bedrohung der Lebensfähigkeit der Extremität charakterisiert. Das klinische Bild zeigt sich normalerweise bis zu 2 Wochen nach dem akuten Ereignis. Ursächlich stehen die arterielle Thrombose bei vorbestehender peripherer arterieller Verschlusskrankheit (PAVK), die arterielle Embolie und die Thrombose einer arteriellen Rekonstruktion/Bypass oben an. Klinisch wird der Ischämiegrad nach Rutherford kategorisiert. Klassifikation und Prognose nach Leitlinien der European Society of Cardiology (ESC) (Aboyans et al. 2018) sind in ◘ Tab. 13.1 aufgeführt.

◘ **Tab. 13.1**   Klinische Kategorien der akuten Extremitätenischämie (ALI). (Nach ESC Guidelines, Aboyans et al. 2018)

Grad	Kategorie	Sensibilitäts-Verlust	Motorisches Defizit	Prognose
I	lebensfähig	Kein	Kein	Keine unmittelbare Bedrohung
IIA	Marginal bedroht	Kein oder minimal (Zehen)	Kein	Rettbar, wenn sofort behandelt
IIB	Unmittelbar bedroht	Mehr als die Zehen	Mild/Moderat	Rettbar, wenn sofort revaskularisiert
III	Irreversibel	Tief, empfindungslos	Tief, Paralyse (Rigor)	Größerer Gewebs-Verlust, permanenter Nervenschaden unvermeidbar

Anmerkung: Sofortige Behandlung schließt Einleitung der Antikoagulation (Heparin) und Schmerzbehandlung ein; Revaskularisation umfasst Thrombolyse, Thrombektomie, Bypass

13

13.2 Leitlinien

13.2.1 European Society of Cardiology (ESC) in Zusammenarbeit mit der European Society for Vascular Surgery (ESVS) (Aboyans et al. 2018):

— Im Fall eines neurologischen Defizits ist die dringliche Revaskularisation angezeigt (Klasse-I-Empfehlung/Evidenzlevel C).

— Bei Fehlen eines neurologischen Defizits ist die Revaskularisation innerhalb Stunden nach initialer Bildgebung angezeigt in einer Fall-zu-Fall-Entscheidung (Klasse-I-Empfehlung/Evidenzlevel C).

— Heparin und Analgetika sind so schnell wie möglich indiziert (Klasse-I-Empfehlung/Evidenzlevel C).

Hinsichtlich der Revaskularisationsmodalitäten legen sich diese Leitlinien nicht fest. Es wird lediglich vermerkt, dass es auf Basis der vorhandenen randomisierten Studien keine klare Überlegenheit der lokalen Thrombolyse im Vergleich zur offenen Chirurgie gibt, dies betrifft sowohl die 30-Tagesterblichkeit als auch den Extremitätenerhalt. Nach Thrombusentfernung sollte die präexistierende arterielle Läsion endovaskulär oder durch offene Chirurgie angegangen werden. Bei langanhaltender Ischämie sollte eine Vier-Kompartimenten-Fasziotomie der unteren Extremität vorgenommen werden, um einem Post-Reperfusions-Kompartmentsyndrom vorzubeugen. Die systemische Thrombolyse spielt bei der Behandlung der ALI keine Rolle.

13.2.2 American College of Cardiology (ACC)/ American Heart Association (AHA) (Gerhard-Herman et al. 2017)

Vorbemerkung: Die Leitlinien unterscheiden bei dem Evidenzlevel zwischen Level A, Level B-R (Randomized), Level B-NR (Nonrandomized), Level C-LD (Limited Data) und Level C-EO (Expert Opinion). Alle Anmerkungen werden nur verkürzt referiert.

Klinische Präsentation der ALI

— Patienten mit ALI sollten notfallmäßig durch einen Klinker begutachtet werden, der genügend Erfahrung besitzt, um die Vitalität einer Gliedmaße zu bestimmen und die geeignete Therapie einzuleiten (Empfehlungsklasse I, Evidenzlevel C-EO).

Anmerkungen: Abhängig von der lokalen klinischen Expertise kann der Gefäßspezialist ein Gefäßchirurg, interventioneller Radiologe, Kardiologe oder Allgemeinchirurg sein mit speziellem Training und Erfahrung in der Behandlung der PAVK. Falls solche Expertise lokal nicht rasch verfügbar ist, sollte stark überlegt werden, den Patienten in eine Einrichtung mit solchen Ressourcen zu verlegen.

— Bei Patienten mit Verdacht auf ALI sollte die initiale klinische Begutachtung rasch Vitalität der Extremität und das Potenzial ihrer Erhaltbarkeit bestimmen und bedarf keiner Bildgebung (Empfehlungsklasse I, Evidenzlevel C-LD).

Anmerkungen: ALI ist ein Notfall und muss rasch erkannt werden. Die klinische Beurteilung muss Dauer der Symptome, Schmerzintensität, Grad des motorischen und sensorischen Defizits umfassen, um eine bedrohte von einer nicht-vitalen Extremität zu unterscheiden. Die Untersuchung am Bett sollte die arterielle und venöse Dopplerbestimmung einschließen aufgrund der Ungenauigkeit der Pulspalpation. Der Verlust hörbarer arterieller Signale zeigt die bedrohte Extremität an, das Fehlen von sowohl arteriellen als auch venösen Dopplersignalen weist darauf hin, dass die Extremität irreversibel (nicht rettbar) geschädigt sein kann.

Medikamentöse Therapie

— Bei Patienten mit ALI sollte eine systemische Antikoagulation mit Heparin vorgenommen werden, außer wenn Kontraindikationen bestehen (Empfehlungsklasse I, Evidenzlevel C-EO).

Anmerkungen: Heparin (im Allgemeinen intravenös unfraktioniert) wird allen Patienten akut verabreicht. Dies kann das Fortschreiten des Thrombus stoppen und kann einen antiinflammatorischen Effekt haben, der die Ischämie abschwächt.

Revaskularisation bei ALI

— Bei Patienten mit ALI sollte die Revaskularisationsstrategie durch lokale Ressourcen und Patientenfaktoren bestimmt werden (d. h. Ätiologie und Grad der Ischämie) (Empfehlungsklasse I, Evidenzlevel C-LD).

Anmerkungen: Für marginal oder unmittelbar bedrohte Gliedmaßen (Kategorie II A und B) [■ Tab. 13.1] sollte die Revaskularisation notfallmäßig (innerhalb 6 Stunden) erfolgen. Für vitale Gliedmaßen (Kategorie I ALI) sollte die Revaskularisation dringlich erfolgen (innerhalb 6 bis 24 Stunden). Die Revaskularisationsstrategie

kann von der Katheter-basierten Thrombolyse bis zur chirurgischen Thromboembolektomie reichen. Vorhandene Möglichkeiten und klinische Erfahrung sind Faktoren, die bei der Wahl der Revaskularisationsstrategie in Betracht gezogen werden sollten. Die Technik, die die schnellste Wiederherstellung des arteriellen Flusses bieten wird, mit dem geringsten Risiko für den Patienten, sollte gewählt werden.

— Die Katheter-basierte Thrombolyse ist bei Patienten mit ALI und einer rettbaren Gliedmaße wirksam (Empfehlungsklasse I, Evidenzlevel A).

Anmerkungen: Die vergleichende Abschätzung der Wirksamkeit von Katheter-basierter Thrombolyse vs. offene Chirurgie wird durch variable Definitionen der ALI in der Literatur kompliziert. Vier kontrollierte randomisierte Studien, die die Katheter-basierte Thrombolyse mit der Chirurgie verglichen haben, sowie eine Metaanalyse haben ähnliche Raten des Gliedmaßenerhalts zwischen beiden Vorgehensweisen demonstriert, aber ein besseres Überleben mit Katheter-basierter Therapie. Der Überlebensvorteil der Katheter-basierten Therapie könnte wenigstens teilweise auf multiple Komorbiditäten zurückzuführen sein, die sich in der Population der Patienten mit ALI fanden. Zunehmende Komorbiditäten tragen wahrscheinlich zu einem erhöhten perioperativen Risiko bei.

— Die Amputation sollte als Erstprozedur bei Patienten mit nicht rettbarer Gliedmaße durchgeführt werden (Empfehlungsklasse I, Evidenzlevel C-LD).

Anmerkungen: Bei Patienten mit Kategorie III ALI sollte die Amputation als Indexprozedur vorgenommen werden. Eine ausgedehnte Dauer der Ischämie ist der häufigste Faktor bei Patienten, die eine Amputation als Behandlung der ALI benötigen. Die Risiken, die mit einer Rekonstruktion einhergehen, überwiegen den potenziellen Nutzen bei einer Gliedmaße, die bereits empfindungslos oder immobil aufgrund anhaltender Ischämie ist.

- Patienten mit ALI sollten überwacht und behandelt werden (z. B. Fasziotomie) für ein Kompartmentsyndrom nach Revaskularisation (Empfehlungsklasse I, Evidenzlevel C-LD).

  Anmerkungen: Wenn der Kompartmentdruck über >30 mm Hg ist, führt dies zur kapillären- und Venolenkompression mit Malperfusion des Muskels. Die Fasziotomie ist indiziert, wenn der Kompartmentdruck ansteigt. Die Bestimmung des Intrakompartment-Drucks ist nicht immer leicht erreichbar. In diesen Fällen wird die Ermittlung für eine Fasziotomie durch die Entwicklung von zunehmenden Schmerzen, angespanntem Muskel oder Nervenschädigung veranlasst. Die Fasziotomie sollte bei Patienten mit Kategorie IIb-Ischämie in Betracht gezogen werden, bei denen die Zeit bis zur Revaskularisation 4 Stunden übersteigt.

- Bei Patienten mit ALI und einer rettbaren Gliedmaße kann die perkutane mechanische Thrombektomie nützlich sein als unterstützende Therapie zur Thrombolyse (Empfehlungsklasse IIa, Evidenzlevel B-NR).

  Anmerkungen: Multiple nicht randomisierte Studien haben nahegelegt, dass die perkutane mechanische Thrombektomie in Kombination mit einer pharmakologischen Therapie bei der Behandlung bedrohter Gliedmaßen von Wert sein kann.

- Bei Patienten mit ALI aufgrund einer Embolie und mit einem rettbaren Bein kann die chirurgische Thromboembolektomie wirksam sein (Empfehlungsklasse IIa, Evidenzlevel C-LD).

  Anmerkungen: Patienten mit arterieller Embolie und einem fehlenden Puls ipsilateral zur ischämischen Gliedmaße können mittels Freilegung einer Arterie der betroffenen Gliedmaße und Ballonkatheter-Thromboembolektomie behandelt werden. Diese Patienten können von unterstützenden intraoperativen Fibrinolytika profitieren. Falls die Thromboembolektomie den arteriellen Fluss nicht wiederherstellt, kann ein Bypass durchgeführt werden.

- Der Nutzen einer Ultraschall-beschleunigten Katheter-basierten Thrombolyse für Patienten mit ALI mit einer rettbaren Gliedmaße ist unbekannt (Empfehlungsklasse IIb, Evidenzlevel C-LD).

  Anmerkungen: Die Anwendung der Ultraschall-beschleunigten Katheterabgabe von thrombolytischen Agentien ist in Fallserien und retrospektiven Analysen publiziert worden. Jedoch verfehlte es die einzige randomisierte kontrollierte Studie, die diese Technik mit einer Standard-Katheter-basierten thrombolytischen Behandlung verglich, einen Unterschied im Outcome zu demonstrieren, einschließlich Blutungen, trotz einer geringeren Gesamtmenge an applizierten Lytika.

13.2.3 European Society for Vascular Surgery (ESVS) (Björck et al. 2020)

Empfehlungen sind unter anderen:
- Bei Patienten mit ALI und zugrundeliegender maligner Erkrankung sollte bei ausgewählten Patienten die aktive Revaskularisation in Betracht gezogen werden, da das unmittelbare postoperative Ergebnis vergleichbar dem bei Patienten ohne Malignom ist. (Empfehlungsklasse IIa, Evidenzlevel B).
- Für Patienten, die sich mit der möglichen Diagnose einer ALI präsentieren, wird empfohlen, dass dringlich eine klinische Beurteilung durch einen Gefäßspezialisten erfolgt, der für weitere Untersuchung und Management ver-

antwortlich sein sollte. (Empfehlungsklasse I, Evidenzlevel C).

- Für Patienten, die sich mit ALI präsentieren, wird die Rutherford-Klassifikation für ALI für die klinische Bewertung empfohlen. (Empfehlungsklasse I, Evidenzlevel C).
- Für Patienten, die sich mit ALI präsentieren, wird die CT-Angiographie als Erstlinien-Bildgebung empfohlen. (Empfehlungsklasse I, Evidenzlevel B).
- Bei Patienten, die sich mit ALI präsentieren, können Duplexsonographie oder Kontrastmittel-verstärkte MR-Angiographie als alternative Bildgebung vor Beginn der Behandlung in Betracht gezogen werden, abhängig von Verfügbarkeit und klinischer Beurteilung. (Empfehlungsklasse IIb, Evidenzlevel B).
- Für Patienten mit ALI, die eine Revaskularisation erwarten, wird Heparin empfohlen. (Empfehlungsklasse I, Evidenzlevel C).
- Für Patienten mit ALI, die eine Revaskularisation erwarten, wird Sauerstoff-Supplementierung empfohlen. (Empfehlungsklasse I, Evidenzlevel C).
- Für Patienten mit ALI, die eine Revaskularisation erwarten, werden eine adäquate Analgesie und intravenöse Rehydrierung empfohlen. (Empfehlungsklasse I, Evidenzlevel C).
- Bei Patienten mit ALI, die mit offener Chirurgie behandelt werden, können Prostazyklin-Analoga während und nach Revaskularisation in Betracht gezogen werden. (Empfehlungsklasse IIb, Evidenzlevel B).
- Es wird empfohlen, dass Patienten mit ALI Zugang zu einer Behandlung in einem Hybrid-Op haben sollten oder Operationssaal mit einem C-Bogen und durch ein klinisches Team, das in der Lage ist, das volle Spektrum der offenen oder endovaskulären Interventionen während eines einzigen Eingriffs anzubieten. (Empfehlungsklasse I, Evidenzlevel C).
- Für Patienten, die sich einem offenen und endovaskulärem Eingriff wegen ALI unterziehen, wird eine Abschlussangiographie empfohlen. (Empfehlungsklasse I, Evidenzlevel C).
- Bei Patienten mit Restthrombus nach offenem Eingriff wegen ALI kann eine intraoperative lokale Thrombolyse in Betracht gezogen werden. (Empfehlungsklasse IIb, Evidenzlevel C).
- Nach offener Revaskularisation wegen ALI sollte die simultane endovaskuläre Behandlung bezüglich einer Einfluss- oder Ausfluss-Stenose in Betracht gezogen werden. (Empfehlungsklasse IIb, Evidenzlevel C).
- Für Patienten mit ALI wird die intravenöse Thrombolyse *nicht* empfohlen. (Empfehlungsklasse III, Evidenzlevel A).
- Für Patienten mit akutem Beginn einer Claudicatio (Rutherford Grad I), die das Bein nicht bedroht, wird die (perkutane) Katheter-basierte Thrombolyse *nicht* empfohlen. (Empfehlungsklasse III, Evidenzlevel B).
- Für Patienten mit ALI Rutherford Grad IIa wird empfohlen, dass die (perkutane) Katheter-basierte Thrombolyse als Alternative zur Operation in Betracht gezogen wird. (Empfehlungsklasse I, Evidenzlevel A).
- Für Patienten mit ALI Rutherford Grad IIb kann die (perkutane) Katheter-basierte Thrombolyse in Betracht gezogen werden, falls sofort initiiert, und kann mit perkutaner Aspiration oder Thrombektomie kombiniert werden. (Empfehlungsklasse IIb, Evidenzlevel B).
- Für Patienten mit ALI sollten Aspiration und mechanische Thrombektomie in Betracht gezogen werden. (Empfehlungsklasse IIa, Evidenzlevel C).
- Für Patienten mit ALI aufgrund einer Thrombose eines Popliteaaneurysmas sollte die Versorgung des Aneurysmas mit einem Vena saphena-Bypass erwogen werden. (Empfehlungsklasse IIa, Evidenzlevel B).
- Für Patienten mit ALI aufgrund eines Popliteaaneurysmas sollte die prä-

operative oder intraoperative Thrombolyse erwogen werden, um den Abstrom zu verbessern. (Empfehlungsklasse IIa, Evidenzlevel B).

— Für Patienten mit ALI aufgrund eines Popliteaaneurysmas wird ein Stentgraft als Erstlinienbehandlung *nicht* empfohlen. (Empfehlungsklasse III, Evidenzlevel B).

— Für Patienten mit Revaskularisation wegen ALI wird die klinische Untersuchung auf ein Post-Reperfusions-Kompartment-Syndrom empfohlen. (Empfehlungsklasse I, Evidenzlevel B).

— Die Bestimmung des Kompartmentdrucks kann in Erwägung gezogen werden, um ein Post-Reperfusions-Kompartment-Syndrom zu diagnostizieren, falls die klinische Diagnose unsicher ist. (Empfehlungsklasse IIb, Evidenzlevel C).

— Für Patienten mit Revaskularisation wegen ALI wird eine routinemäßige prophylaktische Fasziotomie *nicht* empfohlen, da sie mit verlängertem Krankenhausaufenthalt, lokaler Infektion und der Entwicklung einer tiefen Veneninsuffizienz assoziiert ist. (Empfehlungsklasse III, Evidenzlevel C).

— Wenn ein Postischämie-Kompartment-Syndrom diagnostiziert wird, sollte eine Fasziotomie so früh wie möglich erwogen werden, und immer innerhalb von zwei Stunden. (Empfehlungsklasse IIa, Evidenzlevel C).

13.3　Ergebnisse

13.3.1　Systematische Übersichten/Metaanalysen

Ultraschallgestützte Thrombolyse

Araujo et al. (2022) erstellten einen Cochrane Review zur Sicherheit und Effektivität von perkutaner Thrombektomie oder Ultraschall-gestützter Thrombolyse als Initialtherapie bei ALI bei Erwachsenen. Sie schlossen lediglich eine RCT mit 60 Teilnehmern in ihre Auswertung ein. Sie fanden keine Evidenz für einen Unterschied zwischen Ultraschall-gestützter Thrombolyse und ausschließlicher Katheter-basierter Thrombolyse für die Parameter „Amputationsrate", „größere Blutungen", „klinischer Erfolg" und unerwünschte Nebenwirkungen. Die 30-Tage-Offenheitsrate war 71 % (15/21) bei den erfolgreich lysierten Patienten in der Ultraschall-gestützten Thrombolysegruppe und 82 % (22/27) in der Gruppe mit Katheter-basierter Thrombolyse. Nach diesen Daten ist die Evidenz ungenügend, um die Sicherheit und Effektivität von Ultraschall-gestützter Thrombolyse vs. Katheter-basierter Thrombolyse allein bei ALI bewerten zu können. Für die perkutane Thrombektomie konnten keine evidenzbasierten Aussagen getroffen werden, da hierzu keine randomisierten Studien vorliegen.

Infusionstechniken bei Thrombolyse

Der Infusionstechnik bei peripherer arterieller Thrombolyse und ihrer Evidenz gingen Broderick und Patel (2021) in einem Cochrane Review nach (9 Studien/671 Patienten). Aufgrund der kleinen Zahlen in den Studienarmen und Unterschieden im Studiendesign war es nicht möglich, zu beurteilen, ob irgendeine Technik irgendeinen Vorteil vor der anderen hat. Minor-Blutungskomplikationen waren bei systemischer (intravenöser) Therapie häufiger, verglichen mit der intraarteriellen Infusion (1 Studie, 40 Teilnehmer) und bei hochdosierter Therapie höher im Vergleich zu niedrig-dosierter Therapie (1 Studie, 63 Teilnehmer). Eine begrenzte Evidenz scheint zu zeigen, dass Hochdosis-Regime und forcierte Infusionen (Pulse-Spray-Technik) die Thrombolysezeit verkürzen. In einer Studie war die mediane Infusionszeit 4 Stunden für die Hochdosisgruppe und 20 Stunden für die Gruppe mit niedriger Dosierung. In einer weiteren Studie wurde die Behandlung bei Pulse-Spray-Technik über im Median 120 Minuten fortgesetzt, verglichen mit im Median 25 Stunden bei Niedrig-Dosis-Infusion. Jedoch zeigte keine der Studien im Einzelnen eine Verbesserung im Extremitätenerhalt nach 30 Tagen, noch einen Nutzen hinsichtlich der Amputationsrate mit Bezug auf die Technik der Arzneimittelapplikation. Auch konnte keine Studie eindeutige Unterschiede hinsichtlich des Auftretens von zerebrovaskulären Zwischenfällen und Major-Blutungen berichten. Im Endeffekt besteht ungenügende Evidenz, um zu sagen, dass irgendein Thrombolyse-Regime einen Nutzen vor einem anderen hinsichtlich amputationsfreiem Überleben, Amputation oder 30-Tagesterblichkeit hat. Die Thrombolyse kann verglichen mit der Chirurgie eine akzeptable Behandlung für Patienten mit marginal bedrohter Extremität sein (Rutherford IIa). Vorsicht ist aber geboten bei Patienten, die keine lebensbedrohliche Ischämie aufweisen (Rutherford Grad I) aufgrund des Risikos von Major-Blutung, zerebrovaskulären Zwischenfällen und Tod wegen Thrombolyse.

Endovaskuläre und chirurgische Revaskularisation bei ALI

Veenstra et al. (2020) verglichen in einer Metaanalyse Sicherheit und Effektivität von Katheter-basierter Thrombolyse mit chirurgischer Revaskularisation bei der initialen Behandlung der ALI. 25 Studien mit 4689 Patienten gingen in die Untersuchung ein. Hinsichtlich des Extremitätenerhalts gab es keine Unterschiede zwischen Thrombektomie und Thrombolyse. Die Zahl der Majorkomplikationen war in der Thrombolysegruppe höher (6,5 % vs. 4,4 %; p = 0,02). Für hoch- und niedrig dosierten rekombinanten Gewebe Plasminogen Aktivator (r-tPA) wurden vergleichbare Raten des Extremitätenerhalts beobachtet und keine signifikanten Unterschiede in der vaskulären Majorkomplikationsrate (niedrig r-tPA 14 %/hoch r-tPA 10,5 %). Die 30-Tage-Beinerhaltungsrate war 79,7 % bei r-tPA und 60,4 % bei Streptokinase

(p = 0,01). AngioJet zeigte höheren Extremitätenerhalt nach 6 Monaten verglichen mit r-tPA (p = 0,01). Bei vergleichbarem Extremitätenerhalt war die Katheterbasierte Thrombolyse im Vergleich zur Chirurgie mit einem höheren Risiko für Blutungskomplikationen bei ALI-Patienten assoziiert. Hinsichtlich des Risikos an Blutungskomplikationen bei Thrombolyse mit rtPA, Streptokinase oder Urokinase konnten keine Schlussfolgerungen gezogen werden. Für die Präferenz der verschiedenen endovaskulären Techniken ließ sich ebenfalls kein Urteil fällen.

Outcome von Tumorpatienten mit ALI

In einer systematischen Übersicht mit Metaanalyse analysierten Govsyeyev et al. (2021) die vorhandene Datenbasis zur Beziehung zwischen Tumor und ALI und dem Outcome von Karzinompatienten nach einer ALI-Diagnose. 7 Studien mit 2899 Patienten gingen in die Untersuchung ein. 1195 Patienten (41 %) hatten eine ALI vor ihrer Tumordiagnose, 1704 (59 %) Patienten nach Tumordiagnose. Die häufigsten Tumordiagnosen waren Tumore von Haut- und Weichteilgewebe (19 %), Tumore des Urogenitaltrakts (18 %), der Lunge (17 %) und des Gastrointestinaltrakts (16 %). Zu einer Majoramputation kam es häufiger bei Patienten, bei denen die ALI nach Karzinomdiagnose beobachtet wurde (7,4 % vs. 4,6 %; p< 0,01). Die 1-Jahressterblichkeit war ebenfalls signifikant höher bei Patienten mit ALI nach Karzinomdiagnose (50,6 % vs. 29,9 %; p < 0,01). Nach Adjustierung der Daten betrug die Sterblichkeit nach 1 Jahr für alle Patienten 52,3 %. Sie machte für die Gruppe „ALI vor Karzinomdiagnose" gepoolt 47,1 %, für die Gruppe „ALI nach Karzinomdiagnose" 53,6 % aus. Die Botschaft war, dass das Auftreten einer ALI bei Karzinompatienten eine hohe Sterblichkeit hat, unabhängig davon, ob die ALI einer Krebsdiagnose vorausgeht oder nachfolgt.

Da die ALI ein paraneoplastisches Phänomen eines klinisch stummen Tumors sein kann, sollte bei anderweitig gesunden Patienten mit ALI eine Krebsrisikobeurteilung erfolgen.

ALI und COVID-19

In eine Übersicht zu ALI bei COVID-19 Infektion inkludierten Galyfos et al. (2022) 199 von 540 Patienten aus 34 Studien (Fallserien). Das mittlere Alter der Patienten war 61,6 Jahre, 78,4 % der Patienten waren männlich. Bei insgesamt 138 Patienten waren die untere Extremität in 102 Fällen, die obere in 27 Fällen und beide unteren Extremitäten in 9 Fällen betroffen. 36,4 % der Patienten waren intubiert. Eine medikamentöse Therapie wurde bei 41,8 % der Patienten als Erstlinienbehandlung gewählt. Bei 92 Patienten (58,2 %) wurden folgende Prozeduren vorgenommen: Thromboembolektomie n = 81, Fasziotomie n = 9, Angioplastie mit und ohne Stent n = 7, Thrombolyse n = 7; Thrombusabsaugung n = 2, Bypass n = 3, Endarteriektomie n = 2. Alle Patienten standen unter Heparin (unfraktioniert oder niedermolekular). Die gepoolte Sterblichkeit betrug 31,4 %, die gepoolte Amputationsrate 23,2 %. Bei 22 von 34 Fällen wurden Majoramputationen berichtet. Die medikamentöse Behandlung als Erstlinienstrategie war mit einem signifikant höheren Sterblichkeitsrisiko als jede Intervention assoziiert (OR 4,04;95 % CI 1,075–15,197; p = 0,045), das Amputationsrisiko war aber zwischen beiden Strategien nicht unterschiedlich. Die Botschaft war, dass die SARS-CoV-2 Infektion mit einem hohen Risiko thrombotischer Komplikationen einschließlich ALI assoziiert ist. Die COVID-19 assoziierte ALI trat bei Patienten mit niedriger Inzidenz an Komorbiditäten auf und war assoziiert mit hoher Sterblichkeit und Amputationsrisiko. Die konservative Therapie scheint ein höheres Sterblichkeitsrisiko als jede Intervention zu haben, bei ähnlichem Amputationsrisiko.

Eine Monozenterstudie zur ALI bei Patienten mit COVID-19-Pneumonie berichtete über 17 von 20 Patienten (85 %), bei denen die ALI in Lokal- oder Lokoregional-Anästhesie operativ angegangen wurde (Bellosta et al. 2020). Mehrheitlich handelte es sich um Thromboembolektomien, in zwei Fällen um infrapopliteale Bypässe. Bei 5 Patienten erfolgte eine zusätzliche intraoperative Thrombolyse. Die Krankenhaussterblichkeit betrug 40 % (8/20). Bei 12/17 Patienten gelang die Revaskularisation, bei 2 Patienten erfolgte eine Reintervention wegen rezidivierender Thrombose. Der Extremitätenerhalt wurde mit 14/15 Patienten aufgeführt. Eine erfolgreiche Revaskularisation war mit der postoperativen intravenösen Heparingabe zwar nicht assoziiert, jedoch bedurfte kein Patient, der postoperativ intravenös Heparin erhielt, einer Reintervention. Die Daten weisen auf die Hyperkoagulabilität infizierter COVID-19-Patienten hin. Eine längere postoperative intravenöse Heparinisierung wurde deshalb empfohlen.

Lou et al. (2021) analysierten das Fallaufkommen an endovaskulären und offenen Revaskularisationen sowie Amputationen der unteren Extremität vor, während und nach der ersten COVID-19-Welle in den USA anhand der Daten der Vascular Surgery Vascular Quality Initiative (VQI). Die Zeiträume waren (1/2019–2/2020), (3/2020–4/2020), und (5/2020–6/2020). Die endgültige Kohorte umfasste 57.181 Patienten. Insgesamt fiel das Fallaufkommen um 35,2 % während und um19,8 % nach der Welle ab, verglichen mit den Monaten vor der Epidemie. Für Claudicatio wurde eine Abnahme des Fallaufkommens um 71,1 %, für CLTI um 15,9 % beobachtet. Bei ALI gab es hingegen keine Veränderungen im Fallaufkommen. Neben dem Abfall an Eingriffen kam es während der ersten COVID-19-Welle gleichzeitig zu einer signifikanten Zunahme der Krankenhaussterblichkeit bei Eingriffen wegen Claudicatio von 0,1 % auf 0,5 % und bei ALI von 4,4 % auf 6,4 %.

13.3.2 Studien/Register

Endovaskulär als Erstzugang bei ALI

Poursina et al. (2021) berichteten über 60 konsekutive ALI-Patienten (Rutherford Klasse I n = 15, IIa n = 23; IIb n = 13, III n = 9), bei denen ein endovaskuläres Vorgehen als Erstzugang gewählt wurde, mehrheitlich Katheter-basierte Thrombolyse oder Katheter-basierte Thrombolyse plus Aspiration und/oder rheolytische Thrombektomie. Bei 6 Patienten wurde lediglich ein Stentgraft platziert. Die häufigsten Ursachen der ALI waren Thrombosen von früheren Bypässen oder Stents bei 32 Patienten (53 %), gefolgt von Gefäßthrombosen bei 15 Patienten (25 %). Die technische Erfolgsrate betrug 97 % (58 Patienten), bei zwei Patienten war eine Konversion zum offenen Vorgehen notwendig. Die Patientenüberlebensrate nach 30 Tagen wurde mit 87 % angegeben, bei 53 Patienten (88 %) konnte die Extremität erfolgreich erhalten werden. Es kam zu keinen größeren Blutungskomplikationen. Kaplan-Meier geschätzt betrug nach 1 Jahr das amputationsfreie Überleben 58 %, die Beinerhaltungsrate 74,3 % und das Überleben 73,3 %. Primäre und sekundäre Offenheit wurden mit 39,4 % und 78,2 % geschätzt. Die Ergebnisse waren denen früherer historischer Berichte mit offenem Vorgehen vergleichbar, so dass die Autoren folgerten, dass das Konzept von „endovaskulär zuerst" bei ALI sicher und machbar sei.

Tsujimura et al. (2021) verglichen auf Basis eines japanischen nationalen Registers die Ergebnisse der endovaskulären Behandlung bei 2398 ALI-Patienten mit denen bei 74.171 Patienten mit CLTI. Patienten mit ALI waren älter, häufiger Frauen, häufiger Patienten mit eingeschränkter Mobilität und zerebrovaskulärer Erkrankung als CLTI-Patienten, wiesen aber weniger kardiovaskuläre Risikofaktoren auf. Die Komplikationsrate nach endovaskulärer Intervention machte 6,1 % bei ALI und lediglich 2,0 % bei CLTI aus (p < 0,001). Die Krankenhaussterblichkeit wurde mit 2,3 % (ALI) vs. 0,2 % (CLTI) aufgeführt. Einschränkend muss angemerkt werden, dass Vergleichszahlen zum offenen Vorgehen und zur Amputationsrate fehlen und keine Details zu den endovaskulären Techniken genannt wurden.

Offenes Vorgehen als Erstzugang bei ALI

In der NSQIP-Datenbank der Jahre 2012–2017 identifizierten Gupta et al. (2022) 2878 ALI-Patienten mit offener Revaskularisation. 35,7 % der Patienten wurden nach primärer stationärer Aufnahme zur Therapie in ein weiteres Krankenhaus verlegt. Zu den offenen Eingriffen zählten arterielle Embolektomie und Thrombektomie femoropopliteal über Leisteninzision in 59,4 % sowie arterielle Embolektomie/Thrombektomie popliteal/tibial über Inzision an der unteren Extremität in 14,8 % der Fälle. In 24,6 % handelte es sich um Embolektomien/Thrombektomien an der oberen Extremität. Die 30-Tageletalität betrug über alle 9,24 %. 13,8 % der Patienten benötigten einen Reeingriff und 7,9 % mussten nach Entlassung innerhalb 30 Tagen wieder stationär aufgenommen werden. Unter den Reeingriffen befanden sich in 32 % rezidivierende Revaskularisationen (bei 4,4 % aller ALI-Patienten).

Endovaskulär vs. offenes Vorgehen bei ALI

Zu den Ergebnissen bei endovaskulärem und offenem Vorgehen bei ALI liegt eine Propensity-Score gematchte Studie von Kolte et al. (2020) vor. Datenbasis war die National Inpatient Sample (NIS) der Jahre 2010 bis 2014 mit 10.484 ALI-Krankenhausaufnahmen. Es handelte sich um 5008 (47,8 %) endovaskuläre und 5476 (52,2 %) chirurgische Revaskularisationen. In der endovaskulären Gruppe erhielten 967 (19,3 %) Patienten ausschließlich eine Katheter-basierte Thrombolyse, 2008 (40,1 %) Angioplastie/Stenting und 2033 (40,6 %) Patienten beides. Das Propensity-Score Matching ergab 3873 Paare mit endovaskulärer oder chirurgischer Revaskularisation. In der Propensity-Score gematchten Kohorte hatten Patienten mit endovaskulärer Revaskularisation die signifikant niedrigere Krankenhausletalität (2,8 % vs. 4,0 %; p < 0,001). Ebenfalls hatten Patienten mit endovaskulärer Revaskularisation verglichen mit Patienten mit chirurgischer Revaskularisation die geringeren Raten an Herzinfarkt, Komposit von Tod/Herzinfarkt/Schlaganfall, akutes Nierenversagen, Fasziotomie, Majorblutungen und Transfusionen. Vaskuläre Komplikationen und intrakranielle Blutungen waren aber höher (◻ Tab. 13.2). Zusammenfassend unterzogen sich in dieser repräsentativen Kohortenstudie mehr als die Hälfte der Patienten mit ALI einer endovaskulären Revaskularisation. Das

periprozedurale Ergebnis einschließlich niedrigerer Sterblichkeit war nach endovaskulärer Behandlung besser als nach chirurgischer Revaskularisation, die Raten an Schlaganfall und Amputationen ähnlich. Die Krankenhausaufenthaltsdauer war kürzer, die Kosten aber höher nach endovaskulärem Vorgehen. Die Autoren forderten dringend aktuelle randomisierte Studien, um das beste Vorgehen bei ALI definieren zu können.

In der National Inpatient Sample-Datenbasis der Jahre 2005 bis 2014 fanden Holscher et al. (2019) insgesamt 116.451 Aufnahmen wegen ALI. Bei 40.982 (35,2 %) Patienten wurde ein endovaskuläres Vorgehen als Erstzugang gewählt. Das endovaskuläre Vorgehen wurde über die Zeit zunehmend häufiger als Erstzugang angewandt, von 25,7 % im Jahr 2005 ansteigend auf 41,6 % im Jahr 2014 (p < 0,001). Im Vergleich zum offenen Vorgehen wurden jüngere Patienten, Männer, Patienten mit eingeschränkter Nierenfunktion/Niereninsuffizienz und Diabetiker häufiger endo-

◻ **Tab. 13.2** Perioperative Ergebnisse bei endovaskulärer vs. chirurgischer Revaskularisation von Patienten mit akuter Extremitätenischämie. Propensity Score gematchter Vergleich. Daten der National Inpatient Sample der Jahre 2010 bis 2014. (Nach Kolte et al. 2020)

Ergebnis	Endovaskulär (n = 3873)	Chirurgie (n = 3873)	P
Tod, n (%)	108 (2,8)	156 (4,0)	0,003
Herzinfarkt, n (%)	74 (1,9)	104 (2,7)	0,023
Schlaganfall, n (%)	56 (1,4)	73 (1,9)	0,13
Tod/Herzinfarkt/Schlaganfall, n (%)	202 (5,2)	292 (7,5)	< 0,001
Irgendeine Amputation, n (%)	182 (4,7)	197 (5,1)	0,43
Fasziotomie, n (%)	74 (1,9)	315 (8,9)	< 0,001
Akutes Nierenversagen, n (%)	406 (10,5)	462 (11,9)	0,044
Größere Blutung, n (%)	648 (16,7)	812 (21,0)	< 0,001
Intrazerebrale Blutung, n (%)	27 (0,7)	13 (0,3)	0,030
Transfusion, n (%)	400 (10,3)	716 (18,5)	< 0,001
Gefäßkomplikationen, n (%)	53 (1,4)	26 (0,7)	0,003
Krankenhausaufenthaltsdauer, Tage	4,0 (2,0 bis 7,0)	5,0 (3,0 bis 8,0)	< 0,001

vaskulär therapiert. Die Krankenhauskosten waren bei endovaskulärer Intervention höher als bei offenem Vorgehen ($29.719 ± $323 vs. $26.193 ± $262; p <0,001). Die nicht-adjustierte Krankenhausletalität war bei endovaskulärem Vorgehen niedriger als bei offenem Vorgehen (3,9 % vs. 6,4 %; p < 0,001). Dieser signifikante Unterschied blieb auch nach Adjustierung der Daten bestehen. Hinsichtlich der Amputationsraten gab es aber keine signifikanten Unterschiede (endovaskulär 5,4 %; offen 6,0 %). Die Wahrscheinlichkeit, dass ein Patient nach Entlassung eine Rehabilitation oder Pflegeeinrichtung benötigte, war nach endovaskulärem Vorgehen signifikant geringer. Die Kosteneffektivität beider Verfahren (endovaskulär/offen) muss bei höheren Krankenhauskosten, aber geringerem Rehabilitationsaufwand bei endovaskulärem Zugang letztlich im Vergleich offenbleiben.

Yang et al. (2022) analysierten die Daten der National Health Insurance Database (NHID) Taiwans der Jahre 2000 bis 2015 hinsichtlich Krankenhaussterblichkeit und Amputationsrate nach Katheter-basierter thrombolytischer Therapie (n = 905) und offenem Vorgehen (Embolektomie und Bypass; n = 4559) bei Patienten mit ALI. Sie fanden keine signifikanten Ergebnisunterschiede zwischen beiden Vorgehensweisen, dies galt sowohl für die Klinikletalität (endovaskulär vs. offen 9,5 % vs. 10,68 %) als auch für das Amputationsrisiko (13,59 % vs. 14,81 %). Eine Empfehlung für eine der beiden Vorgehensweisen konnten sie aufgrund gleichwertiger Ergebnisse nicht abgeben.

Thrombolyse bei ALI

Den Ergebnissen der Thrombolyse bei ALI gingen Bath et al. (2019) anhand der Nationwide Inpatient Sample (2003–2013) nach. Bei 33.615 von insgesamt 162.240 ALI-Patienten (20,7 %) bestand die initiale Therapie in einer Thrombolyse. Die Häufigkeit der Thrombolyse stieg im Beobachtungszeitraum signifikant an, von 16,8 % auf 24,2 %, p < 0,0001. Am häufigsten wurden Thrombolyse kombiniert mit endovaskulärem Vorgehen (40,7 %) durchgeführt, gefolgt von Thrombolyse allein (34,1 %) und Thrombolyse + offenes Vorgehen (25,2 %). Die Klinikletalität war insgesamt 4,9 % und am niedrigsten in der Gruppe mit Thrombolyse + endovaskuläres Vorgehen (3,2 %). Die Schlaganfallrate wurde mit 1,9 % angegeben, sie war am höchsten in der Gruppe mit ausschließlicher Thrombolyse (3,0 %). Die Amputationsraten waren nach Thrombolyse + offenes Vorgehen am höchsten (11,6 %; p< 0,001), gefolgt von Thrombolyse + endovaskuläres Vorgehen (5,1 %) und Thrombolyse allein (5,3 %). Die höchste Komplikationsrate insgesamt wurde nach Thrombolyse + offenes Vorgehen beobachtet. Die Autoren wiesen darauf hin, dass nach wie vor die definitive Behandlung der ALI umstritten ist, angesichts der Tatsache, dass bei 25 % der Patienten mit initialer Thrombolyse die Thrombolyse und adjuvante endovaskuläre Intervention versagten und ein offenes Vorgehen erforderlich wurde.

Anhand einer schwedischen Datenbasis berichteten Grip et al. (2017) über Langzeitergebnisse nach Thrombolyse bei 590 Patienten (689 untere Extremitäten) mit ALI. Ursache der Ischämie waren Graft-/Stentverschlüsse in 39,8 %, native arterielle Thrombosen in 27,7 %, native arterielle Emboli in 25,1 % und verschlossene Poplitealaneurysmen (PAA) in 7,4 %. Die Erfolgsrate nach Thrombolyse war bei den nativen arteriellen Thrombosen geringer als in den anderen Gruppen, eine Amputation war bei Embolie am seltensten, beim thrombosierten PAA am häufigsten. Hinsichtlich 30-Tageüberleben unterschieden sich die Gruppen nicht (◘ Tab. 13.3). Langzeitergebnisse (mittlere Nachbeobachtungsperiode 59,4 Monate) sind ebenfalls in ◘ Tab. 13.3 aufgeführt: 32,9 % der Patienten benötigten weitere Reinterventionen, 16,4 % eine Amputation ohne Reinter-

◘ Tab. 13.3 Langzeitergebnisse nach Thrombolyse bei ALI der unteren Extremität aufgrund verschiedener Ursachen. (Nach Grip et al. 2017)

Variable	Thrombose	Embolus	Verschlossenes PAA	Verschlossener Stent/Graft
Patienten, n (%)	191 (27,7)	173 (25,1)	51 (7,4)	274 (39,8)
Alter, Jahre	72,6	*76,6*	70,1	*69,1*
Erfolgreiche Thrombolyse, %	*73,4*	86,7	78,4	85,8
Adjuvante Revaskularisation - endovaskulär, % - offen, %	84,4 7,1	87,1 *4,3*	*33,3* *54,8*	77,1 9,0
Blutungskomplikationen, %	13,7	8,7	21,6	15,0
Majoramputation < 30 Tage, %	13,6	*4,1*	*25,5*	10,9
Überleben < 30 Tage, %	93,7	93,6	98,0	97,4
Primäre Offenheit n. 1 Jahr, %	67,3	85,7	59,1	62,6
Amputation n. 1 Jahr, %	19,9	*8,1*	27,1	20,4
Überleben n. 1 Jahr, %	83,2	81,5	96,1	85,8
Primäre Offenheit n. 5 Jahren, %	55,1	*83,3*	37,9	*43,3*
Amputation n. 5 Jahren, %	22,3	*11,1*	30,6	*40,1*
Überleben n. 5 Jahren, %	54,1	49,6	*83,3*	50,5

Signifikante Unterschiede hervorgehoben, PAA = Poplitealarterienaneurysma

vention und 50,7 % kamen ohne Reintervention aus. Die primären Offenheitsraten waren über alle 69,1 % und 55,9 % nach 1 und 5 Jahren, die sekundären 80,1 % und 75,2 % nach 1 bzw. 5 Jahren. Die Amputationsraten machten über alle 17,7 % und 26,6 % nach 1 und 5 Jahren aus, das Überleben über alle 84,8 % bzw. 54,4 %. Die Studie belegt, dass mittels intraarterieller Thrombolyse bei Patienten mit ALI gute sofortige Offenheitsraten erreicht werden können, bei zufriedenstellendem langfristigem Ergebnis. Bei den meisten Patienten konnte auf einen primären offenen Eingriff verzichtet werden, bei allerdings zahlreichen adjuvanten endovaskulären Prozeduren. Mehr als die Hälfte der Patienten dieses Kollektivs benötigten keinerlei chirurgische Reintervention oder Amputation in ihrer verbliebenen Lebenszeit oder in einer mittleren Nachbeobachtung von 74,1 Monaten.

Ein Protokoll zur Fast-Track-Thrombolyse bei ALI beschrieben Ascher et al. (2021) anhand einer retrospektiven Erhebung bei 44 Patienten. Bei diesen Patienten erfolgten in einer Sitzung die Auflösung und Aspiration des Thrombus mittels Angiojet, Ballon-Mazeration, Thrombektomie und intraoperativer Thrombolyse. Die mittlere Operationszeit betrug 148,9 ± 62,9 Minuten. Bei 34/42 Patienten gelang die Behandlung in einer einzigen Sitzung, bei 8 Patienten war ein weiterer Eingriff notwendig, zusätzliches Stenting erfolgte bei 34 Patienten (81 %). Die Autoren sahen den Vorteil ihres Protokolls in einer kurzen stationären Aufenthaltsdauer, der Vermeidung des Aufenthaltes auf der Intensivstation und dem relativ geringen Blutungsrisiko bei deutlich reduzierter tPA-Dosierung. Intrakranielle Blutungskomplikationen wurden nicht berichtet.

ALI-Risiko in der VOYAGER PAD-Studie

In der randomisierten VOYAGER PAD-Studie erhielten 6564 Patienten mit pAVK und Revaskularisation der unteren Extremitäten entweder nach dem Eingriff 2,5 mg Rivaroxaban zweimal täglich oder Plazebo bei einem Hintergrund von 100 mg Aspirin täglich (Hess et al. 2021). Follow-up war im Median 2,3 Jahre. Bei 382 Patienten (5,8 %) entwickelten sich 508 ALI-Ereignisse. Kaplan-Meier geschätzt betrug die kumulative ALI-Inzidenz 5,2 % in der Rivaroxaban-Gruppe und 7,8 % in der Plazebo-Gruppe (p = 0,0001). Von den 382 Patienten mit wenigstem 1 ALI-Ereignis verstarben 63 (16,5 %) in einem Median von 1,8 Jahren und 87 (22,8 %) erlitten eine Majoramputation. Die Botschaft war, dass ALI ein häufiges frühes Ereignis nach Revaskularisation bei Patienten mit symptomatischer pAVK ist und niedrig-dosiertes Rivaroxaban in Kombination mit Aspirin dieses Risiko senkt.

13.3.3 Spezielle Fragestellungen

Versorgungsqualität von Patienten mit ALI

Langenskiöld et al. (2017) analysierten Schwachpunkte bei der frühen Versorgung von Patienten mit ALI der unteren Extremität und mögliche Ansätze einer Verbesserung. In die retrospektive Analyse gingen 195 Patienten ein, die zwischen 2009 und 2014 im Sahlgrenska Hospital, Göteborg behandelt wurden. Niedermolekulares Heparin wurde bei 72 % der Patienten im Notfallraum verabreicht, bei 88 % wurde eine Revaskularisation vorgenommen (in 59 % offen chirurgisch, in 38 % eine Katheter-basierte Thrombolyse

(KBT), in 3 % eine Kombination von beiden). Als Ursache der ALI wurde in 58 % ein embolisches und in 35 % ein thrombotisches Geschehen vermutet. In 5,6 % war ein PAA für die ALI verantwortlich. Es handelte sich in 41 % um Ischämiegrad IIB, in 20 % um Ischämiegrad IIA und in 38 % um eine nicht vital bedrohte Extremität (Kategorie I). Das Krankengut wurde danach unterschieden, ob die Patienten mit dem Notfalltransport eingewiesen wurden (117 Patienten, 60 %) oder nicht. Analysiert wurden auch Vorlaufzeiten für die therapeutischen Schritte. Bei Patienten, die mit dem Notfalltransport eingewiesen wurden, erfolgte die Revaskularisation im Mittel 23 Stunden nach Symptombeginn, bei den anderen nach 93 Stunden. Patienten mit Notfalltransport kamen 5 Stunden nach Symptombeginn im Krankenhaus an, Patienten ohne Notfalltransport erst nach 48 Stunden. Die Zeit von Krankenhausaufnahme bis zur Revaskularisation war ebenfalls bei den Notfalltransport-Patienten signifikant kürzer (9 Stunden) verglichen mit den nicht notfallmäßig eingetroffenen Patienten (dort 33 Stunden). Insgesamt verstarben in diesem Krankengut 23 Patienten (11,8 %) innerhalb 30 Tagen nach Revaskularisation, davon 4 bei zusätzlicher Majoramputation. Eine Majoramputation wurde bei weiteren 15 Patienten vorgenommen (7,7 %), was in Summe ein amputationsfreies Überleben nach 30 Tagen von lediglich 81 % ergab. In einer multivariaten Analyse wurden signifikante Prädiktoren für ein ungünstiges Ergebnis (Tod, Amputation oder persistierender motorischer Verlust) 30 Tage nach Revaskularisation herausgearbeitet. Dies waren: weibliches Geschlecht (im Vergleich zu männlich) mit einer Odds Ratio (OR) von 2,424, aktiver Raucher (OR 2,266), PAVK (OR 1,726), motorisches Defizit bei Aufnahme (OR 2,290) und die Zeit von Symptombeginn bis Ankunft im Krankenhaus, pro Stunde (OR 1,005). Umgekehrt war die Gabe von niedermolekularem Heparin bereits in der Notfallambulanz mit einer signifikant verbesserten Prognose verbunden (OR 0,273). Die Autoren kritisierten in dieser Arbeit die Ablaufzeiten bei Behandlung von Patienten mit ALI, die per definitionem Notfälle darstellten. So verbrachten selbst die mit dem Notfalldienst eingebrachten Patienten noch 162 Minuten in der Notfallambulanz und bis zur Revaskularisation vergingen 9 Stunden, abgesehen von den wesentlich längeren Ablaufzeiten bei den Patienten, die nicht über einen Notfalltransport im Krankenhaus eintrafen.

ALI nach herzchirurgischen Eingriffen

In einer retrospektiven Auswertung einer prospektiven Datenbank fanden Folkert et al. (2018) unter 11.343 Patienten mit größeren offenen herzchirurgischen Eingriffen 156 Fälle mit postoperativer ALI (1,4 %). Bei den 156 Patienten wurden 105 Operationen wegen ALI ausgeführt, am häufigsten Thrombektomien bei 28 % der Patienten, gefolgt von Fasziotomien (13 %), perkutanen Interventionen (4 %), Endarterektomien (3 %) und peripherem Bypass an der unteren Extremität (3 %). Es erfolgten 21 Majoramputationen (13 %) und 6 (4 %) Minoramputationen, einschließlich 2 Amputationen an der oberen Extremität. Insgesamt erlitten 9,8 % (16/162) der Patienten einen Extremitätenverlust, einschließlich 5 Patienten mit mehr als einem Gliedmaßenverlust. Während für die Patienten ohne ALI eine perioperative Sterblichkeit von 5 % genannt wurde, betrug sie bei den ALI-Patienten 45 %. Auch das Langzeitüberleben war bei den ALI-Patienten signifikant schlechter und machte nach 5 Jahren 25,7 % aus, verglichen mit 75,3 % bei den übrigen Patienten. Die Untersuchung demonstrierte die erhebliche Morbidität und Mortalität von Patienten mit ALI nach herzchirurgischen Eingriffen, sowohl perioperativ als auch im Langzeitverlauf

Pädiatrie

Auch im pädiatrischen Krankengut können Patienten mit ALI beobachtet werden. Wang et al. (2018) berichteten über 25 Kleinkinder ($\leq$12 Monate) mit ALI, hauptsächlich als iatrogene Schädigung nach arterieller Kanülierung. Meist (88 %) war die untere Extremität betroffen. Die Diagnose wurde aufgrund fehlender Dopplersignale (64 %) oder Extremitätencyanose (60 %) gestellt. Wenn möglich bestand die primäre Therapie in einer Antikoagulation (80 %), bei zwei Patienten wurde eine Thrombolyse erforderlich. Es kam zu 3 Todesfällen innerhalb 30 Tagen, ALI unabhängig. Bei einem Kleinkind musste nach 6 Wochen eine Oberschenkelamputation vorgenommen werden, entsprechend einem Extremitätenerhalt in 96 %. Die funktionellen Langzeitergebnisse waren ausgezeichnet, was belegt, dass die ALI bei Kleinkindern allein mit Antikoagulation angegangen werden kann.

Lim et al. (2018) fanden in einer Registererhebung unter 6.122.535 pädiatrischen Krankenhausaufnahmen 1576 Kinder mit ALI, entsprechend 26 pro 100.000 Einweisungen. Das Durchschnittsalter gaben sie mit 9,9 $\pm$ 7,1 Jahre an. Bei 1313 Patienten wurde konservativ therapiert, 263 Patienten wurden chirurgisch revaskularisiert. Unter konservativer Behandlung subsummierten die Autoren jede nicht-chirurgische Maßnahme einschließlich Antikoagulation, systemische Thrombolyse und KBT. Konservativ behandelte Kinder waren jünger als die chirurgisch behandelten. Als Ursachen der ALI wurden kongenitale Schäden sowie iatrogene und traumatische Verletzungen aufgeführt. Insgesamt fanden die Autoren in diesem Krankengut eine Revaskularisationsrate von über alle 17 %, eine Amputationsrate <2 % und eine Sterblichkeit von 4 %. Die Botschaft dieser Erhebung war, dass im pädiatrischen Krankengut die nichtoperative Behandlung der ALI in ähnlichen und niedrigen Amputationsraten, Sterblichkeit und Krankenhauskosten resultiert verglichen mit einem operativen Vorgehen. Das nichtoperative Vorgehen kann demnach als Erstlinienstrategie bei dieser Patientenklientel angesehen werden

13.4   Fazit für die Praxis

1.) ALI ist ein Notfall und muss rasch erkannt werden. Für marginal oder unmittelbar bedrohte Gliedmaßen (Kategorie II A und B) sollte die Revaskularisation notfallmäßig (innerhalb 6 Stunden) erfolgen. Für vitale Gliedmaßen (Kategorie I) sollte die Revaskularisation dringlich erfolgen (innerhalb 6 bis 24 Stunden).
2.) Eine allgemeingültige Empfehlung zur initialen Behandlung der ALI mit offener Operation oder Thrombolyse kann nicht gegeben werden. Beide Methoden haben vergleichbare Beinerhaltungsraten bei Patienten mit ALI, jedoch ist die Katheter-basierte Thrombolyse möglicherweise mit einer geringeren Klinikletalität, aber mit einem höheren Risiko hämorrhagischer Komplikationen assoziiert.
3.) Die Thrombolyse kann verglichen mit der Chirurgie eine akzeptable Behandlung für Patienten mit marginal bedrohter Extremität sein (Rutherford IIa). Vorsicht ist aber geboten bei Patienten, die keine lebensbedrohliche Ischämie aufweisen (Rutherford Grad I) aufgrund des Risikos von Major-Blutung, zerebrovaskulären Zwischenfällen und Tod wegen Thrombolyse.
4.) Für Patienten mit ALI Rutherford Grad IIb kann die (perkutane) Katheter-basierte Thrombolyse in Betracht gezogen werden, falls sofort initiiert, und kann mit perkutaner Aspiration oder Thrombektomie kombiniert werden.

Literatur

Aboyans V, Ricco JB, Bartelink MEL et al (2018) 2017 ESC guidelines on the diagnosis and treatment of peripheral arterial diseases, in collaboration with the European Society for Vascular Surgery (ESVS): Document covering atherosclerotic disease of extracranial carotid and vertebral, mesenteric, renal, upper and lower extremity arteries. Endorsed by: the European Stroke Organization (ESO)The Task Force for the Diagnosis and Treatment of Peripheral Arterial Diseases of the European Society of Cardiology (ESC) and of the European Society for Vascular Surgery (ESVS). Eur Heart J 39:763–816

Araujo ST, Moreno DH, Cacione DG (2022) Percutaneous thrombectomy or ultrasound-accelerated thrombolysis for initial management of acute limb ischaemia. Cochrane Database Syst Rev 1(1):CD013486

Ascher E, Kibrik P, Rizvi SA, Alsheekh A, Marks N, Hingorani A (2021) Fast-track thrombolysis protocol for acute limb ischemia. J Vasc Surg 73: 950–959

Bath J, Kim RJ, Dombrovskiy VY, Vogel TR (2019) Contemporary trends and outcomes of thrombolytic therapy for acute lower extremity ischemia. Vascular 27:71–77

Bellosta R, Luzzani L, Natalini G, Pegorer MA, Attisani L, Cossu LG, Ferrandina C, Fossati A, Conti E, Bush RL, Piffaretti G (2020) Acute limb ischemia in patients with COVID-19 pneumonia. J Vasc Surg 72:1864–1872

Björck M, Earnshaw JJ, Acosta S et al (2020) Editor's choice – European Society for Vascular Surgery (ESVS) 2020 clinical practice guidelines on the management of acute limb ischaemia. Eur J Vasc Endovasc Surg 59:173–218

Broderick C, Patel JV (2021) Infusion techniques for peripheral arterial thrombolysis. Cochrane Database Syst Rev 11(11):CD000985

Folkert IW, Foley PJ, Wang GJ, Jackson BM, Bavaria JE, Desai ND, Fairman RM, Damrauer SM (2018) Impact of acute postoperative limb ischemia after cardiac and thoracic aortic surgery. J Vasc Surg 67:1530–1536

Galyfos G, Sianou A, Frountzas M, Vasilios K, Vouros D, Theodoropoulos C, Michalopoulou V, Sigala F, Filis K (2022) Acute limb ischemia among patients with COVID-19 infection. J Vasc Surg 75:326–342

Gerhard-Herman MD, Gornik HL, Barrett C et al (2017) 2016 AHA/ACC guideline on the management of patients with lower extremity peripheral artery disease: a report of the American College of Cardiology/American Heart Association Task Force on Clinical Practice Guidelines. J Am Coll Cardiol 69:e71–e126

Govsyeyev N, Malgor RD, Hoffman C, Harroun N, Sturman E, Al-Musawi M, Malgor EA, Jacobs DL, Nehler M (2021) A systematic review and meta-analysis of outcomes after acute limb ischemia in patients with cancer. J Vasc Surg 74:1033–1040

Grip O, Wanhainen A, Acosta S, Björck M (2017) Long-term outcome after thrombolysis for acute lower limb ischaemia. Eur J Vasc Endovasc Surg 53:853–861

Gupta R, Siada SS, Bronsert M, Al-Musawi MH, Nehler MR, Yi JA (2022) High rates of recurrent revascularization in acute limb ischemia – a national surgical quality improvement program study. Ann Vasc Surg 87:334–342

Hess CN, Debus ES, Nehler MR et al (2021) Reduction in acute limb ischemia with rivaroxaban versus placebo in peripheral artery disease after lower extremity revascularization: insights from VOYAGER PAD. Circulation 144:1831–1841

Holscher CM, Canner JK, Garonzik Wang JM, Abularrage CJ, Black JH 3rd, Hicks CW (2019) Temporal trends and hospital costs associated with an endovascular-first approach for acute limb ischemia. J Vasc Surg 70:1506–1513

Kolte D, Kennedy KF, Shishehbor MH, Mamdani ST, Stangenberg L, Hyder ON, Soukas P, Aronow HD (2020) Endovascular versus surgical revascularization for acute limb ischemia: a propensity-score matched analysis. Circ Cardiovasc Interv 13:e008150

Langenskiöld M, Smidfelt K, Karlsson A, Bohm C, Herlitz J, Nordanstig J (2017) Weak links in the early chain of care of acute lower limb ischaemia in terms of recognition and emergency management. Eur J Vasc Endovasc Surg 54:235–240

Lim S, Javorski MJ, Halandras PM, Kuo PC, Aulivola B, Crisostomo P (2018) Epidemiology, treatment, and outcomes of acute limb ischemia in the pediatric population. J Vasc Surg 68:182–188

Lou JY, Kennedy KF, Menard MT, Abbott JD, Secemsky EA, Goodney PP, Saad M, Soukas PA, Hyder ON, Aronow HD (2021) North American lower-extremity revascularization and amputation during COVID-19: observations from the vascular quality initiative. Vasc Med 26:613–623

Poursina O, Elizondo-Adamchik H, Montero-Baker M, Pallister ZS, Mills JL Sr, Chung J (2021) Safety and efficacy of an endovascular-first approach to acute limb ischemia. J Vasc Surg 73:1741–1749

Tsujimura T, Takahara M, Iida O, Kohsaka S, Soga Y, Fujihara M, Mano T, Ohya M, Shinke T, Amano T, Ikari Y (2021) In-hospital outcomes after endovascular therapy for acute limb ischemia: a report from a Japanese Nationwide Registry [J-EVT Registry]. J Atheroscler Thromb 28:1145–1152

Veenstra EB, van der Laan MJ, Zeebregts CJ, de Heide EJ, Kater M, Bokkers RPH (2020) A systematic review and meta-analysis of endovascular and surgical revascularization techniques in acute limb ischemia. J Vasc Surg 71:654–668

Wang SK, Lemmon GW, Drucker NA, Motaganahalli RL, Dalsing MC, Gutwein AR, Gray BW, Murphy MP (2018) Results of nonoperative management of acute limb ischemia in infants. J Vasc Surg 67:1480–1483

Yang PK, Su CC, Hsu CH (2022) Clinical outcomes of surgical embolectomy versus catheter-directed thrombolysis for acute limb ischemia: a nationwide cohort study. J Thromb Thrombolysis 53:517–522

Poplitealarterienaneurysma

Inhaltsverzeichnis

© Springer-Verlag GmbH Deutschland, ein Teil von Springer Nature 2022
E. S. Debus, R. T. Grundmann, *Evidenzbasierte Gefäßchirurgie*, Evidenzbasierte Chirurgie,
https://doi.org/10.1007/978-3-662-66422-3_14

14.1 Leitlinien

14.1.1 Society for Vascular Surgery

Die Society for Vascular Surgery (SVS) hat klinische Praxisleitlinien zum Poplitealarterienaneurysmen (PAA) publiziert (Farber et al. 2022). Dort wird festgestellt:

1. Wir empfehlen, dass Patienten, die sich mit einem PAA vorstellen, sowohl für ein kontralaterales PAA als auch ein AAA gescreent werden. (Empfehlungsgrad 1, stark; Evidenzqualität B, mäßig)

2. Wir empfehlen, dass Patienten mit einem asymptomatischen PAA ≥ 20 mm im Durchmesser versorgt werden sollten, um das Risiko thromboembolischer Komplikationen und des Gliedmaßenverlusts zu reduzieren. (Empfehlungsgrad 1, stark; Evidenzqualität B, mäßig). Bei ausgewählten Patienten mit höherem klinischem Risiko kann die Versorgung aufgeschoben werden, bis das PAA einen Durchmesser von ≥30 mm erreicht hat, speziell bei Fehlen eines Thrombus. (Empfehlungsgrad 2, schwach; Evidenzqualität C, niedrig).

3. Wir raten, dass bei Patienten mit einem PAA < 20 mm bei Vorhandensein eines Thrombus und klinischem Verdacht einer Embolie oder in der Bildgebung Beleg eines schlechten distalen Abstroms die Versorgung erwogen werden soll, um thromboembolische Komplikationen und möglichen Gliedmaßenverlust zu vermeiden. (Empfehlungsgrad 2, schwach; Evidenzqualität C, niedrig).

4. Für asymptomatische Patienten mit einer Lebenserwartung von ≥5 Jahren empfehlen wir die offene Versorgung, vorausgesetzt, eine adäquate V. saphena ist vorhanden. Bei Patienten mit herabgesetzter Lebenserwartung sollte die endovaskuläre Behandlung in Betracht gezogen werden, wenn eine Intervention indiziert ist. (Empfehlungsgrad 2, schwach; Evidenzqualität C, niedrig).

5. Wir empfehlen, dass Interventionen für thrombotische oder embolische Komplikationen des PAA nach dem Schweregrad der ALI stratifiziert werden. Wir empfehlen, dass Patienten mit milder bis mäßiger ALI (Rutherford Grad I und IIA) und stark verschlossenen tibiopedalen Arterien sich einer Thrombolyse oder pharmakomechanischen Intervention unterziehen, um den Abstrom-Status zu verbessern, mit sofortigem Übergang zur definitiven PAA-Versorgung. Wir empfehlen, dass Patienten mit schwerer ALI (Rutherford Grad IIb) sich einer sofortigen chirurgischen oder endovaskulären PAA-Versorgung unterziehen, unter Verwendung einer adjunktiven chirurgischen Thromboembolektomie oder pharmakomechanischen Intervention, um den tibiopedalen Abstrom zu maximieren. Nicht vitale Gliedmaßen (Rutherford Grad III) benötigen die Amputation. (Empfehlungsgrad 1, stark; Evidenzqualität B, mäßig).

6. Wir empfehlen, dass Patienten mit offener oder endovaskulärer PAA-Versorgung nachbeobachtet werden, mittels klinischer Untersuchung, ABI [Knöchel-Arm-Index] und Dopplerultraschall (DUS), für 3, 6 und 12 Monate im ersten postoperativen Jahr und danach – falls stabil – jährlich. Zusätzlich zur DUS-Untersuchung der Versorgung sollte der Aneurysmasack hinsichtlich einer Vergrößerung kontrolliert werden. Falls bei der klinischen Untersuchung, ABI oder DUS Abnormitäten gefunden werden, sollte entsprechend den Leitlinien der unteren Extremitäten das geeignete offene oder endovaskuläre Management unternommen werden. (Empfehlungsgrad 1, stark; Evidenzqualität B, mäßig). Falls Kompressionssymptome oder eine symptomatische Aneurysmasack-Expansion beobachtet

werden, empfehlen wir die chirurgische Dekompression des Aneurysmasacks. (Empfehlungsgrad 1, stark; Evidenzqualität C, niedrig).
7. Wir empfehlen, dass Patienten mit einem asymptomatischen PAA, denen keine Versorgung angeboten wurde, jährlich kontrolliert werden hinsichtlich Veränderungen in Symptomen, Puls-Überprüfung, Ausdehnung des Thrombus, Offenheit der Ausstromarterien und Aneurysmadurchmesser. (Empfehlungsgrad 2, schwach; Evidenzqualität C, niedrig).

14.2 Ergebnisse

14.2.1 Metaanalysen und systematische Übersichten

Offene vs. endovaskuläre Versorgung

Zu der Frage offene vs. endovaskuläre Behandlung des asymptomatischen PAA liegt ein Cochrane Review vor (Joshi et al. 2019). Danach gibt es nur eine kleine randomisierte Studie mit insgesamt 30 Patienten, die bisher endovaskuläres (ER) vs. offenes (OR) Vorgehen verglichen hat. Die Autoren sahen sich aufgrund der kleinen Fallzahl außerstande, die Effektivität von ER vs. OR vergleichend abzuschätzen. Nach 1 Jahr bestand mäßige Gewissheit, dass die primäre Offenheit in der Chirurgie-Gruppe besser wäre, aber die assistierte primäre Offenheit war vergleichbar zu ER. Nach vier Jahren war kein klarer Nutzen weder bevorzugt von OR noch bevorzugt von ER zu erkennen. Da Krankenhausaufenthaltsdauer und Operationszeit bei ER kürzer waren, könnte ER nach Ansicht der Autoren möglicherweise eine brauchbare Alternative zu OR darstellen.

Leake et al. (2017) erstellten eine Metaanalyse zu allen vergleichenden Untersuchungen, die wenigstens 5 Fälle in jeder Gruppe (ER und OR) aufwiesen. Es handelte sich um 14 Studien, die in den Jahren 2005 bis 2016 publiziert wurden, mit insgesamt 4880 invasiv versorgten PAA, davon 3915 (80 %) mit OR und 1210 (20 %) mit ER. Patienten mit OR waren jünger als ER-Patienten und hatten einen signifikant ungünstigeren Abstrom, bei 37 % der OR-Patienten waren weniger als 2 Unterschenkelgefäße offen, verglichen mit 22,8 % bei ER. Hinsichtlich der 30-Tage-Gesamtkomplikationsrate oder Sterblichkeit unterschieden sich beide Gruppen nicht. OR hatte ein signifikant höheres Risiko an Wundkomplikationen, aber dafür ein signifikant geringeres Risiko an thrombotischen Komplikationen als ER. Majoramputationen waren selten (1,84 % für OR, 1,81 % für ER). Der stationäre Aufenthalt war bei OR signifikant länger, die Rate an Reinterventionen aber geringer als bei ER. Unterschiede gab es in den Langzeitoffenheitsraten. Nach 1, 2 und 3 Jahren war die Wahrscheinlichkeit, die primäre Durchgängigkeit zu verlieren, bei OR geringer. Für OR ergab sich eine gewichtete durchschnittliche primäre Offenheit nach 1 und 3 Jahren von 88,3 und 79,4 %, eine sekundäre von 92,3 % und 86,6 %. Bei ER betrug die gewichtete durchschnittliche primäre Offenheit nach 1 und 3 Jahren 81,2 % und 68,2 %, die sekundäre 86,3 % und 80,0 %. Die Unterschiede in der sekundären Offenheit erreichten kein Signifikanzniveau. Zusammenfassend zeigte ER demnach die geringere Wundinfektionsrate und den kürzeren stationären Aufenthalt, auf Kosten einer ungünstigeren primären, aber nicht sekundären Offenheitsrate. Die Autoren schlugen folgenden Behandlungsalgorithmus vor:

— Bei Patienten mit günstiger Anatomie (2 oder mehr Unterschenkelgefäße offen und Landungszonen von >15 mm von normaler, nicht-aneurysmatischer Arterie), kein venöser Conduit vorhanden und bei erwarteter hoher chirurgischer Morbidität (schlechte kardiopulmonale Reserve) empfehlen sie ER. Ausnahmen stellen Patienten mit akuter Ischämie dar, die eine notfallmäßige Revaskularisation oder Lyse bedürfen.

- Patienten mit ungünstiger Anatomie sollten OR zugeführt werden.
- Patienten mit erwartetem geringem chirurgischem Risiko kommen für beide Verfahren gleichermaßen in Betracht.

Beuschel et al. (2022) publizierten in Zusammenhang mit der Erstellung der SVS-Leitlinie zum PAA eine systematische Übersicht mit Metaanalyse zur Wirksamkeit von OR und ER bei Behandlung des PAA sowie zum natürlichen Verlauf dieser Aneurysmen. Basis waren 31 Publikationen mit insgesamt 5381 Patienten. 91,6 % der Patienten waren Männer. Bis auf eine Studie handelte es sich ausschließlich um nicht-randomisierte Studien. Die Metaanalyse ergab nach 1 Jahr eine höhere primäre Offenheit bei OR (Odds Ratio 2,10; 95 % Konfidenz Intervall [CI] 1,41–3,12), niedrigere Verschlussrate nach 30 Tagen (Odds Ratio 0,41; 95 % CI 0,24–0,68) und weniger Reinterventionen (Odds Ratio 0,28; 95 % CI 0,17–0,45), aber einen längeren Krankenhausaufenthalt (standardisierte mittlere Differenz 2,16; 95 % CI 1,23–3,09) und mehr Wundkomplikationen (Odds Ratio 5,18; 95 % CI 2,19–12,26). Es gab keine statistisch signifikanten Unterschiede zwischen OR und ER in der primären Offenheit nach 3 Jahren (Odds Ratio 1,38; 95 % CI 0,97–1,97), sekundären Offenheit (Odds Ratio 1,59; 95 % CI 0,84–3,03), Sterblichkeit beim längsten Follow-up (Odds Ratio 0,49; 95 % CI 0,21–1,17), Sterblichkeit nach 30 Tagen (Odds Ratio 0,28; 95 % C, 0,06–1,36) oder der Amputationsrate (Inzidenzrate Ratio 0,85; 95 % CI 0,56–1,31). Die Gewissheit dieser Schätzungen war im Allgemeinen gering. Die Studien zum natürlichen Verlauf des PAA ließen vermuten, dass thromboembolische Komplikationen und Amputationen sich nach einer mittleren Beobachtungszeit von 18 Monaten einstellen und häufig sind. In einer Studie hatte nahezu die Hälfte der Patienten nach 5 Jahren Komplikationen. Die Daten lassen vermuten, dass OR das dauerhaftere Verfahren darstellt, aber mit einem höheren Risiko an Komplikationen und Ressourcenverbrauch assoziiert ist. In Anbetracht der Tatsache, dass diese Daten nicht validiert sind, bleiben in Abhängigkeit von Patienten-Komorbidität und Anatomie beide, OR und ER, nach Ansicht der Autoren wichtige Hilfsmittel beim Management von PAAs. Die systematische Analyse des natürlichen Verlaufs der Erkrankung mit dem signifikanten Risiko an thromboembolischen Komplikationen, die zum Gliedmaßenverlust führen können, rät darüber hinaus zu einer zeitgerechten Intervention bei diesen Aneurysmen.

Eine weitere Metaanalyse fußte auf 17 Studien mit 6887 PAA-Versorgungen (Tian et al. 2020). 5225 (75,87 %) Eingriffe wurden offen, 1662 (24,13 %) endovaskulär vorgenommen. Der Aneurysmadurchmesser hatte eine Spanne von 22,9 bis 36,9 mm. Die Abstromgefäße differierten nicht signifikant zwischen beiden Gruppen, die Mehrzahl der Patienten hatte 2+ Abstromgefäße. Die primären Offenheitsraten waren bei OR im Vergleich zu ER nach 1 Jahr signifikant höher (HR 1,60; 95 % Konfidenzintervall [CI]: 1,12–2,30; p = 0,03), nicht aber die sekundäre Offenheit. Nur 8 der 17 Studien berichteten über primäre Offenheitsraten nach 3 Jahren, ohne signifikante Unterschiede zwischen ER und OR. Sekundäre Offenheitsraten nach 3 Jahren wurden in 7 Studien berichtet, ebenfalls ohne signifikante Unterschiede zwischen beiden Gruppen. Graft-Thrombosen und Reinterventionen innerhalb 30 Tagen waren bei ER signifikant höher, Operationszeit und Krankenhausaufenthaltsdauer waren hingegen bei ER signifikant kürzer. Hinsichtlich der Amputationsraten unterschieden sich beide Verfahren nicht (Odds Ratio 1,01; 95 % CI 0,55–1,85; p = 0,98). Die Autoren kamen zu dem Schluss, dass PAAs sicher mit ER behandelt werden können, da die mittelfristigen Ergebnisse sich zwischen ER und OR nicht unterscheiden. ER hat zwar die höheren Thromboseraten und Reinterventionen nach 30 Tagen, hinsichtlich Sterblichkeit und Amputationsrate unterschieden sich beide Verfahren aber nicht. Darüber hinaus habe ER aber auch Vorteile, wie kürzere Operationszeit, geringere Invasivität und Blutverlust, und Verzicht auf Allgemeinanästhesie.

14.2.2 Register

PAA bei Patienten mit Bauchaortenaneurysma

Cervin et al. (2020) präsentierten Daten zur PAA-Prävalenz bei Patienten mit Screeningentdecktem AAA aus der Region Uppsala. Es handelte sich um 19.820 Männer, die in den Jahren 2006–2017 einem Screening auf Bauchaortenaneurysma unterzogen wurden. Bei 173 (0,9 %) war ein Bauchaortenaneurysma ($\geq$30 mm) entdeckt worden, bei 149 (1,1 %) eine subaneurysmale Erweiterung der Aorta (25–29 mm; SAA). Bei 15,9 % der Männer mit AAA und 12,2 % der Männer mit SAA fand sich gleichzeitig ein PAA (kein signifikanter Unterschied). Das PAA war in dieser Studie mit einer Poplitealarterie >12 mm oder 1,5-mal der Durchmesser der distalen A. femoralis superficialis definiert worden. Der PAA-Durchmesser korrelierte nicht mit dem Aortendurchmesser. Die Autoren folgerten, dass diese Daten die routinemäßige Untersuchung von Patienten, bei denen ein AAA durch Screening entdeckt wird, auf PAA unterstützen.

Vascunet-Register

Im Vascunet-Register sind Sammeldaten zum PAA aus 12 Ländern erfasst. Die Ergebnisse der Jahre 2012–2018 bei 10.764 PAA-Versorgungen berichteten Grip et al. (2020). Die PAA-Inzidenz machte 10,4 Fälle/Million Einwohner/Jahr aus (2,4 bis 19,3) [Mittelwerte, Spanne zwischen den einzelnen Ländern]. Das mittlere Patientenalter war 71,3 (66,8–75,3) Jahre. 93,3 % der Patienten waren Männer, 40,0 % Raucher. In 73,2 % (60,0 %–85,7 %) handelte es sich um Elektiveingriffe. Der mittlere präoperative PAA-Durchmesser war 32,1 mm (27,3–38,3 mm). Das offene Vorgehen wurde sowohl in der Elektivsituation (79,5 %) als auch in der Akutsituation (83,2 %) bevorzugt. Bei OR wurde ein medialer Zugang in 77,7 %, ein posteriorer in 22,3 % der Fälle gewählt. Vene war das Graftmaterial in 63,8 %. Ursache bei Notfällen war in 91 % (n = 2169) eine akute Thrombose, in 9 % (n = 236) eine Ruptur. Frühe Amputation und Tod waren in der Akutsituation höher als bei Elektiveingriffen (5,0 % vs. 0,7 %; 1,9 % vs. 0,5 %). Die 1-Jahres-Amputationsraten waren nach OR und ER nicht signifikant unterschiedlich (1,2 % vs. 0,2 %; p = 0,95), die Offenheit war aber bei OR höher (84,0 % vs. 78,4 %; p = 0,005). Venen hatten die höhere Offenheit und niedrigeren Amputationsraten nach 1 Jahr verglichen mit synthetischen Grafts (86,8 % vs. 72,3 %; 1,8 % vs. 5,2 %; p < 0,001). Der posteriore Zugang hatte eine geringere Amputationsrate als der mediale (0,0 % vs. 1,6 %; p = 0,009). Die Autoren kamen zu dem Schluss, dass aufgrund dieser Daten der häufige Einsatz von ER und Prothesenbypässen überdacht werden sollte.

POPART-Register

In dem multizentrischen sog. POPART-Register wurden in den Jahren 2014–2019 von Jung et al. (2022) 794 Patienten mit PAA erfasst (OR n = 662; ER n = 106; konservative Behandlung n = 23). In der OR-Gruppe waren 50,3 % der Patienten symptomatisch, bei ER waren es 29,2 % (p < 0,05). Eine notfallmäßige Behandlung wegen akuter Ischämie, CLTI oder Ruptur erfolgte bei OR bei 149 Patienten (22,5 %), bei ER in 11 Fällen (10,3 %). Wundheilungsstörungen wurden bei OR in 7,1 %, bei ER in 2,8 % gesehen, größere Blutungen in 3,9 % vs. 2,8 %. Der Krankenhausaufenthalt war bei OR signifikant länger (Median 10 Tage vs. 7 Tage). Die Offenheitsrate (OR vs. ER) über alle betrug nach 12 Monaten 83,2 % vs.

44,7 % (p < 0,005) und nach 24 Monaten 74,2 % vs. 29,1 % (p < 0,005). In der OR-Gruppe hatten Kunststoffprothesen nach 12 Monaten eine signifikant geringere primäre Offenheit (71,4 %) verglichen mit Veneninterponaten (88,1 %). In diesem Register waren demnach die Offenheitsraten nach ER denen nach OR signifikant unterlegen, so dass die Autoren folgerten, dass OR die Referenzbehandlung des PAA darstellt, speziell für symptomatische PAA. ER käme eher für asymptomatische Patienten mit guten Ausflussgefäßen in Frage. Bei der geringen Follow-up-Rate (54,4 % bei OR und 44,3 bei ER) und anderen Schwächen müssen die Aussagen dieses Registers allerdings mit großem Vorbehalt interpretiert werden (Farber 2022).

Offene Versorgung bei Männern und Frauen

Einen Vergleich der Ergebnisse bei offener Versorgung eines PAA bei Männern und Frauen stellten Naazie et al. (2022a) auf Basis der Daten der Vascular Quality Initiative der Jahre 2010 bis 2021 an. Unter 3807 Patienten fanden sich 160 (4,2 %) Frauen. Frauen wurden häufiger wegen symptomatischen PAA versorgt als Männer (77,5 % vs. 64,1 %; p < 0,001). In beiden Gruppen war Vene das bevorzugte Graft-Material (Männer 77,9 %; Frauen 73,6 %). In der Kaplan-Meier geschätzten primären Offenheit gab es zwischen Männern und Frauen keine Unterschiede (Männer 90,8 %, Frauen 95,2 %; p = 0,230). Gleiches galt für das Gesamtüberleben von Männern mit 96,1 % und Frauen mit 94,3 %; p = 0,270. Das amputationsfreie Überleben war aber bei Frauen signifikant niedriger als bei Männern (91,4 % vs. 95,3 %; p = 0,033). Dies resultierte aus einer niedrigeren Rate an Freiheit von Majoramputation bei Frauen im Vergleich zu Männern (96,1 % vs. 98,9 %; p = 0,010). Nach Adjustierung der Daten ergaben sich aber keine Unterschiede zwischen Frauen und Männern hinsichtlich Verlust der primären Offenheit und Sterblichkeit insgesamt. Jedoch war bei symptomatischen PAAs das Risiko einer Majoramputation bei Frauen 3-fach größer und das Risiko des Komposit-Endpunktes Majoramputation oder Tod zweifach größer. Bei asymptomatischen Patienten wurden keine Unterschiede zwischen Männern und Frauen gefunden. Die Autoren kamen zu dem Schluss, dass Frauen mit PAA möglichst früh versorgt werden sollten, bevor sie symptomatisch werden. Bei dem generell engeren Gefäßdurchmesser von Frauen im Vergleich zu Männern würde dies eine frühere Indikation zum Eingriff bei kleinerem PAA-Durchmesser voraussetzen.

Vene vs. Kunststoffprothesen bei offener PAA-Versorgung

In der Datenbank der Vascular Quality Initiative der Jahre 2003–2019 identifizierten Chang et al. (2021) 1146 Beine von 1065 Patienten, bei denen eine offene elektive Revaskularisation wegen eines PAA durchgeführt wurde. Venen wurden bei 921 (80 %) Extremitäten, Kunststoffprothesen bei 225 (20 %) offenen Eingriffen eingesetzt. Das Zuflussgefäß war in 64 % die A. femoralis superficialis und in 36 % die A. poplitea oberhalb des Knies, das Ausstromgefäß waren in 77 % die A. poplitea unterhalb des Knies, in 23 % die Unterschenkelgefäße oberhalb des Knöchels. Als Venen-Conduit wurde in 95 % die V. saphena magna verwendet. Kunststoffprothesen schlossen Dacron (13 %), PTFE (82 %) und nicht-autologe biologische Grafts (4 %) ein. Speziell bei Ausstrombahn unterhalb der A. poplitea wurden Venen signifikant häufiger als Kunststoffprothesen verwendet. In der Venenkohorte war die Operationszeit signifikant länger als in der Kunststoffkohorte (246 min vs. 188 min; p = 0,016). Die Krankenhausletalität machte 0,1 % (Vene) bzw. 0,4 % (Kunststoff) aus, die Wundinfektionsrate 2 % (beide), die Amputationsrate 0,7 % (Vene) bzw. 0,4 %

(Kunststoff). Der mittlere Follow-up betrug 13 ± 5 (1–67) Monate. Die 2-Jahre primären und sekundären Offenheitsraten waren ähnlich, 87 % und 96 % in der Venengruppe und 91 % und 95 % in der Prothesengruppe. In der multivariablen Analyse waren Ausflussanschluss an infrapopliteale Gefäße (HR 2,05) und symptomatische Aneurysmen (HR 1,81) unabhängig mit dem Verlust der primären Offenheit assoziiert. Der Conduit-Typ machte hingegen keinen Unterschied in MALE-freiem Überleben oder primärer Graft-Offenheit nach 2 Jahren aus. In dieser Studie hatten demnach Patienten mit Venen- und Kunststoff-Conduit vergleichbare Ergebnisse 2 Jahre nach dem Eingriff, zumindest so lange das Ausstromgefäß die A. poplitea war. Waren das distale Zielgefäß aber die kruralen Gefäße, wurden mit Kunststoffprothesen die schlechteren Ergebnisse erzielt.

Offene vs. endovaskuläre Versorgung bei symptomatischen PAA

In der Vascular Quality Initiative (VQI)-Datenbank der Jahre 2010 bis 2018 fanden Naazie et al. (2022b) 1375 Patienten mit symptomatischem PAA, von denen 23,7 % (n = 326) endovaskulär (ER), 1049 76,3 % offen (OR) behandelt wurden. Offen behandelte Patienten waren jünger und hatten nach zwei Jahren ein besseres amputationsfreies Überleben (84,5 % vs. 72,5 %, p < 0,001) und Überleben insgesamt (86,2 % vs. 74,7 %, p < 0,001) im Vergleich zu ER-Patienten. Die Freiheit von Majoramputation war nach 2 Jahren zwischen ER und OR insgesamt vergleichbar (95,5 % vs. 97,7 %, p = 0,164). In der Untergruppe der Patienten mit akuter Extremitätenischämie war hingegen die Freiheit von Majoramputation bei OR im Vergleich zu ER signifikant höher (97,4 % vs. 90,6 %, p = 0,021). Nach Adjustierung der Daten war OR mit geringerem Amputationsrisiko und Sterblichkeit nach 2 Jahren assoziiert. Die Autoren schlossen daraus, dass OR bei symptomatischen PAAs die Erstlinientherapie sein sollte, sofern nicht die Komorbidität dagegenspricht.

14.2.3 Studien

PAA-Wachstumsprognose

In einer populationsbasierten retrospektiven Kohortenstudie aus zwei Zentren stellten Jergovic et al. (2022) die Behandlungsentwicklung bei 241 Patienten mit der Diagnose PAA dar. Das Alter der Patienten betrug bei Vorstellung im Median 72 Jahre, 94 % waren Männer und 68 % Raucher. 65 % der Patienten hatten ein bilaterales PAA, was in Summe 397 PAAs ergab. 78 Patienten (32 %) blieben im Follow-up (4,6 ± 2,3 Jahre) unbehandelt, bei 163 (68 %) Patienten wurde in einem Beobachtungszeitraum von 5,3 ± 2,6 Jahren eine PAA-Versorgung vorgenommen. Bei Patienten mit elektiver PAA-Versorgung erfolgte diese mehrheitlich innerhalb 1 Jahres nach Diagnosestellung (66 %; 105/158). Prozentual war der Anteil der Patienten mit kleinen PAAs in der Gruppe mit notfallmäßiger Versorgung größer (11 %) verglichen mit den Elektivversorgungen (8 %). Der mittlere PAA-Durchmesser unterschied sich zwischen der Elektivgruppe (30,1 mm) und der Notfallgruppe (32,2 mm) nicht. Bei 110 PAAs wurde im Follow-up ein Wachstum beobachtet, dieses war in der multivariaten Analyse mit größerem PAA-Index-Durchmesser und gleichzeitigem Bauchaortenaneurysma assoziiert. Die Autoren folgerten, dass die meisten Patienten, bei denen ein PAA diagnostiziert wird, eine elektive Versorgung des PAA benötigen, mehrheitlich innerhalb 1 Jahres. Auch sei das Risiko der Notfallversorgung für PAAs mit kleinerem Durchmesser nicht zu vernachlässigen. Die optimale Selektionsstrategie für eine präventive elektive Versorgung eines PAA sei aber nicht bekannt.

Offene Versorgung bei thrombosiertem PAA

Jungi et al. (2019) stellten die Ergebnisse von OR bei 51 Patienten mit akuter Extremitätenischämie Rutherford Kategorie IIa (n = 20), IIb (n = 20) und III (n = 11) wegen thrombosiertem PAA vor. Das PAA war definiert als eine Poplitealarterie ≥13 mm und ≥1,5-fach größer als die Zustrom- und Abstromsegmente. Bei 4 (8 %) Patienten (ALI Rutherford-Kategorie IIb n = 1, III n = 3) kam es zur primären Majoramputation. Es wurden 44 Bypässe und 3 Interpositionsgrafts eingesetzt. V. saphena magna wurde bei 43/47 (91 %) Eingriffen verwendet. Das distale Zielgefäß war die infragenuale popliteale Arterie in 55 % der Fälle, bei den übrigen Patienten erfolgten krurale Anschlüsse. Der chirurgische Zugang war in 44 (94 %) Fällen medial, 3-mal posterior. Bei 17 (36 %) Patienten erfolgte zusätzlich eine intraoperative Thrombolyse. Die mittlere Krankenhausaufenthaltsdauer war 14 ± 11 Tage. Die 30-Tageletalität war 4 %, 4 Patienten mussten postoperativ amputiert werden, was eine 30-Tage-Majoramputationsrate über alle (8/51) von 16 % bedeutet. Bei einem medianen Follow-up von 41 Monaten wurde die 4-Jahresrate des Gliedmaßenerhalts auf 84 % geschätzt, Amputationen erfolgten im Follow-up nicht. Die primär assistierten und sekundären Bypassoffenheitsraten waren nach 1 Jahr 90 % und 95 %, nach 4 Jahren 82 % und 87 %. Die Autoren betonten die guten Langzeitergebnisse bei diesem kritischen Krankengut, speziell bei ALI Rutherford IIa und b. Auch bei Patienten mit Rutherford III, die nicht alle Kriterien dieser Kategorie erfüllen, ist der Eingriff berechtigt.

Offene Versorgung mit Kunststoffprothese

Über die offene Versorgung mit einer Kunststoffprothese von 104 PAAs, 72 davon asymptomatisch, bei 82 Patienten berichteten Baccellieri et al. (2022). Bei 35 PAAs (34 %) wurde ein medialer, bei 69 (65 %) ein posteriorer Zugang gewählt. Ein

gesetzt wurde ein Interpositionsgraft, Prothesenmaterial war PTFE in 88 % und Dacron in 12 % der Fälle. An postoperativen Komplikationen wurde 1 permanente Peroneussschädigung und eine postoperative Nachblutung berichtet, zu Amputationen oder Todesfällen kam es nicht. Die mittlere Krankenhausaufenthaltsdauer betrug 3 Tage. Die mittlere Nachbeobachtungszeit wurde mit 34,6 Monaten angegeben. 13 von 82 Patienten (16 %) konnten nicht erreicht werden, 16 (20 %) waren nicht PAA-bedingt verstorben und bei 19 (23 %) war es zu einer Reintervention gekommen, in 15 Fällen wegen Graft-Verschluss und in 4 Fällen wegen Anastomosenstenose. Primäre und sekundäre Offenheit waren nach 3 Jahren 78 % und 88 %. Ein Beinverlust wurde nicht beobachtet. Die Autoren bezeichneten diese Ergebnisse als befriedigend und nannten den posterioren Zugang als zu bevorzugen, falls anatomisch machbar. Seine Vorteile seien eine statt zwei Inzisionen, komplette Interruption und Exzision des Aneurysmas und kürzere Rekonstruktion (Venensparend, falls diese bei der Rekonstruktion verwendet wird).

Offene vs. endovaskuläre Versorgung

Auf Basis des schwedischen populationsbezogenen Registers erstellten Cervin et al. (2021) einen gematchten Vergleich von ER (n = 77) vs. OR (n = 144) bei Versorgung des PAA. In der Bypass-Gruppe wurden 75,3 % der Eingriffe über einen medialen Zugang durchgeführt, Vene war das Graftmaterial in 82 %. Die distale Anastomose war die A. poplitea in 86,2 %. In der endovaskulären Gruppe wurden ausschließlich Viabahn-Endoprothesen verwendet. Pro Bein wurden im Mittel 2,15 (1–5) Stentgrafts implantiert. Der Durchmesser des am meisten proximal gelegenen Stentgrafts betrug im Mittel 8 mm, der des distalen Stentgrafts 7 mm. In diesem gematchten Vergleich hatte ER ein 2,7-fach erhöhtes Risiko irgendeines Ver schlusses und ein 2,4-fach erhöhtes Risiko eines permanenten Verschlusses im Vergleich zu OR. Risikofaktoren für einen Verschluss bei ER waren schlechter Ausfluss, kleinere Stentgraftdurchmesser, akute Ischämie und Angulation/Elongation. Primäre und sekundäre Offenheit favorisierten demnach OR signifikant. Die Zahl der Majoramputationen unterschied sich aber nicht zwischen beiden Verfahren (◘ Tab. 14.1).

Ge et al. (2021) verglichen retrospektiv die Ergebnisse eines einzigen Zentrums bei Versorgung von PAAs mit OR (n = 151) und ER (n = 35). Es handelte sich um ein gemischtes Krankengut mit symptomatischen und asymptomatischen PAAs. Bei OR wurde in 100 Fällen Vene und in 51 Fällen PTFE als Graftmaterial verwendet. Insgesamt verstarb ein Patient postoperativ. Die postoperative Komplikationsrate inklusive Thrombosen machte 5 % bei OR und 6 % bei ER aus. Die primären Offenheitsraten waren nach 1, 3 und 5 Jahren bei OR 95,2 %, 89,0 % und 83,1 % verglichen mit 91,4 %, 82,0 % und 78,1 % bei ER (kein signifikanter Unterschied). Beide Gruppen unterschieden sich auch nicht im

◘ Tab. 14.1 Reinterventionen und Komplikationen bei 212 Patienten mit PAA bei endovaskulärer (ER) vs. offener (OR) Versorgung. Gematchter Vergleich innerhalb einer populationsbasierten Kohorte. (Nach Cervin et al. 2021)

Parameter	OR (n = 154)	ER (n = 77)	p
Permanenter Verschluss, n (%)			
- n. 30 Tagen	5/154 (3,2 %)	8/76 (10,5 %)	0,034
- n. 1 Jahr	13/144 (9,0 %)	21/68 (30,9 %)	<0,001
- n. 3 Jahren	18/102 (17,6 %)	22/50 (44,0 %)	0,001
Reintervention (Thrombolyse), n			
- n. 30 Tagen	0	5	0,038
- n. 1 Jahr	3	14	<0,001
- n. 3 Jahren	4	16	<0,001
Konversion/neuer Bypass, n			
- n. 30 Tagen	2	2	0,60
- n. 1 Jahr	4	9	0,012
- n. 3 Jahren	4	11	<0,001
Majoramputation, n (%)			
- n. 30 Tagen	3/154 (1,9 %)	4/77 (5,2 %)	0,23
- n. 1 Jahr	6/149 (4,0 %)	4/75 (5,3 %)	0,74
- n. 3 Jahren	6/117 (5,1 %)	4/51 (7,8 %)	0,49
Tod, n (%)			
- n. 30 Tagen	0/141 (0 %)	1/71 (1,4 %)	0,34
- n. 1 Jahr	3/141 (2,1 %)	8/71 (11,3 %)	0,008
- n. 3 Jahren	13/141 (9,2 %)	17/71 (23,9 %)	0,006

Überleben. In dieser Serie hatten bei offener Chirurgie Venen-Conduits eine signifikant bessere primäre und sekundäre Offenheitsrate im Vergleich zu Kunststoffprothesen. Darüber hinaus kam es bei posteriorem Zugang im Vergleich zum medialen zu signifikant weniger Leckagen in den Aneurysmasack, mit entsprechend geringerem Aneurysmasack-Wachstum im Follow-up.

Die Ergebnisse von offener (29 Patienten mit 33 PAAs) und endovaskulärer Versorgung (35 Patienten mit 40 PAAs) einer einzelnen Institution präsentierten Shah et al. (2021) in einer retrospektiven Studie. 97 % der Patienten waren Männer mit im Mittel 72,3 Jahren. In der OR-Gruppe betrug der Aneurysmadurchmesser im Mittel 3,2 cm, 73 % der Extremitäten hatten zwei oder mehr Abstromgefäße. Ein medialer Zugang wurde in 61 % der Fälle gewählt, eine Kunststoffprothese wurde häufiger verwendet. Die mittlere Krankenhausaufenthaltsdauer war 5,4 (2–13) Tage. Kein Patient benötigte eine Reintervention innerhalb 30 Tagen nach dem Eingriff. Die mittlere Nachbeobachtungszeit betrug 76 Monate. 3 Patienten benötigten eine Revision innerhalb 1 Jahres und 7 Patienten nach >1 Jahr. 1 Patient musste nach 3 Jahren majoramputiert werden, 7 Patienten (21 %) waren Aneurysma-unabhängig verstorben. In der ER-Kohorte machte der Aneurysmadurchmesser im Mittel 2,8 cm aus, 73 % der Patienten hatten zwei oder mehr Abstromgefäße. Beinahe die Hälfte der Eingriffe (47,5 %) benötigte nur 1 Stentgraft, in 42,5 % wurden zwei Stentgrafts eingesetzt und in nur 10 % 3 Stentgrafts. Die distale Landezone war durchgängig in der A. poplitea. Insgesamt wurden im Mittel 19,5 cm (Spanne 10–39 cm) von einem Stentgraft abgedeckt. Die Nachbeobachtungszeit machte bei ER im Mittel 55 Monate aus. 1 Patient musste wegen Kinking und Okklusion des Stentgrafts (Viabahn) zu OR konvertiert werden, 8 Patienten (20 %) verstarben Aneurysma-unabhängig. Zwischen ER und OR bestanden keine signifikanten Unterschiede in der primären und sekundären Offenheitsraten nach 3 Jahren.

Die Ergebnisse demonstrierten, dass ER eine sichere und dauerhafte Option bei Patienten mit gutem Abstrom für die Versorgung von PAAs ist, mit Offenheitsraten vergleichbar denen bei OR.

Endovaskuläre Versorgung

Zaghloul et al. (2021) analysierten die Ergebnisse eines einzelnen Zentrums (Pittsburgh) bei 117 Extremitäten (101 Patienten) mit endovaskulärer Versorgung eines PAA. Sie bezeichneten ihre Serie als die bisher größte Einzelzenterstudie zu ER. Die mittlere Beobachtungszeit waren 55,6 Monate. 70,9 % der Patienten waren asymptomatisch. Die Mehrzahl der Patienten (62,8 %) hatten einen 3-Gefäßabstrom, 20,2 % einen 2-Gefäß- und 17 % einen 1-Gefäßabstrom. Bei der Intervention wurden am häufigsten zwei Stents eingesetzt (verjüngte Konfiguration). Die Kaplan-Meier geschätzten 1- und 3-Jahres MALE-freien Überlebensraten waren 82 % und 57,4 %. Die 1- und 3-Jahres primären Offenheitsraten waren 88,2 % und 72,6 %, die sekundären 92,6 % und 84,2 %. Die 3-Jahres primären Offenheitsraten stratifiziert nach tibialem Abstrom waren für 1, 2 und 3 Gefäße 61,7 %, 94,4 % und 75,4 %. Graft-Verschluss war in 6,3 % nach 1 Jahr und 16,2 % nach 3 Jahren zu beobachten. Die Patientenüberlebensraten nach 1 und 3 Jahren machten 92,9 % und 76,2 % aus. Das amputationsfreie Überleben nach 1 und 3 Jahren wurde mit 92,1 % und 75,3 % angegeben. In der multivariablen Cox-Regressionsanalyse waren die Größe des Aneurysma, ein 1-Gefäßabstrom und eine Abdeckung unterhalb des Knies (P2 + P3 oder P1 + P2 + P3) mit einem signifikant niedrigeren 3-Jahres MALE-freien Überleben assoziiert. Die Autoren bezeichneten ER als eine sichere und effektive Behandlungsoption bei PAA. Die Limitationen (1-Gefäßabstrom und Abdeckung unterhalb des Knies) sollten aber speziell bei jüngeren Patienten bedacht werden.

14.2.4 Spezielle Fragestellungen

Prä- und intraoperative Thrombolyse bei akuter Thrombose des PAA

Acosta und Kuoppala (2015) bezeichnen die Thrombolyse bei embolisierendem PAA als den wichtigsten Schritt, den Abstrom zu verbessern und damit als die Voraussetzung eines erfolgreichen chirurgischen Eingriffs. Die Datenbasis zur Thrombolyse ist gleichwohl schmal. Kropman et al. (2010) gingen in einer Metaanalyse der Literatur anhand von 895 Fällen dieser Frage bei akut thrombosiertem PAA nach. Geprüft wurden zwei Strategien: präoperative Thrombolyse mit anschließender chirurgischer Ausschaltung des PAA oder alleiniger chirurgischer Eingriff (= krurale Thrombektomie + Bypass). Die Thrombolysegruppe war inhomogen, bei 255 der insgesamt 313 Patienten wurde die Thrombolyse präoperativ und bei 58 intraoperativ vor Anlegen des Bypasses durchgeführt. In dieser Übersicht ergab sich nach OR des akut thrombosierten PAA über alle Gruppen eine gepoolte Klinikletalität von 3,2 % und eine 30-Tage-Amputationsrate von 14,1 %. Eine präoperative oder intraoperative Thrombolyse vor OR reduzierte die Amputationsrate verglichen mit der Thrombektomie + Bypass-Gruppe um absolut 2,3 % (nicht signifikant). Jedoch waren die primären Offenheitsraten der Bypässe in der Thrombolyse-Gruppe besser (Thrombolyse + OR vs. OR: nach 1 Jahr 79 % vs. 71 %; nach 3 Jahren 77 % vs. 54 %; nach 5 Jahren 74 % vs. 45 %), wobei die Unterschiede aber nur nach 1 Jahr statistische Signifikanz erreichten. Hinsichtlich sekundärer Offenheit der Bypässe oder Extremitätenerhalt ließen sich mangels Daten keine Aussagen treffen.

Einen retrospektiven Vergleich zwischen 47 Patienten, bei denen bei akuter Beinischämie wegen thrombosiertem PAA ein sofortiger offener Eingriff mit intraoperativer Thrombolyse erfolgte und 39 Patienten, bei denen die Thrombolyse prä-

operativ durchgeführt wurde, mit anschließender akuter oder elektiver OR, stellten Gabrielli et al. (2015) an. Die primären und sekundären Offenheitsraten nach 2 Jahren waren 61,7 % und 70,2 % bei sofortiger Operation mit intraoperativer Thrombolyse, bei präoperativer Thrombolyse waren sie lediglich 43,6 % und 53 %. Auch die Amputationsraten nach 1 (18 % vs. 29 %) und 12 Monaten (19 % vs. 44 %) waren bei sofortiger Operation günstiger. Nach dieser retrospektiven Untersuchung sollten Patienten mit thrombosiertem PAA sofort operiert werden und die Thrombolyse intraoperativ erfolgen.

Zu dem identischen Vorschlag kamen Dragas et al. (2020). Sie berichteten über die intraoperative arterielle Thrombolyse bei offener Versorgung von Patienten mit akuter PAA-Thrombose in einer retrospektiven Studie mit insgesamt 156 Patienten mit ALI Rutherford Kategorie IIa und IIb (intraoperative Thrombolyse n = 20; keine n = 156). Die Autoren bildeten Propensity-Score gematcht zwei Gruppen, wobei 80 Patienten der Nicht-Thrombolyse-Gruppe 20 Patienten mit intraoperativer Thrombolyse gegenübergestellt wurden. Patienten in der Thrombolyse-Gruppe hatten eine längere Operationszeit (185,35 ± 32,82 vs. 147,21 ± 42,69 min, p < 0,001), eine geringere Rate an Fasziotomien (20 % vs. 56,25 %, p = 0,02) und einen längeren Krankenhausaufenthalt (10,60 vs. 7,04 Tage, p < 0,001). Interventionen wegen Hämatomen waren in der Thrombolyse häufiger (25 % vs. 8 %) und MALEs seltener (0 % vs. 11,5 %), aber diese Unterschiede waren nicht signifikant. Intrakranielle oder gastrointestinale Blutungen oder perioperative Sterbefälle wurden in beiden Gruppen nicht gesehen. Nach einem medianen Follow-up von 55 Monaten wurde bei 58 Patienten ein MALE gesehen (30 % bei Thrombolyse, 65 % bei keiner Thrombolyse) und 41 Patienten waren verstorben (20 % bei Thrombolyse, 46,25 % bei keiner Thrombolyse). In dieser Studie führte demnach die intraoperative Thrombolyse bei ALI wegen PAA-Thrombose zu einer geringeren Anzahl an MALE („major adverse limb events") und hatte hinsichtlich des Gesamtüberlebens einen Nutzen, ohne das Risiko lebensbedrohlicher Blutungskomplikationen zu erhöhen

14.3 Fazit für die Praxis

1. Das PAA kann sowohl offen als auch endovaskulär behandelt werden. Evidenzbasierte Aussagen zur Verfahrenswahl gibt es nicht, randomisierte Studien fehlen. Bei symptomatischen PAAs sollte aber OR doch als Erstlinientherapie angesehen werden, sofern nicht die Komorbidität dagegenspricht.
2. In selektierten Fällen ist die endovaskuläre Versorgung des PAA gerechtfertigt: Bei Patienten mit günstiger Anatomie (2 oder mehr Unterschenkelgefäße offen und Landungszonen von >15 mm von normaler, nicht-aneurysmatischer Arterie), kein venöser Conduit vorhanden und bei erwarteter hoher chirurgischer Morbidität (schlechte kardiopulmonale Reserve) empfiehlt sich das endovaskuläre Vorgehen.
3. Bei akuter Beinischämie wegen thrombosiertem PAA empfiehlt sich der sofortige offene Eingriff, kombiniert mit intraoperativer Thrombolyse.
4. Bei OR des PAA ist der posteriore Zugang zu bevorzugen, falls das PAA nicht über den Adduktorenkanal hinausreicht.

Literatur

Acosta S, Kuoppala M (2015) Update on intra-arterial thrombolysis in patients with lower limb ischemia. J Cardiovasc Surg 56:317–324

Baccellieri D, Grandi A, Bilman V, Melloni A, Ardita V, Apruzzi L, Melissano G, Chiesa R (2022) Early and mid-term outcomes of open popliteal artery aneurysm repair with prosthetic grafts. J Vasc Surg 75:1369–1376

Beuschel B, Nayfeh T, Kunbaz A, Haddad A, Alzuabi M, Vindhyal S, Farber A, Murad MH (2022) A systematic review and meta-analysis of treatment and natural history of popliteal artery aneurysms. J Vasc Surg 75(1S):121S–125S

Cervin A, Wanhainen A, Björck M (2020) Popliteal aneurysms are common among men with screening detected abdominal aortic aneurysms, and prevalence correlates with the diameters of the common iliac arteries. Eur J Vasc Endovasc Surg 59:67–72

Cervin A, Acosta S, Hultgren R, Grip O, Björck M, Falkenberg M (2021) Results after open and endovascular repair of popliteal aneurysm: a matched comparison within a population based cohort. Eur J Vasc Endovasc Surg 61:988–997

Chang H, Veith FJ, Rockman CB, Siracuse JJ, Jacobowitz GR, Cayne NS, Patel VI, Garg K (2021) Comparison of outcomes for open popliteal artery aneurysm repair using vein and prosthetic conduits. Ann Vasc Surg 75:69–78

Dragas M, Zlatanovic P, Koncar I, Ilic N, Radmili O, Savic N, Markovic M, Davidovic L (2020) Effect of intra-operative intra-arterial thrombolysis on long term clinical outcomes in patients with acute popliteal artery aneurysm thrombosis. Eur J Vasc Endovasc Surg 59:255–264

Farber A (2022) Surgery appears to outperform endovascular therapy for popliteal artery aneurysms; however, the real answer as to which treatment strategy works best and for whom remains elusive. J Vasc Surg 75:1718–1719

Farber A, Angle N, Avgerinos E, Dubois L, Eslami M, Geraghty P, Haurani M, Jim J, Ketteler E, Pulli R, Siracuse JJ, Murad MH (2022) The Society for Vascular Surgery clinical practice guidelines on popliteal artery aneurysms. J Vasc Surg 75(1S):109S–120S

Gabrielli R, Rosati MS, Carra A, Vitale S, Siani A (2015) Outcome after preoperative or intraoperative use of intra-arterial urokinase thrombolysis for acute popliteal artery thrombosis and leg ischemia. Thorac Cardiovasc Surg 63:164–167

Ge J, Wang T, Zhao J, Yuan D, Huang B, Yang Y (2021) Comparison of popliteal artery aneurysm outcomes after open repair and endovascular repair: reducing post-operative type II endoleak and sac enlargement. Ann Transl Med 9:1688

Grip O, Mani K, Altreuther M et al (2020) Contemporary treatment of popliteal artery aneurysms in 14 countries: a vascunet report. Eur J Vasc Endovasc Surg 60:721–729

Jergovic I, Cheesman MA, Siika A, Khashram M, Paris SM, Roy J, Hultgren R (2022) Natural history, growth rates, and treatment of popliteal artery aneurysms. J Vasc Surg 75:205–212

Joshi D, Gupta Y, Ganai B, Mortensen C (2019) Endovascular versus open repair of asymptomatic popliteal artery aneurysm. Cochrane Database Syst Rev 12(12):CD010149

Jung G, Leinweber ME, Karl T, Geisbüsch P, Balzer K, Schmandra T, Dietrich T, Derwich W, Gray D, Schmitz-Rixen T, POPART Registry Collaborators (2022) Real-world data of popliteal artery aneurysm treatment: Analysis of the POPART registry. J Vasc Surg 75:1707–1717

Jungi S, Kuemmerli C, Kissling P, Weiss S, Becker D, Schmidli J, Wyss TR (2019) Limb salvage by open surgical revascularisation in acute ischaemia due to thrombosed popliteal artery aneurysm. Eur J Vasc Endovasc Surg 57:393–398

Kropman RH, Schrijver AM, Kelder JC, Moll FL, de Vries JP (2010) Clinical outcome of acute leg ischaemia due to thrombosed popliteal artery aneurysm: systematic review of 895 cases. Eur J Vasc Endovasc Surg 39:452–457

Leake AE, Segal MA, Chaer RA, Eslami MH, Al-Khoury G, Makaroun MS, Avgerinos ED (2017) Meta-analysis of open and endovascular repair of popliteal artery aneurysms. J Vasc Surg 65:246–256

Naazie IN, Arbabi C, Moacdieh MP, Hughes K, Harris L, Malas MB (2022a) Female sex portends increased risk of major amputation following surgical repair of symptomatic popliteal artery aneurysms. J Vasc Surg 76:1030–1036

Naazie IN, Khan MA, Gupta JD, Patel R, AbuRahma A, Malas MB (2022b) Open repair versus endovascular repair in the treatment of symptomatic popliteal artery aneurysms. Ann Vasc Surg 86:77–84

Shah NG, Rokosh RS, Garg K, Safran B, Rockman CB, Maldonado TS, Sadek M, Lamparello P, Jacobowitz GR, Barfield ME, Veith F, Cayne NS (2021) Endovascular treatment of popliteal artery aneurysms has comparable long-term outcomes to open repair with shorter lengths of stay. J Vasc Surg 74:1565–1572

Tian Y, Yuan B, Huang Z, Zhang N (2020) A comparison of endovascular versus open repair of popliteal artery aneurysms: an updated meta-analysis. Vasc Endovasc Surg 54:355–361

Zaghloul MS, Andraska EA, Leake A, Chaer R, Avgerinos ED, Hager ES, Makaroun MS, Eslami MH (2021) Poor runoff and distal coverage below the knee are associated with poor long-term outcomes following endovascular popliteal aneurysm repair. J Vasc Surg 7:153–160

Popliteakompressions-syndrom (Entrapment)

Inhaltsverzeichnis

© Springer-Verlag GmbH Deutschland, ein Teil von Springer Nature 2022
E. S. Debus, R. T. Grundmann, *Evidenzbasierte Gefäßchirurgie*, Evidenzbasierte Chirurgie,
https://doi.org/10.1007/978-3-662-66422-3_15

15.1 Leitlinien

Leitlinien zur Behandlung des Popliteakompressionssyndroms (Poplitea Entrapment Syndrom, PES) liegen nicht vor.

15.2 Definitionen

Das PES beschreibt eine Gruppe von Zuständen, bei denen es zu einer Kompression der A. poplitea, der Poplitealvene oder des N. tibialis (einzeln oder in Kombination) in der Kniekehle durch die umgebenden muskuloskelettalen Strukturen kommt, was vaskuläre und neurogene Symptome hervorruft. Das Entrapment der Poplitealarterie (PAES) ist mit Abstand das häufigste Entrapment und ist für einen signifikanten Anteil der intermittierenden Claudicatio (IC) bei jungen Patienten verantwortlich. Noch heute gilt die Beschreibung von Insua et al. (1970), nach der man die zahlreichen anatomischen Varianten, die zu einer Einengung der Poplitealarterie in der Kniekehle führen können, grundsätzlich in 2 Typen einteilen kann: in einen Typ 1, bei dem die Arterie medial vom medialen Kopf des M. gastrocnemicus verläuft, und in einen Typ 2, bei dem die Arterie einen normalen Verlauf zeigt, aber durch einen anomalen Ursprung der Mm. gastrocnemicus oder plantaris komprimiert wird. Die Therapie hat zwei Ansätze: Korrektur der Anatomie und Instandsetzung der geschädigten Arterie. Dabei soll zur Korrektur der Anatomie, falls das Grundproblem in einem abnormen Verlauf der Arterie um den medialen Kopf des Gastrocnemicus besteht, dieser Muskel durchtrennt werden, um einen geeigneten Verlauf der Arterie wiederherzustellen. Falls die Arterie durch einen anomalen Ursprung von Mm. gastrocnemicus oder plantaris eingeengt wird, muss dieser Muskelansatz durchtrennt werden, um die Konstriktion der Arterie zu beseitigen. Zusätzlich muss bei arterieller Stenose, Verschluss oder Aneurysmabildung die A. poplitea selbst versorgt werden. Von den anatomischen Varianten, die zu einer Kompression der A. poplitea führen können, ist das funktionelle PAES zu unterscheiden, bei dem es zu einer Entrapment der Arterie infolge Hypertrophie des M. gastrocnemicus vor allem bei intensiv trainierenden jungen Sportlern kommt (Rignault et al. 1985).

15.3 Ergebnisse

15.3.1 Systematische Übersicht

Sinha et al. (2012) erstellten eine systematische Übersicht zum PES. Eingeschlossen wurden 44 Veröffentlichungen, die zwischen 1947 bis 2010 zum PES erschienen sind. Die meisten befassten sich mit dem PAES, 4 mit dem Entrapment der V. poplitea, 1 mit dem Entrapment des N. tibialis und 1 mit einem kombinierten neurovaskulären Entrapment. Berücksichtigt wurden retrospektive und prospektive Fallserien mit mehr als 5 Patienten, sämtliche Berichte hatten ein Biasrisiko. Das mittlere Alter der Patienten mit PAES wurde mit 32 Jahren berechnet, der mediane Anteil an Männern betrug 83 %. Intermittierende Claudicatio (IC) war das führende Symptom. 11 Studien gaben einen medianen Anteil von 11 % an Patienten mit akuter Ischämie an. In 12 Studien wurde im Median ein Anteil an asymptomatischen PAES-Patienten von 17,5 % aufgeführt. Patienten mit venösem Entrapment waren jünger (im Median 28 Jahre), das führende Symptom war eine Beinschwellung. Fußtaubheit oder Parästhesien waren das Symptom bei Entrapment des Nervens. Die anatomische Klassifikation war sehr unterschiedlich, am häufigsten wurde als funktionelles Entrapment die Definition Kompression aufgrund von muskulärer Hypertrophie genannt. Die Arteriographie (statisch und unter Provokation) war beim

PAES in 28 von 30 Studien die häufigste Diagnostikmethode. Bei den venösen Entrapmentfällen wurden Duplexsonographie und Provokationsvenographie als diagnostische Methoden aufgeführt.

28 von 30 Studien zum PAES machten Angaben zur chirurgischen Behandlung. Der posteriore Zugang wurde häufiger als der mediale benutzt. Nach muskulotendinöser Durchtrennung der einengenden Strukturen, um die Kompression zu beseitigen, beschrieb nur eine Studie eine Wiederbefestigung des M. gastrocnemicus, die meisten hefteten ihn nicht wieder an. Die muskulotendinöse Durchtrennung mag in frühen Fällen genügen, in fortgeschritteneren Stadien mit Schädigung der arteriellen Wand, Verschluss, Stenose oder Aneurysma muss zusätzlich eine Revaskularisation erfolgen. In 23 dieser 30 Studien wurden Rekonstruktionen aufgeführt, am häufigsten Venenbypass/Interposition (23 Studien) gefolgt von Thrombektomie/TEA (n = 15), operative Angioplastie (n = 4), Venenpatch (nicht näher bezeichnet, n = 3) und PTFE-Bypass/Interposition (n = 2 Studien). In den 4 Fallserien zum venösen Entrapment wurden als Behandlung Fasziotomie (mit und ohne muskulotendinöse Durchtrennung) und in 2 Studien zusätzlich eine Rekonstruktion der Poplitealvene genannt. Eine erfolgreiche Beseitigung der Symptomatik nach chirurgischem Eingriff wurde nur in 12 von 30 Studien zum PAES eindeutig erwähnt. Von den 4 Fallserien zum venösen Entrapment gaben zwei eine Behebung der Symptomatik nach Operation in 48 % bzw. 57 % der Patienten an. Insgesamt war die Qualität der Evidenz schlecht, Leitlinien zur Behandlung ließen sich hieraus nicht ableiten. Die Folgerung war, dass solche retrospektiven Fallserien es nicht erlauben, eine diagnostische oder operative Methode vor der anderen zu empfehlen – und dies, obwohl die Versagerrate nach chirurgischem Eingriff möglicherweise nicht unbeträchtlich ist. Abhilfe schaffen könnten in der Zukunft bei der Seltenheit des Krankheitsbildes nur standardisierte Berichtsprotokolle und größere Registererhebungen.

Eine Übersicht über 133 Patienten mit funktionellem PAES (bei Hypertrophie von Gastrocnemicus, Soleus und Plantaris, ohne anatomische Abnormitäten) erstellten Shahi et al. (2019). Das mittlere Alter der Patienten war 26 (16–25) Jahre, 57 % waren weiblich, 39 % präsentierten sich mit beidseitigem PAES. Bei allen Patienten lag eine Claudicatio vor, 14 % klagten zusätzlich über Parästhesien. Bei 90/133 Patienten (68 %) wurde primär eine Duplexultraschalluntersuchung in der Kniekehle in Ruhe und bei Plantarflexion durchgeführt. Bei 118 (89 %) Patienten erfolgten eine MRI-Untersuchung, bei 38,5 % eine Angiografie. Die Behandlung war bei 98 Patienten chirurgisch (Durchtrennung des medialen Kopfes des M. gastrocnemicus/Myotomie von Soleus und Plantaris/posteriore Fasziotomie/Sehnenauslösung), bei 35 Patienten erfolgte eine Botulinum A-Injektion in den medialen Kopf des M. gastrocnemicus und/oder Plantaris unter elektromyographischer Kontrolle. Nach chirurgischen Eingriffen wurden keine Gefäßverschlüsse beobachtet, die Botulinum-Injektionen verliefen komplikationslos. 86 % der Patienten mit Myotomie waren im Follow-up beschwerdefrei. Die Autoren folgerten, dass das funktionelle PAES zunächst mit Botulinum-Injektion behandelt werden kann (zu diagnostischen und therapeutischen Zwecken) und die Chirurgie reserviert werden kann für Patienten mit anhaltenden oder rezidivierenden Symptomen.

Die größte Übersicht zum PAES im Kindesalter präsentierten Settembre et al. (2017) anhand von 79 Fällen der Literatur, einschließlich 4 eigenen Fällen. Das Alter der 79 Kinder lag im Mittel bei 15 Jahren, 68 % waren männlich. Häufigste Symptome bei stationärer Aufnahme waren Claudicatio (64,2 %) und akute Extremitätenischämie (ALI) in 18 %. Bei 14 Kindern wurde ein asymptomatisches popliteales Entrapment gefunden, bei 27 ein bilaterales. Die Behandlung war vorzugsweise chirurgisch (90,6 %). In 38,7 % genügte eine Durchtrennung der muskulotendinösen Strukturen, in 56,6 % war auch eine Revaskularisation erforderlich (gewöhnlich mit autologer Vene). Neben 52 chirurgischen Revaskularisationen wurden auch 6 endovaskuläre aufgeführt. In einem Fall wurde eine medikamentöse Behandlung (Antikoagulation) durchgeführt. Bei 11 Extremitäten (10 %) war das PAES mit einem poststenotischen Aneurysma assoziiert, das in allen Fällen reseziert wurde. Das Komplikationsrisiko der Eingriffe war gering, Komplikationen wurden in 4 % der Fälle gesehen, negative Langzeitfolgen oder Majoramputationen wurden nicht angegeben.

15.3.2 Fallserien

Fujimura et al. (2021) berichteten über eine retrospektive multizentrische Erhebung in 31 japanischen Krankenhäusern der Jahre 2003 bis 2015. In dieser Zeit wurden 28 Patienten (35 Extremitäten) mit PAES beobachtet, entsprechend einer Inzidenz von 0,12 % bezogen auf alle Patienten mit pAVK-Revaskularisationen. Es handelte sich ausschließlich um Patienten mit anatomischem PAES, Patienten mit funktionellem PAES wurden ausgeschlossen. Das mittlere Alter der Patienten war 32,0 ± 16,9 Jahre, 92,9 % waren Männer. Bei 39,3 % handelte es sich um Sportler. Das häufigste Initialsymptom war eine IC bei 23 Extremitäten (65,7 %), gefolgt von CLTI in 4 Fällen (11,4 %). Bei 10 Beinen traten die Beschwerden während des Rennens auf. Die mediane Zeit zwischen Symptombeginn und erster klinischer Vorstellung belief sich auf 60 Tage (8–2100 Tage). Zur Diagnostik wurde am häufigsten das CT eingesetzt (94,3 %), gefolgt von MRI (45,7 %) und Duplexsonographie (45,7 %). Ein Stresstest, wie die Dorsalflexion während der Duplexsonographie, wurde nur in 28,6 % vorgenommen. Bei 32 Extremitäten (91,4 %) er-

folgte eine chirurgische Behandlung, bei 25 Beinen (78,1 %) über einen posterioren und bei 7 Beinen (21,9 %) über einen medialen Zugang. Bei Patienten mit posteriorem Zugang wurden in 28,1 % der Fälle die Myotomie vorgenommen, in 37,5 % Myotomie und Bypass und in 12,5 % Myotomie und Endarteriektomie. Bei medialem Zugang wurde in allen Fällen ein Bypass angelegt, ohne Myotomie. Größere perioperative Komplikationen traten nicht auf. Bei den symptomatischen Beinen kam es im Follow up (26,0 Monate) in 65,5 % zu einer kompletten Behebung der Symptome, bei 34,5 % zu einer partiellen Besserung. In einem Fall erfolgte eine Reintervention.

Lejay et al. (2016) analysierten retrospektiv alle Fälle von PAES, die in den Jahren 2003 bis 2009 in der Universitätsklinik Straßburg chirurgisch therapiert wurden. Es handelte sich um 18 Patienten (17 Männer, 1 Frau) bzw. 25 Extremitäten. Das mittlere Alter der Patienten betrug 35 Jahre, die Hälfte der Patienten war regelmäßig sportlich aktiv. Klinische Symptome waren Claudicatio bei 20 Extremitäten (80 %), Ruheschmerz bei 4 (16 %) und Gewebeverlust bei 1 Extremität (4 %). In allen Fällen erfolgte zur Diagnostik eine CTA, zusätzlich bei 10 Extremitäten eine konventionelle Arteriographie. Bei 17 Extremitäten wurde eine MRT durchgeführt. Die Bildgebung ergab bei 4 Extremitäten (16 %) eine komprimierte, aber unbeschädigte Poplitealarterie. In diesen Fällen beschränkte sich der chirurgische Eingriff auf eine Durchtrennung muskulotendinöser Strukturen. Bei 16 Extremitäten (64 %) fanden sich Läsionen der A. poplitea. Hier erfolgte bei 14 Extremitäten eine muskulotendinöse Durchtrennung, zusätzlich in allen Fällen eine Interposition der geschädigten Poplitealarterie über einen posterioren (n = 14) bzw. medialen (n = 2) Zugang. Bei 5 Extremitäten (20 %) reichten die thrombotischen Verschlüsse über die Poplitealarterie hinaus. Die Therapie bestand in 5 infragenualen Bypässen, alle über einen medialen Zugang, zusätzlich wurde in diesen Fällen eine muskulotendinöse Durchtrennung vorgenommen. Für den Gefäßersatz (Interposition oder Bypass) wurde stets die V. saphena magna verwendet. Bis auf 2 Patienten mit Hämatom verliefen alle Eingriffe komplikationslos. Die mittlere Nachbeobachtungsperiode machte 82 Monate aus. Die 5-Jahresoffenheitsrate aller Rekonstruktionen wurde mit 84 % berechnet, sofern die Rekonstruktionen auf die A. poplitea beschränkt blieben, war sie 100 %. Bei Patienten, bei denen lediglich eine muskulotendinöse Durchtrennung erfolgte, wurde keine späte Stenose der A. poplitea registriert. Die Studie demonstrierte demnach gute Langzeitergebnisse der chirurgischen Rekonstruktion bei PAES. Lediglich bei ausgedehnten Läsionen waren ungünstigere Ergebnisse zu erwarten, was die Notwendigkeit der frühen Erkennung und Behandlung dieses Krankheitsbilds unterstreicht.

Erfahrungen mit 23 PAES-Patienten (35 Extremitäten) berichteten Ghaffarian et al. (2022). In dieser Serie wurden nach Dissektion über einen posterioren Zugang und arterielle Rekonstruktion in zwei Fällen (bei verschlossener A. poplitea) in einem Follow-up von 4 Monaten alle Patienten symptomfrei.

15.3.3 PAES in der Sportmedizin

Eine sportmedizinische Untersuchung aus Frankreich betonte, dass das PAES eine häufig übersehene und ungenügend diagnostizierte Erkrankung sei (Corneloup et al. 2018). In diese Klinik wurden in den Jahren 2004 bis 2015 insgesamt 327 Sportler wegen chronischem Beinschmerz (während der sportlichen Betätigung) zur Diagnostik eingewiesen. Bei allen Personen wurde eine farbkodierte Duplexsonographie der Kniekehlengefäße in Ruhe und bei aktiver plantarer Fußbeugung (Stand auf Zehenspitze) durchgeführt. Diese Diagnostik wurde von einem einzigen Untersucher vorgenommen Die Verdachtsdiagnose wurde gestellt, wenn es bei dem Provokationstest zu einem kompletten Stillstand des Blut-

flusses in der A. poplitea kam. Bei positivem Ultraschallbefund wurde die Diagnostik durch CTA oder MRA komplettiert. Es fand sich bei 57 Patienten (17 %) ein pathologischer Ultraschallbefund, der sich nach CTA und MRA bei 35 Patienten (10,7 % aller initial Eingewiesenen) mit 61 pathologischen Extremitäten bestätigte, was einen falsch-positiven Duplexsonographiebefund von 23,9 % bedeutete. Die Zeit zwischen Beginn der Symptomatik und definitiver Diagnosestellung war lang, im Median fast 3 Jahre (34 ± 36 Monate). Die meisten Sportler klagten über intermittierende Claudicatio mit isolierten Unterschenkelkrämpfen während des Sports (19 Personen). Zusätzlich zum Schmerz hatten 13 Patienten ein Schwellungsgefühl im Unterschenkel und 3 Patienten Parästhesien. Das mittlere Alter der Patienten machte 30,5 Jahre aus, 83 % waren männlich, bei 74 % bestand ein beidseitiges PAES. Die häufigsten von den Betroffenen praktizierten Sportarten waren Laufen (43 %) und Fußballspiel (26 %). Das PAES war bei einer Person durch eine Poplitealarterienthrombose kompliziert, die schließlich zur Beinamputation führte, und bei zwei durch eine Venenthrombose während der sportlichen Betätigung. Eine Intrakompartment-Druckmessung wies bei 18 von 21 untersuchten Patienten (86 %) ein chronisches Belastungs-Kompartment-Syndrom nach. Von den 35 Patienten mit bestätigtem PAES wurden 21 Patienten (37 Extremitäten) einem chirurgischen Eingriff unterzogen: 3 Patienten (5 Extremitäten) wegen isoliertem PAES, 8 Patienten (15 Extremitäten) wegen PAES und chronischem Belastungs-Kompartmentsyndrom und 10 Patienten (17 Extremitäten) wegen chronischem Belastungs-Kompartmentsyndrom allein. 80 % der wegen PAES operierten Patienten konnten im Follow-up den Sport wieder auf dem Level wie vor Operation betreiben. Von den 14 Patienten mit bestätigtem PAES, die nicht operiert wurden, gaben 7 den Sport auf oder betrieben ihn mit geringerer Intensität. Als Folgerung aus dieser großen Fallserie zum PAES ergibt sich zum einen die Notwendigkeit, bei jungen (sporttreibenden) Personen mit intermittierender Claudicatio oder unklaren Beinschmerzen während des Trainings früher an diese Diagnose zu denken und eine Duplexsonographie unter Provokationsbedingungen durchzuführen. Bei Verdacht auf ein PAES sollte auch systematisch der Intrakompartmentdruck bestimmt werden – in Anbetracht der relativ hohen Zahl an chronischen Belastungs-Kompartmentsyndromen, die hier gesehen wurden. In diesen Fällen kann alternativ zunächst auch nur das chronische Belastungs-Kompartmentsyndrom durch den relativ kleinen Eingriff der Fasziotomie angegangen (Campano et al. 2016) und das funktionelle PAES erst bei persistierenden Beschwerden in einem Zweiteingriff therapiert werden.

Anmerkung: Der Provokationstest kann alternativ auch in Bauchlage des Patienten vorgenommen werden. Die Füße des Patienten liegen dann außerhalb des Bettendes und werden vom Patienten gegen die Wand gepresst. Die Fossa poplitea wird mit und ohne Plantarflexion des Fußes untersucht (Hameed et al. 2018).

Eine retrospektive monozentrische Fallserie mit 36 Sportlern (56 Beine), die bei funktionellem PAES chirurgisch therapiert wurden, liegt von Lavingia et al. (2019) vor. Die Diagnose wurde anhand eines CTA-Protokolls mit provokativer Plantar- und Dorsiflexion gestellt. Das durchschnittliche Alter der Patienten war 26,9 Jahre, 56 % waren Frauen. Bei 31 % der Patienten war bereits eine Fasziotomie vorausgegangen. Häufigste Sportarten waren Leichtathletik und Laufen (47 %), gefolgt von Fußballspiel (25 %). 27 Patienten (75 %) hatten bilaterale Symptome mit Evidenz von Entrapment. Insgesamt wurden aber nur 20 bilaterale Eingriffe bei 36 Sportlern vorgenommen. Die chirurgische Therapie bestand in einer Resektion des die Arterie komprimierenden Muskels. Im Mittel wurden 7,6 cm^3 Gastrocnemicus-Muskel reseziert. Bei 9 % der Patienten musste neben der Muskelresektion ein Bypass bei Arterienverschluss

angelegt werden. Nerven- oder Gefäßkomplikationen wurden postoperativ nicht beobachtet, Wund-/Seromkomplikationen wurden in 6 % der Fälle registriert. Bei einem Follow-up nach im Mittel 16 Monaten berichteten 6 (17 %) Patienten milde bis mäßige wiederkehrende Symptome. 78 % waren in der Lage, vollständig zu ihrem früheren Sport-Wettkampfniveau zurückzukehren. Alle Patienten waren in der Lage, ihre sportlichen Anstrengungen auf Erholungsniveau wieder aufzunehmen. Die Folgerung war, dass in Anbetracht der Tatsache, dass gut dreiviertel der Sportler mit funktionellem PAES nach Fasziotomie und chirurgischer Resektion des anterolateralen Quadranten des medialen Gastrocnemicus-Kopfes wieder vollständig zu ihrem früheren Wettkampfniveau zurückfanden, diese Technik eine sichere und dauerhafte Prozedur für diesen Personenkreis darstellt.

Eine weitere sportmedizinische Studie berichtete über 38 Patienten mit PAES (36 funktionelle PAES), davon bei 30 Patienten bilateral. In dieser Serie waren im Follow-up nach im Mittel 2,3 Monaten nach dem chirurgischen Eingriff (Dekompression der A. poplitea mittels Durchtrennung muskulotendinöser Strukturen, zwei arterielle Rekonstruktionen) 22 Patienten (61,1 %) symptomfrei und 12 (33,3 %) nahmen wieder ihre sportlichen Aktivitäten auf initialem Niveau auf (Deveze et al. 2023).

Auf die Schwierigkeit, zwischen chronischem Belastungs-Kompartmentsyndrom und funktionellem PAES zu unterscheiden, hatte bereits früher Turnipseed (2009) hingewiesen. Er sah in den Jahren 1987 bis 2007 insgesamt 854 Patienten, die wegen Krämpfen im Wadenbereich und Plantarparästhesien zugewiesen wurden. Es handelte sich um sportlich aktive Patienten im Alter von im Mittel 28,5 Jahre. Bei 757 Patienten (88,6 %) wurde ein erhöhter Kompartmentdruck (≥25 mm Hg) festgestellt und die Diagnose chronisches Belastungs-Kompartmentsyndrom gestellt. Die Therapie bestand lediglich in einer Fasziotomie in Lokalanästhesie. Nur bei 43 Patienten mit Claudicatio ergab sich die Diagnose funktionelles PAES bei normaler muskulotendinöser Anatomie, assoziiert mit einer Hypertrophie des medialen Gastrocnemicus, M. plantaris und M. soleus. Das funktionelle PAES war demnach sehr viel seltener als ein chronisches Belastungs-Kompartmentsyndrom zu beobachten und wurde in dieser Patientenklientel häufig damit verwechselt. Die Therapie des funktionellen PAES bestand in einer ausgedehnten Freilegung des Nervengefäßbündels mit Faszienresektion und Durchtrennung ligamentärer Strukturen.

Botulinum-Toxin-Injektion bei PAES

Über die Injektion von Botulinum-Toxin in den M. gastrocnemicus bei funktionellem PAES, um so eventuell eine Hypertrophie anzugehen und eine Reduktion des Muskeltonus zu erreichen, ist in Einzelfällen berichtet worden. Isner-Horobeti (2015) beschrieben einen jungen Patienten, der auch noch 3 Jahre nach dieser Intervention beschwerdefrei und körperlich aktiv war, ohne Komplikationen oder Muskelschwäche. Eine größere sportmedizinische Fallserie liegt mittlerweile aus Australien vor (Hislop et al. 2017). Hier wurden 27 Patienten mit funktionellem PAES mit Botox-Injektionen in den medialen Kopf des Gastrocnemicus und in den M. plantaris behandelt, in einigen Fällen waren wiederholte Injektionen notwendig. Komplikationen traten nicht auf. Die Nachbeobachtungszeit betrug mehr als 12 Monate. Die Autoren nannten eine Besserung der Claudicatio-Beschwerden in mehr als 70 %, in 19 % war aber keinerlei Änderung in der Beschwerdesymptomatik zu erkennen. Die Folgerung war, bei funktionellem PAES durchaus zunächst die Botox-Injektion zu versuchen, bei minimaler Respons aber auf weitere Injektionen zu verzichten und eher eine chirurgische Intervention anzustreben

15.4 Fazit für die Praxis

1. Bei jungen Patienten mit intermittierender Claudicatio sollte rechtzeitig an ein PAES gedacht und eine farbkodierte Duplexsonographie der Kniekehlengefäße in Ruhe und bei aktiver plantarer Fußbeugung (Stand auf Zehenspitze) durchgeführt werden.
2. In den frühen Fällen genügt zur chirurgischen Therapie die muskulotendinöse Resektion. Bei der Seltenheit der Erkrankung wird die Diagnose aber meistens sehr verschleppt gestellt, so dass zusätzlich eine vaskuläre Rekonstruktion der geschädigten A. poplitea erforderlich werden kann (mit autologer Vene).
3. Von den anatomischen Varianten, die zu einer Kompression der A. poplitea führen können, ist das funktionelle PAES zu unterscheiden, bei dem es zu einem Entrapment der Arterie infolge Hypertrophie des M. gastrocnemicus vor allem bei intensiv trainierenden jungen Sportlern kommt. Bei Verdacht sollte bei diesen Patienten der Kompartmentdruck regelhaft bestimmt werden, um das sehr viel häufigere chronische Belastungs-Kompartmentsyndrom auszuschließen.
4. Die Therapie des chronischen Belastungs-Kompartmentsyndroms besteht primär in einer Fasziotomie, die Therapie des funktionellen PAES hingegen in der ausgedehnten Freilegung des Nervengefäßbündels mit Faszienresektion und Durchtrennung ligamentärer Strukturen.

Literatur

Campano D, Robaina JA, Kusnezov N, Dunn JC, Waterman BR (2016) Surgical management for chronic exertional compartment syndrome of the leg: a systematic review of the literature. Arthroscopy 32:1478–1486

Corneloup L, Labanère C, Chevalier L, Jaussaud J, Mignot A, Gencel L, Corneloup O, Midy D (2018) Presentation, diagnosis, and management of popliteal artery entrapment syndrome: 11 years of experience with 61 legs. Scand J Med Sci Sports 28:517–523

Deveze E, Bruneau A, Hersant J, Ammi M, Abraham P, Picquet J (2023) Popliteal entrapment syndrome: diagnostic, surgical management and short-term results of a ten-year experience. Ann Vasc Surg 88:139–144

Fujimura N, Hosokawa K, Obara H et al (2021) Incidence, diagnosis and treatment of popliteal artery entrapment syndrome in current vascular practice in Japan. Cardiovasc Interv Ther 36:506–513

Ghaffarian AA, Nkansah R, Quiroga E, Tran N, Starnes BW, Singh N (2022) Clinical outcomes of a diagnostic and management protocol for popliteal artery entrapment syndrome at a large referral center. Ann Vasc Surg 87:140–146

Hameed M, Coupland A, Davies AH (2018) Popliteal artery entrapment syndrome: an approach to diagnosis and management. Br J Sports Med 52:1073–1074

Hislop M, Brideaux A, Dhupelia S (2017) Functional popliteal artery entrapment syndrome: use of ultrasound guided Botox injection as a non-surgical treatment option. Skelet Radiol 46:1241–1248

Insua JA, Young JR, Humphries AW (1970) Popliteal artery entrapment syndrome. Arch Surg 101:771–775

Isner-Horobeti ME, Muff G, Masat J, Daussin JL, Dufour SP, Lecocq J (2015) Botulinum toxin as a treatment for functional popliteal artery entrapment syndrome. Med Sci Sports Exerc 47:1124–1127

Lavingia KS, Dua A, Rothenberg KA, Fredericson M, Lee JT (2019) Surgical management of functional popliteal entrapment syndrome in athletes. J Vasc Surg 70:1555–1562

Lejay A, Delay C, Georg Y, Gaertner S, Ohana M, Thaveau F, Lee JT, Geny B, Chakfe N (2016) Five year outcomes of surgical treatment for popliteal artery entrapment syndrome. Eur J Vasc Endovasc Surg 51:557–564

Rignault DP, Pailler JL, Lunel F (1985) The „functional" popliteal entrapment syndrome. Int Angiol 4:341–343

Settembre N, Bouziane Z, Bartoli MA, Nabokov V, Venermo M, Feugier P, Malikov S (2017) Popliteal artery entrapment syndrome in children: experience with four cases of acute ischaemia and review of the literature. Eur J Vasc Endovasc Surg 53:576–582

Shahi N, Arosemena M, Kwon J, Abai B, Salvatore D, DiMuzio P (2019) Functional popliteal artery entrapment syndrome: a review of diagnosis and management. Ann Vasc Surg 59:259–267

Sinha S, Houghton J, Holt PJ, Thompson MM, Loftus IM, Hinchliffe RJ (2012) Popliteal entrapment syndrome. J Vasc Surg 55:252–262

Turnipseed WD (2009) Functional popliteal artery entrapment syndrome: a poorly understood and often missed diagnosis that is frequently mistreated. J Vasc Surg 49:1189–1195

15

Gefäßzugang bei Hämodialyse

Inhaltsverzeichnis

16.1 Leitlinien

16.1.1 Klinische Praxisleitlinien der European Society for Vascular Surgery (ESVS)

Die ESVS empfiehlt unter anderem (Schmidli et al. 2018):
Klinische Entscheidungsbildung

— Die Überweisung von Patienten mit chronischer Nierenerkrankung an den Nephrologen/Chirurgen zum Anlegen eines Gefäßzugangs wird empfohlen, wenn die Patienten Stadium 4 der chronischen Nierenerkrankung erreichen (Glomeruläre Filtrationsrate < 30 ml/min/1,73 m^2), speziell in Fällen mit rasch fortschreitender Nephropathie. Klasse I-Empfehlung, Evidenzlevel C

— Ein permanenter Gefäßzugang sollte 3–6 Monate vor dem erwarteten Beginn der Hämodialyse-Behandlung geschaffen werden. Klasse I-Empfehlung, Evidenzlevel B

— Eine autogene arteriovenöse (AV) Fistel wird als die primäre Option für einen Gefäßzugang empfohlen. Klasse I-Empfehlung, Evidenzlevel A

— Die radiocephale AV-Fistel wird als bevorzugter Gefäßzugang empfohlen. Klasse I-Empfehlung, Evidenzlevel B

— Bei adäquater Gefäßeignung sollte die nicht-dominante Extremität als die bevorzugte Lokalisation des Gefäßzugangs angesehen werden. Klasse IIa-Empfehlung, Evidenzlevel C

— Ein Gefäßzugang an der unteren Extremität sollte nur erwogen werden, wenn ein Zugang an der oberen Extremität unmöglich ist. Klasse IIa-Empfehlung, Evidenzlevel C

— Tunnelierte mit einem Cuff versehene zentralvenöse Katheter (ZVK) sollten als lang-anhaltende Hämodialyse-Modalität in Betracht gezogen werden, wenn die Anlage einer AV-Fistel oder AV-Prothese unmöglich ist oder bei Patienten mit limitierter Lebenserwartung. Klasse IIa-Empfehlung, Evidenzlevel B

Präoperative Bildgebung

— Die bilaterale präoperative Ultrasonographie der Arterien und Venen der oberen Extremität wird bei allen Patienten empfohlen, wenn die Anlage eines Gefäßzugangs geplant wird. Klasse I-Empfehlung, Evidenzlevel A

— Duplex-Sonographie wird als Erstlinien-Bildgebung bei Verdacht auf eine Dysfunktion des Gefäßzugangs empfohlen. Klasse I-Empfehlung, Evidenzlevel B

— CT-Angiographie kann bei Patienten mit nicht eindeutigen ultrasonographischen oder angiographischen Ergebnissen hinsichtlich des Grads von zentralvenösen Stenosen in Betracht gezogen werden. Klasse IIb-Empfehlung, Evidenzlevel C

— Bei Dysfunktion des Gefäßzugangs sollte eine digitale Subtraktions-Angiographie nur erfolgen, wenn eine nachfolgende Intervention angenommen wird. Klasse I-Empfehlung, Evidenzlevel C

Technische Aspekte

— Vor Insertion einer arteriovenösen Prothese sollten Breitbandantibiotika verabreicht werden einschließlich der Prophylaxe gegen Staphylococcus aureus. Klasse I-Empfehlung, Evidenzlevel A

— Die Patienten sollten vor dem Eingriff mit einem Tourniquet in einem warmen Raum untersucht werden und die für die AV-Fistel vorgesehene Stelle sollte präoperativ markiert werden. Klasse I-Empfehlung, Evidenzlevel C

— Bei Gefäßzugangs-Eingriffen sollte die Regionalanästhesie bevorzugt vor der Lokalanästhesie in Betracht gezogen werden aufgrund einer möglichen Verbesserung in der Zugangs-Offenheitsrate. Klasse IIa-Empfehlung, Evidenzlevel B

- Wenn bei Erwachsenen bei der Ultraschallmessung der innere Durchmesser der A. radialis <2,0 mm ist und/oder der Durchmesser der V. cephalica ist <2,0 mm, sollte eine alternative Stelle für den Zugang in Betracht gezogen werden. Klasse IIa-Empfehlung, Evidenzlevel B
- Bei einem zentralen Verweilkatheter oder Schrittmacher sollte der Gefäßzugang am entgegengesetzten Arm angelegt werden aufgrund des Risikos einer zentralvenösen Stenose und reduzierter Zugangsoffenheit. Klasse I-Empfehlung, Evidenzlevel C
- Wenn die V. cephalica am Oberarm nicht zur Verfügung steht, sollte eine AV-Fistel mit Transposition der V. basilica erwogen werden in Vorzug einer AV-Prothese, aufgrund ihrer besseren Offenheit und reduziertem Infektionsrisiko. Klasse IIa-Empfehlung, Evidenzlevel A
- Wenn ein Zugang an der unteren Extremität notwendig wird, sollte eine Transposition der V. femoralis erwogen werden mit Vorzug vor einer AV-Prothese. Klasse IIa-Empfehlung, Evidenzlevel B
- Wenn eine AV-Fistel nicht angelegt werden kann, sollte bei Vorhandensein einer Infektion eine biologische Prothese erwogen werden mit Vorzug vor einer Kunststoffprothese. Klasse IIa-Empfehlung, Evidenzlevel C
- Die Implantation einer sich selbst abdichtenden AV-Prothese wird für Patienten mit schwierigem zentralvenösem Zugang und solche, die eine frühe Kanülierung für die Hämodialyse benötigen, empfohlen. Klasse I-Empfehlung, Evidenzlevel C
- Bei Patienten mit früher (<30 Tage) perioperativer autogener AV-Fistel-Infektion und Fehlen von Blutung oder Pseudoaneurysma, wird die geeignete antibiotische Therapie empfohlen. Klasse I-Empfehlung, Evidenzlevel C

- Die frühe (<30 Tage) perioperative AV-Prothesen-Infektion mit systemischer Sepsis, eitriger Absonderung, Abszess um die Prothese oder Blutung sollte mit einer vollständigen Entfernung der Prothese behandelt werden. Klasse I-Empfehlung, Evidenzlevel C
- Bei früher autogener AV-Fistel-Infektion sollte bei Vorhandensein von systemischen Zeichen, Blutung und Einbeziehung der Anastomose die Fistelligatur erfolgen. Klasse I-Empfehlung, Evidenzlevel C
- Bei früher die Extremität bedrohender Gefäßzugangs-bedingter Ischämie und bei allen Fällen von früher ischämischer monomelischer Neuropathie sollte der Zugang bei Fehlen eines Steals dringend ligiert werden. Klasse I-Empfehlung, Evidenzlevel C
- Zur Rettung des Gefäßzugangs nach früher Thrombose sollten Thrombektomie und Revision (falls notwendig) sobald wie möglich erfolgen. Klasse I-Empfehlung, Evidenzlevel C
- Es wird empfohlen, Trainings-Programme für den Gefäßzugang einzurichten, um bei jedem Trainee eine adäquate Zahl (> 25) von autogenen Fisteln zu überwachen. Klasse I-Empfehlung, Evidenzlevel C

Überwachung des Gefäßzugangs

- Die Kanülierung von AV-Fisteln sollte 4–6 Wochen nach Anlage in Erwägung gezogen werden und die von Standard AV-Prothesen nach 2–4 Wochen. Klasse IIa-Empfehlung, Evidenzlevel B
- Strukturiertes postoperatives Handübungs-Training sollte erwogen werden, um die Reifung der AV-Fistel zu beschleunigen. Klasse IIa-Empfehlung, Evidenzlevel B
- Eine langfristige antithrombotische Therapie sollte *nicht* angewendet werden, um bei Hämodialysepatienten die Offenheit des Gefäßzugangs zu verlängern. Klasse III-Empfehlung, Evidenzlevel C

- Es wird empfohlen, dass die Überwachung des Gefäßzugangs bei AV-Prothesen mittels monatlicher und bei AV-Fisteln mittels 3-monatlicher Flussmessung erfolgt. Klasse I-Empfehlung, Evidenzlevel B
- Wenn die Blutflussmessungen an der AV-Fistel während der Dialyse das Vorhandensein einer Gefäßzugangsstenose anzeigen auf Basis des Zugang-Blutflusses <500 ml/min, sollte eine angiographische Prüfung des Zugangs in Betracht gezogen werden. Klasse IIa-Empfehlung, Evidenzlevel B

Späte Gefäßzugangskomplikationen

- Die chirurgische Revision von Gefäßzugangsaneurysmen wird empfohlen, wenn Kanülierungsort und Zugangsdurchmesser erhalten werden können. Klasse I-Empfehlung, Evidenzlevel C
- Die chirurgische Revision von Pseudoaneurysmen in AV-Prothesen wird empfohlen, wenn das Aneurysma das Vorhandensein von Kanülierungsorten limitiert bzw. mit Schmerzen, schlechter Narbenbildung, spontaner Blutung und rascher Erweiterung assoziiert ist. Klasse I-Empfehlung, Evidenzlevel C
- Eine Stentgraft-Ausschaltung von Gefäßzugangsaneurysmen kann in selektierten Fällen in Betracht gezogen werden. Klasse IIb-Empfehlung, Evidenzlevel C
- Die Ballonangioplastie wird als primäre Behandlung für arterielle Zuflussstenosen für jede Art des Gefäßzugangs empfohlen. Klasse I-Empfehlung, Evidenzlevel C
- Die chirurgische proximale Wiederanlage der Gefäßzugangsanastomose sollte bei juxta-anastomotischen Stenosen des Unterarms in Betracht gezogen werden. Klasse IIa-Empfehlung, Evidenzlevel C
- Für die Behandlung der venösen Ausstromstenose wird die Ballonangioplastie empfohlen. Klasse I-Empfehlung, Evidenzlevel C

- Die endovaskuläre Behandlung mit Stentgrafts sollte für Stenosen des Cephalica-Bogens in Betracht gezogen werden. Klasse IIa-Empfehlung, Evidenzlevel B
- Bei einem persistierenden Armödem nach Anlage eines Gefäßzugangs werden Fistulographie oder CTA empfohlen, um den ipsilateralen zentralen venösen Ausstrom zu bewerten. Klasse I-Empfehlung, Evidenzlevel C
- Die Ballonangioplastie wird als primäre Behandlung der symptomatischen zentralvenösen Ausstrombehinderung empfohlen, mit wiederholten Interventionen, falls notwendig. Klasse I-Empfehlung, Evidenzlevel C
- Die Verwendung von Stentgrafts kann für die Behandlung von zentralvenösen Stenosen erwogen werden. Klasse IIb-Empfehlung, Evidenzlevel C
- Bei Patienten mit symptomatischer Gefäßzugangs-bedingter Extremitätenischämie mit arterieller Zustromstenose sollte die Ballonangioplastie erwogen werden. Klasse IIa-Empfehlung, Evidenzlevel C
- Die symptomatische Zugangs-bedingte Extremitätenischämie bei Patienten mit Zugang mit hohem Fluss sollte mit chirurgischen Eingriffen behandelt werden, die darauf abzielen, den hohen Fluss zu reduzieren. Klasse I-Empfehlung, Evidenzlevel C

16.2 Ergebnisse

16.2.1 Metaanalysen/Systematische Übersichten

Medikamentöse adjuvante Therapie bei AV-Fisteln und Prothesen

Ob eine medikamentöse adjuvante Therapie bei Hämodialysepatienten die Offenheit von autogenen AV-Fisteln oder Prothesenshunts verbessern kann, untersuchten Mohamed et al. (2021) in einem Cochrane Review auf Basis von 13 Studien (2080 Patienten). Die Evidenz war ungenügend, um zu klären, ob die Prothesenoffenheit unter Aspirin oder Plazebo unterschiedlich war. Die Metaanalyse von drei Studien mit Ticlopidin ließ vermuten (mäßige Gewissheit der Evidenz), dass Ticlopidin einen positiven Effekt als Adjuvans hat, die Offenheit von AV-Fisteln und AV-Prothesen zu erhöhen (bei kurzem Follow-up von nur 1 Monat). Für die anderen untersuchten Medikamente gab es keine Evidenz für ihren Nutzen.

Auswahl des Hämodialysezugangs

Zu Offenheitsraten, Reifung, Aufgabe der AV-Fisteln und ihrer Infektionsrate liegt eine systematische Übersicht mit Metaanalyse von Bylsma et al. (2017) auf Basis von 318 Studien (62.712 Zugängen) vor. Sie nannten für AV-Fisteln eine primäre, primär assistierte und sekundäre Offenheitsrate von 64 %, 73 % und 79 % nach 1 Jahr, jedoch waren nicht alle Fisteln, die offen waren, auch klinisch zu gebrauchen. Für Fisteln, bei denen die Reifung angegeben wurde, wurde eine Zeit von im Mittel 3,5 Monaten bis zur Reife kalkuliert. Aber nur 26 % der Fisteln waren nach 6 Monaten reif und 21 % wurden aufgegeben ohne klinische Verwendung. Das Infektionsrisiko war niedrig und wurde über alle mit 0,018 pro 100 Zugangstage berechnet. Diese Analyse bestätigt, dass die Ergebnisse der AV-Fistel-Verwendung vorsichtig interpretiert werden müssen: nahezu Zweidrittel der Patienten benötigten einen Bridging-Katheter (bei entsprechendem Infektionsrisiko) bis zur Fistelreife und ca. 20 % der Fisteln wurden nie gebraucht.

Der Komplikationsrate von AV-Fisteln gingen Al-Jaishi et al. (2017) in einer systematischen Übersicht nach (anhand von 43 Artikeln, 11.374 Fisteln). Sie machten folgende Angaben zur medianen Komplikationsrate pro 1000 Patiententage: 0,04 Aneurysmen, 0,11 Infektionen, 0,05 Steal-Ereignisse, 0,24 thrombotische Ereignisse. Insgesamt war die Datenqualität schlecht, vor allem auch wegen fehlender Standardisierung der Berichterstattung.

Endovaskuläre AV-Fistel-Anlage

Die perkutane endovaskuläre Anlage einer AV-Fistel ist eine minimalinvasive Alternative zum chirurgischen Vorgehen. Gegenwärtig sind zwei Systeme auf dem Markt. Das Ellipsys Vascular Access System (Avenu Medical, San Juan Capistrano, Calif) ermöglicht eine thermische Fusion von Arterie und Vene. Das everlinQ endoAVF system (TVA Medical, Austin, Texas) ist ein duales Katheter-basiertes System, das eine AV-Fistel zwischen tiefen Arterien (typischerweise A. ulnaris) und Venen (Ulnarvene) des proximalen Unterarms unter Nutzung von Radiofrequenz-Energie anzulegen erlaubt, wobei zunächst beide Gefäße mittels endovaskulär eingebrachter Magneten aneinander adaptiert werden. In eine Metaanalyse zu Sicherheit und Wirksamkeit beider Verfahren schlossen Yan Wee et al. (2020) 7 Studien mit 300 Patienten ein. 4 Studien evaluierten everlinQ und 3 Ellipsys. Die technische Erfolgsrate wurde mit 97,5 % kalkuliert, die 90-Tage Reifungsrate war 89,27 %. Die 6- und 12-Monats-Offenheitsraten wurden mit 91,99 % und 85,71 % berechnet. Die Prozedur-bezogene Komplikationsrate wurde mit insgesamt 5,46 % angegeben. Die Autoren kamen zu dem Schluss, dass die endovaskulären Techniken wirksam und sicher sind. Ein Vergleich mit chirurgisch angelegten AV-Fisteln ist aber aus Mangel an Vergleichsdaten nicht möglich. Ein Nachteil der endovaskulär angelegten Fisteln könnte ihre tiefere Lage sein, was weniger geübtem Dialysepersonal die Punktion erschweren könnte.

Brachiobasilische AV- Fistel vs. AV-Prothesen

Wenn ein Hämodialysezugang am Unterarm nicht angelegt werden kann, stellt sich die Frage nach dem optimalen Zugang am Oberarm. Ob hier eine brachiobasilische AV-Fistel (BBAVF) oder eine AV-Prothese zu empfehlen sind, versuchten Haddad et al. (2022) in einer Metaanalyse (23 Studien, drei davon randomisiert) zu klären. 1367 Patienten mit BBAVF und 1432 Patienten mit AV-Prothese (252 am Unterarm, 1180 am Oberarm) gingen in die Analyse ein. Die primären 1-Jahresoffenheitsraten (Odds Ratio 1,68) und 2-Jahresoffenheitsraten (Odds Ratio 2,33) waren bei BBAVF signifikant (p = 0,001) besser als bei AV-Prothese. Dies galt auch für die sekundären 1-Jahresoffenheitsraten (Odds Ratio 1,45; p = 0,002) und sekundären 2-Jahresoffenheitsraten (Odds Ratio 1,93; p< 0,001). Diese Metaanalyse demonstrierte demnach eine signifikante Überlegenheit der BBAVF verglichen mit einer AV-Prothese an der oberen Extremität. BBAVF sollten folglich AV-Prothesen als Hämodialysezugang dritter Wahl vorgezogen werden, wenn eine radiocephale Fistel oder brachiocephale Fistel nicht mehr möglich sind.

Verjüngte Prothesen

Verjüngte Prothesen („tapered grafts") haben das Ziel, einem Steal-Syndrom entgegenzuwirken. Sie haben an der arteriellen Anastomose einen kleineren Durchmesser, was zu einem herabgesetzten Blutfluss von der Arterie zum Graft führen soll. Wie das klinische Ergebnis bei Verwendung von verjüngten Prothesen aussieht, untersuchten Jasty et al. (2022) in einer systematischen Übersicht mit Metaanalyse. Sie fanden 5 Studien mit 4397 Patienten. Es ergaben sich in der Metaanalyse keine signifikanten Unterschiede hinsichtlich des Risikos eines ischämischen Stealsyndroms zwischen verjüngten und nicht-verjüngten AV-Grafts an der oberen Extremität (gepoolte Odds Ratio 0,92, 95 % CI 0,29–2,91; p = 0,89). Primäre Offenheitsraten, sekundäre Offenheitsraten nach 1 Jahr und Infektionsraten waren ebenfalls zwischen beiden Gruppen ähnlich. Die Metaanalyse unterstützte nicht den Routineeinsatz von verjüngten Prothesen gegenüber nicht-verjüngten Prothesen, um ein Stealsyndrom an der oberen Extremität zu verhindern. Aufgrund der kleinen Studienanzahl und Gruppengrößen sind diese Aussagen aber nur eingeschränkt zu beurteilen.

Regionalanästhesie vs. Lokalanästhesie bei AV-Fistel Anlage

Sicherheit und Wirksamkeit von Lokalanästhesie (LA) vs. Regionalanästhesie (RA) bei chirurgischer Anlage einer AV-Fistel überprüften in einer systematischen Übersicht Gao et al. (2020). Sie fanden 7 randomisierte kontrollierte Studien (565 Patienten) und 1 Beobachtungsstudie (408 Patienten). In 7 Studien (852 Patienten) war RA mit einer höheren primären Offenheitsrate als LA assoziiert (Odds Ratio 1,88; 95 % CI 1,24–2,84; p = 0,003). Die kombinierten Daten von 3 Studien (284 Patienten) demonstrierten, dass bei RA im Vergleich zu LA der Durchmesser der A. brachialis signifikant vergrößert war und die Daten von zwei Studien (144 Patienten) zeigten bei LA im Vergleich zu RA einen signifikant verringerten Blutfluss in der A. radialis. Dauer der Operation und postoperativer Schmerzmittelbedarf waren bei RA im Vergleich zu LA reduziert. Die Autoren erklärten die besseren Ergebnisse bei RA vor allem damit, dass ein Block des Plexus brachialis aufgrund der Sympathikolyse zu einer Vasodilatation führt, während umgekehrt eine Lokalanästhesie zum Gefäßspasmus führen kann. Arterielle und venöse Dilatation sind aber bedeutsam für eine Fistelreifung. Die Daten belegen, dass der Regionalanästhesie bei der Anlage einer AV-Fistel vor der Lokalanästhesie der Vorzug gegeben werden sollte.

Zusätzlich zu dieser Metaanalyse wurden von Aitken et al. (2020) die Spätergebnisse einer randomisierten kontrollierten Studie publiziert, in der bei 126 Patienten mit primärer radiocephalischer oder brachiocephalischer AV-Fistelanlage der Eingriff in Lokal- oder Regionalanästhesie erfolgte. Nach 12 Monaten waren die primären Offenheitsraten bei Patienten mit Regionalanästhesie höher als bei Patienten mit Lokalanästhesie (79 % vs. 59 %; p = 0,02) und die funktionelle Offenheitsrate betrug 68 % vs. 49 % (p < 0,01). Höhere Personalkosten bei Regionalanästhesie wurden durch Kostenersparnis aufgrund verbesserter AV-Fistel-Reifung (weniger zusätzliche neue AV-Fistel-Prozeduren und reduzierte Komplikationsrate bei tunnelierten Dialysekathetern) ausgeglichen, was nach 1 Jahr zu einer Netto-Kostenersparnis von £195,10 pro Patient führte. Verglichen mit der Lokalanästhesie hat die Regionalanästhesie demnach das Potenzial, primäre und funktionelle AV-Fistel-Offenheit signifikant zu verbessern und ist kosteneffektiv.

Versorgung von aneurysmatisch veränderten AV-Fisteln

Eine Aneurysmabildung bei AV-Fisteln ist eine Komplikation, die bei Dialysepatienten eine Prävalenz von mehr als 40 % hat. Die chirurgischen Optionen zur Behandlung aneurysmatischer AV-Fisteln wurden in einer Metaanalyse (13 Studien/597 Patienten) von Baláž et al. (2020) überprüft. 59 % der AV-Fisteln (289 Patienten) waren am Oberarm lokalisiert (brachiocephalische oder brachiobasilische Fisteln), 41 % am Unterarm. Der Durchmesser der behandelten Aneurysmen reichte von 15 bis 80 mm. Die Behandlung der Aneurysmen erfolgte 12 bis 144 Monate nach Anlage der AV-Fisteln. Die Mehrzahl der Aneurysmen war symptomatisch (94 %) Die häufigste Behandlungsindikation war die Blutungsprävention in 86 % der Fälle. In allen 13 Studien war die Aneurysmorrhaphie die Behandlungs-

methode der Wahl, keine der Studien berichtete über die Implantation eines Stentgrafts. Die gepoolte primäre Offenheit betrug nach 12 Monaten 82 %. Die 12-Monate primären Offenheitsraten waren ähnlich bei Aneurysmorrhaphie mit externer prothetischer Verstärkung (85 %) und Aneurysmorrhaphie mittels Stapler (74 % p = 0,48) sowie Aneurysmorrhaphie ohne Stapler (82 %; p> 0,01). Die Empfehlung der Autoren war, dass alle symptomatischen aneurysmatischen Zugangs-AV-Fisteln mit Aneurysmorrhaphie ohne externe Verstärkung behandelt werden sollten (ohne Verstärkung, da die Prothesenverstärkung ein potenzielles Infektionsrisiko hat). Die Aneurysmorrhaphie – durchgeführt mit oder ohne Stapler ist ein sicheres Verfahren mit niedriger Komplikations- und Rezidivrate. Wenn zusätzlich eine zentrale Venenstenose beobachtet wird, sollte diese endovaskulär angegangen werden. Asymptomatische aneurysmatische Fisteln werden bevorzugt konservativ behandelt.

DCB-Angioplastie vs. Plain Balloon-Angioplastie bei Hämodialyse Dysfunktion

Eine Metaanalyse von Liu et al. (2021) verglich Sicherheit und Effektivität von medikamentenbeschichteter Ballonangioplastie (DCB) und einfacher Ballonangioplastie (plain balloon angioplasty, PBA) bei Behandlung von Patienten mit Hämodialyse-Dysfunktion. 18 randomisierte Studien mit 877 (DCB) bzw. 875 (PBA) Patienten gingen in die Auswertung ein. Die primäre Offenheit der Zielgefäßläsion war bei Patienten mit DCB nach 6 Monaten (OR 2,93 [95 % CI 2,13–4,03], p <0,001) und 1 Jahr (OR 2,47 [95 % CI 1,53–3,99], p<0,001) signifikant höher. Auch war die Offenheit des Hämodialyse-Kreislaufs nach 6 Monaten und 1 Jahr signifikant höher als bei PBA. Des Weiteren hatte die DCB-Gruppe signifikant niedrigere Odds für die Revaskularisation der Zielgefäßläsion nach 6 Monaten Follow-up (OR 0,43 [95 % CI

0,23–0,82], p = 0,001). Die Odds Ratio für die Sterblichkeit war zwischen beiden Gruppen nach 6 Monaten (OR 1,18; 95 % CI 0,42–3,33 [p = 0,760]) und 1 Jahr (OR 0,93; 95 % CI 0,58–1,48 [p = 0,750]) vergleichbar. Die Botschaft auf Basis von 18 RCTs war, dass die DCB-Angioplastie der PBA hinsichtlich der primären Offenheit und Revaskularisation der Zielgefäßläsion überlegen ist, bei ähnlichem Sterblichkeitsrisiko.

Eine weitere Metaanalyse ging auf Basis von 12 randomisierten Studien und 4 Kohortenstudien mit insgesamt 1086 Patienten Patientensterblichkeit insgesamt, primärer Offenheit des Hämodialysezugangs und primärer Offenheit des Hämodialyse-Kreislaufs nach endovaskulärer Erhalt-Behandlung mit Paclitaxel-beschichteter Ballonangioplastie (PCB) vs. PBA nach (Chen et al. 2020). Die Sterblichkeit über alle war 6, 12 und 24 Monate nach Intervention zwischen PCB und PBA ähnlich, hingegen fand sich in der PCB-Gruppe eine signifikante Verbesserung der primären Offenheit. Eine Subgruppenanalyse demonstrierte eine signifikant höhere primäre Offenheit der Zielgefäßläsionen bei PCB im Vergleich zu PBA nicht nur für AV-Fisteln (Hazard Ratio 0,54; p = 0,041) sondern auch für zentrale Venenstenosen (HR 0,39; p = 0,002). Die PCB-Gruppe war mit einer signifikant höheren primären Offenheit der Läsionen nach 6 und 24 Monaten im Vergleich zur PBA assoziiert. Die PCB-Angioplastie führte demnach zu einer signifikanten Verbesserung der primären Offenheit von AV-Fisteln und zentralen Venenstenosen, ohne Hinweise, dass damit die Sterblichkeit der Patienten im kurz- und mittelfristigen Follow-up erhöht würde.

Die Paclitaxel-beschichtete Ballonangioplastie (PCB) wurde auch in einer Metaanalyse von Han et al. (2021) der PBA zur Behandlung von AV-Zugangsstenosen gegenübergestellt. Basis waren 16 randomisierte Studien mit 1682 behandelten Läsionen. Auch in dieser Metaanalyse ergab sich nach 6 und 12 Monaten ein geringeres Risiko für den Verlust an primärer Offenheit

bei Verwendung von PCB. Gleichzeitig war die Offenheit des Dialyse-Kreislaufs nach 6 und 12 Monaten bei PCB verbessert. Das Sterblichkeitsrisiko war hingegen zwischen beiden Gruppen ähnlich.

Tripsianis et al. (2021) erstellten auf Basis von 11 randomisierten Studien (814 Patienten) eine Netzwerk-Metaanalyse zum Vergleich der Effektivität von einfacher Ballonangioplastie (PBA), cutting Ballonangioplastie (ctBA) und medikamentenbeschichteter Ballonangioplastie (DCBA) bei Behandlung von Venenstenosen bei autogenen AV-Fisteln. Die Anwendung von DCBA reduzierte signifikant die Versagerrate nach 6 Monaten im Vergleich zu PBA (Odds Ratio 0,39) und fungierte als beste Behandlungsoption, obwohl der Unterschied zu ctBA nicht signifikant war. Nach 1 Jahr gab es aber in der primären Versagerrate zwischen allen drei Modalitäten keine signifikanten Unterschiede, so dass der Nutzen der DCBA weiter abgeklärt werden muss.

Distale Revaskularisation und Intervall-Ligatur (DRIL)

DRIL ist ein Verfahren in der Shuntchirurgie zur Beseitigung einer übermäßigen Durchblutungsminderung (Steal-Phänomen) des Arms distal eines Dialyseshunts. Es beinhaltet die Ligatur der A. brachialis unmittelbar unterhalb der AV-Fistel mit anschließender Revaskularisation des Unterarms mittels Anlage eines arteriellen Bypass (Arterie auf Arterie). Die Nutzung des Dialyseshunts ist damit weiterhin gegeben. Die Effektivität des Verfahrens prüften Kordzadeh und Parsa (2019) in einer systematischen Übersicht. Es fanden sich 22 Publikationen. Bei 375 von 459 Patienten mit DRIL-Prozedur (81 %) kam es zu einer kompletten Beseitigung der Ischämie-bedingten Symptome mit offener Fistel während eines mittleren Follow-up von 22,2 Monaten. Die häufigste Form der Fistel war eine brachiocephale AV-Fistel (47 %), gefolgt von einer AV-Prothese (18 %). Das am häufigsten verwendete Conduit bei der DRIL-Prozedur war die Vena saphena magna

(300/459 [65 %]), gefolgt von einer PTFE-Prothese (44/459 [9 %]). Eine postoperative Thrombose wurde am häufigsten in der PTFE-Gruppe berichtet (19/44 [43 %]). DRIL erwies sich in dieser Übersicht als ein effektives Verfahren mit gutem Langzeitergebnis bei Gefäßzugangs-bedingter Ischämie. Umgekehrt zeigt aber die Tatsache, dass 19 % der Patienten auf das Verfahren nicht ansprachen (bei persistierenden Ischämiesymptomen oder einer nicht mehr verwendbaren AV-Fistel), dass die Indikation streng gestellt werden muss, mit Korrektur von Zustrom und Ausstrom-Problemen der primären AV-Fistel.

AV-Fistel-Verschluss nach Nierentransplantation

In einer Metaanalyse von 10 Studien fanden Zheng et al. (2020) bei nierentransplantierten Patienten mit verschlossener AV-Fistel einen niedrigeren linksventrikulären Massenindex und linksventrikulären enddiastolischen Durchmesser im Vergleich zu Patienten mit offener AV-Fistel. Patienten mit verschlossener AV-Fistel hatten auch niedrigere Serumkreatininwerte im Vergleich zu Patienten mit offener AV-Fistel. Hinsichtlich der Ejektionsfraktion unterschieden sich beide Gruppen aber nicht. Die Metaanalyse belegt, dass der Verschluss der AV-Fistel die kardiale Morphologie und eventuell auch die Nierentransplantatfunktion verbessert. Der Verschluss der AV-Fistel kann demnach bei gut funktionierendem Nierentransplantat erwogen werden, speziell bei Patienten mit Herzinsuffizienz, pulmonaler Hypertension und/oder Fisteln mit hohem Fluss.

Die erste randomisierte kontrollierte Studie, die den Effekt einer AV-Fistel-Ligatur bei nierentransplantierten Patienten mit stabiler Funktion >1 Jahr nach Transplantation auf die linksventrikuläre Masse anhand eines CMRI (cardiac magnetiic resonance imaging) überprüfte, wurde von Rao et al. (2019) veröffentlicht. Es handelte sich um je 27 Patienten mit und ohne AV-Fistel-Ligatur. Die Ergebnisse dieser Studie demonstrierten,

dass die Ligatur der Hämodialyse-AV-Fistel bei stabilen Nierentransplantierten das linksventrikuläre Remodelling verbessert und das NT-proBNP (N-terminal probrain natriuretic peptide) nach 6 Monaten reduziert (NT-proBNP ist ein Screening-Test auf Herzinsuffizienz und asymptomatische linksventrikuläre Dysfunktion). Hinsichtlich GFR oder systolischem oder diastolischem Blutdruck wurden keine Veränderungen zwischen den CMR-Scans gefunden, keiner der Patienten beider Gruppen erforderte eine Modifikation der antihypertensiven Behandlung. Die Ergebnisse dieser Studie haben signifikante Auswirkungen auf die Behandlung des kardiovaskulären Risikos nach Nierentransplantation, unter der Maßgabe, dass eine einzelne Intervention (Fistelligatur) das Potenzial eines substanziellen kardiovaskulären Nutzens hat.

16.2.2 Klinische Studien und Register

Primärer Dialysezugang

Hicks et al. (2015) analysierten das Sterblichkeitsrisiko von 507.791 Patienten >18 Jahre, die in dem United States Renal Data System für die Jahre 2006 bis 2010 registriert wurden, hinsichtlich des Dialysezugangs. Hämodialysekatheter waren der häufigste Zugangstyp (n = 418.932). Patienten mit AV-Fisteln (n = 71.316) hatten im Vergleich zu den Katheter-Patienten die niedrigste Risiko-adjustierte Sterblichkeit (Hazard Ratio 0,63), gefolgt von den Patienten (n = 17.543) mit AV-Prothesen (Hazard Ratio 0,83). AV-Fisteln waren den anderen Zugangstypen in allen Altersgruppen überlegen. Zwischen Patienten mit Hämodialysekathetern und solchen mit AV-Prothesen gab es in den Altersgruppen 18 bis 48 Jahre sowie bei den Patienten über 89 Jahre keine Unterschiede in der Sterblichkeit, in der Altersgruppe 49 bis 89 Jahre waren die

Shuntprothesen dem ZVK aber vorzuziehen. Die Autoren folgerten, dass zumindest Patienten zwischen 18 und 48 Jahren eine AV-Fistel als Dialysezugang wenn immer möglich erhalten sollten, was in den Leitlinien auch so gefordert, in diesem Register aber nicht umgesetzt wurde.

Das United States Renal Data System der Jahre 2006 bis 2010 verwendeten auch Malas et al. (2015). Von 510.000 Patienten begannen 82,6 % die Hämodialyse mit einem Hämodialysekatheter, 14,0 % mit einer AV-Fistel und 3,4 % mit einer AV-Prothese. Der Einsatz von AV-Fisteln nahm im genannten Zeitraum nur leicht zu, von 12,2 % auf 15,0 %. Patienten, bei denen die Hämodialyse mit einer AV-Fistel initiiert wurde, hatten im Vergleich zu Patienten mit Hämodialysekathetern eine um 35 % niedrigere Sterblichkeit (P < 0,001). Die Letalität der Patienten, bei denen die Hämodialyse mit einer AV-Fistel initiiert wurde, war darüber hinaus auch signifikant niedriger als bei den Patienten, die auf die Reifung ihrer AV-Fistel warteten und zwischenzeitlich mit einem Hämodialysekatheter dialysiert wurden. Die Autoren forderten eine Änderung der Behandlungsstrategie: es müssten mehr Anstrengungen unternommen werden, die AV-Fisteln früher anzulegen, damit sie noch bis zur ersten Hämodialyse reifen können.

Folgestudien belegen, dass weiterhin die Forderungen der Leitlinien nach der AV-Fistel als primärem Dialysezugang nicht konsequent umgesetzt werden – mit schweren negativen Folgen. Locham et al. (2021) stellten eine retrospektive Analyse von prospektiv gesammelten Daten des United States Renal Data System vor. Unter 870.571 Patienten, bei denen ein Dialysezugang in den USA in den Jahren 2006 bis 2014 angelegt wurde, entwickelten 29,8 % (n = 259.686) eine Sepsis innerhalb einer Nachbeobachtungszeit von im Mittel 1,6 Jahren. Der erste Hämodialysezugang war in diesem Kollektiv die AV-Fistel in 16 %, die AV-Prothese in 3 % und der Hämodialysekatheter in 81 %. Die Inzidenz der Sepsis betrug 12,66 Episoden auf 100 Personenjahre. Die Inzidenzrate war bei Patienten mit Hämodialysekatheter am höchsten (13,86), gefolgt von AV-Prothese (11,49) und am niedrigsten bei AV-Fistel (8,03 auf 100 Personenjahre; p < 0,001). Die Sterblichkeit von Patienten, die eine Sepsis entwickelten, betrug insgesamt 75,9 %. Dabei war die AV-Fistel mit einer signifikant niedrigeren Sterblichkeit assoziiert (73,7 %) als AV-Prothese (78,7 %) und Hämodialysekatheter (78,0 %; p < 0,001). Verglichen mit Patienten ohne Sepsis, war die Sepsis mit einer dreifach erhöhten Odds der Sterblichkeit assoziiert (3,16; 95 % CI 3,11–3,21; p < 0,001). Nach Adjustierung der Daten war die Sterblichkeit 1 Jahr nach Sepsis bei AV-Prothesen um relative 21 % höher im Vergleich zu AV-Fisteln (HR 1,21) und beinahe doppelt so hoch bei den Dialysekathetern (HR 1,94; p < 0,001). Die Folgerung war, dass das Sepsisrisiko des Hämodialysepatienten eindeutig mit der Art des Zugangs assoziiert ist, mit dramatischer Steigerung der Sterblichkeit bei Verwendung von AV-Prothesen und vor allem Dialysekathetern. Letztlich verlangt es mehr Initiativen, die Qualitätsparameter umzusetzen, damit die Sepsisrate gesenkt und das Überleben von Patienten mit Niereninsuffizienz im Endstadium verbessert werden kann.

AV-Fistel oder AV-Prothese bei älteren Patienten

Soll bei älteren Patienten (hier Patienten ≥67 Jahre) mit begrenzter Lebenserwartung und geringerer Aussicht auf Fistelreifung eine AV-Fistel oder eher eine AV-Prothese für die Hämodialyse angelegt werden? Dieser Frage gingen Lyu et al. (2022) anhand Daten des US Renal Data System der Jahre 2010 bis 2016 nach. Insgesamt handelte es sich um 19.867 Patienten, 80,1 % hatten einen AV-Fistel, 19,9 % eine AV-Prothese erhalten. Die Analyse der ungewichteten Daten ergab, dass nach einem medianen Follow-up von 23,5 Monaten 8565 (53,9 %) Patienten in der AV-Fistel-Gruppe und 2341 (59,1 %) in der AV-Prothese-Gruppe verstorben waren. Die Kaplan-Meier-Analyse zeigte einen substanziellen Vorteil für die AV-Fistel. Nach Adjustierung der Daten ergaben sich aber keine Unterschiede zwischen AV-Fisteln und AV-Prothesen hinsichtlich Sterblichkeit, Sepsis, oder kardiovaskulär- oder Infektions-bezogener Hospitalisierung. Die Studie unterstützt die Gleichgewichtigkeit von AV-Fisteln vs. AV-Prothesen bei älteren Patienten, die mit einem Katheter die Dialyse begonnen haben.

AV-Fistel oder AV-Prothese bei Diabetikern

Dem Outcome von diabetischen Patienten mit autogener AV-Fistel bzw. AV-Prothese für die Hämodialyse gingen Arhuidese et al. (2020) anhand der United States Renal Database System der Jahre 2007–2014 nach. Die retrospektive Studie umfasste 381.622 Patienten, 303.307 (79,5 %) mit autogener Fistel und 78.315 (20,5 %) mit AV-Prothese bei 231.134 (60,6 %) Diabetikern und 150.488 (39,4 %) nichtdiabetischen Dialysepatienten. In dieser Erhebung war der Diabetes mit einem geringeren Patientenüberleben, geringerer Fistelreifung und geringerer primärer Fisteloffenheit assoziiert. Im Gegensatz dazu

wurde keine Assoziation zwischen Diabetes und AV-Prothesen-Offenheit und schwerer AV-Prothesen-Infektionsrate, die eine Prothesenentfernung erforderlich machte, gefunden. Wesentliche Ergebnisse finden sich in ◘ Tab. 16.1.

Brachio-basilische AV-Fistel – einzeitig vs. zweizeitig

Die Anlage einer **Brachio-basilischen AV-Fistel (BBAVF)** kann einzeitig oder zweizeitig erfolgen. Beim zweizeitigen Verfahren erfolgt zunächst die arteriovenöse Anastomosierung und im Verlauf nach Ausreifung der Vene die Vorverlagerung der Fistel nach subkutan. Theoretischer Vorteil des einzeitigen Vorgehens ist die kürzere Zeit zwischen Fistelanlage und Kanülierung für die Dialyse und die Notwendigkeit nur eines Eingriffs. Nachteilig ist die größere Inzision, falls die Fistel versagt und das Risiko der intraoperativen Verletzung der nicht-arterialisierten Vene. Das zweizeitige Vorgehen belässt dem Patienten eine kleinere Inzision in der Ellenbeuge bei Versagen der Fistel und die Mobilisation der größeren arterialisierten Vene kann technisch einfacher sein. Nachteilig sind die zwei Eingriffe und die Wartezeitverlängerung bis

◘ **Tab. 16.1** Kaplan-Meier geschätzte primäre Offenheit, sekundäre Offenheit und Überleben bei diabetischen und nichtdiabetischen Hämodialysepatienten, die eine autogene AV-Fistel oder eine AV-Prothese erhielten. (Nach Arhuidese et al. 2020)

Outcome	AV-Fistel/ Diabetiker	AV-Fistel/ nicht-Diabetiker	AV-Prothese/ Diabetiker	AV-Prothese/ nicht-Diabetiker
primäre Offenheit, %				
- 1 Jahr	40,5	46,0	30,3	31,6
- 3 Jahre	26,8	31,8	13,6	16,0
sekundäre Offenheit, %				
- 1 Jahr	60,8	64,2	58,3	59,4
- 3 Jahre	51,9	55,8	43,7	45,5
Patientenüberleben, %				
- 1 Jahr	83,2	83,7	76,9	75,8
- 3 Jahre	58,5	62,2	49,7	51,1

zur Fistelkanülierung. Tan et al. (2019) identifizierten in der Datenbank der Vascular Quality Initiative (VQI) 2648 Patienten, bei denen in den Jahren 2010–2016 eine BBAVF angelegt wurde (47 % einzeitig, 53 % zweizeitig). Patienten mit einzeitigem Vorgehen hatten den größeren Venendurchmesser (4,1 vs. 3,4 mm; p < 0,001) und der Eingriff wurde häufiger stationär vorgenommen (21 % vs. 13 %; p < 0,001) im Vergleich zu Patienten mit zweizeitigem Vorgehen. Die primäre 12-Monats-Offenheitsrate war bei einzeitiger BBAVF höher (49,1 % vs. 40,4 %; p = 0,005), die sekundären Offenheitsraten waren aber vergleichbar (80 % vs. 77,9 %; p = 0,54). Das Risiko der Armschwellung war bei einzeitigem Vorgehen größer (2,1 % vs. 0,8 %; p = 0,006). In der multivariablen Analyse waren Verlust der primären Offenheit und 3-Monate-Wundinfektionsrate bei beiden Techniken ähnlich, das Risiko der Armschwellung war aber signifikant geringer beim zweizeitigen Vorgehen. Die Folgerung war, dass beide Vorgehensweisen als Standard bezeichnet werden können. Die meisten Chirurgen der VQI favorisierten aber das zweizeitige Vorgehen bei Patienten mit dünner V. basilica und solchen mit einem Zugangsversagen in der Anamnese.

Distale AV-Fistel: End-zu-Seit oder Seit-zu-Seit-Anastomose

Soll bei der distalen AV-Fistel die Anastomose zwischen Vene und Arterie End-zu-Seit (ETS) oder Seit-zu-Seit (STS) – mit distaler Ligatur der Vene – angelegt werden? Dieser Frage gingen ElKassaby et al. (2021) in einer randomisierten Studie mit je 50 Patienten nach. Hinsichtlich primärer (ETS 76 %, STS 78 %) und sekundärer (ETS 84 %, STS 86 %) Offenheitsrate gab es zwischen beiden Gruppen keine signifikanten Unterschiede. Gleiches galt für die Komplikationsraten. In dieser Studie war die funktionelle Reifung der Fistel Studienendpunkt, definiert als 6 konsekutive Dialysen innerhalb 30 Tagen. Die funktionelle Reifung der Fistel war in der ETS-Gruppe signifikant

schneller, 16 Patienten in der ETS-Gruppe, aber nur 2 in der STS-Gruppe dialysierten bei einer Flussrate von 400 ml/min in den ersten drei Dialysen. Aufgrund der besseren Funktion (bei gleichen Offenheitsraten) plädierten die Autoren für die End-zu-Seit-Anastomose.

Chirurgische vs. Endovaskuläre AV-Fistel-Anlage

In einer retrospektiven Monozenterstudie verglichen Harika et al. (2021) die ersten 107 Patienten, bei denen mit dem Ellipsys Vascular Access System eine AV-Fistel perkutan angelegt worden war, mit der identischen Anzahl an konsekutiven Patienten, bei denen im gleichen Zeitraum die AV-Fisteln chirurgisch kreiert wurden. Die Reiferaten der Fisteln waren nach 6 Wochen bei perkutaner Technik besser als bei chirurgischem Vorgehen (65 % vs. 50 %; p = 0,01). Umgekehrt waren die primären Offenheitsraten nach 12 Monaten bei den chirurgischen AV-Fisteln höher (86 % vs. 61 %; p< 0,01). Nach 24 Monaten waren aber die primären Offenheitsraten in beiden Gruppen ähnlich (52 % vs. 55 %; p = 0,48). Hinsichtlich der sekundären Offenheitsraten gab es weder nach 12 Monaten (90 % vs. 91 %) noch nach 24 Monaten (88 % vs. 91 %) signifikante Unterschiede zwischen beiden Techniken. Nach zwei Jahren Follow-up waren die Raten an perkutanen Reinterventionen in beiden Gruppen ähnlich (Chirurgie 42 %, perkutan 53 %; p = 0,10), jedoch benötigten die chirurgischen Fisteln mehr chirurgische Revisionen (36 % vs. 17 %; p = 0,01). Wundinfektionen waren bei chirurgischem Vorgehen nach 12 Monaten signifikant häufiger (9 % vs. 0,9 %; p< 0,01). Bei vergleichbaren Offenheitsraten und früherer Fistelreifung, geringerer Rate an Wundinfektionen und chirurgischen Revisionen sprechen diese Daten für das perkutane Anlegen einer AV-Fistel.

Shahverdyan et al. (2021) verglichen retrospektiv die Ergebnisse von 89 perkutanen AV-Fisteln mit 69 chirurgischen AV-Fisteln. Für das perkutane Vorgehen wurde das Ellipsys-System verwendet, die chirurgische Fistel war aus morphologischen Vergleichsgründen eine AV-Fistel vom Gracz-Typ. Bei der Gracz-Fistel wird der Ramus perforans zwischen Vena cephalica und Vena basilica als Shuntvene mit der Arteria brachialis oder der Arteria radialis anastomosiert. Dabei können sich sowohl Vena cephalica als auch Vena basilica zu dialysierbaren Shuntgefäßen ausbilden. Die technische Erfolgsrate wurde mit 100 % für beide Gruppen angegeben. Die durchschnittliche Interventionszeit betrug 14 Minuten beim endovaskulären Vorgehen und 74 Minuten in der Chirurgiegruppe (p< 0,001). Bei allen perkutanen AV-Fisteln wurde die proximale A. radialis genutzt, das Zustromgefäß bei den chirurgischen Fisteln waren A. radialis (30 %), ulnaris (12 %) und brachialis (58 %). Die Abstromvenen waren in beiden Gruppen V. cephalica und/oder V. basilica. Hinsichtlich Zugangs-Flussvolumen, Dauer der Fistelreifung und der Gesamtzahl an Interventionen pro Patientenjahr unterschieden sich beide Gruppen nicht signifikant. Die kumulative Inzidenz an Versagen der primären Offenheit war nach 12 Monaten in der chirurgischen AV-Fistel-Gruppe geringer (47 % vs. 64 %, p = 0,1), aber die Rate an sekundärem Versagen war nicht unterschiedlich (20 % vs. 12 %, p = 0,3). Chirurgische AV-Fisteln der proximalen A. radialis hatten ähnliche primäre Offenheitsraten (65 % vs. 64 %, p = 0,8), aber ein höhere Versagerraten hinsichtlich der sekundären Offenheit im Vergleich zu den perkutanen AV-Fisteln (34 % vs. 12 %; p = 0,04). Die Autoren folgerten, dass beide Typen der AV-Fistel hohe technische Erfolgsraten und sekundäre Offenheitsraten haben. Ellipsys perkutane AV-Fisteln benötigen weniger Interventionszeit, hatten keine Verschlüsse von Abstromvenen und eine niedrige Rate an

Fisteln mit hohem Fluss und lassen sich Ultraschall-gesteuert leicht anlegen. Wenn eine distale radiocephale AV-Fistel nicht möglich ist, solle die perkutane Technik der nächstfolgende Schritt sein. Die Gracz-Fistel wäre erst nach Versagen der perkutanen AV-Fistel indiziert.

Ein retrospektiver Vergleich von offen chirurgischen und endovaskulären AV-Fisteln wurde von Mordhorst et al. (2022) anhand einer prospektiven Datenbank mit insgesamt 369 AV-Fisteln (61 endovaskulär, 171 radiocephalische Fisteln, 137 brachiocephalische Fisteln) erstellt. Der mediane Nachbeobachtungszeitraum betrug 17 Monate, für das endovaskuläre Vorgehen wurde das EverlinQ-System verwendet. Ein Versagen der Fistelreifung wurde bei 27 % ± 6 %, 27 % ± 5 %, and 18 % ± 4 % bei endovaskulärem, radiocephalischem und brachiocephalischem Zugang beobachtet (p = 0,049). Die primären Offenheitsraten nach 12 und 24 Monaten waren 42 % ± 5 % und 32 % ± 7 % (endovaskulär), 43 % ± 4 % und 24 % ± 4 % (radiocephalisch), und 42 % ± 4 % and 29 % ± 4 % (brachiocephalisch) (p = 0,906). Die sekundären Offenheitsraten nach 12 und 24 Monaten wurden mit 68 % ± 6 % und 60 % ± 7 % (endovaskulär), 75 % ± 3 % und 67 % ± 4 % (radiocephalisch) und 91 % ± 3 % und 81 % ± 4 % (brachiocephalisch) angegeben (p = 0,006 für brachiocephalischen vs. endovaskulären Zugang). Hinsichtlich ischämischem Stealsyndrom oder Gesamtreinterventionsrate/ Jahr unterschieden sich die AV-Fisteln nicht. Die Autoren folgerten, dass die endovaskulären AV-Fisteln den radiocephalischen ähnliche Ergebnisse lieferten. Die endovaskulären AV-Fisteln waren aber den brachiocephalischen Fisteln hinsichtlich Fistelreifung und sekundärer Offenheit unterlegen. Sie sollten demnach nicht als Ersatz für den chirurgischen Dialysezugang angesehen werden, sondern als eine Option bei dem Versuch, weiter proximale Anlagen für später aufzubewahren.

Früh punktierbare AV-Prothesen

Tawfik et al. (2022) verglichen in einer randomisierten kontrollierten Studie die Ergebnisse bei Standard-AV-Prothesen (PTFE) (n = 236) mit denen bei Verwendung von früh-punktierbaren AV-PTFE-Prothesen (ACUSEAL, n = 241). Alle Prothesen waren im Oberarm platziert (gerade oder Loop). Hinsichtlich der primären Offenheit nach 12 Monaten gab es zwischen beiden Gruppen keine signifikanten Unterschiede (Standard 53,8 %, ACUSEAL 56,4 %), gleiches galt für die sekundäre Offenheit nach 12 Monaten (67,8 % vs. 69,7 %). Auch in den postoperativen Komplikationen unterschieden sich beide Gruppen nicht. Die früh-punktierbaren Prothesen konnten jedoch im Mittel bereits nach 3 (1–9) Tagen genutzt werden, die Standardprothesen nach 19 (15–22) Tagen. Bei vergleichbaren Ergebnissen bietet demnach die früh-punktierbare Prothese den Vorteil der früheren Verwendbarkeit.

Auch in einer retrospektiven Kohortenstudie mit 148 Standard-AV-Prothesen (PTFE) und 62 sofortpunktierbaren AV-Prothesen (Acuseal n = 50, Flixene n = 12) war die primäre Offenheit zwischen beiden Gruppen nach 1 Jahr und nach 18 Monaten (Standard 29 %, sofortpunktierbar 43,7 %; p = 0,4) nicht signifikant unterschiedlich (Wagner et al. 2019). Dies galt auch für die sekundäre Offenheit. Jedoch bedurften die sofortpunktierbaren Prothesen signifikant weniger zusätzliche Eingriffe, um die Offenheit aufrechtzuerhalten. Weiterhin gab es keine Unterschiede zwischen beiden Gruppen mit Bezug auf Infektionsrate oder Steal-Syndrom. Im Gesamtkrankengut wurden 75 % der Prothesen erfolgreich punktiert (Standard 73,1 %; sofortpunktierbar 80,1 %; p = 0,25), nach bereits im Mittel 6 Tagen bei sofortpunktierbar vs. 31 Tagen bei Standard (p< 0,01). Aufgrund der früheren Punktierbarkeit der AV-Prothesen konnten die zuvor platzierten Dialysekatheter (zentrale Zugänge) früher entfernt werden, was zu einer signifikanten Reduktion der Katheter-bezogenen Komplikationen in der Gruppe der sofortpunktierbaren AV-Prothesen führte. Die Daten unterstützen den bevorzugten Einsatz von sofortpunktierbaren AV-Prothesen. Dieselbe Arbeitsgruppe führte auch eine Wahrscheinlichkeitsberechnung (Markov-Modell) zur Kosteneffektivität des Einsatzes von sofortpunktierbaren Prothesen im Vergleich zu Standard-AV-Prothesen durch (Mohapatra et al. 2021). Die sofortpunktierbaren Prothesen waren zwar im Einkaufspreis teurer als Standardprothesen, in dieser Berechnung war ihr Einsatz aber letztlich kostensparend und effektiver. In dem statistischen Modell waren die sofortpunktierbaren Prothesen weniger teuer (\$1201,16) und effektiver (um 0,03 Qualitätsadjustierte Lebensjahre) im Vergleich zu Standardprothesen während einer simulierten 5-Jahresperiode. Dies beruhte auf der verringerten Zahl an Kathetertagen bei den Patienten, mit einer parallel gehenden Abnahme an Zugangs-bezogenen Infektionen.

Heparin-gebundene PTFE-Prothese

Bei dem „Propaten Randomized Investigation on Cost-benefit and Efficacy" Trial handelte es sich um eine einseitig-geblindete prospektive kontrollierte Studie mit 105 Patienten, die entweder eine Heparin-gebundene PTFE-Prothese (HB-PTFE) oder eine Standard-PTFE-Prothese (S-PTFE) als Dialysezugang erhielten (Nissen et al. 2020). Geplant war für diese Studie ein Einschluss von 200 Patienten. Bei der Interim-Analyse nach 1 Jahr (50 % der geplanten Fallzahlen) betrug die primäre Offenheit in der HB-PTFE-Gruppe 34,9 % vs. 32,7 % bei S-PTFE (p = 0,884). Die Autoren erstellten daraufhin eine Metaanalyse einschließlich der Daten von 7 früheren Studien mit insgesamt 1209 Patienten, von denen 534 (44,2 %) HB-PTFE-AV-Prothesen und 675 (55,8 %) S-PTFE-AV-Prothesen erhielten. Die zusammenfassende Ratio der Ergebnisraten in der Metaanalyse (Forest-Plot) war 0,87

(0,66–1,15), was geringgradig die HB-PTFE-AV-Prothesen begünstigte (p = 0,33). Es ließ sich ableiten, dass eine Fallzahl von ungefähr 3800 Personen benötigt würde, um eine Überlegenheit von HB-PTFE- vs. S-PTFE-Prothesen nachzuweisen. Die Autoren kamen zu dem Schluss, dass die gegenwärtige Evidenz keinen genügend großen Nutzen von HB-PTFE-Prothesen gegenüber S-PTFE-Prothesen als Dialysezugang demonstriert, um die höheren Kosten der HB-PTFE-Prothesen zu rechtfertigen. Bei ähnlichen 1-Jahres-Offenheitsraten wurde festgestellt, dass ein schlüssiger Beleg der Überlegenheit unmöglich zu erbringen sei und die Studie wurde wegen Vergeblichkeit abgebrochen.

DRIL mit Armvenen-Conduit

Weaver et al. (2021) präsentierten 66 Patienten eines einzelnen Zentrums, bei denen eine DRIL-Prozedur wegen Handischämie vorgenommen wurde. Bei 40 Patienten war ein Armvenen-Conduit und bei 26 Patienten die V. saphena magna als Blutleiter gewählt worden. Hinsichtlich Komorbiditäten (mit Ausnahme des Diabetes mellitus, Armvene 78 %, V. saphena magna 50 %), Ischämiestadium und Offenheit des Dialysezugangs gab es keine signifikanten Unterschiede zwischen beiden Gruppen. 12 und 24 Monate nach DRIL wiesen 86,9 % und 82 % der Patienten mit Armvenen-Conduit eine Offenheit des Zugangs auf, verglichen mit 93,8 % und 76,9 % mit V. saphena magna-Conduit. Bis auf einen waren alle Patienten symptomfrei geworden. Die Inzidenz an Wundkomplikationen war aber in der V. saphena magna-Gruppe signifikant größer als in der Armvenengruppe (46 % vs. 11 %; p = 0,003). Der DRIL-Bypass blieb bei allen bis auf 1 Patienten in jeder Gruppe offen, bei einem mittleren Follow-up von 18 Monaten in der Armvenen-Gruppe und 1 Monat in der V. saphena magna-Gruppe. Die Botschaft war, dass bei gleicher Symptomfreiheit und Rettung des Dialysezugangs die Rate an Wundkomplikationen bei Armvenen-Conduit signifikant geringer ist. Zusätzlich vermeidet der Armvenen-Conduit bei DRIL unter Regionalblock die Notwendigkeit der Allgemeinanästhesie. Sollte eine ipsilaterale Vene vorhanden sein, sollte sie der Blutleiter der Wahl bei einer DRIL-Prozedur sein.

Medikamentenbeschichtete Ballonangioplastie bei AV-Fisteln

In den Paclitaxel-assisted balloon Angioplasty of Venous stenosis in hEmodialysis access (PAVE)-Trial wurden 212 Patienten aus 20 UK-Zentren mit der klinischen Indikation einer Angioplastie einer AV-Fistel eingeschlossen (Karunanithy et al. 2021). Für alle Patienten hatte die Behandlung zwei Komponenten: zunächst Fistuloplastik mit einem Hochdruck-Ballon (Aufblähung bis zu 24 atm.), anschließend Einbringen eines Paclitaxel-beschichteten Ballons (Bard Lutonix) in der Therapiegruppe bzw. Einbringen eines Standardballons in der Kontrollgruppe. In dieser Studie wurden nur Patienten behandelt, bei denen eine Einzelläsion oder Tandemläsion mit einem einzigen medikamentenbeschichteten Ballon behandelt werden konnten. Primärer Endpunkt der Studie war die Zeit bis zum Verlust der klinisch getriebenen primären Offenheit der Zielläsion. Die Primäranalyse zeigte keine signifikante Evidenz für einen Unterschied in der Zeit bis zum Ende der primärem Offenheit der Zielläsion (Hazard Ratio 1,18; 95 % KI 0,78 bis 1,79) zwischen Therapie- und Kontrollgruppe. Auch in keinem der sekundären Parameter (Offenheiten, unerwünschte Nebenwirkungen) gab es signifikante Unterschiede. Die Studie demonstrierte keinen Beleg, dass Paclitaxel-beschichtete Ballons nach einer Standard-Hochdruck Ballonangioplastie in der Behandlung von AV-Fisteln einen Nutzen bieten. Angesichts des Nutzens, der in anderen Studien nahegelegt wurde, bleibt die Rolle der Paclitaxel-beschichteten Ballonangioplastie ungewiss.

Eine kleine randomisierte kontrollierte Studie mit insgesamt nur 39 Patienten verglich ebenfalls die DCB-Angioplastie mit der PBA bei Behandlung von primären oder Rezidivstenosen von AV-Fisteln (Björkman et al. 2019). In dieser Studie mussten nach 1 Jahr 16 von 18 Stenosen in der DCB-Gruppe revaskularisiert werden oder waren verschlossen, verglichen mit nur 4 von 18 Stenosen in der PBA-Gruppe (Relatives Risiko für DCB 7,09). Eine eindeutige Erklärung konnten die Autoren für die signifikant schlechteren Ergebnisse in der DCB-Gruppe nicht geben, warnten aber davor, DCB bei der Angioplastie von Stenosen in unreifen oder erst kürzlich kreierten AV-Fisteln einzusetzen und verwiesen auf mögliche unterschiedliche Effekte von Paclitaxel bei Arterien und Venen. Eine weitere prospektive randomisierte Studie mit insgesamt 42 Patienten mit Stenosen oder Restenosen in AV-Fisteln kam zu einem etwas positiveren Ergebnis (Fransson et al. 2022). In dieser Studie wurden in einem Follow-up von bis zu 12 Monaten keine signifikanten Unterschiede zwischen DEB und PBA gefunden, dies bezog sich auf Zielgefäßrevaskularisation, Offenheit, Funktionsstatus, Komplikationsrate und Sterblichkeit. Der Einsatz von DCB bot keine Vorteile im Vergleich zu PBA.

Antikoagulation bei Hämodialysepatienten

Kumpfbeck et al. (2022) identifizierten in der Datenbank der Vascular Quality Initiative (VQI) 27.757 Patienten mit Anlage eines Hämodialysezugangs (78,8 % mit AV-Fistel, 21,2 % mit AV-Prothese). 3591 Patienten (12,9 %) standen unter postoperativer Antikoagulation. Die Antikoagulationstherapie war definiert als Behandlung mit Warfarin, Dabigatran oder Rivaroxaban nach Anlage des Hämodialysezugangs im postoperativen Follow-up. Patienten mit zusätzlicher Antiaggregationstherapie wurden eingeschlossen. Die Wundinfektionsraten waren in der Gruppe der Antikoagulation höher (3,8 % vs.

2,3 %; p < 0,001) und die Offenheitsraten nach 6 Monaten Follow-up geringer (84,3 % vs. 85,7 %; p = 0,044). Getrennt nach AV-Fisteln und AV-Prothesen blieben die Unterschiede nur noch für die Wundinfektionsraten bestehen, nicht aber für die Offenheitsraten. Die Botschaft war, dass eine postoperative Antikoagulationstherapie bei Patienten mit AV-Fistel/Prothese nur gut begründet erfolgen sollte.

16.3   Fazit für die Praxis

1.) Die autogene radiocephalische Fistel am Handgelenk, die brachiocephalische Fistel am Ellenbogen und schließlich die transponierte brachiale V. basilica Fistel sind die bevorzugten Gefäßzugänge für die Hämodialyse.

2.) Hämodialyse-Patienten mit AV-Fisteln haben im Vergleich zu ZVK-Patienten die niedrigste Risiko-adjustierte Sterblichkeit, gefolgt von Patienten mit Prothesenshunt.

3.) Trotz evidenzbasierter Empfehlungen zum Einsatz der radiocephalischen Fistel ist der ZVK ein sehr häufig genutzter Hämodialysezugang, auch deshalb, weil AV-Fisteln eine vergleichsweise hohe primäre Versager-rate haben.

4.) Die Implantation einer sich selbst abdichtenden AV-Prothese wird für Patienten mit schwierigem zentralvenösem Zugang und solche, die eine frühe Kanülierung für die Hämodialyse benötigen, empfohlen.

5.) Bei Patienten mit früher (< 30 Tage) perioperativer autogener AV-Fistel-Infektion und Fehlen von Blutung oder Pseudoaneurysma, wird die geeignete antibiotische Therapie empfohlen. Bei AV-Prothesen-Infektion mit systemischer Sepsis, eitriger Absonderung, Abszess um die Prothese oder Blutung sollte die Prothese vollständig entfernt werden.

6.) Die Ballonangioplastie wird als primäre Behandlung für arterielle Zuflussstenosen für jede Art des Gefäßzugangs empfohlen. Die Rolle der Paclitaxel-beschichteten Ballonangioplastie ist dabei ungewiss.

7.) Bei vergleichbaren Offenheitsraten und früherer Fistelreifung, geringerer Rate an Wundinfektionen und chirurgischen Revisionen sprechen limitierte Daten für das perkutane (endovaskuläre) Anlegen einer AV-Fistel, wenn eine distale radiocephale AV-Fistel nicht möglich ist.

8.) Symptomatische aneurysmatische Zugangs-AV-Fisteln sollten mit Aneurysmorrhaphie ohne externe Verstärkung behandelt werden. Die Aneurysmorrhaphie – durchgeführt mit oder ohne Stapler ist ein sicheres Verfahren mit niedriger Komplikations- und Rezidivrate. Wenn zusätzlich eine zentrale Venenstenose beobachtet wird, sollte diese endovaskulär angegangen werden. Asymptomatische aneurysmatische Fisteln werden bevorzugt konservativ behandelt.

Literatur

Aitken E, Kearns R, Gaianu L, Jackson A, Steven M, Kinsella J, Clancy M, Macfarlane A (2020) Long-term functional patency and cost-effectiveness of arteriovenous fistula creation under regional anesthesia: a randomized controlled trial. J Am Soc Nephrol 31:1871–1882

Al-Jaishi AA, Liu AR, Lok CE, Zhang JC, Moist LM (2017) Complications of the arteriovenous fistula: a systematic review. J Am Soc Nephrol 28:1839–1850

Arhuidese IJ, Purohit A, Elemuo C, Parkerson GR, Shames ML, Malas MB (2020) Outcomes of autogenous fistulas and prosthetic grafts for hemodialysis access in diabetic and nondiabetic patients. J Vasc Surg 72:2088–2096

Baláž P, Rokošný S, Bafrnec J, Whitley A, O'Neill S (2020) Repair of aneurysmal arteriovenous fistulae: a systematic review and meta-analysis. Eur J Vasc Endovasc Surg 59:614–623

Björkman P, Weselius EM, Kokkonen T, Rauta V, Albäck A, Venermo M (2019) Drug-coated versus plain balloon angioplasty in arteriovenous fistulas: a randomized, controlled study with 1-year follow-up (the drecorest Ii-study). Scand J Surg 108:61–66

Bylsma LC, Gage SM, Reichert H, Dahl SLM, Lawson JH (2017) Arteriovenous fistulae for haemodialysis: a systematic review and meta-analysis of efficacy and safety outcomes. Eur J Vasc Endovasc Surg 54:513–522

Chen X, Liu Y, Wang J, Zhao J, Singh N, Zhang WW (2020) A systematic review and meta-analysis of the risk of death and patency after application of paclitaxel-coated balloons in the hemodialysis access. J Vasc Surg 72:2186–2196

ElKassaby M, Elsayed N, Mosaad A, Soliman M (2021) End-to-side versus side-to-side anastomosis with distal vein ligation for arteriovenous fistula creation. Vascular 29:790–796

Fransson T, Gottsäter A, Abdulrasak M, Malina M, Resch T (2022) Drug-eluting balloon (DEB) versus plain old balloon angioplasty (POBA) in the treatment of failing dialysis access: a prospective randomized trial. J Int Med Res 50:3000605221081662

Gao C, Weng C, He C, Xu J, Yu L (2020) Comparison of regional and local anesthesia for arteriovenous fistula creation in end-stage renal disease: a systematic review and meta-analysis. BMC Anesthesiol 20:219

Haddad DJ, Jasty VS, Mohan B, Hsu CH, Chong CC, Zhou W, Tan TW (2022) Comparing outcomes of upper extremity brachiobasilic arteriovenous fistulas and arteriovenous grafts: a systematic review and meta-analysis. J Vasc Access 23:32–41

Han A, Park T, Kim HJ, Min S, Ha J, Min SK (2021) Editor's choice – paclitaxel coated balloon angioplasty vs. plain balloon angioplasty for haemodialysis arteriovenous access stenosis: a systematic review and a time to event meta-analysis of randomised controlled trials. Eur J Vasc Endovasc Surg 62:597–609

Harika G, Mallios A, Allouache M, Costanzo A, de Blic R, Boura B, Jennings WC (2021) Comparison of surgical versus percutaneously created arteriovenous hemodialysis fistulas. J Vasc Surg 74:209–216

Hicks CW, Canner JK, Arhuidese I, Zarkowsky DS, Qazi U, Reifsnyder T, Black JH 3rd, Malas MB (2015) Mortality benefits of different hemodialysis access types are age dependent. J Vasc Surg 61:449–456

Jasty VS, Haddad D, Mohan B, Zhou W, Siracuse JJ, Tan TW (2022) Tapered and non-tapered prosthetic grafts in upper extremity dialysis access: a systematic review and meta-analysis. J Vasc Access 23:42–49

Karunanithy N, Robinson EJ, Ahmad F et al (2021) A multicenter randomized controlled trial indicates that paclitaxel-coated balloons provide no benefit for arteriovenous fistulas. Kidney Int 100:447–456

Kordzadeh A, Parsa AD (2019) A systematic review of distal revascularization and interval ligation for the treatment of vascular access-induced ischemia. J Vasc Surg 70:1364–1373

Kumpfbeck A, Rockman CB, Jacobowitz GR, Lugo JZ, Barfield ME, Scher LA, Nigalaye AA, Garg K (2022) Anticoagulation therapy is associated with increased access-related wound infections after hemodialysis access creation. Ann Vasc Surg 80:136–142

Liu C, Wolfers M, Awan BZ, Ali I, Lorenzana AM, Smith Q, Tadros G, Yu Q (2021) Drug-coated balloon versus plain balloon angioplasty for hemodialysis dysfunction: a meta-analysis of randomized controlled trials. J Am Heart Assoc 10:e022060

Locham S, Naazie I, Canner J, Siracuse J, Al-Nouri O, Malas M (2021) Incidence and risk factors of sepsis in hemodialysis patients in the United States. J Vasc Surg 73:1016–1021

Lyu B, Chan MR, Yevzlin AS, Gardezi A, Astor BC (2022) Arteriovenous access type and risk of mortality, hospitalization, and sepsis among elderly hemodialysis patients: a target trial emulation approach. Am J Kidney Dis 79:69–78

Malas MB, Canner JK, Hicks CW, Arhuidese IJ, Zarkowsky DS, Qazi U, Schneider EB, Black JH 3rd, Segev DL, Freischlag JA (2015) Trends in incident hemodialysis access and mortality. JAMA Surg 150:441–448

Mohamed I, Kamarizan MFA, Da Silva A (2021) Medical adjuvant treatment to increase patency of arteriovenous fistulae and grafts. Cochrane Database Syst Rev 7(7):CD002786

Mohapatra A, Yuo TH, Lowenkamp MN, Wagner JK, Dillavou ED, Chaer RA, Avgerinos ED (2021) Cost-effectiveness analysis of immediate access arteriovenous grafts versus standard grafts for hemodialysis. J Vasc Surg 73:581–587

Mordhorst A, Clement J, Kiaii M, Faulds J, Hsiang Y, Misskey J (2022) A comparison of outcomes between open and endovascular arteriovenous access creation for hemodialysis. J Vasc Surg 75:238–247.e1

Nissen AP, Sandhu HK, Perlick AP, Wong VL, Smith TA, Smeds MR, Saqib NU, Martin GH, Miller CC 3rd, Charlton-Ouw KM (2020) Heparin-bonded versus standard polytetrafluoroethylene arteriovenous grafts: a Bayesian perspective on a randomized controlled trial for comparative effectiveness. Surgery 168:1066–1074

Rao NN, Stokes MB, Rajwani A et al (2019) Effects of arteriovenous fistula ligation on cardiac structure and function in kidney transplant recipients. Circulation 139:2809–2818

Schmidli J, Widmer MK, Basile C et al (2018) Editor's choice – vascular access: 2018 clinical practice guidelines of the European Society for Vascular Surgery (ESVS). Eur J Vasc Endovasc Surg 55:757–818

Shahverdyan R, Beathard G, Mushtaq N, Litchfield TF, Vartanian S, Konner K, Jennings WC (2021) Comparison of ellipsys percutaneous and proximal forearm gracz-type surgical arteriovenous fistulas. Am J Kidney Dis 78:520–529

Tan TW, Siracuse JJ, Brooke BS, Baril DT, Woo K, Rybin D, Doros G, Farber A (2019) Comparison of one-stage and two-stage upper arm brachiobasilic arteriovenous fistula in the vascular quality initiative. J Vasc Surg 69:1187–1195

Tawfik AM, Zidan MH, Salem A, Salem A (2022) A randomized controlled study of early versus standard cannulation of arteriovenous grafts in hemodialysis patients. J Vasc Surg 75:1047–1053

Tripsianis G, Christaina E, Argyriou C, Georgakarakos E, Georgiadis GS, Lazarides MK (2021) Network meta-analysis of trials comparing first line endovascular treatments for arteriovenous fistula stenosis. J Vasc Surg 7:2198–2203

Wagner JK, Dillavou E, Nag U, Ali AA, Truong S, Chaer R, Hager E, Yuo T, Makaroun M, Avgerinos ED (2019) Immediate-access grafts provide comparable patency to standard grafts, with fewer reinterventions and catheter-related complications. J Vasc Surg 69:883–889

Weaver ML, Holscher CM, Graham A, Reifsnyder T (2021) Distal revascularization and interval ligation for dialysis access-related ischemia is best performed using arm vein conduit. J Vasc Surg 73:1368–1375

Yan Wee IJ, Yap HY, Tang TY, Chong TT (2020) A systematic review, meta-analysis, and meta-regression of the efficacy and safety of endovascular arteriovenous fistula creation. J Vasc Surg 71:309–317

Zheng H, Bu S, Song Y, Wang M, Wu J, Chen J (2020) To ligate or not to ligate: a meta-analysis of cardiac effects and allograft function following arteriovenous fistula closure in renal transplant recipients. Ann Vasc Surg 63:287–292

Der diabetische Fuß

Inhaltsverzeichnis

© Springer-Verlag GmbH Deutschland, ein Teil von Springer Nature 2022
E. S. Debus, R. T. Grundmann, *Evidenzbasierte Gefäßchirurgie*, Evidenzbasierte Chirurgie,
https://doi.org/10.1007/978-3-662-66422-3_17

17.1   Leitlinien

17.1.1   Society for Vascular Surgery

Die Society for Vascular Surgery (SVS) hat in Zusammenarbeit mit der American Podiatric Medical Association und der Society for Vascular Medicine klinische Praxisleitlinien zur Behandlung des diabetischen Fußes erstellt (Hingorani et al. 2016). Wesentliche Aussagen sind unter anderen (Empfehlungsgrade nach Stärke in 1 und 2, Evidenzstärke nach A bis C unterteilt):

Vorbeugung von Fußulzeration

- Wir empfehlen, dass Patienten mit Diabetes sich jährlich einer Fußinspektion durch Ärzte oder Behandlungsanbieter mit Training in Fußbehandlung unterziehen (Grad 1C).
- Wir empfehlen, dass die Fußuntersuchung eine Prüfung auf periphere Neuropathie einschließt mit Hilfe des Semmes-Weinstein-Tests (Grad 1B).
- Wir empfehlen die Unterrichtung der Patienten und ihrer Familien über präventive Fußpflege (Grad 1C).
- Wir sprechen uns gegen den Routinegebrauch von spezifischer therapeutischer Fußbekleidung bei diabetischen Patienten mit durchschnittlichem Risiko aus (Grad 2C).
- Wir empfehlen die Verwendung von maßgeschneiderter therapeutischer Fußbekleidung bei diabetischen Patienten mit hohem Risiko, einschließlich solchen mit signifikanter Neuropathie, Fußdeformitäten oder vorausgegangener Amputation (Grad 1B).
- Wir empfehlen adäquate glykämische Kontrolle (Hämoglobin A1c < 7 % mit Strategien, Hypoglykämien zu minimieren), um die Inzidenz diabetischer Fußulzera (DFU) und Infektionen mit nachfolgendem Risiko der Amputation zu verringern (Grad 2B).
- Wir sprechen uns gegen die prophylaktische arterielle Revaskularisation aus, um DFU vorzubeugen (Grad 1C).

Entlastung von DFU

- Wir empfehlen bei Patienten mit plantaren DFU die Entlastung mit einem totalen Kontakt-(Gips) Verband oder einem nicht entfernbaren fixierten Gehstiefel (Grad 1B).
- Bei Patienten mit DFU, die einen häufigen Verbandswechsel benötigen, empfehlen wir eine Entlastung mit einem entfernbaren Gehgips als Alternative zu einem totalen Kontakt-(Gips) Verband oder einem nicht entfernbaren fixierten Gehstiefel (Grad 2C).
- Wir sprechen uns gegen den Gebrauch von postoperativen Schuhen oder Standard – oder maßgeschneiderter Fußbekleidung zur Entlastung plantarer DFUs aus (Grad 2C).
- Bei Patienten mit nicht-plantaren Wunden empfehlen wir jede Modalität, die den Druck an der Stelle des Ulkus entlastet, wie chirurgische Sandalen oder Fersenentlastungsschuhe (Grad 1C).
- Bei Hochrisikopatienten mit abgeheiltem DFU (einschließlich solchen mit einer früheren Anamnese eines DFU, partieller Fußamputation oder Charcot-Fuß) empfehlen wir das Tragen spezifischer therapeutischer Fußbekleidung mit druckentlastenden Einlegesohlen, um neue oder rezidivierende Druckulzera zu vermeiden (Grad 1C).

Diagnose der diabetischen Fußosteomyelitis (DFO)

- Bei Patienten mit diabetischer Fußinfektion (DFI) mit offener Wunde empfehlen wir eine Probe aus dem Knochen, um die Diagnose zu unterstützen (Grad 2C).

— Bei allen Patienten mit einer neuen DFI empfehlen wir Röntgenaufnahmen des betroffenen Fußes, um sowohl Knochenabnormitäten (Deformität, Destruktion) als auch Gas im Weichgewebe und röntgendichte Fremdkörper zu identifizieren (Grad 2C).

— Für Patienten, die eine zusätzliche (d. h. sensitivere und spezifischere) Bildgebung benötigen, speziell wenn ein Weichteilabszess vermutet wird oder die Diagnose einer Osteomyelitis unsicher bleibt, empfehlen wir die Bildgebung durch MRT als Methode der Wahl. MRT ist ein wertvolles Hilfsmittel in der Diagnostik der Osteomyelitis, wenn die Probe aus dem Knochen nicht beweiskräftig oder die Röntgenaufnahme nicht brauchbar ist (Grad 1B).

— Bei Patienten mit Verdacht auf DFO, bei denen ein MRT kontraindiziert oder nicht verfügbar ist, empfehlen wir eine Leukozyten – oder Antigranulozytenszintigrapie, bevorzugt kombiniert mit einer Knochenszintigraphie als die beste Alternative (Grad 2B).

— Bei Patienten mit einem hohen Risiko für eine DFO empfehlen wir, dass die Diagnose am definitivsten durch die kombinierten Befunde von Knochenkultur und Histologie gesichert wird (Grad 1C). Wenn der Knochen debridiert wird, um die Osteomyelitis zu behandeln, empfehlen wir die Einsendung einer Probe zu Kultur und Histologie (Grad 1C).

— Bei Patienten, bei denen kein Knochendebridement durchgeführt wird, empfehlen wir, dass die Kliniker erwägen, eine diagnostische Knochenbiopsie zu erlangen, wenn sie diagnostischer Ungewissheit, inadäquater Kulturinformation oder fehlendem Ansprechen auf eine empirische Behandlung gegenüberstehen (Grad 2C).

Wundbehandlung bei DFU

— Wir empfehlen die häufige Beurteilung in 1- bis 4-wöchentlichen Intervallen mit Ausmessung diabetischer Fußwunden, um die Verkleinerung der Wundgröße und den Heilungsprozess zu überwachen (Grad 1C).

— Wir empfehlen die Beurteilung aller diabetischen Fußwunden hinsichtlich einer Infektion bei initialer Vorstellung, mit Hilfe initialem scharfem Debridement aller infizierten diabetischen Ulzera und dringlicher chirurgischer Intervention bei Fußinfektionen mit Abszess, Gas oder nekrotisierender Fasziitis (Grad 1B).

— Wir empfehlen, dass die Behandlung der diabetischen Fußinfektion den jüngst publizierten Leitlinien der Infectious Diseases Society of America (IDSA) folgt (nicht benotet).

— Wir empfehlen für diabetische Fußwunden die Verwendung von Verbandsprodukten, die ein feuchtes Milieu aufrechterhalten, Exsudat kontrollieren und eine Mazeration der umgebenden intakten Haut verhindern (Grad 1B).

— Wir empfehlen das scharfe Debridement allen devitalsierten Gewebes und umgebenden Kallusmaterials von diabetischen Fußulzerationen in 1- bis 4-wöchigen Intervallen (Grad 1B).

— In Anbetracht des Fehlens von Evidenz für die Überlegenheit irgendeiner Debridement-Technik empfehlen wir ein initiales scharfes Debridement mit nachfolgender Wahl der Debridement-Methode auf Basis des klinischen Zusammenhangs, Verfügbarkeit von Erfahrung und Bestand, Patiententoleranz und Präferenz und Kosteneffektivität (Grad 2C).

— Für DFU, die es verfehlen, eine Besserung zu zeigen (>50 % Wundflächenreduktion) nach einem Minimum von 4 Wochen Standard-Wundbehandlung empfehlen wir zusätzliche Wundtherapie-Optionen. Diese schließen eine Unterdruck-Wundtherapie, Biologika und hyperbare Sauerstofftherapie ein. Die Wahl der adjuvanten Behandlung basiert auf klinischen Befunden, Verfügbarkeit der Behandlung und Kosteneffektivität (Grad 1B).

- Wir empfehlen die Unterdruck-Wundbehandlung für chronische diabetische Fußwunden, die keinen erwarteten Heilungsfortschritt mit Standard- oder fortgeschrittenen Wundverbänden nach 4 bis 8 Wochen Behandlung zeigen (Grad 2B).
- Bei Patienten mit DFU, das nicht auf eine konservative Behandlung von 4 bis 6 Wochen anspricht, empfehlen wir eine hyperbare Sauerstofftherapie (Grad 2B).

Periphere arterielle Verschlusskrankheit (pAVK) und DFU

- Wir empfehlen, dass bei Patienten mit Diabetes Knöchel-Arm-Index (ABI)-Messungen durchgeführt werden, wenn sie ein Alter von 50 Jahren erreicht haben (Grad 2C).
- Wir empfehlen bei Patienten mit Diabetes und früherer Anamnese von DFU, früherer abnormer Gefäßuntersuchung, früherer Intervention wegen pAVK oder bekannter arteriosklerotischer kardiovaskulärer Erkrankung (z. B. koronar, zerebral oder renal) eine jährliche Gefäßuntersuchung der unteren Extremitäten und Füße einschließlich ABI und Zehendruckmessung (Grad 2C).
- Wir empfehlen, dass bei Patienten mit DFU die pedale Perfusion mittels ABI, Knöchel- und Fuß-Dopplersonographie und entweder systolische Zehendruck- oder transkutane Sauerstoffdruckmessung (TcPO2) jährlich erfasst wird (Grad 1B).
- Bei Patienten mit DFU und pAVK empfehlen wir die Revaskularisation entweder mittels eines chirurgischen Bypasses oder endovaskulär (Grad 1B). Anmerkungen zu Technik und Umsetzung:
  - Die Vorhersage, welche Patienten am wahrscheinlichsten eine Revaskularisation benötigen und davon profitieren, kann auf Basis der SVS-WIFI-Klassifikation (Wound, Ischemia, and Foot Infection) erfolgen.
  - Eine Verbindung von klinischer Beurteilung und sorgfältiger Interpretation der objektiven Perfusionsbestimmungen zusammen mit einer Bewertung des Ausmaßes der Wunde und der Infektion ist notwendig, um die Patienten in geeigneter Weise für die Revaskularisation auszuwählen.
  - Bei Patienten in funktionsfähigem Zustand und mit langstreckiger Verschlusskrankheit und einem guten autologen Blutleiter ist der Bypass wahrscheinlich vorzuziehen.
  - Bei Gewebeverlust und Diabetes ist der Kunststoffbypass einem Bypass mit einem venösen Blutleiter unterlegen.
  - Die Wahl der Intervention hängt vom Grad der Ischämie, dem Ausmaß der arteriellen Erkrankung, dem Ausmaß der Wunde, von Anwesenheit oder Abwesenheit von Infektion und der verfügbaren Expertise ab.

17.1.2 International Working Group on the Diabetic Foot (IWGDF)

Empfehlungen zu Diagnose und Management von Fußinfektionen bei Personen mit Diabetes (Lipsky et al. 2016)

- Klassifikation/Diagnose (Empfehlung nach stark und schwach unterteilt; Qualität der Evidenz hoch, mäßig, gering)
  - Eine diabetische Fußinfektion muss klinisch diagnostiziert werden, auf Basis der Anwesenheit von lokalen oder systemischen Zeichen oder Symptomen der Entzündung (starke Empfehlung; Qualität der Evidenz gering).
  - Bestimme den Schweregrad einer DFI mit Hilfe des Klassifikationssystems der Infectious Diseases Society of America/International Working Group on the Diabetic Foot (stark; mäßig).

— Osteomyelitis
  – Führe einen Test mit Probe aus dem Knochen bei einer infizierten offenen Wunde durch; bei einem Patienten mit geringem Risiko für eine Osteomyelitis schließt ein negativer Test die Diagnose weitgehend aus, während bei einem Hochrisikopatienten ein positiver Test größtenteils diagnostisch ist (stark; hoch).
  – Merklich erhöhte Serumentzündungsparameter, speziell die Blutkörperchensenkungsgeschwindigkeit, deuten in Verdachtsfällen auf eine Osteomyelitis hin (schwach; mäßig).
  – Die definitive Diagnose einer Knocheninfektion erfordert gewöhnlich positive Ergebnisse bei den mikrobiologischen (und, optimal, histologischen) Untersuchungen einer aseptisch gewonnenen Knochenprobe, aber dies ist gewöhnlich nur erforderlich, wenn Zweifel an der Diagnose bestehen oder es entscheidend ist, die Antibiotikaempfindlichkeit des verursachenden Pathogens zu bestimmen (stark; mäßig).
  – Die Wahrscheinlichkeitsdiagnose einer Knocheninfektion ist angezeigt, wenn positive Ergebnisse aus einer Kombination von diagnostischen Tests vorhanden sind, wie Knochenprobe, Serumentzündungsmarker, Röntgenaufnahme, MRT oder Szintigraphie (stark; schwach).
  – Vermeide die Verwendung von Ergebnissen aus Weichgewebsproben oder aus Fistelgängen, um die Antibiotikabehandlung einer Osteomyelitis auszuwählen, da sie nicht exakt die Ergebnisse aus Knochenkulturen widerspiegeln (stark; mäßig).
  – Erhalte Röntgenaufnahmen des Fußes in allen Fällen von nicht oberflächlicher DFI (stark; gering).
  – Verwende das MRT, falls ein erweiterter bildgebender Test zur Diagnose einer diabetischen Fußosteomyelitis benötigt wird (stark; mäßig).
  – Wenn ein MRT nicht zur Verfügung steht oder kontraindiziert ist, ziehe eine Leukozytenszintigraphie oder möglicherweise ein SPECT/CT oder ein FDG-PET/CT in Betracht (schwach; mäßig).

— Bestimmung des Schweregrads
  – Erhebe die Vitalzeichen und geeigneten Bluttests bei der ersten Bewertung eines infizierten Fußes, debridiere die Wunde und bestimme Tiefe und Ausdehnung der Infektion, um ihren Schweregrad zu erfassen (stark; mäßig).
  – Bewerte die arterielle Perfusion bei der ersten Beurteilung und entscheide, ob und wann eine weitere vaskuläre Beurteilung oder Revaskularisation notwendig ist (stark; gering).

— Mikrobiologische Überlegungen
  – Erhalte Kulturen der infizierten Wunden, bevorzugt als Gewebeprobe eher als ein Abstrich, um die ursächlichen Mikroorganismen und ihre Antibiotikaempfindlichkeit festzustellen (stark; hoch).
  – Erhalte keine wiederholten Kulturen außer der Patient spricht klinisch nicht auf die Behandlung an, oder gelegentlich zur Infektionskontrolle und Überwachung resistenter Pathogene (stark; gering).
  – Sende die gesammelten Proben zügig zu einem mikrobiellen Labor, in sterilen Transportbehältern und in Begleitung von klinischen Informationen zur Art der Probe und Lokalisation der Wunde (stark; gering).

— Chirurgische Behandlung
  – Ziehe einen chirurgischen Spezialisten in ausgewählten Fällen von mäßiger

und allen Fällen von schwerer diabetischer Fußinfektion zu Rate (schwach; gering).

- Führe dringliche chirurgische Interventionen in Fällen von tiefen Abszessen, Kompartmentsyndrom und nahezu allen nekrotisierenden Weichteilinfektionen durch (stark; gering).
- Ziehe eine chirurgische Intervention in Fällen von Osteomyelitis, die sich ins Weichgewebe ausbreitet, in Betracht, bei zerstörter Weichgewebsumhüllung, progressiver Knochendestruktion im Röntgenbild oder Knochen, der aus dem Ulkus hervortritt (stark; gering).

— Antimikrobielle Therapie

- Während nahezu alle klinisch infizierten diabetischen Wundinfektionen eine antimikrobielle Behandlung erfordern, behandle klinisch nicht-infizierte Wunden nicht mit einer antimikrobiellen Therapie (stark; gering).
- Wähle die für die Behandlung spezifischen Antibiotika auf Basis der wahrscheinlichen oder bewiesenen ursächlichen Pathogene aus, ihrer antibiotischen Empfindlichkeiten, des klinischen Schweregrads der Infektion, der Evidenz der Wirksamkeit der Substanz für DFI und der Kosten (stark; mäßig).
- Eine antibiotische Behandlung von 1 bis 2 Wochen ist gewöhnlich adäquat für die meisten milden und mäßigen Infektionen (stark; hoch).
- Wende für die meisten schweren Infektionen und einige mäßige Infektionen initial die parenterale Therapie an, mit einem Wechsel zur oralen Behandlung, wenn die Infektion anspricht (stark; gering).
- Wähle nicht für eine DFI eine spezifische Verbandsart aus mit dem Ziel, eine Infektion zu verhindern oder ihr Outcome zu verbessern (stark; hoch).

- Für die DFO empfehlen wir eine antibiotische Behandlung von 6 Wochen für Patienten, bei denen keine Resektion eines infizierten Knochens vorgenommen wird und nicht mehr als eine Woche Antibiotikatherapie, falls aller infizierter Knochen reseziert wird (stark; mäßig).
- Wir raten, keinerlei Hilfsmaßnahmen für eine DFI anzuwenden (schwach; gering).
- Beurteile die Anwendung traditioneller Heilmittel und den früheren Gebrauch von Antibiotika, wenn Du eine DFI behandelst, und ziehe lokale bakterielle Pathogene und ihr Empfindlichkeitsprofil in Betracht (stark; gering).

17.1.3 International Working Group on the Diabetic Foot (IWGDF)

Empfehlungen zur Anwendung von Interventionen zur Verbesserung des Abheilens chronischer diabetischer Fußulzera (auszugsweise, Game et al. 2016)

— Reinige Ulzera regelmäßig mit reinem Wasser oder Kochsalzlösung, debridiere sie, wenn dies möglich ist, um Ablagerungen von der Wundoberfläche zu entfernen und verbinde sie mit einem sterilen inerten Verband, um so exzessives Exsudat zu kontrollieren und eine warme, feuchte Umgebung aufrechtzuerhalten, um das Abheilen zu fördern (Stärke der Empfehlung: stark; Qualität der Evidenz: gering).

— Generell, entferne devitalisiertes nekrotisches Gewebe und umgebenden Kallus mit scharfem Debridement in Vorzug zu anderen Methoden, wobei relative Kontraindikationen wie schwere Ischämie in Betracht zu ziehen sind (stark; gering).

- Wähle den Verband prinzipiell auf der Basis von Exsudatkontrolle, Komfort und Kosten aus (stark; gering).
- Verwende keine antimikrobiellen Verbände mit dem Ziel, die Wundheilung zu verbessern oder einer sekundären Infektion vorzubeugen (stark; mäßig).
- Ziehe die Anwendung von systemischer hyperbarer Sauerstofftherapie in Betracht, obwohl weitere geblindete und randomisierte Studien notwendig sind, um ihre Kosteneffektivität zu beweisen und die Population zu definieren, die am meisten von ihrer Anwendung profitiert (schwach; mäßig).
- Topische Unterdruckwundtherapie kann bei postoperativen Wunden in Betracht gezogen werden, obwohl Wirksamkeit und Kosteneffektivität dieses Vorgehens noch festzustellen sind (schwach; mäßig).
- Wähle keine Mittel, von denen berichtet wird, dass sie die Wundheilung durch Ändern der Biologie der Wunde verbessern, einschließlich Wachstumsfaktoren, biotechnologischen Hautprodukten und Gaze, in Vorzug vor akzeptierten Standards guter Behandlungsqualität (stark; gering).
- Wähle keine Mittel, von denen berichtet wird, dass sie die Wundheilung durch Änderung der physikalischen Umgebung beeinflussen, einschließlich der Anwendung von Elektrizität, Magnetismus, Ultraschall und Schockwellen, in Vorzug vor akzeptierten Standards guter Behandlungsqualität (stark; gering).
- Wähle keine systemischen Behandlungen, von denen berichtet wird, dass sie die Wundheilung verbessern, einschließlich Medikamenten und pflanzlichen Therapien, in Vorzug vor akzeptierten Standards guter Behandlungsqualität (stark; gering).

17.1.4 International Working Group on the Diabetic Foot (IWGDF 2019 update)

Leitlinien zu Diagnose, Prognose, und Behandlung der peripheren arteriellen Verschlusskrankheit bei Patienten mit Fußulzera und Diabetes (auszugsweise. Hinchliffe et al. 2020)

- Untersuche jährlich die Füße aller Patienten mit Diabetes auf das Vorhandensein einer pAVK, auch bei Fehlen eines Fußulkus. Dies sollte wenigstens eine relevante Anamneseerhebung und die Palpation der Fußpulse beinhalten (Stärke der Empfehlung: stark; Qualität der Evidenz: gering).
- Untersuche klinisch alle Patienten mit Diabetes und Fußulzeration mittels relevanter Anamnese und Palpation der Fußpulse hinsichtlich des Vorhandenseins einer pAVK (stark; gering)
- Da die klinische Untersuchung eine pAVK bei den meisten Personen mit Diabetes und Fußulkus nicht verlässlich ausschließt, untersuche die pedalen arteriellen Doppler Wellenformen in Kombination mit dem systolischen Knöchel-Arm-Index (ABI) oder systolischem Zehen-Arm-Index (TBI). Keine Einzelmodalität hat sich als optimal erwiesen und es gibt keinen definitiven Grenzwert, oberhalb dem eine pAVK verlässlich ausgeschlossen werden kann. Jedoch ist die pAVK eine weniger wahrscheinliche Diagnose bei Vorhandensein eines ABI von 0,9–1,3; TBI $\geq$ 0,75; und triphasischen pedalen Doppler Wellenformen (stark; gering).
- Führe bei Patienten mit einem diabetischen Fußulkus und pAVK wenigsten

einen der folgenden Tests am Krankenbett durch, von denen jeder von ihnen die Prä-Test – Heilungs-Wahrscheinlichkeit wenigstens um 25 % erhöht: ein Hautperfusionsdruck ≥40 mm Hg; ein Zehendruck ≥30 mm Hg; oder ein transkutaner Sauerstoffdruck (TcPO2) ≥25 mm Hg (stark; mäßig).

— Nutze das WIFI-Klassifikationssystem als Mittel, das Amputationsrisiko und den Revaskularisationsnutzen bei einem Patienten mit diabetischem Fußulkus und pAVK zu stratifizieren (stark; mäßig).

— Ziehe immer bei einem Patienten mit diabetischem Fußulkus und einem Knöcheldruck ≤50 mm Hg, ABI < 0,5, Zehendruck <30 mm Hg oder TcPO2 < 25 mm Hg die dringliche vaskuläre Bildgebung in Betracht (stark; gering).

— Ziehe immer bei Patienten mit diabetischem Fußulkus, unabhängig von den Ergebnissen der Tests am Krankenbett, die vaskuläre Bildgebung in Betracht, wenn das Ulkus nicht innerhalb von 4 bis 6 Wochen abheilt, trotz guter Standardversorgung (stark; gering).

— Erwäge immer bei einem Patienten mit diabetischem Fußulkus und pAVK die Revaskularisation, unabhängig von den Ergebnissen der Tests am Krankenbett, wenn das Ulkus nicht innerhalb von 4 bis 6 Wochen abheilt, trotz optimaler Behandlung (stark; gering).

— Nehme nicht an, dass die diabetische Mikroangiopathie – falls vorhanden – die Ursache der schlechten Heilung bei Patienten mit diabetischen Fußulkus ist; ziehe daher immer andere Möglichkeiten der schlechten Heilung in Betracht (stark; gering).

— Nutze eine der folgenden Modalitäten, um anatomische Information zu erhalten, wenn die Revaskularisation der unteren Extremität eines Patienten in Betracht gezogen wird: Farbduplex-Ultraschall, CTA, MRA oder intraarterielle DSA. Beurteile die ganze arterielle Zirkulation der unteren Extremität mit detaillierter Darstellung der Arterien unterhalb des Knies und des Fußes, in anteroposteriorer und lateraler Ebene (stark; gering).

— Versuche bei der Revaskularisation bei einem Patienten mit diabetischem Fußulkus den direkten Blutfluss zu wenigstens einer Fußarterie wiederherzustellen, bevorzugt zu der Arterie, die die anatomische Region des Ulkus versorgt. Evaluiere nach dem Eingriff seine Effektivität mit einer objektiven Bestimmung der Perfusion (stark; gering).

— Treffe die Entscheidung auf Basis von individuellen Faktoren wie morphologische Verteilung der pAVK, Vorhandensein einer autogenen Vene, Patienten-Komorbiditäten und lokaler Expertise, da die Evidenz ungenügend ist, um festzusetzen, ob eine endovaskuläre, offene oder Hybrid-Revaskularisationstechnik überlegen ist (stark; gering).

— Jedes Zentrum, das Patienten mit einem diabetischem Fußulkus behandelt, sollte Expertise und raschen Zugang zu den Einrichtungen haben, die notwendig sind, eine pAVK zu diagnostizieren und zu behandeln, einschließlich beides, endovaskuläre Techniken und Bypass-chirurgie (stark; gering).

— Stelle sicher, dass nach Revaskularisation bei einem Patienten mit diabetischem Fußulkus der Patient durch ein multidisziplinäres Team als Teil eines umfassenden Behandlungsplans behandelt wird (stark; gering).

— Bewerte und behandle Patienten mit Zeichen oder Symptomen von pAVK und diabetischer Fußinfektion dringlich, da sie ein besonders hohes Risiko für eine Major-Gliedmaßenamputation haben (stark; mäßig).

— Vermeide die Revaskularisation bei Patienten, bei denen aus Patientenperspektive das Risiko-Nutzen-Verhältnis hinsichtlich der Erfolgswahrscheinlichkeit der Prozedur ungünstig ist (stark; gering).

- Biete jedem Patienten mit Diabetes und ischämischem Fußulkus ein intensives kardiovaskuläres Risikomanagement an, einschließlich Unterstützung bei Aufgeben des Rauchens, Behandlung des Hochdrucks, Blutzuckerkontrolle, Behandlung mit Statinen und niedrig dosiertem Clopidogrel oder Aspirin (stark; gering).

17.1.5 International Working Group on the Diabetic Foot (IWGDF 2019 update)

Leitlinien zur Entlastung von Fußulzera bei Personen mit Diabetes (auszugsweise, Bus et al. 2020)

1. (a) Nutze ein nicht-entfernbares Knie-hohes Entlastungs-Device mit einem geeigneten Fuß-Device-Zwischenstück als erste Wahl der Entlastungsbehandlung bei Patienten mit Diabetes und neuropathischem plantarem Vorfuß- oder Mittelfuß-Ulkus, um die Heilung zu fördern (stark; hoch).
   (b) Benutze hierzu entweder einen totalen Kontakt-Gips oder einen nicht-entfernbaren Knie-hohen „Walker" (stark; mäßig).

2. Ziehe bei einer Person mit Diabetes und neuropathischem plantarem Vorfuß- oder Mittelfuß-Ulkus, bei der ein nicht-entfernbares Knie-hohes Entlastungs-Device kontraindiziert ist oder nicht toleriert wird, ein entfernbares Knie-hohes Entlastungs-Device in Betracht als zweite Wahl der Entlastungsbehandlung, um die Heilung des Ulkus zu fördern. Ermuntere zusätzlich den Patienten, das Device jederzeit zu tragen (schwach; gering).

3. Verwende bei einer Person mit Diabetes und neuropathischem plantarem Vorfuß- oder Mittelfuß-Ulkus, bei der ein Knie-hohes Entlastungs-Device kontraindiziert ist oder nicht toleriert wird, ein entfernbares Knöchel-hohes Entlastungs-Device als dritte Wahl der Entlastungsbehandlung, um die Heilung des Ulkus zu fördern. Ermuntere zusätzlich den Patienten, das Device jederzeit zu tragen (stark; gering).

4. (a) Nutze bei einem Patienten mit Diabetes und neuropathischem plantarem Vorfuß- oder Mittelfuß-Ulkus nicht (und instruiere den Patienten nicht zu nutzen) konventionelles oder Standard-therapeutisches Schuhwerk als Entlastungsbehandlung, um die Heilung des Ulkus zu fördern, außer es ist keines der oben erwähnten Entlastungs-Devices verfügbar (stark; mäßig).
   (b) Ziehe in dieser Situation die Verwendung von verfilztem Schaumstoff in Kombination mit richtig angepasstem konventionellem oder Standard-therapeutischem Schuhwerk als die vierte Wahl der Entlastungsbehandlung in Betracht, um die Heilung des Ulkus zu fördern (schwach; gering).

5. Ziehe bei einer Person mit Diabetes und neuropathischem plantarem Ulkus des Metatarsalköpfchens eine Achillessehnen-Verlängerung, Resektion des Metatarsalköpfchens oder Arthroplastik in Erwägung, um die Heilung des Ulkus zu fördern, wenn die nicht-chirurgische Entlastungsbehandlung versagt (schwach; gering).

6. Ziehe bei einer Person mit Diabetes und neuropathischem plantarem Ulkus oder Zehenspitzenulkus die Zehenbeuger-Tenotomie in Betracht, um die Heilung des Ulkus zu fördern, wenn die nicht-chirurgische Entlastungsbehandlung versagt (schwach; gering).

7. (a) Ziehe bei einer Person mit Diabetes und neuropathischem plantarem Vorfuß- oder Mittelfuß-Ulkus, mit entweder milder Infektion oder milder Ischämie, ein nicht-entfernbares Knie-hohes Entlastungs-Device in Betracht, um die Heilung des Ulkus zu fördern (schwach; gering).
   (b) Ziehe bei einer Person mit Diabetes und neuropathischem plantarem Vor-

fuß- oder Mittelfuß-Ulkus mit beidem (milder Infektion und milder Ischämie) oder mit entweder mäßiger Infektion oder mäßiger Ischämie ein entfernbares Knie-hohes Entlastungs-Device in Betracht, um die Heilung des Ulkus zu fördern (schwach; gering).

(c) Gehe bei einer Person mit Diabetes und neuropathischem plantarem Vorfuß- oder Mittelfuß-Ulkus mit beidem (mäßiger Infektion und mäßiger Ischämie) oder mit entweder schwerer Infektion oder schwerer Ischämie, primär die Infektion und/oder Ischämie an, und ziehe eine entfernbare Entlastungsintervention auf Basis der Patientenfunktion, Gehstatus und Aktivitätsniveau in Betracht, um die Heilung des Ulkus zu fördern (schwach; gering).

8. Ziehe bei einer Person mit Diabetes und neuropathischem plantarem Fersenulkus ein Knie-hohes Entlastungs-Device oder andere Entlastungsintervention, die den Plantardruck auf die Ferse effektiv reduziert und vom Patienten toleriert wird, in Betracht, um die Heilung des Ulkus zu fördern (schwach; gering).

9. Gebrauche bei einer Person mit Diabetes und einem nicht-plantarem Fuß-ulkus ein entfernbares knöchelhohes Entlastungs-Device, Schuhwerk-Modifikationen, Zehenabstandshalter oder Orthosen, abhängig vom Typ und Lokalisation des Fußulkus, um die Heilung des Ulkus zu fördern (stark; gering).

17.2 WIFI-Klassifikations-System

Für Patienten mit bedrohter Extremität aufgrund von Infektion und Ischämie, also Patienten mit kritischer Extremitätenischämie (CLTI) und diabetischem Fuß, hat die Society for Vascular Surgery ein Risiko-Klassifikations-System vorgeschlagen, das den Befund wesentlich genauer als bisher beschreiben und damit auch zur Prognose eine Aussage machen will (Mills et al. 2014). Das System orientiert sich an drei Faktoren, die die Behandlungsstrategie und das Amputationsrisiko bei diesen Patienten hauptsächlich bestimmen: der Wunde (Wound), der Ischämie (Ischemia) und der Fußinfektion (Foot Infection) und wird deshalb auch WIFI-Klassifikation genannt. Zielgruppe des Systems sind alle Patienten mit

- ischämischem Ruheschmerz, typischerweise im Vorfuß, mit konfirmatorischer hämodynamischer Untersuchung (ABI < 0,40; systolischer Knöcheldruck <50 mm Hg; Zehendruck <30 mm Hg; Gewebe-pO_2 [$TcPO_2$, transkutane Oximetrie] <20 mm Hg);
- einem diabetischen Fußulkus;
- nicht-heilender Wunde an der unteren Extremität oder Fuß von wenigstens zwei Wochen Dauer;
- Gangrän an irgendeinem Abschnitt von Fuß oder unterer Extremität.

Da jede der drei Kategorien (Wunde, Ischämie, Fußinfektion) in vier Schweregrade eingeteilt wird – von 0 (nein) bis 1 (mild), 2 (mäßig), 3 (schwer) –, bietet das System ein Raster von 64 theoretisch möglichen klinischen Kombinationen (= WIFI-Klassen). Eine wesentliche Absicht ist es, mit dieser sehr genauen Beschreibung die Vergleichbarkeit klinischer Studienergebnisse zu verbessern.

Das WIFI-Klassifikationssystem für die bedrohte untere Extremität. Gradeinteilung der drei Kategorien Wunde, Ischämie und Fußinfektion. (Stark verkürzt nach Mills et al. 2014)

I. *Wunde*
  - 0 = Kein Ulkus, keine Gangrän
  - 1 = Kleines flaches Ulkus an distalem Bein oder Fuß/keine Gangrän
  - 2 = Tieferes Ulkus mit exponiertem Knochen, flaches Fersenulkus/gangränöse Veränderungen auf die Zehen beschränkt
  - 3 = Ausgedehntes Ulkus Vorfuß und/oder Mittelfuß/extensive Gangrän

II. *Ischämie*
- 0 = ABI ≥ 0,8/Knöcheldruck >100 mm Hg/Zehendruck, TcPO2 ≥ 60 mm Hg
- 1 = ABI 0,6–0,79/Knöcheldruck 70–100 mm Hg/Zehendruck, TcPO2 40–59 mm Hg
- 2 = ABI 0,4–0,59/Knöcheldruck 50–70 mm Hg/Zehendruck, TcPO2 30–39 mm Hg
- 3 = ABI ≤ 0,39/Knöcheldruck <50 mm Hg/Zehendruck, $TcPO_2$ <30 mm Hg

III. *Infektion*
- 0 = Keine Infektion
- 1 = Lokale Infektion, auf Haut und Subkutis beschränkt
- 2 = Lokale Infektion mit Erythem >2 cm oder Infektion tieferer Schichten (z. B. Abszess, Osteomyelitis)
- 3 = Lokale Infektion wie oben, mit Zeichen von SIRS (Systemic inflammatory response syndrome)

Mathioudakis et al. (2017) erfassten prospektiv 217 Patienten mit DFU (439 Wunden). Die Wunden wurden anhand der WIFI-Klassifikation stratifiziert (28 % WIFI-Stadium 1, 11 % Stadium 2, 33 % Stadium 3 und 28 % Stadium 4) und die Wundheilung und die Amputationsrate in den einzelnen Stadien verglichen. Mit ansteigendem WIFI-Stadium nahm die Zahl der aktiven Wunden pro Extremität signifikant zu (Stadium 1, 1,1; Stadium 4, 1,4), gleiches galt für die Wundfläche (Stadium 1 im Mittel 2,6 cm²; Stadium 4, 15,3 cm²) und Wundtiefe (Stadium 1 im Mittel 0,2 cm; Stadium 4, 0,8 cm). Minoramputationen (Stadium 1, 18 %; Stadium 4, 56 %) und Revaskularisationen (Stadium 1, 6 %; Stadium 4, 55 %) waren mit zunehmendem WIFI-Stadium signifikant häufiger. In der Kaplan-Meier-Analyse war die WIFI-Klassifikation in der Lage, prognostische Aussagen zur Wundheilung, aber nicht zur Majoramputationsrate zu machen. Für Stadium 4-Wunden errechneten die Autoren eine mittlere Wundheilungszeit von 190 ± 17 Tagen und ein Majoramputationsrisiko von 5,7 % ± 3,2 % nach 1 Jahr.

Ansteigendes WIFI-Stadium ist mit verlängerter Wundheilungszeit, einer höheren Zahl chirurgischer Eingriffe und zunehmenden Kosten bei Behandlung des DFU assoziiert. Dies demonstrierten Hicks et al. (2018) in einem Bericht über 319 Wundepisoden bei 248 Patienten (WIFI-Stadium 1, 31 %; Stadium 2, 16 %; Stadium 3, 30 %; Stadium 4, 24 %). Die Beinerhaltungsrate nach 1 Jahr machte im Gesamtkrankengut 95 % ± 2 % aus, die Wundheilungsrate 85 % ± 2 %. Die Autoren betonten die hohen Beinerhaltungsraten bei ganz erheblichen Behandlungskosten. In dieser Analyse stiegen die Kosten pro Wundepisode parallel zum WIFI-Stadium progressiv an, von $3995 ± $1047 (Stadium 1-Wunden) auf $50.546 ± $4887 (Stadium 4-Wunden). Dies betraf speziell die Krankenhauskosten (Stadium 1, $21.296 ± $4445 vs. Stadium 4, $54.513 ± $5001), während sich die Kosten bei der ambulanten Versorgung zwischen den einzelnen Stadien nicht signifikant unterschieden.

In einer prospektiven Beobachtungsstudie mit 152 Patienten mit DFU und Follow-up bis zu 1 Jahr beobachteten Pena et al. (2021) Majoramputationen in 11,8 % der Fälle, 16 (10,5 %) Patienten verstarben im Follow-up. Es fand sich eine statistisch signifikante Assoziation zwischen WIFI-Stadium und Majoramputationsrate, Sterblichkeit, amputationsfreiem Überleben und Wundheilungsrate. Die Untersuchung bestätigte den prognostischen Wert der WIFI-Klassifikation bei Patienten mit DFU. Hicks et al. (2021) überprüften, inwieweit die WIFI-Klassifikation den Nutzen einer Revaskularisation bei Patienten mit Diabetes und CLTI vorhersagen lässt. Hierzu wurden anhand des WIFI-Scores vier Gruppen gebildet, Quartil (Q)1 mit dem erwarteten höchsten Nutzen einer Revaskularisation bis Q4 mit dem erwarteten geringsten Nutzen. Die Kaplan-Meier geschätzten Majoramputationsraten in einem Krankengut von insgesamt 187 Revaskularisationen machten 7,2 % ± 4,1 % in Q1, 3,8 % ± 2,6 % in Q2, 7,0 % ± 4,8 % in Q3 und 25,7 % ± 7,5 % in Q4 aus (p = 0,006). Die Fußheilungsraten waren nach 1 Jahr 87,3 % ± 5,7 % in Q1, 84,8 % ± 5,6 % in Q2, 83,8 % ± 7,4 % in Q3 und 68,2 % ± 9,1 % in Q4 (p = 0,06). Die Q4-Gruppe hatte ein signifikant größeres Majoramputationsrisiko verglichen mit Q1 (Hazard Ratio 4,26). Die Daten zeigten, dass das WIFI-Klassifikationssystem bis zu einem gewissen Umfang bei Patienten mit Diabetes und CLTI das Majoramputationsrisiko abschätzen lässt. Bei Extremitäten mit fraglichem Revaskularisationsnutzen (Q4) kam es häufig zur Majoramputation trotz offener Revaskularisation, was belegt, dass in dieser Gruppe die Größe der Wunde und die Infektion die treibenden Faktoren hinter dem erhöhten Amputationsrisiko waren.

Zum prognostischen Wert des WIFI-Klassifikationssystems bei Patienten mit CLTI hinsichtlich des Majoramputationsrisikos nach 1 Jahr und dem Nutzen einer Revaskularisation erstellten van Reijen et al. (2019) eine Metaanalyse auf Basis von 12 Studien (2669 Patienten), davon 11 retrospektiv. Die geschätzten 1-Jahres-Majoramputationsraten von vier Studien mit 569 Patienten waren 0 %, 8 %, 11 % und 38 % für die WIFI Stadien I-IV. Diese systematische Übersicht demonstrierte ebenfalls den prognostischen Nutzen des WIFI-Systems bei CLTI-Patienten, speziell bei fortgeschrittenen WIF-Stadien. Jedoch ist die gegenwärtige Evidenz nicht ausreichend, um davon die klinische Entscheidung bei CLTI-Patienten abhängig machen zu können.

17.3 Ergebnisse

17.3.1 Epidemiologie und Prognose

Epidemiologie

Über Inzidenz, Hospitalisierung und Sterblichkeit von Patienten, bei denen erstmals ein diabetisches Fußulkus beobachtet wurde, berichteten Røikjer et al. (2022) anhand der Clinical Practice Research Datalink (CPRD) des UK. Es handelte sich um eine Untersuchung über 10 Jahre (2007 bis 2017) mit insgesamt 129.624 Personen. Die mittlere Inzidenzrate für ein erstmals erfasstes DFU betrug 2,5 [95 % CI: 2,1–2,9] pro 1000 Personenjahre bei Patienten mit Diabetes mellitus Typ 2 und 1,6 [1,3–1,9] bei Typ1-Diabetikern. Die Inzidenzraten sanken über die Zeit bei Patienten mit Typ2-Diabetes ab, nicht aber bei Typ-1-Diabetikern. Der durchschnittliche Anteil an Patienten mit Typ-2-Diabetes, die wegen eines erstmals registrierten DFU hospitalisiert werden mussten, machte 8,2 % aus, bezogen auf die Gesamtheit der Patienten mit einem erstmals diagnostiziertem DFU im Beobachtungsjahr. Auch hier sank der Anteil über die Zeit ab. In der Zeit zwischen 2007 und 2017 betrug das durchschnittliche 1-Jahres-Sterblichkeitsrisiko für Patienten mit Typ-2-Diabetes und erstmals diagnostiziertem DFU 11,7 %, das mittlere 5-Jahres-Sterblichkeitsrisiko 33,1 %. Hier nahm ebenfalls das 1-Jahres-Sterblichkeitsrisiko über die Zeit ab. Die Botschaft dieser Erhebung war, dass die Abnahme an Hospitalisierungen und Sterblichkeit bei Patienten mit Typ-2-Diabetes vermuten lässt, dass sich die Primärversorgung von Patienten mit einem erstmals diagnostiziertem DFU im Lauf der Zeit im UK verbessert hat.

Prognose

Die Prognose von 233 Patienten eines einzelnen Zentrums, bei denen wegen diabetischen Fußulzera (DFU) eine Majoramputation (n = 161) oder Minoramputation (n = 72) vorgenommen worden war und die für wenigstens 10 Jahre nachverfolgt werden konnten, untersuchten Soo et al. (2020). Von den 72 Patienten mit Minoramputation mussten im Verlauf 63 Patienten nachamputiert oder auf der kontralateralen Seite amputiert werden. 177 Patienten (76 %) waren nach 10 Jahren verstorben, mit einer Überlebensrate von 64 % nach 1 Jahr und 50 % nach 3 Jahren. Patienten mit Major- und Minoramputation unterschieden sich nicht signifikant im Überleben (72 % Verstorbene bei Major- und 69 % bei Minoramputation). Risikofaktoren für das Überleben waren Alter ≥ 70 Jahre, Dyslipidämie und eingeschränkte Nierenfunktion.

Einen Vergleich von Patienten mit ischämischen DFU (n = 812; 67,8 %) und solchen mit DFU bei diabetischer Neuropathie (n = 386; 32,2 %) stellten Meloni et al. (2020) an. Patienten mit Neuropathie waren jünger und hatten seltener eine Nephropathie und ischämische Herzerkrankung oder zerebrovaskuläre Erkrankung. Auch waren bei Patienten mit diabetischer Neuropathie große und infizierte Ulzera seltener. Die 1-Jahresergebnisse waren bei Patienten mit Neuropathie günstiger: Gliedmaßenerhaltungsrate 98,4 % vs. 82,3 % (p < 0,001), Wundheilungsrate 97,3 % vs. 79,6 % (p < 0,001), Majoramputationsrate 0,5 % vs. 6,6 % (p < 0,001), Sterblichkeit 1,1 % vs. 11 % (p < 0,001). Die Ergebnisse demonstrieren die schlechtere Prognose von Patienten mit DFU aufgrund von Ischämie im Vergleich zu Patienten mit diabetischer Neuropathie.

Die Sinnhaftigkeit einer sog. abgestuften Amputation bei Patienten mit infizierten DFU überprüften Cheun et al. (2020). Sie verglichen 50 Patienten, bei denen primär eine Majoramputation oberhalb der Knöchel vorgenommen wurde, mit 61 Patienten, bei denen zunächst bei aktiver Wundinfektion eine Disartikulation im Sprunggelenk erfolgte und erst im zweiten Schritt die Majoramputation oberhalb des Knöchels mit entsprechender Stumpfbildung (zweizeitiges Vorgehen) vorgenommen wurde. Kein Patient verstarb innerhalb 30 Tagen. Das Intervall zwischen Erst – und Zweiteingriff betrug in der Gruppe mit abgestufter Amputation 1–14 Tage, im Mittel 4 Tage. Die Länge des stationären Aufenthaltes war zwischen beiden Gruppen nicht signifikant unterschiedlich (14 ± 8 Tage bei stufenweisem Vorgehen vs. 11 ± 11 Tage bei einzeitiger Amputation; p = 0,09), jedoch war die Rate an unerwünschten Ereignissen bei stufenweisem Vorgehen signifikant geringer (ungeplante Konversion zu einem höheren Amputationsniveau innerhalb 30 Tagen 2 % vs. 13 %; p = 0,026 / 30-Tage Wiederaufnahmerate 7 % vs. 27 %; p = 0,02). Die Autoren empfahlen das abgestufte Vorgehen bei Patienten mit DFU und zwei oder mehr SIRS-Kriterien und schlecht kontrolliertem Diabetes.

17.3.2 Lokaltherapie

Interaktive Wundauflagen

Zur Bewertung stehen 4 Cochrane Reviews zur Verfügung. Danach gibt es keinen wissenschaftlichen Beleg dafür, dass irgendein Hydrokolloid-Verband effektiver als andere Wundauflagen bei der Abheilung diabetischer Fußulzera ist (Dumville et al. 2013a). Der Cochrane Review zur Effektivität der Alginat-Wundabdeckung bei diabetischen Fußulzera (Dumville et al. 2013b) fand keine statistisch signifikanten Unterschiede zwischen Alginat- und Basis-Wundabdeckung. Es ließ sich wiederum folgern, dass kein Beleg dafür existiert, dass eine Alginat-Wundabdeckung effektiver als andere Wundauflagen bei der Abheilung diabetischer Fußgeschwüre ist. Zur Wirksamkeit von Schaumverbänden bei der Abdeckung diabetischer Fußulzera nahm ein dritter Cochrane Review Stellung (Dumville et al. 2013c). Die Metaanalyse von zwei Studien ergab, dass Schaumverbände im Vergleich zur konventionellen Wundabdeckung die Wundheilung diabetischer Fußulzera nicht voranbringen. Gepoolte Daten zweier weiterer Studien demonstrierten, dass kein Unterschied in der Wirksamkeit im Vergleich zu Alginat-Abdeckungen bestand. Ebenfalls fanden sich keine Unterschiede in der Heilungsrate im Vergleich zu Hydrokolloid-Verbänden. Alle Studien waren klein und hatten eine sehr begrenzte Beobachtungszeit. Unter diesen Umständen empfahlen die Autoren, bei Versorgung diabetischer Fußulzera die Kosten der Verbände und das Exsudat-Management entscheiden zu lassen. Ein vierter Cochrane Review (Dumville et al. 2013d) befasste sich mit Hydrogelverbänden diabetischer Fußulzera. Keine der wenigen Studien verglich Hydrogelverbände mit anderen interaktiven Wundauflagen. Möglicherweise sind Hydrogelverbände effektiver bei der Abheilung leichter DFU als Basiswundabdeckungen, aber nicht effektiver als eine Larventherapie oder Plättchen-Wachstumsfaktoren. Die Aussagen dieser 4 Cochrane Reviews werden durch eine später erschienene weitere Metaanalyse bestätigt (Saco et al. 2016).

Hyperbare Sauerstofftherapie

Zu der Frage, ob eine hyperbare Sauerstofftherapie (HBOT) Patienten mit DFU angeboten werden soll, wenn das Ulkus unter Standardtherapie nicht abheilt, liegen mehrere Metaanalysen der Literatur vor. In einen HTA (Health Technology Assessment) – Bericht aus Ontario (Lambrinos et al. 2017) gingen 7 randomisierte Studien und eine nichtrandomisierte kontrollierte Studie ein. Bei dem Vergleich der Standardwundbehandlung + HBOT vs. HBOT allein fanden sich unterschiedliche Ergebnisse hinsichtlich der Majoramputationsrate (Qualität der Evidenz: gering), ein signifikanter Vorteil hinsichtlich der Ulkusheilungsrate für Standardwundbehandlung + HBOT (Qualität der Evidenz: gering) und kein Unterschied in den unerwünschten Nebenwirkungen (Qualität der Evidenz: mäßig). Die Datenlage war unsicher, jedoch schienen die Ergebnisse dafür zu sprechen, dass Standardwundbehandlung + HBOT zu besserem Outcome und geringeren Kosten als eine Standardwundbehandlung allein führen könne. Die Patienten jedenfalls hielten die HBOT für eine wirksame Behandlung und berichteten, dass sie mit der Abheilungsrate ihrer Ulzera zufrieden seien, bei verbesserter Lebensqualität. Definitive Schlüsse ließ die Datenlage aber nicht zu.

Wenhui et al. (2021) erstellten eine Übersicht über 11 systematische Übersichten, die die Ergebnisse der hyperbaren Sauerstofftherapie bei chronischen DFU zusammenfassten. Nur eine Arbeit war von hoher Qualität, insgesamt wurde keine hohe Qualität der Evidenz gefunden. Bei der beschränkten Evidenz kann eine routinemäßige hyperbare Sauerstofftherapie bei Patienten mit DFU nicht empfohlen werden, speziell dann nicht, wenn es sich um nicht-ischämische Ulzera handelt. Die hyperbare Sauerstofftherapie hat ein gewisses Potenzial, bei ischämischen DFU die Heilungsrate zu fördern und die Amputationsrate zu senken, aber in Anbetracht der niedrigen Qualität der Studien und den kleinen Fallzahlen können umfassende Empfehlungen nicht ausgesprochen werden.

Mittlerweile hat der Gemeinsame Bundesausschuss gemäß § 91 SGB V am 21. September 2017 beschlossen (GBA 2017):

» „Hyperbare Sauerstofftherapie zur zusätzlichen Behandlung des diabetischen Fußsyndroms. Die zusätzliche Behandlung des diabetischen Fußsyndroms mit hyperbarer Sauerstofftherapie kann nur vorgenommen werden, wenn folgende Bedingungen erfüllt sind:

— Die Läsion des diabetischen Fußsyndroms muss bis zur Gelenkkapsel oder Sehnen vorgedrungen sein.
— Es muss eine leitliniengerechte Wundversorgung in einer zur Behandlung des diabetischen Fußes qualifizierten Einrichtung durchgeführt worden sein, während der keine Wundheilungstendenz erkennbar war.
— Im Falle einer Infektion der Läsion muss eine wirksame antibiotische Therapie eingeleitet worden sein.
— Liegt eine relevante makroangiopathische Komponente des Fußsyndroms vor, muss vor der Durchführung der hyperbaren Sauerstofftherapie sichergestellt sein, dass alle Möglichkeiten geeigneter angioplastischer oder operativer Verfahren ausgeschöpft worden sind, um die bestmögliche Durchblutung des Fußes zu gewährleisten.

> — Es darf kein belastbarer Hinweis darauf bestehen, dass während des Zeitraums der hyperbaren Sauerstofftherapie die Maßnahmen der Druckentlastung und der leitliniengerechten Wundversorgung nicht durchgeführt werden können."

Unterdruck-Wundtherapie

Wynn und Freeman (2019) erstellten eine systematische Übersicht zur Effektivität der Unterdruck-Wundtherapie (NPWT) bei diabetischen Fußulzera. Alle eingeschlossenen Studien berichteten, dass mit der NPWT bessere klinische Ergebnisse als mit einer Standard-Wundtherapie zu erreichen waren. Jedoch hatten die Studien zahlreiche methodische Schwachstellen wie das Fehlen von validierten Werkzeugen zum Messen von Wundfläche und Wundtiefe und Kalkulation adäquater Gruppengrößen. Die Autoren kamen zu dem Schluss, dass es weiterhin unklar ist, ob die NPWT bei der Behandlung von DFU effektiver als irgendein anderer Wundverband ist.

Nach dieser Übersicht veröffentlichten Seidel et al. (2020) die deutsche randomisierte DiaFu-Studie. In dieser Studie wurden in 40 Zentren 368 Patienten (345 intention-to-treat, ITT) mit diabetischen Fußulzera randomisiert einer NPWT oder einer feuchten Standard-Wundabdeckung unterzogen. Primärer Studienendpunkt war die Heilungsrate nach 16 Wochen. In der ITT-Population waren weder die Wundabheilungsraten noch die Zeit bis zum Wundverschluss zwischen beiden Behandlungsarten signifikant unterschiedlich. In der klinischen Praxis erwies sich demnach die NPWT der feuchten Wundabdeckung als nicht überlegen. Die Autoren betonten einschränkend, dass in dieser Studie Leitlinien häufig nicht eingehalten wurden und die Dokumentationsqualität schlecht war, so dass die Patienten-relevanten Endpunkte häufig nicht erreicht wurden. Ob demnach die NPWT nicht doch Vorteile vor der Standardbehandlung habe, sei durchaus möglich. Eine randomisierte Studie mit verbesserter Qualitätskontrolle wurde gefordert.

Multidisziplinäre Fußklinik (Ambulanz)

Die multidisziplinäre diabetische Fußklinik (Ambulanz) wird als Standard der Versorgung von Patienten mit DFU in Leitlinien gefordert. Inwieweit damit auch Behandlungskosten eingespart werden können, untersuchten Joret et al. (2019) in einer retrospektiven Studie. Verglichen wurden 73 Patienten mit 80 Wundepisoden, die in einer multidisziplinären Ambulanz behandelt wurden, mit 225 Patienten (265 Wundepisoden), die vor der Etablierung der multidisziplinären Fußklinik behandelt worden waren. Patienten mit Behandlung in der Fußklinik hatten eine geringere Majoramputationsrate (3,8 % vs. 27,5 %; $p \leq 0,001$) und geringere Sterblichkeit (7,5 % vs. 19,2 %; $p \leq 0,05$) und höhere Rate an Minoramputationen (53,8 % vs. 31,7 %; $p \leq 0,01$). Insgesamt wurden mit Einführung der multidisziplinären diabetischen Fußambulanz die Behandlungskosten in einer Ratio von 0,758 deutlich gesenkt ($p < 0,001$), aufgrund einer Reduktion von stationären Krankenhausbehandlungen und Majoramputationen.

17.3.3 Entlastungstherapie

Zur Entlastungstherapie bei diabetischen Fußulzera liegt eine systematische Übersicht auf Basis von insgesamt 165 Studien vor (Lazzarini et al. 2020). Danach besteht starke Evidenz für den Gebrauch nicht-entfernbarer Knie-hoher Entlastungs-Devices (Totaler Kontakt-(Gips) Verband oder nicht-entfernbarer „Walker") als erste Wahl der Entlastungs-Intervention zum Abheilen plantarer neuropathischer Vorfuß- und Mittelfuß-Ulzera. Entfernbare Entlastungs-Devices (entweder Knie-hoch oder Knöchel-hoch) werden als zweite Wahl bevorzugt. Für alle anderen Entlastungsinterventionen ist die Evidenz schwach.

Racaru et al. (2022) gingen in einer systematischen Übersicht der Frage nach, inwieweit die Fußentlastungs-Behandlung von Patienten mit DFU tatsächlich eingehalten wird. Nach dieser Darstellung ist die Fußentlastung nur effektiv, wenn die Personen sie innerhalb und außerhalb des Hauses konstant für wenigstens 80 % ihrer täglichen Schritte/Aktivitäten nutzen. Basis der Analyse waren 24 Publikationen mit 2165 Teilnehmern. Mehr als 90 % der Studienteilnehmer hatten einen Typ-2-Diabetes. Nur 25 % der eingeschlossenen Studien berichteten über objektive Messungen, um die Einhaltung der Fußentlastungs-Behandlung zu quantifizieren. Der Anteil an Patienten, die die Fußentlastung einhielten (>80 % der täglichen Schritte) reichte von 28 % bis 60 %. Die Einhaltung wurde vor allem von psychosozialen Faktoren beeinflusst (wie hoher BMI, Schuhgewicht, Ästhetik, Diskomfort), aber auch von Unkenntnis. Die Autoren kamen zu dem Schluss, dass die Fußentlastung den Kern des diabetischen Fußmanagements darstellt. Interventionen, die Compliance mit der Fußentlastung zu erhöhen, fehlen und sind dringend erforderlich.

17.3.4 Nervendekompression

In einer systematischen Übersicht mit Metaanalyse sind Tu et al. (2017) auf Basis von 11 Beobachtungsstudien und einer randomisierten Studie mit insgesamt 1825 Patienten zu dem Ergebnis gekommen, dass die chirurgische Dekompression in der Lage ist, bei diabetischer Neuropathie neurologische Symptome zu verbessern und sensorische Defizite aufzuheben, jedoch fehlen randomisierte Studien, um diese Aussage abzusichern. Darüber hinaus bezogen sich die Mehrzahl der von Tu et al. analysierten Studien auf die obere Extremität (Karpaltunnelsyndrom). Unter der Vorstellung, dass der diabetischen Neuropathie auch ein Nervenengpasssyndrom am

Unterschenkel oder Fuß zugrunde liegen könnte, ist vereinzelt die Dekompression des N. peroneus communis im Bereich des Fibulakopfes sowie die des N. tibialis im Bereich des Tarsalkanals als Therapie vorgeschlagen worden. Liao et al. (2014) berichteten hierzu eine retrospektive Serie von 306 Patienten mit diabetischer Neuropathie, bei denen es durch periphere Nervendekompression an der unteren Extremität zu einer deutlichen Schmerzerleichterung kam.

Baltodano et al. (2013) haben zum Wert der Neurolyse bei diabetischer Neuropathie eine systematische Übersicht mit Metaanalyse der Literatur vorgelegt. Sie fanden hierzu 10 Beobachtungsstudien, die zwischen 1992 und 2012 durchgeführt wurden, eine randomisierte Studie war nicht dabei. Die gepoolten Daten bezogen sich auf 1053 untere Extremitäten. Die Diagnose einer Nervenkompression war in der überwiegenden Mehrzahl der Fälle klinisch gestellt worden (positives Hoffmann-Tinel-Zeichen). Die Dekompression des N. tibialis wurde in allen Fällen durchgeführt, bei 1011 (96 %) Extremitäten kam eine Dekompression des N. peroneus communis hinzu. Im Ergebnis war eine deutliche Schmerzreduktion (>3 Punkte auf der visuellen Analogskala) bei 91 % der Patienten zu beobachten, die Sensibilität verbesserte sich bei 61 %. Im Vergleich zur präoperativen Inzidenz war die Rate der postoperativen Ulkus-Inzidenz signifikant reduziert (Odds Ratio = 0,066) und betrug nach einer Nachbeobachtung von im Mittel 27,7 Monaten 0,6 %. Noch niedriger war die Amputationsrate. Sie machte nach 19,9 Monaten 0,2 % aus. Die Autoren schlossen daraus, dass eine Neurolyse das Outcome bei Diabetikern mit Nervenkompressionssyndrom signifikant verbessert.

Eine ökonomische Studie (Markov-Entscheidungsmodell) zur Kosteneffektivität der Dekompression der Nerven der unteren Extremität bei Diabetikern wurde von Rinkel et al. (2021) erarbeitet. Im Vergleich zur konventionellen Therapie war die Nervendekompression besser in der Lage, neuropathische Symptome zu lindern und Komplikationen an der unteren Extremität zu vermeiden. Es ergab sich ein Vorteil für die Nervendekompressionschirurgie mit Bezug auf gewonnene Lebensjahre und Lebensqualität, bei geringeren Kosten. Damit bestätigten sich die Ergebnisse einer weiteren Kosten-Nutzenberechnung (ebenfalls Markov-Modell) von Sarmiento et al. (2019). Sie verglichen bei Patienten mit diabetischer Neuropathie und zusätzlicher tibialer Nervenkompression die konservative Standardprävention mit der tibialen Neurolyse bei einem angenommenen Kollektiv von 10.000 Patienten. Danach verhinderte der chirurgische Eingriff 1447 Ulzera und 409 Amputationen über einen Zeitraum von 5 Jahren. In einer weiteren Berechnung über 10 Jahre betrugen die inkrementellen Kosten der tibialen Neurolyse im Vergleich zur Standardprävention $12.772,28 – bei günstigerer Patientenüberlebensrate und Lebensqualität. Die Nervendekompression war demnach der konservativen Therapie eindeutig überlegen, bei langfristig größerem ökonomischen Benefit.

17.3.5 Achillessehnenverlängerung und Faszienrelease

Ansteigender plantarer Druck in Verbindung mit Neuropathie werden für die Entwicklung plantarer Fußgeschwüre bei Diabetikern verantwortlich gemacht. Eine Verkürzung der Achillessehne kann zu zunehmender Plantarflexion im Sprunggelenk führen, mit Anstieg des Drucks im plantaren Vorfuß. Eine Verlängerung der Achillessehne und Gastrocnemius-Rezessionsverfahren sowie ein selektiver plantarer Faszien-Release sind deshalb als operative Maßnahmen bei diabetischen plantaren Fußgeschwüren vorgeschlagen worden – als Alternative zur Entlastung mit einem totalen Kontakt-(Gips)Verband. Zur Evidenz dieser Behandlungsverfahren bei DFU führten Dallimore und Kaminski (2015) eine systematische Übersicht mit Metaanalyse durch. Sie fanden 11 Studien mit 614 Teilnehmern. Die Metaanalyse von zwei randomisierten Studien ergab keine statistisch signifikanten Unterschiede zwischen Achillessehnenverlängerung oder Gastrocnemius-Rezession und totalem Kontakt-Gipsverband hinsichtlich der Abheilungszeit der DFU und der Rate an geheilten Ulzera, jedoch war die Ulkusrezidivrate nach beiden Operationsverfahren signifikant geringer als bei totalem Kontakt-Gipsverband (Relatives Risiko 0,45). Als hauptsächliche Komplikation beider Operationsverfahren muss allerdings auf die Entwicklung von Transfer-Ulzera, speziell unter der Ferse, aufgrund von Veränderungen der Fußfunktion oder Überkorrektur hingewiesen werden. Da der selektive Plantarfaszien-Release die Bewegung im Sprunggelenk nicht beeinflusst, könnte hier die Rate an Fersenulzera geringer sein, jedoch fehlen dazu randomisierte Studien. Im Moment gilt unter den genannten Operationsmethoden die Achillessehnenverlängerung als Methode der Wahl, aufgrund der Schnelligkeit und technischen Einfachheit der Durchführung.

17.4　Fazit für die Praxis

1. Bei diabetischen Patienten soll die pedale Perfusion mittels ABI, Knöchel- und Fuß-Dopplersonographie und entweder der systolischen Zehendruck- oder mit der transkutanen Sauerstoffdruckmessung (TcPO2) jährlich erfasst werden.
2. Die Vorhersage, welche Patienten mit diabetischem Fuß am wahrscheinlichsten eine Revaskularisation benötigen und davon profitieren, kann auf Basis der SVS-WIFI-Klassifikation (Wound, Ischemia, and foot Infection) erfolgen.
3. Die Wahl der Intervention hängt vom Grad der Ischämie, dem Ausmaß der arteriellen Erkrankung, dem Ausmaß der Wunde bei diabetischem Fußulkus (DFU), von Anwesenheit oder Abwesenheit von Infektion und der verfügbaren Expertise ab.
4. Es besteht starke Evidenz für den Gebrauch nicht-entfernbarer Knie-hoher Entlastungs-Devices (Totaler Kontakt-(Gips) Verband oder nicht-entfernbarer „Walker") als erste Wahl der Entlastungs-Intervention zum Abheilen plantarer neuropathischer Vorfuß- und Mittelfuß-Ulzera.
5. Es gibt keinen wissenschaftlichen Beleg dafür, dass irgendeine interaktive Wundauflage effektiver als andere Wundauflagen bei der Abheilung diabetischer Fußulzera ist. Ob die NPWT bei der Behandlung diabetischer Fußulzera tatsächlich effektiver als irgendein anderer Wundverband ist, ist möglich, aber nicht gesichert.
6. Die zusätzliche Behandlung des diabetischen Fußsyndroms mit hyperbarer Sauerstofftherapie kann nur vorgenommen werden, wenn die Läsion des diabetischen Fußsyndroms bis zur Gelenkkapsel oder Sehnen vorgedrungen ist und eine leitliniengerechte Wundversorgung in einer zur Behandlung des diabetischen Fußes qualifizierten Einrichtung zu keinem Behandlungserfolg geführt hat.
7. Bei diabetischer Neuropathie mit chronischer Nervenkompression und positivem Hoffmann-Tinel-Zeichen kann eine periphere Nervendekompression an der unteren Extremität Schmerzen reduzieren und möglicherweise die Amputationsrate senken.
8. Achillessehnenverlängerung und plantarer Faszienrelease sollten in größeren Studien auf ihre Effektivität bei diabetischen plantaren Fußgeschwüren geprüft werden.

Literatur

Baltodano PA, Basdag B, Bailey CR, Baez MJ, Tong A, Seal SM, Meléndez MM, Xie L, Manahan MA, Rosson GD (2013) The positive effect of neurolysis on diabetic patients with compressed nerves of the lower extremities: a systematic review and meta-analysis. Plast Reconstr Surg Glob Open 1:e24

Bus SA, Armstrong DG, Gooday C, Jarl G, Caravaggi C, Viswanathan V, Lazzarini PA, International Working Group on the Diabetic Foot (IWGDF) (2020) Guidelines on offloading foot ulcers in persons with diabetes (IWGDF 2019 update). Diabetes Metab Res Rev 36(Suppl 1):e3274

Cheun TJ, Jayakumar L, Sideman MJ, Ferrer L, Mitromaras C, Miserlis D, Davies MG (2020) Short-term contemporary outcomes for staged versus primary lower limb amputation in diabetic foot disease. J Vasc Surg 72:658–666

Dallimore SM, Kaminski MR (2015) Tendon lengthening and fascia release for healing and preventing diabetic foot ulcers: a systematic review and meta-analysis. J Foot Ankle Res 8:33

Dumville JC, Deshpande S, O'Meara S, Speak K (2013a) Hydrocolloid dressings for healing diabetic foot ulcers. Cochrane Database Syst Rev:CD009099

Dumville JC, O'Meara S, Deshpande S, Speak K (2013b) Alginate dressings for healing diabetic foot ulcers. Cochrane Database Syst Rev:CD009110

Dumville JC, Deshpande S, O'Meara S, Speak K (2013c) Foam dressings for healing diabetic foot ulcers. Cochrane Database Syst Rev:CD009111

Dumville JC, O'Meara S, Deshpande S, Speak K (2013d) Hydrogel dressings for healing diabetic foot ulcers. Cochrane Database Syst Rev (7):CD009101

Game FL, Attinger C, Hartemann A, Hinchliffe RJ, Löndahl M, Price PE, Jeffcoate WJ, International Working Group on the Diabetic Foot (2016) IWGDF guidance on use of interventions to enhance the healing of chronic ulcers of the foot in diabetes. Diabetes Metab Res Rev 32(Suppl 1):75–83

Gemeinsamer Bundesausschuss (2017) Beschluss des Gemeinsamen Bundesausschusses über eine Änderung der Richtlinie Methoden Krankenhausbehandlung: Hyperbare Sauerstofftherapie bei diabetischem Fußsyndrom. BAnz AT 10.01.2018 B3

Hicks CW, Canner JK, Karagozlu H, Mathioudakis N, Sherman RL, Black JH 3rd, Abularrage CJ (2018) The Society for Vascular Surgery Wound, Ischemia, and foot Infection (WIfI) classification system correlates with cost of care for diabetic foot ulcers treated in a multidisciplinary setting. J Vasc Surg 67:1455–1462

Hicks CW, Canner JK, Sherman RL, Black JH 3rd, Lum YW, Abularrage CJ (2021) Evaluation of revascularization benefit quartiles using the Wound, Ischemia, and foot Infection classification system for diabetic patients with chronic limb-threatening ischemia. J Vasc Surg 74:1232–1239

Hinchliffe RJ, Forsythe RO, Apelqvist J et al (2020) International Working Group on the Diabetic Foot (IWGDF). Guidelines on diagnosis, prognosis, and management of peripheral artery disease in patients with foot ulcers and diabetes (IWGDF 2019 update). Diabetes Metab Res Rev 36(Suppl 1):e3276

Hingorani A, LaMuraglia GM, Henke P et al (2016) The management of diabetic foot: a clinical practice guideline by the Society for Vascular Surgery in collaboration with the American Podiatric Medical Association and the Society for Vascular Medicine. J Vasc Surg 63(Suppl 2):3S–21S

Joret MO, Osman K, Dean A, Cao C, van der Werf B, Bhamidipaty V (2019) Multidisciplinary clinics reduce treatment costs and improve patient outcomes in diabetic foot disease. J Vasc Surg 70:806–814

Lambrinos A, Chan B, Wells D, Holubowich C, Health Quality Ontario (2017) Hyperbaric oxygen therapy for the treatment of diabetic foot ulcers: a health technology assessment. Ont Health Technol Assess Ser 17(5):1–142

Lazzarini PA, Jarl G, Gooday C, Viswanathan V, Caravaggi CF, Armstrong DG, Bus SA (2020) Effectiveness of offloading interventions to heal foot ulcers in persons with diabetes: a systematic review. Diabetes Metab Res Rev 36(Suppl 1):e3275

Liao C, Zhang W, Yang M, Ma Q, Li G, Zhong W (2014) Surgical decompression of painful diabetic peripheral neuropathy: the role of pain distribution. PLoS One 9(10):e109827

Lipsky BA, Aragón-Sánchez J, Diggle M, International Working Group on the Diabetic Foot et al (2016) IWGDF guidance on the diagnosis and management of foot infections in persons with diabetes. Diabetes Metab Res Rev 32(Suppl 1):45–74

Mathioudakis N, Hicks CW, Canner JK, Sherman RL, Hines KF, Lum YW, Perler BA, Abularrage CJ (2017) The society for vascular surgery wound, ischemia, and foot infection (WIfI) classification system predicts wound healing but not major amputation in patients with diabetic foot ulcers treated in a multidisciplinary setting. J Vasc Surg 65:1698–1705

Meloni M, Izzo V, Giurato L, Lázaro-Martínez JL, Uccioli L (2020) Prevalence, clinical aspects and outcomes in a large cohort of persons with diabetic foot disease: comparison between neuropathic and ischemic ulcers. J Clin Med 9:1780

Mills JL, Conte MS, Armstrong DG, Pomposelli FB, Schanzer A, Sidawy AN, Andros G, Society for Vascular Surgery Lower Extremity Guidelines Committee (2014) The society for vascular surgery lower extremity threatened limb classification system: risk stratification based on wound, ischemia, and foot infection (WIfI). J Vasc Surg 59:220–234

Pena G, Kuang B, Edwards S, Cowled P, Dawson J, Fitridge R (2021) Factors associated with key outcomes in diabetes related foot disease: a prospective observational study. Eur J Vasc Endovasc Surg 62:233–240

Racaru S, Bolton Saghdaoui L, Roy Choudhury J, Wells M, Davies AH (2022) Offloading treatment in people with diabetic foot disease: a systematic scoping review on adherence to foot offloading. Diabetes Metab Syndr 16:102493

van Reijen NS, Ponchant K, Ubbink DT, Koelemay MJW (2019) Editor's choice – the prognostic value of the WIfI classification in patients with chronic limb threatening ischaemia: a systematic review and meta-analysis. Eur J Vasc Endovasc Surg 58:362–371

Rinkel WD, Franks B, Birnie E, Castro Cabezas M, Coert JH (2021) Cost-effectiveness of lower extremity nerve decompression surgery in the prevention of ulcers and amputations: a markov analysis. Plast Reconstr Surg 148:1135–1145

Røikjer J, Werkman NCC, Ejskjaer N et al (2022) Incidence, hospitalization and mortality and their changes over time in people with a first ever diabetic foot ulcer. Diabet Med 39:e14725

Saco M, Howe N, Nathoo R, Cherpelis B (2016) Comparing the efficacies of alginate, foam, hydrocolloid, hydrofiber, and hydrogel dressings in the management of diabetic foot ulcers and venous leg ulcers: a systematic review and meta-analysis examining how to dress for success. Dermatol Online J 22(8):13030/qt7ph5v17z

Sarmiento S, Pierre JA Jr, Dellon AL, Frick KD (2019) Tibial nerve decompression for the prevention of the diabetic foot: a cost-utility analysis using Markov model simulations. BMJ Open 9:e024816

Seidel D, Storck M, Lawall H et al (2020) Negative pressure wound therapy compared with standard moist wound care on diabetic foot ulcers in real-life clinical practice: results of the German Dia-Fu-RCT. BMJ Open 10:e026345

Soo BP, Rajbhandari S, Egun A, Ranasinghe U, Lahart IM, Pappachan JM (2020) Survival at 10 years following lower extremity amputations in patients with diabetic foot disease. Endocrine 69:100–106

Tu Y, Lineaweaver WC, Chen Z, Hu J, Mullins F, Zhang F (2017) Surgical decompression in the treatment of diabetic peripheral neuropathy: a systematic review and meta-analysis. J Reconstr Microsurg 33:151–157

Wenhui L, Changgeng F, Lei X, Baozhong Y, Guobin L, Weijing F (2021) Hyperbaric oxygen therapy for chronic diabetic ulcers: An overview of systematic reviews. Diabetes Res Clin Pract 176:108862

Wynn M, Freeman S (2019) The efficacy of negative pressure wound therapy for diabetic foot ulcers: a systematised review. J Tissue Viability 28:152–160

Varikose

Inhaltsverzeichnis

© Springer-Verlag GmbH Deutschland, ein Teil von Springer Nature 2022
E. S. Debus, R. T. Grundmann, *Evidenzbasierte Gefäßchirurgie*, Evidenzbasierte Chirurgie,
https://doi.org/10.1007/978-3-662-66422-3_18

18.1 Leitlinienempfehlungen

18.1.1 Klinische Praxisleitlinien der European Society for Vascular Surgery (ESVS) zur Behandlung chronischer venöser Erkrankungen der unteren Extremitäten (De Maeseneer et al. 2022)

Sie empfehlen unter anderem:

Diagnostik

■ **Empfehlung 1**

Für Patienten mit chronischer Venenerkrankung wird der Gebrauch der CEAP (Clinical, Etiological, Anatomical, Pathophysiological) – Klassifikation (◘ Tab. 18.1 und 18.2) für klinisches Audit und Forschung empfohlen. (Empfehlungsklasse I/ Evidenzgrad C)

■ **Empfehlung 2**

Bei Patienten mit chronischer Venenerkrankung sollte die Graduierung des klinischen Schweregrades und die Bewertung des Behandlungserfolges mittels des revidierten Venous Clinical Severity Score (r-VCSS) und der Villalta-Skala für postthrombotisches Syndrom bei klinischem Audit und Forschung Berücksichtigung finden. (Empfehlungsklasse IIa/ Evidenzgrad C)

■ **Empfehlung 3**

Zur Diagnose und Behandlungsplanung bei Patienten mit Verdacht auf/oder bei klinisch evidenter chronischer Venenerkrankung wird die venöse Duplex-Ultraschalluntersuchung der gesamten unteren Extremität als primäres Bildgebungsverfahren empfohlen. (Empfehlungsklasse I/Evidenzgrad B)

◘ **Tab. 18.1** 2020 Update der CEAP (Clinical Etiological Anatomical Pathophysiological) – Klassifikation (n. Lurie et al. 2020). Klinische Klassifikationen (C)

Klasse	Beschreibung
Klinische Klasse C	
C0	Keine sichtbaren oder palpablen Zeichen einer Venenerkrankung
C1	Teleangiektasien oder retikuläre Venen
C2	Variköse Venen
C2r	Rezidivierende variköse Venen
C3	Ödem
C4	Veränderungen in Haut und Subkutangewebe infolge chronisch venöser Erkrankung
C4a	Pigmentierung oder Ekzem
C4b	Lipodermatosklerose oder „Atrophie blanche"
C4c	Corona phlebectatica
C5	Abgeheiltes Ulkus
C6	Aktives venöses Ulkus
C6r	Rezidivierendes aktives venöses Ulkus

◻ Tab. 18.2 2020 Update der CEAP (Clinical Etiological Anatomical Pathophysiological) – Klassifikation (n. Lurie et al. 2020). Klassifikationen der Ätiologie (E), Anatomie (A) und Pathophysiologie (P)

Klasse	Beschreibung
Ätiologie Klasse (E)	
Ep	Primär
Es	Sekundär
Esi	Sekundär – intravenös
Ese	Sekundär – extravenös
Ec	kongenital
En	Keine Ätiologie identifiziert
Anatomische Klasse (A)	
As	Oberflächlich
Ad	Tief
Ap	Perforatoren
An	Keine venöse anatomische Lokalisation identifiziert
Pathophysiologie Klasse (P)	
Pr	Reflux
Po	Obstruktion
Pr, o	Reflux und Obstruktion
Pn	Keine Pathophysiologie identifiziert

■ **Empfehlung 4**

Bei Patienten mit Verdacht auf suprainguinale venöse Obstruktion sollte zusätzlich zur Duplex-Untersuchung des gesamten Beins eine Ultraschalluntersuchung der abdominellen Venen und der im kleinen Becken erwogen werden, als Teil der initialen Bewertung. (Empfehlungsklasse IIa/ Evidenzgrad C)

■ **Empfehlung 5**

Wenn bei Patienten mit Verdacht auf suprainguinale venöse Obstruktion eine Intervention geplant ist, werden eine Magnet-Resonanz-Venographie oder CT zusätzlich zur Duplex-Ultraschalluntersuchung empfohlen. (Empfehlungsklasse I/Evidenzgrad C)

Konservative Therapie

■ **Empfehlung 9**

Für Patienten mit symptomatischer chronischer Venenerkrankung werden elastische Kompressionsstrümpfe, die einen Druck von wenigstens 15 mmHg am Knöchel ausüben, empfohlen, um venöse Symptome zu reduzieren. (Empfehlungsklasse I/Evidenzgrad B)

■ **Empfehlung 10**

Für Patienten mit chronischer Venenerkrankung und Ödem (CEAP klinische Klasse 3) wird eine Kompressionsbehandlung mittels elastischer Unterschenkel-Kompressionsstrümpfe, nicht-elastischer Bandagen oder adjustierbarer

Kompressions-Bekleidung, die einen Druck von 20–40 mmHg am Knöchel ausübt, empfohlen, um das Ödem zu reduzieren. (Empfehlungsklasse I/Evidenzgrad B)

- **Empfehlung 11**

Für Patienten mit chronischer Venenerkrankung und Lipodermatosklerose und/oder Atrophie blanche (CEAP klinische Klasse 4b), die elastische Kompressions-Kniestrümpfe verwenden, wird die Ausübung eines Druckes von 20 bis 40 mmHg am Knöchel empfohlen, um die Hautinduration zu verringern. (Empfehlungsklasse I/Evidenzgrad B)

- **Empfehlung 12**

Bei Patienten mit postthrombotischem Syndrom sollten elastische Kompressionsstrümpfe unterhalb des Knies, die einen Druck von 20 bis 40 mm Hg am Knöchel ausüben, erwogen werden, um den Schweregrad zu reduzieren. (Empfehlungsklasse IIa/Evidenzgrad B)

Anmerkung: Kontraindikationen zur Kompressionstherapie (n. De Maeseneer et al. 2022)
- Schwere arteriosklerotische Erkrankung der unteren Extremität mit ABI < 0,6 und/oder Knöcheldruck <60 mm Hg
- Extraanatomisch oder oberflächlich tunnelierter arterieller Bypass an der Stelle der beabsichtigten Kompression
- Schwere Herzinsuffizienz, NYHA Klasse IV
- Herzinsuffizienz NYHA Klasse III und Routineapplikation von Kompressions-Devices ohne klinisches und hämodynamisches Monitoring
- Bestätigte Allergie auf Kompressionsmaterialien
- Schwere diabetische Neuropathie mit Verlust der Sensibilität oder Mikroangiopathie mit dem Risiko der Hautnekrose

NYHA Klasse IV: Fatigue, Palpitationen (Herzklopfen), Dyspnoe und/oder Angina in Ruhe; NYHA Klasse III: gewöhnliche physische Aktivität verursacht unangemessene Fatigue, Palpitationen, Dyspnoe und/oder Angina. Komfortabel bei Ruhe.

- **Empfehlung 13**

Bei Patienten mit postthrombotischem Syndrom kann die adjuvante intermittierende pneumatische Kompression in Betracht gezogen werden, um den Schweregrad zu reduzieren. (Empfehlungsklasse IIb/Evidenzgrad B).

- **Empfehlung 14**

Bei Patienten mit symptomatischer chronischer Venenerkrankung, die sich keiner interventionellen Therapie unterziehen, auf eine Intervention warten oder anhaltende Symptome und/oder Ödeme nach Intervention aufweisen, sollte die medikamentöse Behandlung mit vasoaktiven Substanzen in Betracht gezogen werden, um venöse Symptome und Ödem zu reduzieren, basierend auf der vorhandenen Evidenz für jedes einzelne Mittel. (Empfehlungsklasse IIa/Evidenzgrad A)

Interventionen bei oberflächlicher venöser Inkompetenz

- **Empfehlung 15**

Bei Patienten mit oberflächlicher venöser Inkompetenz, die sich mit symptomatischen varikösen Venen (CEAP klinische Klasse $C2_S$) vorstellen, wird die interventionelle Behandlung empfohlen. (Empfehlungsklasse I/Evidenzgrad B)

- **Empfehlung 17**

Bei Patienten mit oberflächlicher venöser Inkompetenz, die sich mit Hautveränderungen infolge chronischer Venenerkrankung (CEAP klinische Klasse C4 bis C6) vorstellen, wird die interventionelle Behandlung der venösen Inkompetenz empfohlen. (Empfehlungsklasse I/Evidenzgrad C)

■ **Empfehlung 18**

Bei Patienten mit oberflächlicher venöser Inkompetenz, die sich einer Behandlung mit endovenösen Techniken mit oder ohne Phlebektomie unterziehen, sollte der Eingriff ambulant erfolgen, wo möglich. (Empfehlungsklasse I/Evidenzgrad C)

■ **Empfehlung 19**

Bei Patienten mit oberflächlicher venöser Inkompetenz, die mit endovenöser thermischer Ablation behandelt werden, wird die Ultraschall-geführte Tumeszenz-Anästhesie empfohlen. (Empfehlungsklasse I/Evidenzgrad C)

■ **Empfehlung 20**

Bei Patienten mit oberflächlicher venöser Inkompetenz, die unter Tumeszenz-Anästhesie behandelt werden, sollten gepufferte Lösungen erwogen werden, um den periprozeduralen Schmerz zu reduzieren. (Empfehlungsklasse IIa/Evidenzgrad B)

■ **Empfehlung 21**

Bei Patienten mit oberflächlicher venöser Inkompetenz, die sich einer hohen Ligatur/ Stripping (HL/S) unterziehen, kann die Ultraschall-geführte Tumeszenz-Anästhesie erwogen werden, als Alternative zu Allgemein- oder Regionalanästhesie. (Empfehlungsklasse IIb/Evidenzgrad C)

Kompressionstherapie nach dem Eingriff/Thromboseprophylaxe

■ **Empfehlung 22**

Bei Patienten mit oberflächlicher venöser Inkompetenz, die sich einer Ultraschallgesteuerten Schaum-Sklerotherapie (UGSS) oder einer endovenösen thermischen Ablation des Saphena-Stammes unterziehen, sollte die postprozedurale Kompressionstherapie erwogen werden. (Empfehlungsklasse IIa/Evidenzgrad A)

■ **Empfehlung 23**

Bei Patienten mit oberflächlicher venöser Inkompetenz, die sich einem Stripping und/oder

extensiven Phlebektomie unterziehen, wird die sofortige postprozedurale Kompressionsbehandlung empfohlen. (Empfehlungsklasse I/Evidenzgrad A)

■ **Empfehlung 25**

Bei Patienten mit oberflächlicher venöser Inkompetenz, die sich einer Intervention unterziehen, wird die Risikobestimmung für eine venöse Thromboembolie empfohlen. (Empfehlungsklasse I/Evidenzgrad C)

■ **Empfehlung 26**

Bei Patienten mit oberflächlicher venöser Inkompetenz, die sich einer Intervention unterziehen, sollten individuelle Thromboseprophylaxe-Strategien erwogen werden. (Empfehlungsklasse IIa/Evidenzgrad B)

Techniken der Saphena-Ablation

■ **Empfehlung 28**

Für behandlungsbedürftige Patienten mit Inkompetenz der V. saphena magna wird die endovenöse thermische Ablation als Behandlung erster Wahl empfohlen, im Vorzug zu HL/S und UGSS. (Empfehlungsklasse I/ Evidenzgrad A)

■ **Empfehlung 29**

Bei Patienten mit Inkompetenz der V. saphena magna, die sich einer thermischen Ablation unterziehen, sollte die Auswahl des Device der Entscheidung des behandelnden Arztes überlassen bleiben. (Empfehlungsklasse I/Evidenzgrad B)

■ **Empfehlung 30**

Für behandlungsbedürftige Patienten mit Inkompetenz der V. saphena magna sollte der Verschluss mittels Cyanoacrylat-Kleber in Betracht gezogen werden, wenn eine nicht-thermische, nicht-Tumeszenz-Technik bevorzugt wird. (Empfehlungsklasse IIa/Evidenzgrad A)

■ **Empfehlung 31**

Bei Patienten mit Inkompetenz der V. saphena magna, die sich einer Behandlung unterziehen, kann die UGSS in Betracht gezogen werden zur Therapie von Saphena-Stammvenen mit einem Durchmesser von weniger als 6 mm. (Empfehlungsklasse IIb/Evidenzgrad B)

▪ Empfehlung 32

Bei Patienten mit oberflächlicher venöser Inkompetenz, die mit Schaumsklerotherapie behandelt werden, sollte der Eingriff unter Ultraschall-Führung vorgenommen werden. (Empfehlungsklasse I/Evidenzgrad C)

▪ Empfehlung 33

Bei behandlungsbedürftigen Patienten mit Inkompetenz der V. saphena magna kann die Katheter-gelenkte Schaum-Sklerotherapie mit oder ohne Applikation von perivenöser Tumeszenz-Lösung in Betracht gezogen werden. (Empfehlungsklasse IIb/Evidenzgrad B)

▪ Empfehlung 34

Für behandlungsbedürftige Patienten mit Inkompetenz der V. saphena magna kann die mechanochemische Ablation in Betracht gezogen werden, wenn eine nicht-thermische, nicht-Tumeszenz-Technik bevorzugt wird. (Empfehlungsklasse IIb/Evidenzgrad A)

▪ Empfehlung 35

Für behandlungsbedürftige Patienten mit Inkompetenz der V. saphena magna sollten HL/S in Betracht gezogen werden, wenn keine endovenösen thermischen Ablationsoptionen zur Verfügung stehen. (Empfehlungsklasse IIa/Evidenzgrad A)

▪ Empfehlung 36

Für Patienten mit chronischer Venenerkrankung, die einer Behandlung von varikösen Nebenästen benötigen, wird die ambulante Phlebektomie, UGSS oder eine Kombination von beiden empfohlen. (Empfehlungsklasse I/Evidenzgrad B)

▪ Empfehlung 37

Für Patienten mit chronischer Venenerkrankung, die einer Behandlung in-

kompetenter Perforansvenen bedürfen, sollten die endovenöse Ablation, Durchtrennung oder Ligatur erwogen werden. (Empfehlungsklasse IIa/Evidenzgrad C)

▪ Empfehlung 40

Wenn bei Patienten mit retikulären Venen die Behandlung geplant wird, wird die Sklerotherapie als Behandlung erster Wahl empfohlen. (Empfehlungsklasse I/Evidenzgrad A)

▪ Empfehlung 41

Wo die Behandlung von Patienten mit Teleangiektasien geplant wird, sollte die Sklerotherapie in Betracht gezogen werden. (Empfehlungsklasse IIa/Evidenzgrad A)

▪ Empfehlung 42

Wo die Behandlung von Patienten mit Teleangiektasien geplant wird, sollte der transkutane Laser in Betracht gezogen werden. (Empfehlungsklasse IIa/Evidenzgrad B)

▪ Empfehlung 43

Für behandlungsbedürftige Patienten mit Inkompetenz der V. saphena parva wird die endovenöse thermische Ablation in Vorzug vor Chirurgie oder Schaumsklerotherapie empfohlen. (Empfehlungsklasse I/Evidenzgrad A)

▪ Empfehlung 44

Für behandlungsbedürftige Patienten mit Inkompetenz der V. saphena parva können endovenöse nicht-thermische, nicht-Tumeszenz-Ablationsmethoden in Betracht gezogen werden. (Empfehlungsklasse IIb/Evidenzgrad B)

▪ Empfehlung 45

Bei Patienten mit Inkompetenz der V. saphena parva, die mit endovenöser thermischer Ablation behandelt werden, sollte darauf geachtet werden, eine Schädigung des N. suralis bei Kanülierung unterhalb Mitte-unterschenkel-Niveau zu vermeiden. (Empfehlungsklasse I/Evidenzgrad B)

■ **Empfehlung 55**

Bei Patienten mit symptomatischen rezidivierenden varikösen Venen aufgrund von V. saphena-Stamminsuffizienz sollten die endovenöse thermische Ablation oder UGSS mit oder ohne Phlebektomie in Betracht gezogen werden. (Empfehlungsklasse IIa/Evidenzgrad B)

■ **Empfehlung 56**

Bei Patienten mit behandlungsbedürftigen symptomatischen rezidivierenden varikösen Venen, bei denen eine endovenöse Ablation möglich ist, wird eine Reexploration der Leiste oder Kniekehle *nicht* empfohlen. (Empfehlungsklasse III/Evidenzgrad B)

■ **Empfehlung 57**

Bei Patienten mit symptomatischen rezidivierenden varikösen Venen ohne Stamminsuffizienz sollten UGSS und/oder ambulante Phlebektomie in Betracht gezogen werden. (Empfehlungsklasse IIa/Evidenzgrad C)

Anmerkung: Eine Zusammenfassung der Techniken, die zur Behandlung V. saphena Stamminsuffizienz zur Verfügung stehen, findet sich in ◨ Tab. 18.3.

18.1.2 AWMF S2k – Leitlinie Diagnostik und Therapie der Varikose

Im Jahr 2019 wurde die AWMF S2k – Leitlinie Diagnostik und Therapie der Varikose publiziert (Pannier et al. 2019). Methodisch bedingt, klassifiziert sie nicht die Empfehlungen und den Evidenzgrad analog der ESVS, so dass sie für die Therapieauswahl weniger geeignet ist als die Leitlinie der ESVS. Diese wurde deshalb hier bevorzugt dargestellt. Umgekehrt gibt die AWMF-Leitlinie aber sehr detaillierte praktische Empfehlungen zur Durchführung der einzelnen Behandlungsverfahren, die aufgrund ihre Umfangs hier nicht aufgenommen werden können. Sie sollten als eine praktische Ergänzung der ESVS-Leitlinie herangezogen werden.

◨ **Tab. 18.3** Zusammenfassung der Techniken, die zur Behandlung der V. saphena-Stammveneninsuffizienz zur Verfügung stehen. (Nach De Maeseneer et al. 2022)

Technik	Publizierter Follow-up	Aufhebung des Reflux	Lebensqualität-Verbesserung	Tumeszenz nötig
EVTA	>5 Jahre	+++	+++	Ja
HLS	>5 Jahre	+++	+++	Ja, oder andere Anästhesietechnik
CAC	3–5 Jahre	+++	+++	Nein
UGSS	>5 Jahre	+/++	++/+++	Nein
CDFS	1 Jahr	++	++	Ja/nein
MOCA	3 Jahre	++	+++	Nein

EVTA Endovenöse thermische Ablation;   HLS Hohe Ligatur mit Stripping; CAC Cyanoacrylat-Kleber-Verschluss; UGSS Ultraschallgesteuerte Schaum-Sklerotherapie; CDFS Katheter geleitete Schaum-Sklerotherapie; MOCA Mechanochemische Ablation. +++ sehr gute Wirksamkeit, ++ gute Wirksamkeit, + einige Wirksamkeit

18.2 Ergebnisse

18.2.1 Metaanalysen

Interventionen bei Varikosis

Zu den verschiedenen Behandlungsmöglichkeiten bei Inkompetenz der V. saphena magna erstellten Whing et al. (2021) einen Cochrane Review. Eingeschlossen wurden insgesamt 24 randomisiert Studie mit 5135 Teilnehmern. Die Ergebnisse waren:

- Endovenöse Lasertherapie (ELT) vs. Radiofrequenzablation (RFA): die technische Erfolgsrate war über 5 Jahre vergleichbar; hinsichtlich der Rezidivrate könnte RFA nach 5 Jahren einen Nutzen im Vergleich zu ELT haben (geringe Evidenzgewissheit)
- ELT vs. Ultraschall-gesteuerte Schaum-Sklerotherapie (UGSS): der technische Erfolg kann bei ELT bis zu 5 Jahre besser sein. Nach 5 Jahren und später gab es keine klaren Unterschiede in der technischen Erfogsrate. Die Rezidivraten waren nach 3 und 5 Jahren vergleichbar.
- RFA vs. mechanochemische endovenöse Ablation (MOCA): es gab keinen klaren Unterschied in technischer Erfolgsrate oder Rezidivrate zwischen beiden Verfahren. Langzeitergebnisse fehlen.
- RFA vs. hohe Ligatur/Stripping (HL/S): Keine klaren Unterschiede in technischer Erfogsrate bis zu 5 Jahren und danach. Keine klaren Unterschiede in der Rezidivrate bis zu 3 Jahren. Möglicher Benefit von RFA im Langzeitverlauf (niedrige Evidenzgewissheit).
- UGSS vs. HL/S: Möglicher Nutzen von HL/S in der technischen Erfogsrate nach 5 Jahren und später. Kein klarer Unterschied in der Rezidivrate bis zu 3 Jahren und danach.

Die Autoren kamen zu dem Schluss, dass sie aufgrund der kleinen Zahl an Studien unsicher seien, welches Behandlungsverfahren bei Varikosis das Beste ist. Die meisten Behandlungsverfahren waren hinsichtlich technischer Erfogsrate und Rezidivrate in ihren Ergebnissen ähnlich.

In Vorbereitung auf eine neue Leitlinie der SVS, des American Venous Forum und der American Vein and Lymphatic Society erstellten Farah et al. (2022) eine systematische Literaturübersicht über die möglichen Behandlungsverfahren bei Varikosis. Sie kamen zu dem Schluss, dass die gegenwärtige Evidenz die Duplex-Ultraschalluntersuchung zur Evaluierung von Patienten mit varikösen Venen unterstützt und dass HL/S zu ähnlichen Langzeitverschlussraten der V. saphena verglichen mit der endovenösen Laserablation führt, aber zu besseren Raten als die Radiofrequenzablation oder die UGSS. Die thermischen Interventionen waren mit geringeren allgemeinen Lebensqualitäts-Scores assoziiert im Vergleich zu den nichtthermischen Verfahren, hatten aber ein geringeres Rezidivrisiko als die UGSS.

In eine systematische Übersicht mit Metaanalyse von Hamann et al. (2017) wurden nur randomisierte Studien oder Nachbeobachtungsstudien von kontrollierten Studien aufgenommen, die über die Behandlung der inkompetenten V. saphena magna über wenigstens 5 Jahre berichteten. Die Studien sollten wenigstens eine der folgenden Interventionen vergleichen – ELT, RFA, UGSS oder hohe Ligatur (HL) kombiniert mit der Behandlung der Stammvene (wie Stripping [S], endovenöse thermische Ablation oder UGSS). Primärer Ergebnisparameter war die anatomische Erfolgsrate, definiert als Fehlen von Reflux im Duplex-Ultraschall in der behandelten Vene nach 5 Jahren. Sekundärer Ergebnisparameter war die Rate an rezidivierendem Reflux an der saphenofemoralen Verbindung oder in der Leiste. Es fanden sich 3 randomisierte Studien sowie 10 Follow-up-Studien randomisierter Untersuchungen. Insgesamt wurden 611 Beine mit ELT, 549 mit HL+S, 121 mit UGSS und 114 mit HL + ELT behandelt. UGSS hatte eine signifikant geringere gepoolte anatomische

Erfolgsrate als HL+S, ELT und ELT+HL (34 % vs. 83 %, 88 % und 88 %). Die gepoolte Refluxrezidivrate an der saphenofemoralen Verbindung war sowohl bei HL+S (12 % vs. 29 %) als auch bei ELT (12 % vs. 22 %) signifikant niedriger im Vergleich zu UGSS (■ Tab. 18.4). Die gepoolten Venous Clinical Severity Scores (VCSS) zeigten für ELT und HL+S eine ähnliche Verbesserung. Aus dieser Analyse lässt sich folgern, dass UGSS bei der Behandlung der Stammveneninsuffizienz der V. saphena magna ELT, HL+ELT und HL+S im Langzeitergebnis unterlegen ist. UGSS zeigt auch die höheren Refluxrezidivraten im Vergleich zu HL+S und die Lebensqualitäts-Scores dürften niedriger sein als bei Patienten, die mit ELT behandelt werden. Ein klarer Beweis für einen Vorteil, HL zusätzlich zu ELT durchzuführen, konnte nicht erbracht werden, die Langzeitergebnisse waren ähnlich wie bei ELT. Nach dieser Metaanalyse sind ELT und HL+S die bevorzugten Behandlungsoptionen für die inkompetente V. saphena magna. Für andere Formen der endovenösen thermischen Ablation als die ELT lagen keine ausreichenden Daten vor, um eine gepoolte Analyse vornehmen zu können, aber es scheint wahrscheinlich, dass sie langfristig genauso effektiv wie die ELT sind.

Für die umfassendste systematische Übersicht und Metaanalyse zu der Frage endovenöse thermische Ablation oder HL+S bei Varikosis identifizierten Vemulapalli et al. (2018) 57 Studien mit 105.878 Patienten, darunter 53 randomisierte Studien mit 10.034 Patienten. Die Metaanalyse ergab im Vergleich von HL+S mit RFA keine Unterschiede in der kurzzeitigen Blutungsrate oder im Refluxrezidiv nach 1 bis 2 Jahren. Der Vergleich von HL+S mit ELT zeigte keine Unterschiede im langfristigen Symptomscore oder Lebensqualität nach 2 Jahren. Die Autoren kamen zu dem Schluss, dass die allgemeine Zunahme der endovaskulären Eingriffe bei Behandlung der chronischen Venenerkrankung der unteren Extremität in Anbetracht des Mangels an qualitativ hochwertigen Vergleichsdaten hinsichtlich Wirksamkeit und Sicherheit fragwürdig sei. Es fehlen hochwertige Studien, die die langfristige Effektivität im Vergleich zu HL+S belegen.

Sollen die oberflächlichen venösen Seitenäste der V. saphena magna bei endovenöser Ablation der Stammvene (mit Laser,

■ **Tab. 18.4** 5-Jahresergebnisse bei Behandlung der insuffizienten V. saphena magna. Vergleich von 4 verschiedenen Behandlungsverfahren. (Metaanalyse nach Hamann et al. 2017)

Vergleich	Gepoolter Anteil anatomischer Erfolg	*P*	Gepoolter Anteil an rezidivierendem Reflux an der sapheno-femoralen Verbindung/Leiste	*P*
ELT vs. HL+S	0,88 vs. 0,83	0,170	0,22 vs. 0,12	**0,038**
ELT vs. HL+ELT	0,88 v. 0,88	0,500	0,22 vs. 0,24	0,404
ELT vs. UGSS	0,88 vs. 0,34	**<0,001**	0,22 vs. 0,29	0,133
HL+S vs. HL+ELT	0,83 vs. 0,88	0,409	0,12 vs. 0,24	0,058
HL+S vs. UGSS	0,83 vs. 0,34	**<0,001**	0,12 vs. 0,29	**<0,001**
HL+ELT vs. UGSS	0,88 vs. 0,34	**<0,001**	0,24 vs. 0,29	0,269

ELT= Endovenöse Lasertherapie; HL= Hohe Ligatur; S= Stripping; UGSS= Ultraschallgesteuerte Schaumsklerotherapie

RFA oder mechanochemisch) simultan bei dem Ersteingriff als Begleittherapie mitbehandelt oder in einem zweiten Schritt angegangen werden? Dieser Frage stellten sich Aherne et al. (2020) in einer Metaanalyse auf Basis von 15 Studien (6915 Extremitäten). Die Reinterventionsraten waren in der Gruppe der Begleittherapien signifikant geringer (6,3 % vs. 36,1 %; p = 0,004) im Vergleich zum zweizeitigen Vorgehen, die Komplikationsraten aber ähnlich. Der VCSS war ebenfalls signifikant geringer und deutete damit auf eine geringere Krankheitsschwere hin und auch die Untersuchungen zur Lebensqualität favorisierten den Simultaneingriff. In diese Erhebung gingen auch 3 randomisierte Studien mit allerdings nur 218 Extremitäten ein: in diesen randomisierten Studien ergaben sich zwischen Simultaneingriff und zweizeitigem Vorgehen keine signifikanten Unterschiede in der Reinterventionsrate. Unter dem Vorbehalt, dass die Zahl der randomisierten Studien nicht ausreicht, um die Frage endgültig zu klären, sprachen die Daten eher für den Simultaneingriff. Das Gegenargument bleibt aber: bei 63,9 % der Patienten, bei denen allein die Stammvenenablation vorgenommen wurde, war diese Behandlung definitiv ausreichend.

Kompressionstherapie nach endovenöser thermischer Ablation

Zum Nutzen einer Kompressionsbehandlung mit elastischen Strümpfen nach endovenöser thermischer Ablation (EVTA) liegt eine systematische Übersicht mit Metaanalyse von Ma et al. (2022) auf Basis von 6 randomisierten Studien (1045 Personen) vor. Insgesamt reduzierte die postoperative Kompressionstherapie signifikant den Schmerz in den ersten 10 Tagen nach EVTA und es kam zur früheren Aufnahme normaler Aktivitäten. Hinsichtlich anderer Parameter wie Komplikationen, Lebensqualität oder Venous Clinical Severity Score (VCSS) und Venenverschlussrate gab es jedoch keine Unterschiede zwischen Kompression und Kontrolle. Die Autoren empfahlen die postoperative Kompressionsbehandlung, ohne zur Dauer etwas sagen zu können.

Eine weitere Metaanalyse zum identischen Thema inkludierte 7 randomisierte Studien und 1146 Patienten (Hu et al. 2022). Die Autoren fanden lediglich geringere postoperative Schmerzscores, wenn die Patienten nach EVTA Stümpfe trugen, bei allen anderen Outcome-Parametern einschließlich der Wiederaufnahme der Arbeit gab es keine signifikanten Unterschiede zwischen den Gruppen. Die Schlussfolgerung war, dass in Anbetracht des Diskomforts und der Schwierigkeit, Kompressionsstrümpfe anzubringen, diese wahrscheinlich nach endovenöser thermischer Ablation unnötig sind.

Nicht-thermische Ablationstechniken

Für MOCA (mit dem Flebogrif-Device) wurde von Alozai et al. (2022) eine systematische Übersicht publiziert, basierend auf 5 Studien mit 392 Patienten. Die Autoren nannten eine technische Erfolgsrate von 96 % nach 12 Monaten. Die Analyse demonstrierte die Sicherheit und Machbarkeit des Verfahrens, einen Vergleich mit anderen Techniken ließ die Studienqualität nicht zu.

Neben MOCA gehört auch die Cyanoacrylat-Ablation (CAC) zu den nicht-thermischen Ablationstechniken, die ohne Tumeszenzanästhesie auskommen. García-Carpintero et al. (2020) fanden für eine Metaanalyse zur CAC zwei randomisierte und eine nicht randomisierte Studie sowie neun Fallserien mit insgesamt 1057 Teilnehmern. Drei Studien verglichen CAC mit RFA und ELT. Die Effektivitätsanalyse ergab, dass Verschlussraten, Rekanalisationsfreies Überleben und VCSS für CAC und die endothermische Techniken bis zu 24 Monate Follow-up vergleichbar waren. Wesentliche unerwünschte Nebenwirkungen waren bei CAC Phlebitis und Ekchymose, die Schmerzen waren geringer als nach RFA oder ELT. Vorteile gegenüber den thermischen Ablationstechniken sahen die Autoren des Weiteren in der geringeren Verwendung von Anästhetika und Kompressionsbandagen und in kürzeren Interventions- und Erholungszeiten. Die Evidenz für Sicherheit und Effektivität der CAC bezeichneten die Autoren aber noch als im Moment gering.

Sehr positiv äußerten sich Kolluri et al. (2020) zur Cyanoacrylat-Ablation anhand einer Netzwerk-Metaanalyse von 14 Publikationen mit insgesamt 4570 Teilnehmern. Behandlungsverfahren waren neben der CAC mittels des VenaSeal-Systems Sklerotherapie, MOCA, Chirurgie, RFA und ELT. Für den anatomischen Erfolg hatte das VenaSeal-System die höchste Wahrscheinlichkeit für Platz 1 im Ranking, gefolgt von RFA und ELT auf Platz 2 und 3. VenaSeal nahm auch Platz 1 bei der Reduktion des postoperativen Schmerzscores ein und zeigte die geringste Rate an unerwünschten Nebenwirkungen. Die komplette Verschlussrate betrug nach 36 Monaten bei CAC 94,4 % verglichen mit 91,9 % bei RFA. Symptome und Lebensqualität verbesserten sich ähnlich in beiden Gruppen, ohne signifikante Device- oder prozedurbedingte unerwünschte Spätereignisse. Nach dieser Analyse ist die bestehende Evidenz ausreichend, um Sicherheit und Wirksamkeit dieses nicht-thermischen Verfahrens – ohne Tumeszenzanästhesie – zu belegen. Zu einem ähnlichen Ergebnis kamen Guo et al. (2021) in einer Metaanalyse von 3 randomisierten und einer nicht-randomisierten Studie mit 1457 Teilnehmern. In diese Erhebung gingen drei kommerziell erhältliche CAC-Verschluss-Systeme (VenaSeal/VenaBlock/VariClose) ein. Verschlussraten und Rekanalisations-freies Überleben waren nach CAC nicht ungünstiger im Vergleich zur endovenösen thermischen Ablation

(ETA). CAC hatte die geringere Wahrscheinlichkeit einer Ekchymose nach dem Eingriff, hinsichtlich postinterventionellen Phlebitiden bestanden jedoch zwischen CAC und ETA keine signifikanten Unterschiede. Insgesamt wurde aufgrund weniger Nebenwirkungen und größerem Komfort die CAC als der ETA überlegen bezeichnet.

Es bleibt die Metaanalyse von Hassanin et al. (2019) zu erwähnen, die zu dem Schluss kam, dass die nicht-thermischen Verfahren (MOCA und CAC) zumindest im ersten Jahr nach Behandlung so effektiv wie die ETA sind und in einigen Erhebungen mit weniger Schmerzen verbunden waren und damit sichere Alternativen zur ETA darstellen. Zur endgültigen Bewertung verlangten diese Autoren aber größere Fallzahlen mit längerem Follow-up.

Zu den nicht-thermischen endovenösen Ablationsverfahren liegt zusätzlich ein HTA-Bericht (Health Technology Assessment) aus Ontario vor (Schaink et al. 2021). Der Bericht folgert: Patienten, bei denen die varikösen Venen mit MOCA behandelt wurden, hatte eine schlechtere Venenverschlussrate, aber ähnliche Verbesserung von Symptomen und Lebensqualität wie die Patienten, die mit den thermischen endovenösen Prozeduren versorgt wurden. Patienten, die mit CAC behandelt wurden, zeigten einen ähnlichen Erfolg hinsichtlich Venenverschlussrate, Verbesserung der Symptome und Lebensqualität im Vergleich zu Patienten, die mit den thermischen endovenösen Prozeduren behandelt wurden. Die Erholungszeiten nach beiden nicht-thermischen endovenösen Prozeduren waren etwas kürzer als nach allen anderen Verfahren. Die Effektivität von CAC im Vergleich zur Chirurgie ist sehr unsicher. Im Vergleich zur Venenchirurgie sind alle endovenösen Behandlungsverfahren kosteneffektiver.

18.2.2 Randomisierte Studien

Kompressionstherapie nach RFA

Pihlaja et al. (2020) berichteten über die Ergebnisse einer randomisierten Studie, in der 90 Patienten der Therapiegruppe nach RFA mit begleitender Sklerotherapie eine kontinuierliche Kompressionstherapie für 2 Tage und anschließend eine Kompressionstherapie tagsüber für 5 Tage erhielten. Patienten der Kontrollgruppe (n = 87) wurden nicht mit Kompressionsstrümpfen versorgt. Nach 6 Monaten waren in beiden Gruppen die RFA-behandelten Stammvenen zu 100 % verschlossen. Volle körperliche Aktivität wurde nach 14 Tagen in der Kompressionsgruppe in 87 % erreicht, in der Kontrollgruppe bei 81 % (p = 0,29). Hinsichtlich Schmerzscores und Aberdeen Varicose Vein Questionnaire (AVVQ)-Score unterschieden sich beide Gruppen ebenfalls nicht. Gleiches galt für die Komplikationsrate, mit Ausnahme, dass Hautausschläge und Blasen in der Kompressionsgruppe häufiger (p = 0,01) beobachtet wurden. Die Ergebnisse bei fehlender Kompressionsbehandlung waren demnach denen bei Kompression nicht unterlegen.

Zu einem ähnlichen Ergebnis kamen Bootun et al. (2021) in dem sog. COMETA Trial. In dieser randomisierten Studie erhielten Patienten nach endothermischer Ablation (Laser oder mehrheitlich RFA), mit oder ohne Begleitphlebektomien, entweder für 7 Tage Kompressionsstrümpfe (n = 100) oder keine Strümpfe (n = 104). Wesentliches Ergebnis war, dass der Gebrauch von Kompressionsstrümpfen in den ersten 5 Tagen nach endothermische Ablation zu signifikant besseren Schmerzscores führte. Jedoch bestand kein Unterschied zwischen Therapie- und Kontrollgruppe in den klinischen Scores oder Lebensqualitätsscores nach 6 Monaten. Auch gab es keinen zusätzlichen Nutzen hinsichtlich der Wiederaufnahme normaler Aktivitäten oder in den Venenverschlussraten. Die Autoren folgerten, dass Kompressionsstrümpfe in den ersten 5 Tagen nach ETA speziell bei Patienten mit Begleitphlebektomien ausschließlich wegen der Schmerzreduktion von Nutzen sein könnten.

Eine dritte randomisierte Studie bezweifelte auch dies. In diese Studie von Onwudike et al. (2020) gingen 100 konsekutive Patienten mit RFA ein. Die klinischen und Patienten-berichteten Ergebnisparameter waren in der Gruppe ohne Kompressionsstrümpfe nicht schlechter als mit Kompression, das galt auch für den postoperativen Schmerz. Die Studie unterstützte die Folgerung, dass die vielfach geübte Praxis der Kompressionsstrümpfe nach RFA für den Patienten keinen klinischen Nutzen hat.

Langzeitergebnisse nach Laserablation, Schaumsklerotherapie und Chirurgie

In einer randomisierten kontrollierten Studie mit 798 Teilnehmern mit primärer Varikosis überprüften Brittenden et al. (2019) in 11 Zentren des UK die Ergebnisse nach Laserablation (ELT), Schaumsklerotherapie (UGSS) und Chirurgie (HLS). Erste Ergebnisse dieses CLASS-Trials waren bereits 2014 publiziert worden, jetzt wurden die 5-Jahresergebnisse vorgestellt. 595 Patienten (75 %) füllten die Fragebögen aus, 467 (59 %) stellten sich in einer klinischen Visite vor. Die Scores im Aberdeen Varicose Vein Questionnaire [AVVQ] (sie reichen von 0–100, wobei niedrigere Score-Werte eine bessere Lebensqualität anzeigen) waren bei Patienten mit Laserablation oder Chirurgie signifikant geringer als bei Patienten mit Sklerotherapie (p < 0,001), hingegen war die Lebensqualität zwischen Lasertherapie und Chirurgie vergleichbar. In den Kosteneffektivitätsanalysen favorisierten 77,2 % der Kosteneffektivitäts-Modell-Wiederholungen die Laserablation, auf der Basis einer „Bereitschaft zu zahlen-Ratio" von £20.000 ($28.433 in U.S. Dollars) pro QALY. Bei einem Vergleich von UGSS vs. Chirurgie favorisierten 54,5 % der Modell-Wiederholungen die Chirurgie. In Summe favorisierten demnach die Unterschiede in der krankheitsbezogenen Lebensqualität die Chirurgie und Lasertherapie vor der Sklerotherapie. Hinsichtlich der Lebensqualität waren Laserablation und Chirurgie ähnlich; unter allen 3 Behandlungsverfahren hatte die Laserablation die größte Chance, kosteneffektiv zu sein.

RFA vs. ELT

Sydnor et al. (2017) verglichen in einer prospektiven randomisierten Studie Sicherheit und Wirksamkeit von RFA und ELT bei Patienten mit insuffizienter V. saphena magna. 200 Patienten wurden entweder einer RFA (ClosureFAST™) oder einer ELT (980-nm Diodenlaser) zugeteilt. Postoperative Schmerzen und Bläschenbildung waren nach RFA signifikant geringer. Verbesserungen im VCSS wurden nach 6 Monaten in beiden Gruppen in gleicher Weise beobachtet (ELT 6,6 auf 1; RFA 6,2 auf 1). Wenigstens 12 Monate nach dem Eingriff wurden in beiden Gruppen jeweils 4 Therapieversager registriert. Tiefe Venenthrombosen wurden nicht gesehen, Unterschiede in der Patientenzufriedenheit zwischen beiden Gruppen fanden sich nicht. Die Botschaft dieser Studie war, dass RFA und ELT gleich effektiv sind, eine Überlegenheit eines Verfahrens vor dem anderen ergab sich nicht.

Lawson et al. (2018) verglichen ELT (1470-nm Radial-Laser) und RFA (ClosureFast) bei Behandlung der insuffizienten V. saphena magna in einer quasi randomisierten Studie (◻ Tab. 18.5). In dieser prospektiven Vergleichsuntersuchung wurden die Patienten im monatlichen Wechsel alternierend RFA (158 Patienten, 175 Beine) oder ELT (153 Patienten, 171 Beine) zugeteilt. Beide Verfahren wurden in Tumeszenzanästhesie ambulant durchgeführt, schwere postoperative Komplika-

◻ **Tab. 18.5** Prospektiver Kohortenvergleich von RFA vs. ELT bei Behandlung der insuffizienten V. saphena magna (Varico 2 Studie). Nach Lawson et al. 2018

Parameter	RFA	ELT
Kollektiv (n)	158 Patienten/175 Beine	153 Patienten/172 Beine
CEAP-Klasse (n)		
- C2	40	35
- C3	115	116
- C4	18	18
- C5	2	3
Postoperative Schmerzmedikation in den ersten 14 Tagen (%)		
- Keine	76,1	73,4
- 1–5 Einheiten	17,8	20,3
Postoperative Komplikationen (%)		
- Hautkontusion	14,9	18,7
- Temporäre Parästhesien	1,8	2,3
- Tiefe Venenthrombose	0	0,6 (n = 1/Unterschenkelvene)

(Fortsetzung)

◘ Tab. 18.5   (Fortsetzung)

Parameter	RFA	ELT
Persistierende totale Obliteration (%)		
- nach 36 Monaten/60 Monaten	96,2/96,2	96,7/96,7
VCSS		
-präoperativ	3,75	4,04
- n. 12 Monaten	1,98	1,96
- n. 60 Monaten	1,77	2,13
AVVQ		
- präoperativ	11,45	12,97
- n. 12 Monaten	5,00	4,98
- n. 5 Jahren	5,20	5,98

VCSS= Venous Clinical Severity Score; AVVQ= Aberdeen Varicose Vein Questionnaire

tionen gab es nicht, 76,1 % der Patienten in der RFA-Gruppe und 73,4 % in der ELT-Gruppe benötigten in den ersten 14 Tagen nach dem Eingriff keine Schmerzmittel. In beiden Gruppen kehrten die Patienten im Median nach 1 Tag zu ihren täglichen Gewohnheiten zurück. Die komplette primäre Venenverschlussrate nach 36 und 60 Monaten wurde mit 96,2 % (RFA) bzw. 96,7 % (ELT) angegeben. In beiden Gruppen verbesserten sich die VCSS-Scores nach 12 bis 60 Monaten signifikant, ohne Unterschiede zwischen den Gruppen. Auch hinsichtlich der Lebensqualität wurden keine Unterschiede beobachtet. Ein symptomatisches Rezidiv mit Rekanalisation der V. saphena magna wurde nicht registriert. Aus dieser Studie lässt sich folgern, dass die endovenöse Ablation mit ClosureFast oder einem 1470-nm Laser zu ähnlichen Langzeitverschlussraten führt, bei gleicher klinischer Effektivität und anhaltender Verbesserung der krankheitsspezifischen Lebensqualität. Beide Verfahren sind in gleicher Weise mit minimalen postoperativen Schmerzscores und kurzen Erholungszeiten assoziiert.

Endothermische Ablation vs. mechanochemische endovenöse Ablation (MOCA)

Vähäaho et al. (2019) verglichen in einer randomisierten Studie MOCA (ClariVein®, n = 59), ELT (n = 34) und RFA (n = 32). Die V. saphena magna war nach 12 Monaten bei allen Patienten mit ELT und RFA komplett verschlossen, bei MOCA aber nur bei 45 von 55 (82 %) Patienten. Die Rekanalisationsrate hing bei MOCA vom Durchmesser der Vene ab: der Durchmesser der Venen mit Rekanalisation betrug im Mittel vor dem Eingriff 8,6 mm, verglichen mit 6,5 mm bei Venen ohne Rekanalisation (p = 0,007). Die krankheitsspezifische Lebensqualität war zwischen allen drei Gruppen nicht unterschiedlich. Bei gleicher Lebensqualität war demnach die Venenverschlussrate bei MOCA signifikant niedriger als bei ETA.

In eine weitere randomisierte Studie wurden je 50 Patienten mit MOCA und ELT aufgenommen (Tawfik et al. 2020). Der operative Erfolg wurde als kompletter Venenverschluss postoperativ definiert, dies gelang in allen Fällen. In der MOCA-Gruppe war die Operationszeit signifikant kürzer und es wur-

18

den weniger postoperative Phlebitiden beobachtet, die Patienten kehrten signifikant früher zur Arbeit zurück. Der VCSS verbesserte sich in beiden Gruppen im Follow-up, mit signifikant niedrigeren Werten in der MOCA-Gruppe. Hinsichtlich des postoperativen Schmerzes gab es keine signifikanten Unterschiede. Die Autoren kamen zu dem Schluss, dass MOCA eine machbare, effektive und sichere Behandlungsoption bei primärer Varikosis darstellt, mit besserem klinischem Ergebnis und geringerer Rate an postoperativen Phlebitiden im Vergleich zur ELT. Zur Venenverschlussrate im Langzeitverlauf äußerten sich die Autoren allerdings nicht.

Der MARADONA-Trial ist eine multizentrische randomisierte kontrollierte Studie, in der MOCA (n = 105) mit RFA (n = 104) bei der Behandlung der insuffizienten V. saphena magna verglichen wurde (Holewijn et al. 2019). Die medianen Schmerzscores waren in den ersten 14 Tagen nach MOCA niedriger. Nach 30 Tagen wurde eine ähnliche Anzahl an Komplikationen in beiden Gruppen gefunden, vergleichbar waren auch die Scores für die gesundheitsbezogene Lebensqualität. Eine Hyperpigmentation wurde bei sieben Patienten in der MOCA-Gruppe, aber nur bei zwei RFA-Patienten gesehen (p = 0,038). In der MOCA-Gruppe kam es zu vier kompletten Versagern (3,8 %), verglichen mit keinem in der RFA-Gruppe (p = 0,045). Der mediane VCSS war nach 30 Tagen in der MOCA-Gruppe signifikant geringer (p = 0,001). Die anatomische Erfolgsrate nach 1 und 2 Jahren war nach MOCA mit 83,5 % und 80,0 % niedriger als nach RFA mit 94,2 % und 88,3 %. Nach zwei Jahren Follow-up wurden aber keine Unterschiede in der Zahl der kompletten Versager beobachtet. Die Botschaft dieser Studie war, dass MOCA nach 2 Jahren Follow-up eine gute Alternative zur Behandlung der insuffizienten V. saphena magna darstellt, wenngleich eine partielle Rekanalisation bei MOCA häufiger als bei RFA gefunden wird. Insgesamt waren beide Techniken mit einem ähnlichen klinischen Outcome nach 1 und 2 Jahren assoziiert.

Mechanochemische endovenöse Ablation (MOCA) vs. Cyanoacrylat-Ablation

In der randomisierten Multizenter-MOCCA-Studie untersuchten Belramman et al. (2022) die postinterventionellen Schmerzen nach Behandlung der primären V. saphena-Stammveneninsuffizienz mit MOCA (n = 83) vs. CAC (n = 84). Der Schmerz war in beiden Gruppen gering, Unterschiede in den Schmerz-Scores fanden sich in den ersten 10 Tagen nach dem Eingriff nicht, gleiches galt für die Raten an Ekchymosen, Venen-Verschlussraten nach 3, 6 und 12 Monaten, die postinterventionelle Wiederaufnahme der normalen Aktivitäten und postoperative Lebensqualität. Der einzige Unterschied war die etwas längere Interventionszeit bei CA (im Mittel 22,7 Min) im Vergleich zu MOCA (17 Min) (p < 0,001). In dieser Studie war bei identischem Outcome MOCA kosteneffektiver als CAC aufgrund der deutlich geringeren Device-Kosten und der kürzeren Interventionszeit.

Cyanoacrylat-Kleber vs. RFA

In dem VeClose trial (Morrison et al. 2017) wurden 222 Patienten mit symptomatischer Insuffizienz der V. saphena magna randomisiert entweder CAC oder einer RFA zugeteilt. Die 12-Monats-Nachbeobachtung konnte bei 192 Patienten (95 CAC/97 RFA) durchgeführt werden. Nach 1 Monat wurde bei 100 % in der CAC-Gruppe und 87 % in der RFA-Gruppe ein kompletter Verschluss der Zielvene nachgewiesen, nach 12 Monaten waren es 97,2 % (CAC) bzw. 97,0 % (RFA). Die Wahrscheinlichkeit der Rekanalisation war in der RFA-Gruppe höher, das Rekanalisations-freie Überleben machte nach 12 Monaten 97 % bei CAC und 90,7 % bei RFA aus. Symptome und Lebensqualität verbesserten sich in beiden Gruppen in gleicher Weise. Die Nebenwirkungen waren in beiden Gruppen gering und nicht Prozedur-bezogen. Die Studie belegte die Sicherheit des CAC, bei vergleichbarer Effektivität zu RFA und gleicher Dauerhaftigkeit. Als Vorteile vor der RFA wurden das Fehlen der Tumeszenz-anästhesie und das weniger aufwändige Equipment hervorgehoben.

18.3   Fazit für die Praxis

1.) Für behandlungsbedürftige Patienten mit Inkompetenz der V. saphena magna wird die endovenöse thermische Ablation als Behandlung erster Wahl empfohlen, im Vorzug zu HL/S und UGSS.
2.) Die HL/S führt zu ähnlichen Langzeitverschlussraten der V. saphena verglichen mit der endovenösen Laserablation, aber zu besseren Raten als die Radiofrequenzablation oder die UGSS.
3.) Für behandlungsbedürftige Patienten mit Inkompetenz der V. saphena magna können der Verschluss mittels Cyanoacrylat-Kleber oder eine mechanochemische Ablation in Betracht gezogen werden, wenn eine nicht-thermische, nicht-Tumeszenz-Technik bevorzugt wird.
4.) Die thermischen Interventionen sind mit geringeren allgemeinen Lebensqualitäts-Scores assoziiert im Vergleich zu den nicht-thermischen Verfahren, haben aber ein geringeres Rezidivrisiko als die UGSS.
5.) Bei Patienten mit oberflächlicher venöser Inkompetenz, die sich einer Behandlung mit endovenösen Techniken mit oder ohne Phlebektomie unterziehen, sollte der Eingriff im ambulanten Bereich erfolgen, wo möglich.

Literatur

Aherne TM, Ryan ÉJ, Boland MR, McKevitt K, Hassanin A, Tubassam M, Tang TY, Walsh S (2020) Concomitant vs. staged treatment of varicose tributaries as an adjunct to endovenous ablation: a systematic review and meta-analysis. Eur J Vasc Endovasc Surg 60:430–442

Alozai T, Huizing E, Schreve M, Mooij MC, van Vlijmen CJ, Wisselink W, Ünlü Ç (2022) A systematic review and meta-analysis of mechanochemical endovenous ablation using Flebogrif for varicose veins. J Vasc Surg Venous Lymphat Disord 10:248–257

Belramman A, Bootun R, Tang TY, Lane TRA, Davies AH (2022) Pain outcomes following mechanochemical ablation vs cyanoacrylate adhesive for the treatment of primary truncal saphenous vein incompetence: the MOCCA randomized clinical trial. JAMA Surg 157:395–404

Bootun R, Belramman A, Bolton-Saghdaoui L, Lane TRA, Riga C, Davies AH (2021) Randomized controlled trial of compression after endovenous thermal ablation of varicose veins (COMETA trial). Ann Surg 273:232–239

Brittenden J, Cooper D, Dimitrova M et al (2019) Five-year outcomes of a randomized trial of treatments for varicose veins. N Engl J Med 381(10):912–922

De Maeseneer MG, Kakkos SK, Aherne T et al (2022) Editor's choice – European Society for Vascular Surgery (ESVS) 2022 clinical practice guidelines on the management of chronic venous disease of the lower limbs. Eur J Vasc Endovasc Surg 63:184–267

Farah MH, Nayfeh T, Urtecho M, Hasan B, Amin M, Sen I, Wang Z, Prokop LJ, Lawrence PF, Gloviczki P, Murad MH (2022) A systematic review supporting the Society for Vascular Surgery, the American Venous Forum, and the American Vein and Lymphatic Society guidelines on the management of varicose veins. J Vasc Surg Venous Lymphat Disord 10:1155–1171

García-Carpintero E, Carmona M, Chalco-Orrego JP, González-Enríquez J, Imaz-Iglesia I (2020) Systematic review and meta-analysis of endovenous cyanoacrylate adhesive ablation for incompetent saphenous veins. J Vasc Surg Venous Lymphat Disord 8:287–296

Guo J, Zhang F, Guo J, Guo L, Gu Y, Huang Y (2021) A systematic review and meta-analysis comparing the efficacy of cyanoacrylate ablation over endovenous thermal ablation for treating incompetent saphenous veins. Phlebology 36:597–608

Hamann SAS, Giang J, De Maeseneer MGR, Nijsten TEC, van den Bos RR (2017) Editor's choice – five year results of great saphenous vein treatment: a meta-analysis. Eur J Vasc Endovasc Surg 54:760–770

Hassanin A, Aherne TM, Greene G, Boyle E, Egan B, Tierney S, Walsh SR, McHugh S, Aly S (2019) A systematic review and meta-analysis of comparative studies comparing nonthermal versus thermal endovenous ablation in superficial venous incompetence. J Vasc Surg Venous Lymphat Disord 7:902–913

Holewijn S, van Eekeren RRJP, Vahl A, de Vries JPPM, Reijnen MMPJ, MARADONA study group (2019) Two-year results of a multicenter randomized controlled trial comparing mechanochemical endovenous ablation to RADiOfrequeNcy ablation in the treatment of primary great saphenous vein incompetence (MARADONA trial). J Vasc Surg Venous Lymphat Disord 7:364–374

Hu H, Wang J, Wu Z, Liu Y, Ma Y, Zhao J (2022) No benefit of wearing compression stockings after endovenous thermal ablation of varicose veins: a systematic review and meta-analysis. Eur J Vasc Endovasc Surg 63:103–111

Kolluri R, Chung J, Kim S, Nath N, Bhalla BB, Jain T, Zygmunt J, Davies A (2020) Network meta-analysis to compare VenaSeal with other superficial venous therapies for chronic venous insufficiency. J Vasc Surg Venous Lymphat Disord 8:472–481

Lawson JA, Gauw SA, van Vlijmen CJ, Pronk P, Gaastra MTW, Tangelder MJ, Mooij MC (2018) Prospective comparative cohort study evaluating incompetent great saphenous vein closure using radiofrequency-powered segmental ablation or 1470-nm endovenous laser ablation with radial-tip fibers (Varico 2 study). J Vasc Surg Venous Lymphat Disord 6:31–40

Lurie F, Passman M, Meisner M et al (2020) The 2020 update of the CEAP classification system and reporting standards. J Vasc Surg Venous Lymphat Disord 8:342–352. Erratum in: J Vasc Surg Venous Lymphat Disord. 2021;9(1):288

Ma F, Xu H, Zhang J, Premaratne S, Gao H, Guo X, Yang T (2022) Compression therapy following endovenous thermal ablation of varicose veins: a systematic review and meta-analysis. Ann Vasc Surg 80:302–312

Morrison N, Gibson K, Vasquez M, Weiss R, Cher D, Madsen M, Jones A (2017) VeClose trial 12-month outcomes of cyanoacrylate closure versus radiofrequency ablation for incompetent great saphenous veins. J Vasc Surg Venous Lymphat Disord 5:321–330

Onwudike M, Abbas K, Thompson P, McElvenny DM (2020) Editor's choice – role of compression after radiofrequency ablation of varicose veins: a randomised controlled trial☆. Eur J Vasc Endovasc Surg 60:108–117

Pannier F et al (2019) S2k – Leitlinie Diagnostik und Therapie der Varikose. AWMF-Register Nr. 037/018 Klasse: S2k

Pihlaja T, Romsi P, Ohtonen P, Jounila J, Pokela M (2020) Post-procedural compression vs. no compression after radiofrequency ablation and concomitant foam sclerotherapy of varicose veins: a randomised controlled non-inferiority trial. Eur J Vasc Endovasc Surg 59:73–80

Schaink A, Ontario Health (Quality) et al (2021) Nonthermal endovenous procedures for varicose veins: a health technology assessment. Ont Health Technol Assess Ser 21:1–188

Sydnor M, Mavropoulos J, Slobodnik N, Wolfe L, Strife B, Komorowski D (2017) A randomized prospective long-term (>1 year) clinical trial comparing the efficacy and safety of radiofrequency ablation to 980 nm laser ablation of the great saphenous vein. Phlebology 32:415–424

Tawfik AM, Sorour WA, El-Laboudy ME (2020) Laser ablation versus mechanochemical ablation in the treatment of primary varicose veins: a randomized clinical trial. J Vasc Surg Venous Lymphat Disord 8:211–215

Vähäaho S, Mahmoud O, Halmesmäki K, Albäck A, Noronen K, Vikatmaa P, Aho P, Venermo M (2019) Randomized clinical trial of mechanochemical and endovenous thermal ablation of great saphenous varicose veins. Br J Surg 106:548–554

Vemulapalli S, Parikh K, Coeytaux R, Hasselblad V, McBroom A, Johnston A, Raitz G, Crowley MJ, Lallinger KR, Jones WS, Sanders GD (2018) Systematic review and meta-analysis of endovascular and surgical revascularization for patients with chronic lower extremity venous insufficiency and varicose veins. Am Heart J 196:131–143

Whing J, Nandhra S, Nesbitt C, Stansby G (2021) Interventions for great saphenous vein incompetence. Cochrane Database Syst Rev 8(8):CD005624

Tiefe Bein-Beckenvenenthrombose und postthrombotisches Syndrom

Inhaltsverzeichnis

© Springer-Verlag GmbH Deutschland, ein Teil von Springer Nature 2022
E. S. Debus, R. T. Grundmann, *Evidenzbasierte Gefäßchirurgie*, Evidenzbasierte Chirurgie,
https://doi.org/10.1007/978-3-662-66422-3_19

19.1   Leitlinien

19.1.1   European Society of Cardiology

Die „European Society of Cardiology working groups of aorta and peripheral vascular diseases and pulmonary circulation and right ventricular function" haben zu Diagnostik und Management der tiefen Venenthrombose ein Konsensusdokument verabschiedet (Mazzolai et al. 2018).

Konsensus-Aussagen zur Diagnostik

- Die klinische Vorhersageregel (Wells Score zweistufig, ◘ Tab. 19.1) wird empfohlen, um Patienten mit Verdacht auf tiefe Venenthrombose der unteren Extremität zu stratifizieren.
- ELISA D-Dimer-Bestimmung wird empfohlen bei Patienten mit niedriger klinischer Wahrscheinlichkeit, um eine tiefe Venenthrombose auszuschließen.
- Der venöse Ultraschall wird empfohlen als bildgebende Methode erster Wahl bei der Diagnostik der tiefen Venenthrombose.
- Eine venöse CT-Untersuchung soll nur für ausgewählte Patienten reserviert werden.
- Der venöse Ultraschall sollte auch bei bestätigter Lungenembolie vorgeschlagen werden, als erste venöse Referenzbildgebung, nützlich bei Verdacht auf rekurrierende tiefe Venenthrombose oder weitere Stratifizierung ausgewählter Patienten.
- Der venöse Ultraschall sollte zur weitere Stratifizierung ausgewählter Patienten mit Verdacht auf begleitende Lungenembolie in Betracht gezogen werden.

◘ **Tab. 19.1**   Validierter klinischer Score zur Ermittlung der klinischen Wahrscheinlichkeit einer Venenthrombose: Wells-Score. (Wells et al. 1995; Mazzolai et al. 2018)

Klinische Variable	Punkte
Aktive Tumorerkrankung (laufende Behandlung oder innerhalb der letzten 6 Monate oder palliativ)	+1
Paralyse, Parese oder kürzliche Gips-Immobilisation der unteren Extremitäten	+1
Bettruhe für 3 oder mehr Tage oder große Chirurgie innerhalb der letzten 12 Wochen in Allgemein- oder Regionalanästhesie	+1
Lokale Schmerzhaftigkeit entlang der tiefen Venen	+1
Schwellung ganzes Bein	+1
Unterschenkelschwellung wenigstens 3 cm größer als im asymptomatischen Bein (gemessen 10 cm unterhalb der Tuberositas tibiae)	+1
Eindrückbares Ödem beschränkt auf das symptomatische Bein	+1
Oberflächliche Kollateralvenen (keine Varikosis)	+1
Früher dokumentierte tiefe Venenthrombose	+1
Alternative Diagnose wenigstens ebenso wahrscheinlich wie tiefe Venenthrombose	−2

Zweistufiger Wells-Score: Tiefe Venenthrombose unwahrscheinlich: Score ≤1 Tiefe Venenthrombose wahrscheinlich: Score ≥2

Konsensus-Aussagen zur initialen und langfristigen Behandlung

- Patienten mit proximaler tiefer Venenthrombose (iliofemoral > popliteal) sollten für wenigstens 3 Monate antikoaguliert werden.

19

- Patienten mit isolierter distaler tiefer Venenthrombose und hohem Rezidivrisiko sollten wie bei proximaler tiefer Venenthrombose antikoaguliert werden; bei Patienten mit niedrigem Rezidivrisiko kann eine kürzere Behandlung (4–6 Wochen), sogar bei niedrigerer Dosierung der Antikoagulantien, oder Ultraschallüberwachung in Betracht gezogen werden.
- Bei Fehlen von Kontraindikationen sollten DOACs (direct oral anticoagulants) bei Nicht-Krebspatienten mit proximaler tiefer Venenthrombose als Erstlinien-Antikoagulantientherapie bevorzugt werden.
- Eine adjuvante Katheter-basierte Thrombolyse kann bei ausgewählten Patienten mit iliofemoraler tiefer Venenthrombose in Betracht gezogen werden, bei Symptomen <14 Tagen und Lebenserwartung >1 Jahr, falls in erfahrenen Zentren durchgeführt.
- Ein primäres Stenting einer akuten Venenthrombose oder mechanische Thrombusentfernung allein werden nicht empfohlen.
- Vena-Cava-Filter können in Betracht gezogen werden, falls eine Antikoagulation kontraindiziert ist. Ihr Einsatz zusätzlich zur Antikoagulation wird nicht empfohlen.
- Eine Kompressionstherapie in Verbindung mit früher Mobilisierung und Gehtraining sollte in Betracht gezogen werden, um die akute venöse Symptomatik zu lindern.

Konsensus-Aussagen zur verlängerten Therapie

- Die Entscheidung, die Antikoagulation zu beenden oder nicht, sollte individuell abgestimmt werden, wobei das Rezidivrisiko gegen ein Blutungsrisiko abgewogen werden muss, und die Patientenpräferenzen und seine Compliance einkalkuliert werden müssen.

- Bei Fehlen von Kontraindikationen sollten DOACs als Erstlinien-Antikoagulantientherapie bei Nicht-Krebspatienten bevorzugt werden. Zurzeit haben niedrigdosiertes Apixaban und Rivaroxaban ihren Nutzen in diesem Zusammenhang gezeigt.
- Wenn Vitamin-K-Antagonisten vorgeschlagen werden, sollten sie bei konventioneller Intensität (INR 2–3) angewendet werden.
- Aspirin kann bei der verlängerten Behandlung in Betracht gezogen werden, falls eine Antikoagulation kontraindiziert ist.
- Eine endovaskuläre Rekanalisation kann bei Patienten mit chronischem venösem Verschluss CEAP-Klasse 4–6 in Betracht gezogen werden.
- Regelmäßige (wenigstens jährliche) Untersuchungen von Compliance und Nutzen-Risiko-Ausgewogenheit sollten bei Patienten mit verlängerter Behandlung erfolgen.
- Bei Beendigung der Antikoagulation sollte eine venöse Ultraschalluntersuchung durchgeführt werden, um eine Basis-Vergleichsuntersuchung im Fall eines Rezidivs herzustellen.

Konsensus-Aussagen zur Behandlung der tiefen Venenthrombose in speziellen Situationen

- Bei Verdacht auf eine tiefe Venenthrombose der oberen Extremität ist der venöse Ultraschall der bildgebende Test erster Wahl.
- Die Behandlung der tiefen Venenthrombose der oberen Extremität ist bezüglich der Antikoagulation ähnlich der der tiefen Venenthrombose der unteren Extremität.
- Niedermolekulares Heparin wird zur akuten Behandlung der zerebralen Venenthrombose empfohlen.

- Niedermolekulares Heparin wird zur akuten Behandlung der Eingeweide-Venenthrombose empfohlen.
- Niedermolekulares Heparin wird zur initialen und langfristigen Behandlung von Krebspatienten empfohlen.
- Bei Krebspatienten sollte nach 6 Monaten die Entscheidung zur Fortsetzung der Antikoagulation und, falls ja, die Art der Antikoagulation auf einer individuellen Abwägung des Nutzen-Risiko-Verhältnisses, der Tolerierbarkeit, der Patientenpräferenz und der Tumoraktivität basiert werden.
- Während der Schwangerschaft wird der venöse Ultraschall als bildgebender Test erster Wahl für eine tiefe Venenthrombose empfohlen.
- Während der Schwangerschaft wird niedermolekulares Heparin zur initialen und langfristigen Behandlung empfohlen.
- Die Antikoagulation sollte für wenigstens 6 Wochen nach der Entbindung fortgesetzt werden, mit einer Gesamtbehandlung von 3 Monaten.

Rekanalisierende Therapie der Bein-Beckenvenenthrombose

Sie wird in dieser Leitlinie wie folgt kommentiert:

Endovaskuläre Techniken stehen für ausgewählte Patienten mit postthrombotischem Syndrom (PTS) zur Verfügung. Fallserien und prospektive Kohortenstudien belegen, dass zumindest einige Subgruppen von Patienten mit postthrombotischem Syndrom (CEAP-Klassen 4–6) einen Nutzen von einem Zusatz der endovaskulären Behandlung in die gesamte Behandlungsstrategie haben. Bei Patienten mit mäßigem bis schwerem PTS und Obstruktion der Iliakalvene kann eine endovaskuläre Stentplatzierung verwendet werden, um die Venenoffenheit wiederherzustellen. In vorläufigen Studien leistete eine Stentplatzierung bei chronisch verschlossenen Beckenvenen

einen Beitrag zur Ulkusabheilung, Symptomlinderung eines PTS, und reduzierte die Folgen einer venösen Obstruktion.

In seltenen selektierten Fällen kann ein chirurgischer Bypass eine Option darstellen, eine venöse Hypertension abzumildern.

19.1.2 American Heart Association

Evidenzbasierte Strategien zur Vorbeugung, Diagnose und Therapie des postthrombotischen Syndroms (PTS) wurden von der American Heart Association (AHA) als wissenschaftliche Feststellung veröffentlicht (Kahn et al. 2014). Die Empfehlungen lauten im Auszug:

Empfehlungen zur Thrombolyse und endovaskulärem Vorgehen bei akuter tiefer Venenthrombose zur Prävention eines PTS

- Katheterbasierte Thrombolyse (KBT) und pharmakomechanische katheterbasierte Thrombolyse (PKBT) können in erfahrenen Zentren bei ausgewählten Patienten mit akuter ($\leq$14 Tage) symptomatischer extensiver proximaler tiefer Venenthrombose in Betracht gezogen werden, bei guter funktionaler Kapazität, Lebenserwartung von $\geq$ 1 Jahr und zu erwartendem geringem Blutungsrisiko (Empfehlungsklasse IIb; Evidenzgrad B).
- Eine systemische Antikoagulation sollte zuvor, während und nach KBT und PKBT vorgesehen werden (Empfehlungsklasse I; Evidenzgrad C).
- Die Ballonangioplastie mit oder ohne Stenting von zugrundeliegenden anatomischen venösen Läsionen kann nach KBT oder PKBT in Betracht gezogen werden, als eine Maßnahme, eine Rethrombose und in der Folge ein PTS zu vermeiden (Empfehlungsklasse IIb; Evidenzgrad B).

- Wenn ein Patient kein Kandidat für eine perkutane KBT oder PKBT ist, kann in erfahrenen Zentren bei ausgewählten Patienten mit akuter (≤14 Tage) symptomatischer extensiver proximaler tiefer Venenthrombose und guter funktioneller Kapazität und Lebenserwartung von ≥ 1 Jahr die chirurgische Thrombektomie in Betracht gezogen werden (Empfehlungsklasse IIb; Evidenzgrad B).
- Eine systemische Thrombolyse wird bei tiefer Venenthrombose nicht empfohlen (Empfehlungsklasse III; Evidenzgrad A).

Empfehlungen zur Anwendung von abgestuften elastischen Kompressionsstrümpfen und intermittierender Kompression zur Behandlung des PTS

- Bei Patienten mit PTS, die keine Kontraindikation haben (z. B. arterielle Insuffizienz), kann ein Versuch mit elastischen Kompressionsstrümpfen gemacht werden (Empfehlungsklasse IIb; Evidenzgrad C).
- Bei Patienten mit mäßigem oder schwerem PTS und signifikantem Ödem ist ein Versuch mit einem intermittierenden Kompressionsgerät vernünftig (Empfehlungsklasse IIb; Evidenzgrad C).

Empfehlungen zur Übungstherapie zur Behandlung des PTS

- Bei Patienten mit PTS, die dies tolerieren, ist ein überwachtes Übungsprogramm, bestehend aus Training der Beinkraft und Aerobic-Aktivität für wenigstens 6 Monate vernünftig (Empfehlungsklasse IIa; Evidenzgrad B).

Empfehlungen zur Behandlung des venösen Ulkus

- Kompression sollte zur Behandlung venöser Ulzera angewendet werden, in Priorität zu alleinigen primären Verbänden, Nichtkompressionsbandagen, oder keiner Kompression (Empfehlungsklasse I; Evidenzgrad A).

- Multikomponenten-Kompressionssysteme sind effektiver als Einzelkomponenten-Systeme (Empfehlungsklasse I; Evidenzgrad B).
- Pentoxifyllin kann bei der Behandlung venöser Ulzera nützlich sein, allein oder mit Kompression (Empfehlungsklasse IIa; Evidenzgrad A).
- Die Rekonstruktion einer Neoklappe kann bei Patienten mit refraktärem postthrombotischem venösem Ulkus in Betracht gezogen werden (Empfehlungsklasse IIb; Evidenzgrad C).

Empfehlungen zur endovaskulären und chirurgischen Behandlung des PTS

- Für den schwer symptomatischen Patienten mit Verschluss der Beckenvene oder der V. cava kann die Operation (femoro-femoraler oder femoro-cavaler Bypass) (Empfehlungsklasse IIb; Evidenzgrad C) oder die perkutane endovenöse Rekanalisation (z. B. Stent, Ballonangioplastie) (Empfehlungsklasse IIb; Evidenzgrad B) in Betracht gezogen werden.
- Für schwer symptomatische Patienten mit postthrombotischem Verschluss ihrer V. femoralis communis, Beckenvene und V. cava kann die kombinierte operative und endovenöse Desobliteration in Betracht gezogen werden (Empfehlungsklasse IIb; Evidenzgrad C).
- Für schwer symptomatische Patienten mit PTS können ein segmentaler Venenklappentransfer oder venöse Transposition in Betracht gezogen werden (Empfehlungsklasse IIb; Evidenzgrad C).

Die in dieser Leitlinie empfohlenen endovaskulären, chirurgischen oder Hybridherangehensweisen zur Behandlung des PTS sind in ◻ Tab. 19.2 zusammengefasst. Dabei wird betont, dass die Erfahrungen mit diesen Prozeduren eingeschränkt sind und nur

◨ Tab. 19.2   Endovaskuläre, chirurgische und Hybridvorgehensweisen zur Behandlung des postthrombotischen Syndroms (PTS). (Nach Kahn et al. 2014)

Indikation	Vorgehen
- iliocavale/iliofemorale Obstruktion - Korrektur eines oberflächlichen Refluxes	Endovaskuläres Vorgehen - Venoplastie und Stenting - Endovenöse thermische Ablation
- Infrainguinale venöse Obstruktion - Iliofemorale Obstruktion - Korrektur des Refluxes	Chirurgisches Vorgehen - Saphenopoplitealer Bypass - Saphenotibialer Bypass - Femoro-femoraler Bypass - Femoro-iliakaler Bypass - Iliocavaler Bypass - Femoro-cavaler Bypass - Segmentaler Venenklappentransfer mittels axillofemoralem/poplitealem Transplantat oder venöser Transposition - Ligatur der Femoralvene
- Femoral- und Iliakalvenen-Rekonstruktion	Hybridvorgehen - Chirurgische Endophlebektomie der V. femoralis communis mit Patchangioplastie und endoluminaler Ballonvenoplastie und Stenting der Beckenvenen und V. cava - Adjunktive A-V-Fistel zum Erhalt der Offenheit - Chirurgische Desobliteration der V. femoralis communis, um das infrainguinale venöse System effektiver zu drainieren und einen Inflow zu den rekanalisierten Beckenvenen zu liefern

sehr schwer erkrankte Patienten hierfür in Betracht kommen. Die Ergebnisse sind stark von der Erfahrung des Chirurgen/interventionellen Behandlers abhängig. Falls nicht lokal verfügbar, wird empfohlen, den Patienten in ein Zentrum mit Expertise zu überweisen.

19.1.3 CHEST-Leitlinie zur antithrombotischen Therapie bei venöser Thromboembolie (Stevens et al. 2021)

Die Leitlinien führen unter anderem aus:
- Bei Patienten mit akuter tiefer Beinvenenthrombose empfehlen wir eine Antikoagulantientherapie allein vor einer interventionellen Therapie (Thrombolyse, mechanisch, pharmakomechanisch). (schwache Empfehlung; mäßige Evidenz).
- Bei Patienten mit akuter tiefer Beinvenenthrombose sprechen wir uns gegen den Einsatz eines Vena-Cava-Filters aus als Zusatz zu einer Antikoagulation. (starke Empfehlung; mäßige Evidenz).
- Bei Patienten mit akuter proximaler tiefer Beinvenenthrombose und Kontraindikation zur Antikoagulation empfehlen wir den Einsatz eines Vena-Cava-Filters. (starke Empfehlung; mäßige Evidenz).
- Bei Patienten mit venöser Thromboembolie (tiefe Beinvenenthrombose oder Lungenembolie) empfehlen wir Apixa-

ban, Dabigatran, Edoxaban oder Rivaroxaban vor Vitamin-K-Antagonisten als Behandlungsphase (erste 3 Monate) der Antikoagulantientherapie. (starke Empfehlung; mäßige Evidenz).

— Bei Patienten mit akuter venöser Thromboembolie im Zusammenhang mit Krebs (Tumor-assoziierte Thrombose) empfehlen wir einen oralen Xa-Inhibitor (Apixaban, Edoxaban, Rivaroxaban) vor niedermolekularem Heparin für die initiale und Behandlungsphase der Therapie. (starke Empfehlung; mäßige Evidenz).

— Bei Patienten mit oberflächlicher Venenthrombose der unteren Extremität und erhöhtem Risiko des Fortschreitens des Gerinnsels zu tiefer Venenthrombose oder Lungenembolie empfehlen wir eine Antikoagulantienbehandlung für 45 Tage vor keiner Antikoagulation. (schwache Empfehlung; mäßige Evidenz).

— Bei Patienten mit oberflächlicher Venenthrombose, die antikoaguliert werden, empfehlen wir Fondaparinux 2,5 mg täglich vor anderen Antikoagulantien wie niedermolekulares Heparin (in prophylaktischer oder therapeutischer Dosierung). (schwache Empfehlung; geringe Evidenz).

— Dauer der Antikoagulation: Bei Patienten mit akuter venöser Thromboembolie und ohne Kontraindikation empfehlen wir eine dreimonatige Behandlungsphase der Antikoagulation. (starke Empfehlung; mäßige Evidenz).

19.1.4 Klinische Praxisleitlinien der European Society for Vascular Surgery (ESVS) zur Behandlung chronischer venöser Erkrankungen der unteren Extremitäten (De Maeseneer et al. 2022)

Sie empfehlen unter anderem:

▪ Empfehlung 58
Bei Patienten mit Ausflussobstruktion der V. iliaca und schweren Symptomen/Zeichen, sollte die endovaskuläre Behandlung in Betracht gezogen werden als Behandlung erster Wahl. (Empfehlungsklasse IIa/Evidenzgrad B)

▪ Empfehlung 59
Bei Patienten mit Ausflussobstruktion der V. iliaca, die sich einer endovaskulären Behandlung unterziehen, sollte der Einsatz des intravaskulären Ultraschalls erwogen werden, um die Behandlung zu lenken. (Empfehlungsklasse IIa/Evidenzgrad C)

▪ Empfehlung 60
Bei Patienten mit Ausflussobstruktion der V. iliaca, die an einem widerspenstigen venösen Ulkus, schwerem postthrombotischem Syndrom (PTS) oder behindernder venöser Claudicatio leiden, kann die chirurgische oder Hybrid-Rekonstruktion der tiefen Vene in Betracht gezogen werden, wenn die endovaskulären Optionen allein nicht ausreichend sind. (Empfehlungsklasse IIb/Evidenzgrad C)

■ Empfehlung 61

Bei Patienten mit Ausflussobstruktion der V. iliaca – ohne schwere Symptome – werden weder endovaskuläre noch chirurgische Interventionen empfohlen. (Empfehlungsklasse III/Evidenzgrad C)

■ Empfehlung 62

Bei Patienten mit entweder endovaskulärer oder chirurgischer Rekonstruktion einer Ausflussobstruktion der V. iliaca, wird eine Duplex-Ultraschallüberwachung einen Tag und zwei Wochen nach Intervention empfohlen und in regelmäßigen Abständen danach. (Empfehlungsklasse I/Evidenzgrad C)

■ Empfehlung 63

Bei Patienten mit Ausflussobstruktion der V. iliaca wird die Behandlung durch ein multidisziplinäres Team empfohlen. (Empfehlungsklasse I/Evidenzgrad C)

■ Empfehlung 64

Bei Patienten mit ausgedehnter axialer tiefer Veneninkompetenz und schweren persistierenden Symptomen und Zeichen kann, wenn das vorausgegangene Management versagt hat, eine chirurgische Versorgung der Klappeninsuffizienz in spezialisierten Zentren erwogen werden. (Empfehlungsklasse IIb/Evidenzgrad B)

19.1.5 Leitlinie der European Society for Vascular Surgery (ESVS)

Die ESVS merkt in ihrer Leitlinie zum Management der venösen Thrombose in dem Unterkapitel zu den *Thrombusentfernungsstrategien* unter anderem an (Kakkos et al. 2021):

■ Empfehlung 34

Bei ausgewählten Patienten mit symptomatischer tiefer iliofemoraler Thrombose sollten frühe Thrombus-Entfernungsstrategien in Betracht gezogen werden (Empfehlungsklasse IIa; Evidenzlevel A).

■ Empfehlung 35

Bei Patienten mit tiefer Venenthrombose, die auf die femoralen, poplitealen oder Unterschenkelvenen beschränkt ist, wird eine frühe Thrombusentfernung *nicht* empfohlen. (Empfehlungsklasse III; Evidenzlevel B).

■ Empfehlung 36

Bei Patienten mit tiefer Venenthrombose, die mit einer frühen Thrombus-Entfernung behandelt wurden, mit oder ohne Stenting, wird empfohlen, dass die Antikoagulation wenigstens so lange dauert, als wenn die Patienten allein mit Antikoagulation behandelt worden wären und nach der Entscheidung des behandelnden Arztes (Empfehlungsklasse I; Evidenzlevel A).

■ Empfehlung 38

Bei Patienten mit tiefer Unterschenkelvenenthrombose sollte eine Entscheidung zu antikoagulieren auf Basis von Symptomen, Risikofaktoren für eine Progression und Blutungsrisiken erwogen werden (Empfehlungsklasse IIa; Evidenzlevel C).

■ Empfehlung 39

Für Patienten mit symptomatischer Unterschenkelvenenthrombose, die eine Antikoagulation benötigen, werden 3 Monate Therapie vor kürzerer Behandlungsdauer empfohlen (Empfehlungsklasse I; Evidenzlevel A).

■ Empfehlung 40

Für Patienten mit tiefer Unterschenkelvenenthrombose, die eine Antikoagulation benötigen, werden direkte orale Antikoagulantien vor niedermolekularem Heparin gefolgt von Vitamin K-Antagonisten empfohlen (Empfehlungsklasse I; Evidenzlevel C).

■ **Empfehlung 41**

Für Patienten mit symptomatischer Unterschenkelvenenthrombose und aktivem Malignom, sollte eine Antikoagulation über 3 Monate hinaus in Betracht gezogen werden (Empfehlungsklasse IIa; Evidenzlevel C).

■ **Empfehlung 42**

Für Patienten mit symptomatischer Unterschenkelvenenthrombose, die keine Antikoagulation erhalten, wird eine klinische Wiederholungsuntersuchung und wiederholte Ultraschalluntersuchung des ganzen Beines nach 1 Woche empfohlen (Empfehlungsklasse I; Evidenzlevel B).

19.2 Ergebnisse

19.2.1 Tiefe Venenthrombose

Metaanalysen/systematische Übersichten

Ein Cochrane Review verglich die Auswirkungen einer thrombolytischen Behandlung und Antikoagulation mit einer Antikoagulation allein hinsichtlich Lungenembolie, rezidivierende venöse Thromboembolie, Major-Blutungen, postthrombotische Komplikationen, venöse Offenheit und Funktion bei der Behandlung von Patienten mit tiefen VT der unteren Extremität (Broderick et al. 2021). Basis waren 19 randomisierte kontrollierte Studien mit insgesamt 1943 Patienten. Patienten mit Thrombolyse hatten mehr Blutungskomplikationen als solche mit Standard-Antikoagulation (6,7 % vs. 2,2 %). Die meisten Blutungskomplikationen wurden in den älteren Studien berichtet. 6 Studien mit 1393 Teilnehmern setzten die Nachbeobachtung über 6 Monate fort und

beobachteten, dass etwas weniger Fälle ein PTS entwickelten, wenn sie mit Thrombolyse behandelt wurden (50 % vs. 53 %, mäßige Gewissheit der Evidenz). 2 Studien (211 Teilnehmer), die die Beobachtung über 5 Jahre fortführten, demonstrierten, dass weniger Patienten ein PTS entwickelten, falls sie mit Thrombolyse behandelt wurden. Strikte Auswahlkriterien scheinen die Sicherheit dieser Behandlung verbessert zu haben. Die Autoren fanden keine Evidenz dafür, dass die Lokalisation des Gerinnsels innerhalb des Beins es mehr oder minder wahrscheinlich macht, dass ein Patient ein PTS entwickelt. Die Evidenz deutete darauf hin, dass die systemische Verabreichung der Thrombolytika und die Katheter-basierte Thrombolyse eine ähnliche Wirksamkeit haben.

Randomisierte Studien

Pharmakomechanische Thrombolyse vs. Antikoagulation

In der randomisierten sog. ATTRACT-Studie wurden insgesamt 692 Patienten mit symptomatischer tiefer proximaler Venenthrombose (femoral oder iliakal) entweder allein mit Antikoagulation behandelt oder zusätzlich einer pharmakomechanischen Thrombolyse unterzogen (Vedantham et al. 2017). Die pharmakomechanische Thrombolyse bestand in einer rt-PA-Infusion in den Thrombus und, falls nicht ausreichend, zusätzlich in einer Thrombektomie mittels AngioJet Rheolytic Thrombectomy oder Trellis Peripheral Infusion System. Beide Vorgehensweisen konnten auch in umgekehrter Reihenfolge erfolgen. Zusätzlich konnten Stents platziert werden. Primärer Studienendpunkt war die Entwicklung eines postthrombotischen Syndroms (PTS) zwischen 6 und 24 Monaten Follow-up. Es fanden sich im Follow-up keine Unterschiede in der Entwicklung eines PTS (47 % in der pharmakomechanischen Thrombolysegruppe, 48 % in der Kontrollgruppe). Die pharmakomechanische Thrombolyse führte zu mehr Majorblutungen innerhalb 10 Tagen (1,7 % vs. 0,3 %; p = 0,049), aber hinsichtlich rezidivierenden Thromboembolien wurden über 24 Monate keine signifikanten Unterschiede gefunden (12 % bei pharmakomechanischer Thrombolyse, 8 % in der Kontrollgruppe; p = 0,09). Der Schweregrad des PTS war in der pharmakomechanischen Thrombolysegruppe signifikant niedriger als in der Kontrollgruppe, aber hinsichtlich der Lebensqualität nach 2 Jahren ergaben sich keine Unterschiede. Im Endeffekt führte demnach bei Patienten mit akuter proximaler tiefer Venenthrombose die pharmakomechanische Katheter-basierte Thrombolyse zusätzlich zur Antikoagulation nicht zu einem geringeren Risiko eines PTS – aber resultierte in einem höheren Risiko an Major-Blutungen.

Diese Studie wurde von Kahn et al. (2020) in weiteren Details ausgewertet. Danach hatten Patienten mit tiefer iliofemoraler Venenthrombose (VT) schlechtere Lebensqualitätsscores in den ersten 24 Monaten nach Diagnose als Patienten mit tiefer femoropoplitealer VT. Des Weiteren hatten bis zu 6 Monate nach Randomisierung Patienten mit pharmakomechanischer Thrombolyse bessere Lebensqualitätsscores als Patienten der Kontrollgruppe. Diese Verbesserung nach pharmakomechanischer Thrombolyse im Vergleich zur Kontrolle wurde aber nur bei Patienten mit iliofemoraler Thrombose, nicht bei solchen mit femoropoplitealer VT beobachtet. Bei Patienten mit iliofemoraler VT und pharmakomechanischer Thrombolyse waren die krankheitsspezifischen Lebensqualitätsscores auch noch nach 2 Jahren besser als in der Kontrollgruppe. Die Botschaft war, dass die pharmakomechanische Katheter-basierte Thrombolyse bei Patienten mit akuter iliofemoraler tiefer VT die Lebensqualität verbessert und bei Patienten mit schweren Symptomen und geringem Blutungsrisiko vernünftig sein kann – nach sorgfältiger Diskussion von Nutzen und Risiko.

Rivaroxaban vs. Warfarin bei tiefer Venenthrombose

In einer randomisierten geblindeten prospektiven Studie erhielten Patienten mit tiefer iliofemoraler oder femoropoplitealer VT nach initialer Heparintherapie entweder Rivaroxaban (n = 46) oder Warfarin (n = 38) für 6 Monate (de Athayde Soares et al. 2019). Patienten unter Rivaroxaban zeigten innerhalb von 12 Monaten eine geringere Inzidenz eines PTS (8,7 % vs. 28,9 %) und eine bessere totale Venenrekanalisation (76,1 % vs. 13,2 %) als Patienten unter Warfarinbehandlung (p < 0,001). Partielle Venenrekanalisationen waren umgekehrt signifikant häufiger unter Warfarin (73,7 %) als unter Rivaroxaban (23,9 %). 5 Patienten der gesamten Kohorte (6 %) wiesen keine venöse Rekanalisation auf, alle unter Warfarin. Die Ergebnisse dieser Studie favorisieren Rivaroxaban bei tiefer VT, sie müssen aber unter dem Vorbehalt der kleinen n-Zahlen gewertet werden. Für endgültige Schlüsse bedarf es größerer multizentrischer prospektiver Erhebungen.

Elastische Kompressionsstrümpfe bei tiefer Venenthrombose

Yang et al. (2022) berichteten über die 2-Jahresergebnisse einer randomisierten Studie, in der Patienten mit tiefer iliofemoraler oder femoropoplitealer VT in der Therapiegruppe (n = 113) für 24 Monate elastische Kompressionsstrümpfe trugen, Patienten der Kontrollgruppe (n = 119) erhielten keine Kompressionsstrümpfe. Allen Patienten wurde zusätzlich für 3–6 Monate eine Antikoagulantientherapie verordnet. Nach 24 Monaten betrug die Inzidenz an PTS 42,0 % in der Therapie- und 57,8 % in der Kontrollgruppe (p = 0,024). Der VEINES-Sym Score belegte eine bessere Symptomerleichterung in der Therapiegruppe (45,8 ± 5,1 vs. 43,8 ± 6,1; p = 0,014). Die Rekanalisationsrate nach 2 Jahren war 52,9 % vs. 46,7 % (Therapie- vs. Kontrollgruppe) bei Patienten mit iliofemoraler tiefer VT und 70,2 % vs. 72,4 % bei Patienten mit femoropoplitealer tiefer VT (keine signifikanten Unterschiede). Die Studie belegt, dass das Tragen von Kompressionsstrümpfen die Inzidenz an PTS zu reduzieren vermag, was allerdings eine hohe Compliance seitens des Patienten voraussetzt, die in der klinischen Praxis häufig nicht erreicht wird.

Studien und Registererhebungen

Katheterbasierte Thrombolyse und endovaskuläre Therapie

In der National Inpatient Sample (NIS) der Jahre 2005 bis 2013 identifizierten Tang et al. (2021) insgesamt 138.049 Patienten, die mit einer Hauptdiagnose proximale oder cavale tiefe VT entlassen worden waren. Bei 7097 von diesen Patienten (5,1 %) erfolgte eine Katheter-basierte Thrombolyse. Von letzterem Kollektiv wurden 2854 (40,2 %) mit einer alleinigen Katheter-basierten Thrombolyse behandelt, 2311 (32,6 %) erhielten zusätzlich eine alleinige Angioplastie und 1932 (27,2 %) erhielten eine zusätzliche Angioplastie mit Stent. Primärer Studienendpunkt war der Ergebnis-Komposit aus Krankenhaussterblichkeit, intrakranieller Blutung oder gastrointestinaler Blutung. Das zusätzliche Stenting zeigte einen signifikant niedrigeren primären Kompositendpunkt verglichen mit der Katheter-basierten Thrombolyse allein (2,7 % vs. 3,8 %; p = 0,04). Die Stent-Gruppe war mit einer ähnlichen Krankenhausaufenthaltsdauer assoziiert verglichen mit Angioplastie und Katheter-basierter Thrombolyse allein (6,8 vs. 6,9 vs. 7,1 Tage; p = 0,94), aber mit höheren Krankenhausgebühren (◘ Tab. 19.3). Die Autoren betonten die

◘ **Tab. 19.3** Wahrscheinlichkeitsgewichtete Ergebnisse bei proximaler tiefer Venenthrombose und Katheter-basierter Thrombolyse (KBT) allein und mit zusätzlicher Angioplastie oder Angioplastie und Stenting. (Nach Tang et al. 2021)

Outcome	KBT allein (n = 2857,17)	KBT + Angioplastie (n = 2348,49)	KBT + Angioplastie + Stenting (n = 1923,57)
Komposit Tod, ICH und GI, %	3,8	2,7	2,7
Tod während Krankenhausaufenthalt, %	1,3	0,7	0,9
GI-Blutung, %	1,9	1,5	1,2
ICH, %	0,7	0,8	0,8
Bluttransfusion, %	10,9	9,6	11,0
Hämatom, %	2,5	2,2	3,0
Prozedur-bezogene Blutung, %	1,3	1,2	1,0
Krankenhausaufenthaltsdauer, Tage	7,1	6,9	6,8
Krankenhausgebühren, US $	80.441,63	98.089,82	115.164,01
IVC-Filter, %	32,7	35,8	36,2

ICH Intrazerebrale Blutung
GI Gastrointestinale Blutung
IVC-Filter Vena Cava inferior-Filter

Wichtigkeit des intravasalen Ultraschalls (IVUS) bei dieser Prozedur und verwiesen auf die schwache Sensitivität der Venographie bei der Entdeckung von signifikanten Reststenosen bei Katheter-basierter Thrombolyse. In dieser Kohorte wurde nur bei 2,1 % aller Katheter-basierten Thrombolysen der IVUS eingesetzt, um die Notwendigkeit des Stentings der verbliebenen venösen Ausfluss-Stenose zu bestimmen. 61 % der Patienten, bei denen der IVUS eingesetzt wurde, erhielten einen Stent, verglichen mit 27 %, bei denen kein IVUS verwendet wurde. Insgesamt wurde demnach bei jedem vierten Patienten mit Katheter-basierter Thrombolyse zusätzlich ein Stent platziert. Das Stenting war sicher und erhöhte nicht die Morbidität der Katheter-basierten Thrombolyse, mit oder ohne Angioplastie. Die Autoren sprachen sich für den vermehrten Einsatz des IVUS aus, was eine Zunahme des Stentings von Residualstenosen nach Katheter-basierter Thrombolyse erwarten ließ.

Brailovsky et al. (2020) fanden in der NIS der Jahre 2005 bis 2013 unter 31.124 Karzinompatienten mit proximaler oder cavaler tiefer VT 1290 Patienten (4 %), die mit einer Katheter-basierten Thrombolyse behandelt wurden. Sie bildeten zwei gematchte Gruppen von je 1287 Patienten mit tiefer VT, die entweder lediglich mit Antikoagulation oder zusätzlich mit Katheter-basierter Thrombolyse versorgt wurden (◘ Tab. 19.4). Beide Gruppen unterschieden sich nicht in der Krankenhaussterblichkeit (Katheter-basierte Thrombolyse 2,6 %; alleinige Antikoagulation 1,9 %: p = 0,23). Jedoch war die Katheter-basierte Thrombolyse mit einem erhöhten Risiko an intrakraniellen Blutungen (1,3 % vs. 0,4 %; p = 0,017), häufigerer Rate an Bluttransfusionen (18,6 % vs. 13,1 %; p < 0,001) und Prozedur-bezogenen Hämatomen (2,4 % vs. 0,4 %; p < 0,001) assoziiert. Krankenhausaufenthaltsdauer und Kosten waren ebenfalls in der Katheter-basierten Thrombolyse-

◘ **Tab. 19.4** Ergebnisse bei Katheter-basierter Thrombolyse (KBT) vs. Antikoagulation bei Karzinompatienten mit proximaler tiefer Venenthrombose. Gematchter Vergleich. (Nach Brailovsky et al. 2020)

Parameter	Antikoagulation (n = 1287)	KBT (n = 1287)	P
Tod, n (%)	25 (1,9)	33 (2,6)	0,23
Bluttransfusion, n (%)	168 (13,1)	239 (18,6)	<0,001
Gastrointestinale Blutung, n (%)	30 (2,3)	28 (2,2)	0,89
Intrakranielle Blutung, n (%)	5 (0,4)	17 (1,3)	0,02
Prozedurbezogene Blutung, n (%)	4 (0,3)	13 (1,0)	0,049
Prozedurbezog. Hämatom, n (%)	5 (0,4)	31 (2,4)	<0,001
Vena-Cava-Filter platziert, n (%)	336 (26,1)	434 (33,7)	<0,001
Periphere Angioplastie, n (%)	37 (2,9)	765 (59,4)	<0,001
Peripherer Stent, n (%)	14 (1,1)	386 (30,0)	<0,001
Akute Nierenschädigung, n (%)	108 (8,4)	160 (12,4)	<0,01
Krankenhausaufenthalt, Tage	4,0 (2,0–7,0)	6,0 (4,0–10,0)	<0,001
Krankenhausgebühren, US $, Median (Interquartilspanne)	22.320 (11.482–41.005)	81.535 (50.968–127.045)	<0,001

Gruppe höher. In dieser Serie wurde bei Patienten mit Katheter-basierter Thrombolyse sehr viel häufiger ein peripherer Stent platziert (in 30 % vs. 1,1 %), ob sich dies positiv auf die Rate an PTS auswirkt, blieb offen und wäre in Anbetracht der höheren Kosten und Blutungsraten die entscheidende Frage.

Die Katheter-basierte direkte Thrombolyse (n = 81) verglichen Pouncey et al. (2020) in einer retrospektiven Monozenterstudie mit der pharmakomechanischen Thrombektomie mittels AngioJet (=AngioJet Thrombektomie zusätzlich zur Katheter-basierten Thrombolyse; n = 70) bei Patienten mit akuter symptomatischer tiefer iliofemoraler VT. Das primäre Outcome wurde mittels Villalta-Score bestimmt, es zeigte keine signifikanten Unterschiede zwischen beiden Gruppen nach 6 und 12 Monaten. Nach 1 Jahr wiesen 22,2 % der Fälle bei pharmakomechanischer Thrombektomie vs. 24,7 % bei Katheter-basierter Thrombolyse ein PTS auf (p = 0,74), das in 9,5 % vs. 4,1 % als mäßig bis schwer klassifiziert wurde (p = 0,30). In der pharmakomechanischen Thrombektomie-Gruppe kam es zu einer nicht signifikanten geringeren Rate an Blutungen (6,3 % vs. 17,1 %; p = 0,07) und einer signifikanten Reduktion der Lyse-Dauer (40 Std. vs. 53 Std.: p < 0,001) sowie einer Reduktion der Lyse-Dosis (49 mg vs. 57 mg; p = 0,011). Die Komplikationsraten waren in beiden Gruppen vergleichbar, mit 1 Todesfall bei intrakranieller Blutung nach Katheter-basierter Thrombolyse. Hinsichtlich der kumulativen Gefäßoffenheit gab es nach 1 Jahr zwischen beiden Gruppen keine signifikanten Unterschiede (85,4 % vs. 80,3 %, pharmakomechanisch vs. Katheter-basiert). Die Botschaft dieser Erhebung war, dass pharmakomechanische Thrombektomie und Katheter-basierte Thrombolyse ein ähnliches Langzeitergebnis aufweisen, jedoch war die pharmakomechanische Thrombektomie mit einer Reduktion von Behandlungszeit und lytischer Dosis assoziiert. Die verhältnismäßig niedrige Rate an

PTS spricht dafür, dass die Gerinnselentfernung bei diesen Patienten einen Nutzen hat.

In einer retrospektiven Analyse berichteten Jiang et al. (2020) über 46 Patienten mit akuter iliofemoraler tiefer VT bei Beckenvenen-Kompressionssyndrom, bei denen eine pharmakomechanische Katheter-basierte Thrombolyse (AngioJet) mit einem Stenting der Beckenvene kombiniert wurde. Größere Blutungen oder Todesfälle wurden in diesem Kollektiv nicht beobachtet. Sie nannten eine primäre Offenheit von 97,8 % nach 6 Monaten und 91,1 % nach 24 Monaten. Bei zwei Patienten (4,3 %) war ein Wiederholungseingriff erforderlich. Nur 1 Patient entwickelte im Follow-up ein mildes PTS, ein schweres PTS wurde nicht beobachtet. Die Daten sprechen für das Stenting bei Beckenvenenthrombosen nach Thrombolyse.

Avgerinos et al. (2019) beschrieben die Ergebnisse bei 73 Patienten mit tiefer iliofemoraler Venenthrombose, bei denen nach verschiedenen Techniken der Thrombolyse wenigstens ein selbstexpandierender iliakaler Stent implantiert worden war. In 21,2 % der Fälle überdeckte der Stent proximal die kontralaterale Beckenvene, in 14,1 % reichte er distal über das Leistenband hinaus. Bei 9 Patienten (12,3 %) kam es zu einem Rezidiv der tiefen VT innerhalb von 30 Tagen. Die primären und sekundären Offenheitsraten nach 3 Jahren waren 75,2 % und 82,2 %. Insgesamt machte die Rate an PTS in der gestenteten Kohorte nach 5 Jahren 14,4 % aus. In der multivariaten Analyse waren Prädiktoren für ein PTS männliches Geschlecht (HR 6,02; p = 0,041), inkomplette Lyse < 50 % (HR 7,09; p = 0,040) und ein Stenting unterhalb des Leistenbands (HR 6,68; p = 0,026). Die Folgerung war, dass ein iliakales Stenting nach Thrombolyse bei akuter tiefer Venenthrombose zu einer hohen Offenheit und niedrigen PTS-Rate führt. Die Stent-Platzierung unterhalb des Leistenbandes hatte keinen Einfluss auf die Offenheit, kann aber mit einer höheren

PTS-Rate assoziiert sein. Ein Stenting über den iliocavalen Zusammenfluss hinaus kann zwar ein auslösender Faktor sein, scheint aber nicht unabhängig die Wahrscheinlichkeit der kontralateralen tiefen iliakalen VT zu erhöhen.

19.2.2 Postthrombotisches Syndrom

Systematische Übersichten

Endovenöses Stenting

Zum endovaskulären Stenting bei iliokavalen Verschlüssen des tiefen Venensystems liegt eine systematische Übersicht von Williams und Dillavou (2020) vor. Die Studien waren zu heterogen, um eine formale Metaanalyse zu erlauben. 3812 gestentete Extremitäten aus 23 publizierten Studien und zwei nationalen Registern gingen in die Auswertung ein. Die Majorkomplikationsrate belief sich auf insgesamt <1 %. Im Mittel wurde bei 79 % bzw. 71 % eine symptomatische Verbesserung bzw. Ulkusabheilung beobachtet. Für Standardstents wurde bei einer mittleren Nachbeobachtungszeit von 23,5 Monaten eine primäre, primärassistierte und sekundäre Offenheitsrate von 71 %, 89 % und 91 % berichtet. Spezielle Venenstents hatten insgesamt eine primäre Offenheit von 78,8 % nach 12 Monaten, bei niedrigerer Offenheit von 73 % bei PTS im Vergleich zu 96 % bei Kompressionskrankheit (nicht-thrombotische Läsionen der Beckenvenen). Die Autoren kamen zu dem Schluss, dass die Evidenz, die das Venenstenting der unteren Extremität unterstützt, schwach ist. Nichtsdestoweniger scheint das iliokavale venöse Stenting eine sichere und effektive Behandlung des PTS und der nicht-thrombotischen Läsionen der V. iliaca darzustellen. Gegenwärtige Leitlinien empfehlen folglich das venöse Stenting bei schwerem PTS der unteren Extremität.

Eine andere systematische Übersicht (Seager et al. 2016) über 16 Studien, die zum endovaskulären Stenting bei chronischer Venenerkrankung aufgrund einer Beckenvenenobstruktion Stellung nahmen, war zu weitgehend identischen Aussagen gekommen. Das endovaskuläre Stenting wurde bei 2649 Extremitäten (2431 Patienten) vorgenommen, bei einem Eingriffserfolg von 97,6 %. Ein dauerhaftes Abheilen der Ulzera wurde in 56 % bis 100 % beschrieben, die primäre und sekundäre Stentoffenheit reichte von 32 % bis 98,7 % bzw. 66 % bis 96 %. Die Majorkomplikationsrate pro gestentete Extremität schwankte zwischen 0 und 8,7 %. Für die Outcome-Studien wurde die Qualität der Evidenz 5-mal als „sehr niedrig" und einmal mit „niedrig" bewertet. Eine Metaanalyse konnte aufgrund der Heterogenität der Daten nicht erfolgen. Die Folgerung war, dass die Evidenz für eine Empfehlung, die chronische obstruktive Venenerkrankung mit Stenting der tiefen Venen zu behandeln, gegenwärtig zwar schwach ist, gleichwohl scheint es sich aber um ein erfolgversprechendes und sicheres Verfahren zu handeln, das als Behandlungsoption erwogen werden sollte.

In einer systematischen Übersicht untersuchten Notten et al. (2021) die Evidenz hinsichtlich der Dauer einer antithrombotischen Therapie bei Patienten, bei denen wegen PTS ein venöses Stenting iliofemoral vorgenommen wurde. Basis waren 56 Studien mit 5153 Patienten, 62,8 % der Patienten waren gestentet worden. Insgesamt wurde 1 Jahr nach Intervention eine primäre Stentoffenheit von 82,2 % berichtet, welche nach 2 Jahren auf 73,3 % abnahm. In 43 von 56 Studien basierte die Antikoagulation auf Vitamin-K-Antagonisten, entweder mit (18 %) oder ohne Thrombozytenaggregationshemmer (59 %). Die Frage, wie lange bei diesen Patienten ein Antikoagulation nach Stenting vorgenommen werden soll, ließ sich mangels Daten nicht klären.

Klinische Studien

Interventionelle Therapie

Bei ACCESS PTS (Accelerated Thrombolysis for Post-Thrombotic Syndrome Using the Acoustic Pulse Thrombolysis Ekosonic Endovascular System) handelt es sich um eine einarmige prospektive Multizenterstudie, in der 78 Patienten (82 Extremitäten) mit chronischer tiefer Venenthrombose und postthrombotischem Syndrom (PTS) (Villalta Score ≥8) nach im Minimum 3 Monaten Antikoagulation einer perkutanen transluminalen Venoplastie und Ultraschall-akzelerierten Thrombolyse unterzogen wurden (Garcia et al. 2020). Primärer Wirksamkeitsendpunkt war eine Reduktion des Villalta Scores um ≥4 Punkte innerhalb 30 Tagen nach Intervention. Primärer Sicherheitsendpunkt waren größere Blutungsepisoden innerhalb 72 Stunden und symptomatische Lungenembolien während der Index-Hospitalisierung. Der primäre Endpunkt wurde in 64,6 % der Fälle erreicht. Nach einem Jahr wiesen 51 von 66 (77,3 %) Extremitäten weiterhin eine Villalta-Score-Reduktion ≥4 auf. Gleichzeitig kam es zu einer Verbesserung des VCSS und der Lebensqualitätsscores sowie einer dauerhaften Verbesserung der Venenoffenheit. Bei 40 Patienten war zusätzlich ein zentrales (iliofemorales) Stenting (nicht unterhalb der Femoralis communis-Bifurkation) vorgenommen worden, mit keinen Unterschieden im Ergebnis zu Patienten ohne Stenting. Eine rezidivierende tiefe VT oder Lungenembolie wurde bei 3 Patienten (3,8 %) innerhalb 30 Tagen gesehen, 1 Patient verstarb 32 Tage nach Intervention infolge einer Major-Blutung. Die Autoren betonten die signifikante langanhaltende Verbesserung der Lebensqualität nach dieser Prozedur.

Zur Stent-Thromboserate nach endovaskulärer Behandlung iliakaler oder cavaler Läsionen bei PTS nahmen Sebastian et al. (2019) anhand eines Schweizer Regis-ters Stellung. Es handelte sich um 136 Patienten mit venösen Stents, mediane Nachbeobachtungszeit waren 20 Monate. Die Antikoagulation war bei 43 (32 %) Patienten nach 12 Monaten beendet worden. Die kumulative Inzidenz einer Stentthrombose war 13,7 % und 31,2 % während der ersten 6 und 36 Monate. Die Zeit-adjustierte Inzidenzrate einer Stentthrombose war 11,3 Ereignisse pro 100 Patientenjahre während der Zeit mit Antikoagulation und 11,2 Ereignisse für die Periode ohne Antikoagulation. Die Autoren folgerten, dass die Stentthrombose nach den ersten 6 Monaten bei ca. 3 bis 4 % jährlich liegt. Sie war höher bei jüngeren Patienten, Patienten mit Stents unterhalb der V. femoralis communis und geringer bei Patienten mit May-Thurner-Syndrom. Wie lange nach endovaskulärer Behandlung des PTS die Antikoagulation fortgesetzt werden sollte, konnte diese Studie nicht beantworten.

Die Schweizer Arbeitsgruppe berichtete zusammen mit einer weiteren Gruppe zusätzlich über die Behandlung von 150 Patienten mit PTS und iliakaler oder iliokavaler Obstruktion mittels zwei verschiedenen Stenttypen, wobei die Stents bis zur V. femoralis communis reichten (Moeri et al. 2021). Die primäre Offenheit nach 1 Jahr war 67,3 % für Laser-geschnittene Nitinol-Stents und 86,7 % für geflochtene Stents, die das Leistenband kreuzten. Stentfrakturen wurden bei 4 (4 %) Patienten mit Laser-geschnittene Nitinol-Stents, aber bei keinem mit geflochtenen Stents gesehen. Die Daten deuten darauf hin, dass geflochtene Stents weniger zu Frakturen und Reverschlüssen im Bereich des Leistenbands neigen als Laser-geschnittene Nitinol-Stents.

Die interventionelle Therapie hat mittlerweile weitgehendst die offene Behandlung der symptomatischen chronischen iliofemoralen venösen Obstruktion verdrängt. Die Ergebnisse bei 535 Patienten (545 Extremitäten), die in einem Vierjahreszeitraum von 2014 bis 2017 mit dem Komposit-Wallstent-Z-Stent (Wallstent-Körper und Z-Stent an der Spitze) versorgt wurden, stellten Jayaraj et al. (2021) vor. Bei 441 Extremitäten handelte es sich um ein PTS, bei 104 Patienten um ein nicht-thrombotisches May-Turner-Syndrom. Nach 24 Monaten hatten Schmerzen, Grad der Schwellung und VCSS signifikant abgenommen. Bei 67 Patienten hatten Ulzera bestanden, sie heilten in 73 % über einen medianen Follow-up von 26 Monaten ab. Die kumulativen primären, primär-assistierten und sekundären Offenheitsraten nach 60 Monaten wurden mit 70 %, 99 % und 91 % berechnet. Bei 30 Extremitäten (5,5 %) war ein kontralaterales Stenting erforderlich. 111 Extremitäten (20 %) benötigten eine Re-intervention. Zu einer kontralateralen tiefen iliofemoralen VT kam es nur in 1 Fall (0,2 %). Die Autoren sahen den Vorteil in ihrer Technik (Composit-Stent) im Vergleich zum Stenting allein mit dem Wallstent vor allem in der wesentlich geringeren Notwendigkeit des kontralateralen Stentings mit 5,5 % vs. 13 % bei Verwendung des Wallstents allein. Die Ergebnisse dürften eine Benchmark für die endovaskuläre Behandlung von iliofemoralen venösen Obstruktionen mittels Stenting bei PTS darstellen.

Diese Arbeitsgruppe berichtete des Weiteren über 304 Patienten, die in den Jahren 2015 bis 2017 bei chronischer bilateraler iliakaler Venenobstruktion zunächst ein venöses Stenting der symptomatischeren Seite erhalten hatten (Jayaraj et al. 2020). In dieser kontralateralen Gruppe verbesserte sich nach 12 Monaten der Schmerzscore von 5 auf 0 (p < 0,0001), der Grad der Schwellung von 3 auf 1 (p < 0,0001) und der VCSS von 5 auf 3 (p < 0,0001). Innerhalb von 20 Monaten wurden 15 kontralaterale Extremitäten einem Stenting unterzogen, im Median nach 9 Monaten. Die primären und primär assistierten Offenheitsraten waren bei kontralateralem Stenting nach 12 Monaten 78 % bzw. 100 %, es kam zu keinen Stentverschlüssen. Aufgrund der Tatsache, dass nur

5 % der Patienten mit symptomatischer kontralateraler Extremität sich im Follow-up aufgrund einer Befundverschlechterung einem Stenting unterziehen mussten, empfahlen die Autoren bei symptomatischer kontralateraler Extremität ein zweizeitiges Vorgehen mit Behandlung zunächst der symptomatischeren Extremität.

Eine französische retrospektive Multizenterstudie umfasste 698 konsekutive Patienten, die bei iliokavaler Okklusion und chronischem PTS einem endovaskulären Stenting unterzogen wurden (David et al. 2022). Bei 24,3 % der Patienten bestand eine erbliche Thrombophilie, 60 % der Patienten waren weiblich. Die technische Erfolgsrate betrug 95,7 %, bei 78,9 % war nur eine Intervention notwendig, bei 20,3 % zwei. Periprozedurale Todesfälle traten nicht auf, im Follow-up verstarben 9 Patienten (0,9 %). Die periprozedurale Majorkomplikationsrate wurde mit 0,7 %, die Minorkomplikationsrate mit 3,2 % aufgeführt. Am Ende des Follow up nach 21,0 ± 19,1 Monaten machten bei den primär erfolgreichen 668 Patienten primäre, primär-assistierte und sekundäre Offenheit 80,4 %, 84,7 % und 92,2 % aus. Die mittlere Verbesserung von Villalta und Chronic Venous Insufficiency Questionnaire-20-Scores wurde mit 7,0 ± 4,7 Punkten bzw. 19,1 ± 14,8 Punkten (p < 0,0001) angegeben. Die Daten bestätigen Machbarkeit und Sicherheit der perkutanen Rekanalisation mit Stent-Platzierung bei PTS aufgrund einer iliokavalen Okklusion, zumindest in spezialisierten Zentren.

19.3 Fazit für die Praxis

1. Bei Patienten mit akuter tiefer Beinvenenthrombose wird generell eine alleinige Antikoagulantientherapie empfohlen.
2. Patienten mit proximaler tiefer Venenthrombose (iliofemoral >

popliteal) sollten für wenigstens 3 Monate antikoaguliert werden.

3. Bei Fehlen von Kontraindikationen sollten DOACs (direct oral anticoagulants) bei Nicht-Krebspatienten mit proximaler tiefer Venenthrombose als Erstlinien-Antikoagulantientherapie bevorzugt werden.

4. Eine adjuvante Katheter-basierte Thrombolyse kann bei ausgewählten Patienten mit iliofemoraler tiefer Venenthrombose in Betracht gezogen werden, bei Symptomen <14 Tagen und Lebenserwartung >1 Jahr, falls in erfahrenen Zentren durchgeführt.

5. Bei Patienten mit Ausflussobstruktion der V. iliaca und schweren Symptomen/Zeichen, sollte die endovaskuläre Behandlung in Betracht gezogen werden als Behandlung erster Wahl.

6. Bei Patienten mit Ausflussobstruktion der V. iliaca, die an einem widerspenstigen venösen Ulkus, schwerem postthrombotischem Syndrom (PTS) oder behindernder venöser Claudicatio leiden, kann die chirurgische oder Hybrid-Rekonstruktion der tiefen Vene in Betracht gezogen werden, wenn die endovaskulären Optionen allein nicht ausreichend sind.

7. Bei Patienten mit ausgedehnter axialer tiefer Veneninkompetenz und schweren persistierenden Symptomen und Zeichen kann, wenn das vorausgegangene Management versagt hat, eine chirurgische Versorgung der Klappeninsuffizienz in spezialisierten Zentren erwogen werden.

Literatur

de Athayde Soares R, Matielo MF, Brochado Neto FC, Nogueira MP, Almeida RD, Sacilotto R (2019) Comparison of the recanalization rate and postthrombotic syndrome in patients with deep venous thrombosis treated with rivaroxaban or warfarin. Surgery 166:1076–1083

Avgerinos ED, Saadeddin Z, Abou Ali AN, Pandya Y, Hager E, Singh M, Al-Khoury G, Makaroun MS, Chaer RA (2019) Outcomes and predictors of failure of iliac vein stenting after catheter-directed thrombolysis for acute iliofemoral thrombosis. J Vasc Surg Venous Lymphat Disord 7:153–161

Brailovsky Y, Yeung HM, Lakhter V, Zack CJ, Zhao H, Bashir R (2020) In-hospital outcomes of catheter-directed thrombolysis versus anticoagulation in cancer patients with proximal deep venous thrombosis. J Vasc Surg Venous Lymphat Disord 8:538–544

Broderick C, Watson L, Armon MP (2021) Thrombolytic strategies versus standard anticoagulation for acute deep vein thrombosis of the lower limb. Cochrane Database Syst Rev (1):CD002783

David A, Thony F, Del Giudice C, Société Française d'Imagerie Cardiovasculaire Diagnostique et Interventionnelle et al (2022) Short- and mid-term outcomes of endovascular stenting for the treatment of post-thrombotic syndrome due to iliofemoral and caval occlusive disease: a multi-centric study from the French Society of Diagnostic and Interventional Cardiovascular Imaging (SFICV). Cardiovasc Intervent Radiol 45:162–171

De Maeseneer MG, Kakkos SK, Aherne T et al (2022) Editor's choice – European Society for Vascular Surgery (ESVS) 2022 clinical practice guidelines on the management of chronic venous disease of the lower limbs. Eur J Vasc Endovasc Surg 63:184–267

Garcia MJ, Sterling KM, Kahn SR, Comerota AJ, Jaff MR, Ouriel K, Weinberg I, ACCESS PTS Investigators (2020) Ultrasound-accelerated thrombolysis and venoplasty for the treatment of the postthrombotic syndrome: results of the ACCESS PTS study. J Am Heart Assoc 9:e013398

Jayaraj A, Noel C, Raju S (2020) Contralateral limb improvement after unilateral iliac vein stenting argues against simultaneous bilateral stenting. J Vasc Surg Venous Lymphat Disord 8:565–571

Jayaraj A, Noel C, Kuykendall R, Raju S (2021) Long-term outcomes following use of a composite Wallstent-Z stent approach to iliofemoral venous stenting. J Vasc Surg Venous Lymphat Disord 9:393–400

Jiang C, Zhao Y, Wang X, Liu H, Tan TW, Li F (2020) Midterm outcome of pharmacomechanical catheter-directed thrombolysis combined with stenting for treatment of iliac vein compression syndrome with acute iliofemoral deep venous thrombosis. J Vasc Surg Venous Lymphat Disord 8:24–30

Kahn SR, Comerota AJ, Cushman M, American Heart Association Council on Peripheral Vascular Disease, Council on Clinical Cardiology, and Council on Cardiovascular and Stroke Nursing et al (2014) The postthrombotic syndrome: evidence-based prevention, diagnosis, and treatment strategies: a scientific statement from the American Heart Association. Circulation 130:1636–1661

Kahn SR, Julian JA, Kearon C, ATTRACT Trial Investigators et al (2020) Quality of life after pharmacomechanical catheter-directed thrombolysis for proximal deep venous thrombosis. J Vasc Surg Venous Lymphat Disord 8:8–23

Kakkos SK, Gohel M, Baekgaard N et al (2021) Editor's choice – European Society for Vascular Surgery (ESVS) 2021 clinical practice guidelines on the management of venous thrombosis. Eur J Vasc Endovasc Surg 61:9–82

Mazzolai L, Aboyans V, Ageno W et al (2018) Diagnosis and management of acute deep vein thrombosis: a joint consensus document from the European Society of Cardiology working groups of aorta and peripheral vascular diseases and pulmonary circulation and right ventricular function. Eur Heart J 39:4208–4218

Moeri L, Lichtenberg M, Gnanapiragasam S, Barco S, Sebastian T (2021) Braided or laser-cut self-expanding nitinol stents for the common femoral vein in patients with post-thrombotic syndrome. J Vasc Surg Venous Lymphat Disord 9:760–769

Notten P, Ten Cate H, Ten Cate-Hoek AJ (2021) Post-interventional antithrombotic management after venous stenting of the iliofemoral tract in acute and chronic thrombosis: a systematic review. J Thromb Haemost 19:753–796

Pouncey AL, Gwozdz AM, Johnson OW, Silickas J, Saha P, Thulasidasan N, Karunanithy N, Cohen AT, Black SA (2020) AngioJet pharmacomecha-nical thrombectomy and catheter directed thrombolysis vs. catheter directed thrombolysis alone for the treatment of iliofemoral deep vein thrombosis: a single centre retrospective cohort study. Eur J Vasc Endovasc Surg 60:578–585

Seager MJ, Busuttil A, Dharmarajah B, Davies AH (2016) Editor's choice – a systematic review of endovenous stenting in chronic venous disease secondary to iliac vein obstruction. Eur J Vasc Endovasc Surg 51:100–120

Sebastian T, Spirk D, Engelberger RP, Dopheide JF, Baumann FA, Barco S, Spescha R, Leeger C, Kucher N (2019) Incidence of stent thrombosis after endovascular treatment of iliofemoral or caval veins in patients with the postthrombotic syndrome. Thromb Haemost 119:2064–2073

Stevens SM, Woller SC, Baumann Kreuziger L (2021) Executive summary: antithrombotic therapy for VTE disease: second update of the CHEST guideline and expert panel report. Chest 160: 2247–2259

Tang A, Lakhter V, Zack CJ, Comerota AJ, Shah N, Zhao H, Bashir R (2021) Contemporary nationwide trends and in-hospital outcomes of adjunctive stenting in patients undergoing catheter-directed thrombolysis for proximal deep venous thrombosis. J Vasc Surg Venous Lymphat Disord 9:62–72

Vedantham S, Goldhaber SZ, Julian JA, ATTRACT Trial Investigators et al (2017) Pharmacomechanical catheter-directed thrombolysis for deep-vein thrombosis. N Engl J Med 377:2240–2252

Wells PS, Hirsh J, Anderson DR, Lensing AW, Foster G, Kearon C, Weitz J, D'Ovidio R, Cogo A, Prandoni P (1995) Accuracy of clinical assessment of deep-vein thrombosis. Lancet 345(8961):1326–1330

Williams ZF, Dillavou ED (2020) A systematic review of venous stents for iliac and venacaval occlusive disease. J Vasc Surg Venous Lymphat Disord 8:145–153

Yang X, Zhang X, Yin M, Wang R, Lu X, Ye K (2022) Elastic compression stockings to prevent post-thrombotic syndrome in proximal deep venous thrombosis patients without thrombus removal. J Vasc Surg Venous Lymphat Disord 10:293–299

Vena-Cava-Filter

Inhaltsverzeichnis

© Springer-Verlag GmbH Deutschland, ein Teil von Springer Nature 2022
E. S. Debus, R. T. Grundmann, *Evidenzbasierte Gefäßchirurgie*, Evidenzbasierte Chirurgie,
https://doi.org/10.1007/978-3-662-66422-3_20

20.1 Leitlinien

20.1.1 AWMF Leitlinie Diagnostik und Therapie der Venenthrombose und der Lungenembolie

Die deutsche Leitlinie nimmt zum Filter der Vena cava inferior (IVC-Filter) sowohl bei der Behandlung der Venenthrombose als auch bei der Lungenembolie Stellung (Deutsche Gesellschaft für Angiologie 2015). Indikationen für den IVC-Filter werden mit großer Zurückhaltung beschrieben.

Bei der Venenthrombose wird vermerkt:

- Die Implantation eines Vena cava-Filters soll Einzelfällen vorbehalten bleiben. In Einzelfällen und kleinen Kohorten wurde die Indikation für die Applikation eines *permanenten* Vena cava-Filters propagiert; eine kontrollierte Studie hat deren generelle Wertigkeit aber nicht bestätigen können. Frühere Untersuchungen zeigten zwar eine Verhütung von Lungenembolien; allerdings ohne Einfluss auf die Früh- und Langzeitmortalität und unter Inkaufnahme einer höheren Anzahl von Rezidivthrombosen gegenüber der Kontrollgruppe.

Zur Lungenembolie wird ausgeführt:

- Vena cava-Filter sind sehr selten erforderlich; wenn überhaupt, sollten *passagere* Filter eingesetzt werden. Temporäre Vena cava-Filter können in Einzelfällen indiziert sein. Dazu gehören Patienten mit rezidivierenden Lungenembolien trotz therapeutischer Antikoagulation. Eine weitere Indikation stellt ein hohes Blutungsrisiko (z. B. bei Polytrauma oder in der perioperativen Phase) bei gleichzeitig hohem Lungenembolierisiko (akute schwere venöse Thromboembolie) dar.

20.1.2 Society of Interventional Radiology

Diese Gesellschaft hat in Kooperation mit anderen Fachgesellschaften Leitlinien für IVC-Filter bei Patienten mit venöser thromboembolischer Erkrankung erstellt (Kaufman et al. 2020). Unter anderem heißt es:

Akute Lungenembolie

- Bei Patienten mit akuter Lungenembolie und Kontraindikation zur Antikoagulation raten wir, einen IVC-Filter in Betracht zu ziehen, basierend auf verschiedenen klinischen Risikofaktoren, wie im Rationale ausgeführt. (Empfehlungsstärke: eingeschränkt)

Anmerkung Im Rationale heißt es: Das Panel wertet, dass der Nutzen, der mit einer IVC-Filter-Platzierung verbunden ist (Reduzierung eines kurzfristigen Lungenembolie-Rezidivs und möglicherweise eine Verringerung der Sterblichkeit wegen akuter Lungenembolie) die potenziellen Schäden (Blutung, Gefäßverletzung, Device-Migration und erhöhtes Risiko einer rezidivierenden tiefen Venenthrombose) bei den meisten Patienten überwiegt.

Akute tiefe Venenthrombose

- Bei Patienten mit akuter tiefer VT ohne Lungenembolie und mit Kontraindikation zur Antikoagulation raten wir, einen IVC-Filter in Betracht zu ziehen, basierend auf verschiedenen klinischen Risikofaktoren, wie im Rationale ausgeführt. (Empfehlungsstärke: Konsensus)

20

Antikoagulation bei venöser Thromboembolie

— Bei Patienten mit Antikoagulation wegen akuter venöser Thromboembolie (tiefe VT, Lungenembolie), bei denen sich eine Kontraindikation zur Antikoagulation entwickelt, raten wir, einen IVC-Filter in Betracht zu ziehen, falls ein fortlaufendes signifikantes klinisches Risiko für eine Lungenembolie vorhanden ist (Empfehlungsstärke: Konsensus)

Rezidivierende venöse Thromboembolie

— Bei Patienten, die eine therapeutische Antikoagulation für eine venöse Thromboembolie (tiefe VT, Lungenembolie) erhalten und eine rezidivierende venöse Thromboembolie erleiden, raten wir, einen IVC-Filter *nicht* zu platzieren, mit wenigen Ausnahmen. Die Gründe für das Versagen der Antikoagulation sollten immer angegangen werden. (Empfehlungsstärke: Konsensus)

Routinemäßige IVC-Filter Platzierung

— Bei Patienten mit akuter venöser Thromboembolie (tiefe VT, Lungenembolie), die mit therapeutischen Antikoagulantien behandelt werden, empfehlen wir, einen IVC-Filter routinemäßig *nicht* zu platzieren. (Empfehlungsstärke: moderat)

Trauma-Patienten ohne bekannte venöse Thromboembolie

— Bei Trauma-Patienten ohne bekannte akute venöse Thromboembolie sprechen wir uns *gegen* die routinemäßige Platzierung von IVC-Filtern zur primären Prophylaxe der venösen Thromboembolie aus. (Empfehlungsstärke: moderat)

Patienten mit großen chirurgischen Eingriffen ohne bekannte venöse Thromboembolie

— Bei Patienten ohne bekannte akute venöse Thromboembolie, die sich einem großen chirurgischen Eingriff unterziehen, raten wir *gegen* die routinemäßige Platzierung von IVC-Filtern. (Empfehlungsstärke: Konsensus)

IVC-Verweilfilter mit keiner Indikation zur Antikoagulation

— Bei Patienten, die IVC-Verweilfilter mit keiner anderen Indikation zur Antikoagulation haben, können wir nicht für noch gegen die Antikoagulation raten. (Empfehlungsstärke: Konsensus)

IVC-Verweilfilter mit abgeschwächtem Lungenembolierisiko

— Bei Patienten mit *auswechselbaren*/entfernbaren IVC-Verweilfiltern, deren Lungenembolierisiko abgeschwächt ist oder die nicht mehr länger unter dem Lungenembolierisiko stehen, raten wir, die Filter routinemäßig zu entfernen/konvertieren, außer das Risiko überwiegt den Nutzen. (Empfehlungsstärke: Konsensus)
— Bei Patienten mit *permanenten* IVC-Verweilfiltern, deren Lungenembolierisiko abgeschwächt ist oder die nicht mehr länger unter dem Lungenembolierisiko stehen, raten wir gegen die routinemäßig Filterentfernung. (Empfehlungsstärke: Konsensus)

Komplikationen und IVC-Verweilfilter

— Bei Patienten mit Komplikationen, die auf IVC-Verweilfilter zurückgeführt werden, raten wir, die Filterentfernung zu erwägen, nach Abwägung der Filter- vs. Prozedur-bezogenen Risiken und der Wahrscheinlichkeit, dass die Filterentfernung die Komplikationen abschwächen wird. (Empfehlungsstärke: Konsensus)

Strukturiertes Follow-up

- Bei Patienten mit einem IVC-Filter empfehlen wir den Einsatz eines strukturierten Nachsorge-Programms, um die Rate an Filterentfernungen zu steigern und Komplikationen zu entdecken. (Empfehlungsstärke: begrenzt)

Geplante Filterentfernung

- Bei Patienten, bei denen die IVC-Filterentfernung geplant ist, raten wir gegen die prä-prozedurale routinemäßige Bildgebung des Filters und den Einsatz von Laboruntersuchungen, außer in ausgewählten Situationen, wie im Rationale ausgeführt. (Empfehlungsstärke: Konsensus)

Filterentfernung ohne Standard-Fangschlingen-Techniken

- Bei Patienten, bei denen bei der Filterentfernung der Filter nicht mit Standard-Techniken entfernt werden konnte, raten wir zum Versuch, die Entfernung mit fortgeschrittenen Techniken zu versuchen, falls geeignet und falls Expertise vorhanden, nach Reevaluierung von Risiko und Nutzen. (Empfehlungsstärke: Konsensus)

Flterplatzierungstechnik

- Bei Patienten, die sich einer IVC-Filter-Platzierung unterziehen, können wir nicht für oder gegen irgendeine spezifische Platzierungstechnik empfehlen. (Empfehlungsstärke: Konsensus)

20.1.3 Internationale Praxisleitlinien zur Behandlung und Prophylaxe der venösen Thromboembolie bei Patienten mit Karzinom

Diese Leitlinien (Farge et al. 2019) vermerken zu IVC-Filtern:

- IVC-Filter können bei der initialen Behandlung der venösen Thromboembolie in Betracht gezogen werden, wenn eine Antikoagulation kontraindiziert ist oder im Fall von Lungenembolie, wenn ein Rezidiv unter optimaler Antikoagulation auftritt. Eine periodische Neubewertung der Kontraindikationen gegen eine Antikoagulation wird empfohlen und die Antikoagulation soll wieder aufgenommen werden, wenn sie sicher ist. (Leitlinie basierend auf Evidenz sehr niedriger Qualität und nicht bekannter Balance zwischen erwünschten und nicht-erwünschten Effekten).
- Prophylaxe der VTE bei Patienten mit Krebs, die sich einem chirurgischen Eingriff unterzogen haben: IVC-Filter werden zur Routineprophylaxe *nicht* empfohlen (Grad 1 A-Empfehlung).

20.1.4 NICE (National Institute for Health and Care Excellence)

Die britischen Leitlinien zur venösen thromboembolischen Erkrankung führen zu den mechanischen Interventionen bei proximaler tiefer Venenthrombose aus (NICE 2020):

- Biete keinen IVC-Filter Patienten mit proximaler tiefer VT oder Lungenembolie an, außer
  - Es ist Teil einer klinischen Studie oder
  - Antikoagulation ist kontraindiziert oder eine Lungenembolie ist unter antikoagulatorischer Behandlung aufgetreten.
- Ziehe einen IVC-Filter für Patienten mit proximaler tiefer VT oder Lungenembolie in Betracht, wenn eine Antikoagulation kontraindiziert ist. Entferne den IVC-Filter, wenn die Antikoagulantientherapie nicht länger kontraindiziert ist und etabliert wurde.
- Ziehe einen IVC-Filter für Patienten mit proximaler tiefer VT oder Lungenembolie in Betracht, wenn Patienten eine Lungenembolie unter Antikoagulantientherapie haben (nur nach Durchführung der Schritte, die unter Empfehlungen nach Behandlungsversagen aufgeführt sind).
- Gehe vor Anlage eines IVC-Filters sicher, dass vor Ort eine Strategie vorhanden ist, den Filter bei frühestmöglicher Gelegenheit zu entfernen. Dokumentiere diese Strategie und überprüfe sie, wenn sich die klinische Situation ändert.

20.1.5 Leitlinien der European Society of Cardiology (ESC) zu Diagnose und Management der akuten Lungenembolie (Konstantinides et al. 2019)

Empfehlungen zur Akutphasen-Behandlung der Hochrisiko-Lungenembolie

- Es wird empfohlen, dass eine Antikoagulation mit unfraktioniertem Heparin (UFH), einschließlich einer gewichtsadaptierten Bolusinjektion, ohne Verzug bei Patienten mit Hochrisiko-Lungenembolie eingeleitet wird. (Empfehlungsklasse I/Evidenzgrad C)
- Die systemische thrombolytische Therapie wird für die Hochrisiko-Lungenembolie empfohlen. (Empfehlungsklasse I/Evidenzgrad B)
- Die chirurgische pulmonale Embolektomie wird für Patienten mit Hochrisiko-Lungenembolie empfohlen, bei denen eine Thrombolyse kontraindiziert ist oder versagt hat. (Empfehlungsklasse I/Evidenzgrad C)
- Die perkutane Katheter-basierte Behandlung sollte bei Patienten mit Hochrisiko-Lungenembolie in Betracht gezogen werden, bei denen die Thrombolyse kontraindiziert ist oder versagt hat. (Empfehlungsklasse IIa/Evidenzgrad C)
- Noradrenalin und/oder Dobutamin sollten bei Patienten mit Hochrisiko-Lungenembolie erwogen werden. (Empfehlungsklasse IIa/Evidenzgrad C)
- ECMO (extrakorporale Membran Oxygenierung) kann in Kombination mit der chirurgischen Embolektomie oder Katheter-basierten Behandlung bei Patienten mit Lungenembolie und refraktärem zirkulatorischem Kollaps oder Herzstillstand in Betracht gezogen werden. (Empfehlungsklasse IIb/Evidenzgrad C)

Empfehlungen zum Vena cava-Filter

- IVC-Filter sollten bei Patienten mit akuter Lungenembolie und absoluten Kontraindikationen für eine Antikoagulation in Betracht gezogen werden. (Empfehlungsklasse IIa/Evidenzgrad C)
- IVC-Filter sollten in Fällen von Lungenembolie-Rezidiv trotz therapeutischer Antikoagulation in Betracht gezogen werden. (Empfehlungsklasse IIa/Evidenzgrad C)

— Der Routineeinsatz von IVC-Filtern wird *nicht* empfohlen. (Empfehlungsklasse III/Evidenzgrad A)

20.2 Ergebnisse

20.2.1 Metaanalysen/ Systematische Reviews

Zur Effektivität und Sicherheit von IVC-Filtern bei Verhinderung einer Lungenembolie liegt ein Cochrane Review auf Basis von 6 Studien und 1300 Teilnehmern vor (Young und Sriram 2020). Nur zwei randomisierte Studien waren von guter methodischer Qualität. In der ersten Studie wurde Antikoagulation allein vs. Antikoagulation + wiederentfernbarer IVC-Filter hinsichtlich des rezidivierenden Lungenembolierisikos getestet. Es fanden sich keine Unterschiede in den Raten an Lungenembolien, Tod, tiefer VT der unteren Extremität oder Blutungen nach 3 und 6 Monaten. Nur bei 153 von 193 Patienten konnte der temporäre Filter wieder erfolgreich entfernt werden. In der zweiten Studie zeigte die prophylaktische Filterinsertion keinerlei Nutzen hinsichtlich Verhinderung von symptomatischer Lungenembolie, Sterblichkeit oder venösen Thrombosen der unteren Extremität bei Polytraumapatienten. In dieser Studie war eine prophylaktische Antikoagulation in beiden Gruppen (Filter und Kontrolle) vorgenommen worden, falls sie sicher erschien. Die Autoren des Cochrane Reviews konnten folglich keine Schlüsse hinsichtlich der Wirksamkeit von IVC-Filtern zur Verhinderung von Lungenembolien ziehen und verwiesen auf die Leitlinien, die allein in einer Kontraindikation gegen eine Antikoagulation eine akzeptierte Indikation für IVC-Filter sehen.

Liu et al. (2021) erstellten ebenfalls eine Metaanalyse randomisierter Studien zum Effekt der IVC-Filter-Implantation auf die Lungenembolierate anhand von 7 Studien und 1274 Patienten. Auch sie fanden keine ausreichende Evidenz, um zu folgern, dass der Einsatz der IVC-Filter die Sterblichkeit reduziert. Immerhin reduzierte aber die Verwendung der Filter das erneute Auftreten einer Lungenembolie – ohne Zunahme an tiefen Venenthrombosen oder größeren Blutungen.

In einer Metaanalyse von 10 Studien (davon zwei randomisierte kontrollierte Studien) gingen Shariff et al. (2021) der Frage nach, inwieweit IVC-Filter bei Polytraumapatienten tödliche und symptomatische Lungenembolien verhindern können. In dieser Analyse war der prophylaktische Einsatz von IVC-Filtern bei Patienten mit schwerem Trauma mit einem reduzierten Risiko an symptomatischen Lungenembolien assoziiert (RR 0,27, CI 0,12–0,58; p < 0,05). Jedoch führte der Einsatz der IVC-Filter nicht zu einem verminderten Risiko an tödlichen Lungenembolien. Der Stellenwert der IVC-Filter bei Polytraumapatienten ließ sich demnach nicht eindeutig definieren.

20.2.2 Randomisierte Studien

Daten der französischen multizentrischen randomisierten PREPIC (Prevention du Risque d'Embolie Pulmonaire par Interruption Cave) – Studie wurden erstmals von Decousus et al. 1998 publiziert. In dieser Studie wurde geprüft, ob die Implantation eines permanenten IVC-Filters zusätzlich zur Heparintherapie bei Patienten mit tiefer Venenthrombose die Rate an Lungenembolien reduzieren kann. Dies war in den ersten 12 Tagen der Fall, mit einer Rate an symptomatischen oder asymptomatischen Lungenembolien von 1,1 % in der Filtergruppe vs. 4,8 % in der Gruppe ohne Filter. Nach zwei Jahren war jedoch die Rate an rezidivierenden tiefen Venenthrombosen in der Filtergruppe mit 20,8 % signifikant höher als in der Kontrolle mit 11,6 %, was sich mit Thrombosen an der Filterstelle erklären ließ. Unterschiede in der Sterblichkeit gab es zwischen beiden Gruppen nicht. Die Ergebnisse nach 8 Jahren bestätigten in der Therapiegruppe eine geringere Rate an symptomatischen Lungenembolien (6,2 % vs. 15,1 %), bei einer weiterhin erhöhten Rate an tiefen Venenthrombosen (35,7 % vs. 27,5 %) und nicht unterschiedlicher Sterblichkeit zwischen beiden Gruppen (PREPIC Study Group 2005). Hinsichtlich der Rate an postthrombotischen Syndromen unterschieden sich beide Gruppen ebenfalls nicht. Ein systematischer Einsatz von permanenten IVC-Filtern bei Patienten mit venöser Thromboembolie kann demnach nach dieser Studie nicht empfohlen werden. Dies gilt auch für Krebspatienten, wie eine weitere kleine randomisierte Studie ergab, in der sich keine Vorteile bei Patienten mit tiefer Venenthrombose und/oder Lungenembolie zeigte, ob sie nun allein mit Fondaparinux oder zusätzlich mit einem IVC-Filter versorgt wurden (Barginear et al. 2012).

Eine weitere randomisierte Studie stellt PREPIC2 dar (Mismetti et al. 2015). Eingeschlossen in die Studie wurden Patienten mit akuter symptomatischer Lungenembolie in Verbindung mit tiefer oder oberflächlicher Venenthrombose der unteren Extremität. In der Therapiegruppe wurden 200 Patienten mit einem entfernbaren IVC-Filter + Antikoagulantien versorgt, in der Kontrolle erhielten 199 Patienten ausschließlich Antikoagulantien („intention-to-treat"). Tatsächlich wurden in der Therapiegruppe die Filter wieder bei 153 Patienten entfernt. Nach 3 Monaten war es in der Filtergruppe in 3 % der Fälle zu einer rekurrierenden Lungenembolie gekommen (alle tödlich), in der Kontrollgruppe in 1,5 % (2 von 3 tödlich). Hinsichtlich tiefer Venenthrombosen, Blutungen oder Sterblichkeit jeglicher Ursache unterschieden sich beide Gruppen nach 3 und 6 Monaten nicht. Die Studie belegt den fehlenden Nutzen der Implantation entfernbarer IVC-Filter bei Patienten mit Lungenembolie und Venenthrombose, falls diese antikoaguliert werden können.

20.2.3 Studien und Register

IVC-Filter bei Polytrauma

In eine randomisierte kontrollierte australische Studie gingen 240 Polytraumapatienten ein, bei denen innerhalb der ersten 72 Stunden nach Aufnahme entweder ein entfernbarer IVC-Filter implantiert oder dies unterlassen wurde (Ho et al. 2019). Voraussetzung war, dass bei den Patienten eine Kontraindikation gegen eine prophylaktische Antikoagulation bestand. Alle Filter sollten entfernt werden, sobald eine prophylaktische Antikoagulation sicher eingeleitet werden konnte, spätestens aber nach 90 Tagen. Der Zeitpunkt der Einleitung der prophylaktischen Antikoagulation blieb dem behandelnden Team überlassen. Primärer Studienendpunkt war der Komposit aus symptomatischer Lungenembolie oder Tod jeglicher Ursache 90 Tage nach Studienaufnahme. Der primäre Studienendpunkt war bei Patienten mit IVC-Filtern nicht signifikant seltener als in der Kontrollgruppe (13,9 % vs. 14,4 %; Hazard Ratio 0,99; 95 % CI 0,51 bis 1,94; p = 0,98). 46 Patienten in der Filtergruppe und 34 Patienten der Kontrolle erhielten in den ersten 7 Tagen nach dem Unfall keine prophylaktische Antikoagulation, bei diesen Patienten traten in der IVC-Filtergruppe null Lungenembolien auf, aber 5 (14,7 %) in der Kontrollgruppe einschließlich 1 Patient, der verstarb (relatives Risiko für Lungenembolie 0; 95 % CI 0,00 bis 0,55). Bei 6 Patienten wurde ein eingefangener Thrombus im Filter gefunden. Tod jeglicher Ursache nach 90 Tagen machte in der IVC-Filtergruppe 13,1 %, in der Kontrollgruppe 9,3 % (HR 1,41; CI 0,69–2,87) aus. Bei 34 von 108 Patienten konnte der Filter aus technischen Gründen oder Verlust im Follow-up innerhalb 90 Tagen nicht entfernt werden. Die Botschaft dieser randomisierten Studie war, dass die frühe prophylaktische Platzierung eines IVC-Filters bei Schwerverletzten zu keiner geringeren Inzidenz an symptomatischen

Lungenembolien oder Tod nach 90 Tagen führt, im Vergleich zu keiner Filterplatzierung.

Mangels randomisierter Studien versuchten Sarosiek et al. (2017) in einer retrospektiven Kohortenstudie mittels einem 3:1 „propensity matching" zwei vergleichbare Patientengruppen zu bilden, die in einem Level 1-Traumazentrum (Boston) mit und ohne IVC-Filter versorgt wurden. 451 Patienten mit Filter standen 1343 Patienten ohne Filter gegenüber. Die frühe Sterblichkeit in den ersten 72 Stunden nach Aufnahme war in der Gruppe ohne Filter höher, was auf die Verletzungsschwere zurückzuführen war. Falls der Patient die ersten 24 Stunden nach Aufnahme überlebte, unterschieden sich beide Gruppen nicht signifikant, weder in der Hospitalletalität noch in der Letalität im längerfristigen Follow-up von im Mittel 3,8 Jahren. Ein Nutzen der Filterimplantation konnte nicht gezeigt werden. In dieser Untersuchung waren die meisten Filter prophylaktisch inseriert worden, nur bei 15,3 % der Patienten bestand eine Venenthrombose oder Lungenembolie. Im Langzeitverlauf wurden die wenigsten Filter wieder entfernt, 91,3 % blieben erhalten. Daraus ließ sich folgern, dass die Implantation der IVC-Filter weder das Überleben verbesserte noch umgekehrt langfristig bei diesen Patienten im Vergleich zur Kontrolle das Überleben aufgrund von Filterkomplikationen beeinträchtigte. Filter sollten bei Traumapatienten nicht in der Absicht implantiert werden, die Sterblichkeit zu senken. Vielmehr sollten die Filter so rasch wie möglich wieder entfernt werden, sobald keine Kontraindikationen gegen eine Antikoagulation mehr vorliegen, um mögliche Langzeitkomplikationen der Filter zu vermeiden.

Eine sehr große retrospektive Registererhebung aus den USA zur Implantation von IVC-Filtern bei Traumapatienten wurde von Cook et al. (2017) vorgestellt. Analysiert wurden mehrere Datenbanken, die Pennsylvania Trauma Outcome Study (PTOS) (461.974 Patienten von 2003 bis 2015), die National Trauma Data Bank (NTDB) (5. 755.095 Patienten von 2003 bis 2014) und die National (Nationwide) Inpatient Sample (NIS) (24.449.476 Patienten von 2003 bis 2013). Die Rate an IVC-Filter-Platzierungen unterschied sich nur geringfügig in den 3 Datensätzen (2,5 % in PTOS, 1,2 % in NDTB und 0,8 % in NIS). Das gleiche galt für die Raten an Lungenembolie (0,5 % in PTOS, 0,3 % in NTDB, 0,6 % in NIS). Die meisten Filter wurden prophylaktisch eingesetzt (93,6 % in PTOS, 93,5 % in NTDB, 93,3 % in NIS). Alle drei Register demonstrierten eine zurückgehende Indikationsstellung des Filtereinsatzes: in PTOS sank die Rate der Implantationen von 3,9 % in 2006 auf 0,9 % in 2015, in NTDB von 1,5 % in 2008 auf 0,7 % in 2014 und in NIS von 0,9 % in 2010 auf 0,7 % in 2013. Trotz der abnehmenden Zahl an IVC-Filter-Platzierungen kam es zu keinem Anstieg der Lungenembolieraten, auch nicht der tödlichen Lungenembolien, womit die Daten den begrenzten Nutzen der IVC-Filterimplantation bei Traumapatienten zu erhärten scheinen.

Wie Traumazentren in den USA die Implantation von IVC-Filtern handhaben, überprüften Gilligan et al. (2020) retrospektiv in der National Trauma Data Bank (2005–2014). Insgesamt wurden 65.482 IVC-Filter in 448 Zentren implantiert, 20 Zentren (4,3 %) implantierten keine Filter. Bezogen auf die Gesamtzahl der behandelten Patienten, erhielten 2,25 % (95 % CI: 2,23 bis 2,27) der Patienten einen IVC-Filter. Eine Lungenembolie trat bei 7,5 % der Patienten mit IVC-Filter auf, verglichen mit 0,4 % bei den Patienten ohne Filter, wobei Patienten mit Filter eine signifikant höhere vorhergesagte Sterblichkeit aufgrund der Schwere der Verletzung hatten. Insgesamt zeigte die IVC-Filterimplantationsrate zwischen den Traumazentren eine erhebliche Variation, unabhängig von den Patientencharakteristika. Gründe waren unterschiedliche Interpretationen der Leitlinien, sich verändernde Evidenz, abnehmende Kostenerstattungsraten und therapeutische Haltung des einzelnen Zentrums.

Die National Trauma Data Bank (des Jahres 2012) nutzten auch Sabharwal et al. (2019), um Prävalenz und Variation der prophylaktischen IVC-Filterimplantation bei Wirbelsäulenverletzungen zu überprüfen. Unter 120.920 Patienten mit Wirbelsäulenverletzung erhielten insgesamt 3773 (3,1 %) einen IVC-Filter, davon 2898 Patienten prophylaktisch. 11,0 % (n = 13,273) der Wirbelsäulenverletzten wurden operativ behandelt, von ihnen erhielten 1319 Patienten (9,9 %) einen IVC-Filter, bei 1083 (8,2 %) Patienten waren dies prophylaktische Implantationen. In dieser Kohorte befanden sich insgesamt 7700 Patienten mit Rückenmarksverletzung (6,4 %), die Rate an IVC-Filterimplantationen betrug bei ihnen n = 1025 (13,2 %). Die Autoren wollten diese Daten als Bestandsaufnahme verstanden wissen, zumal die IVC-Filterraten zwischen den einzelnen Zentren erheblich schwankten. In Anbetracht der Tatsache, dass in den USA thromboembolische Komplikationen bei verletzten Patienten nicht selten zu Rechtsstreitigkeiten wegen Behandlungsfehlern führen, sahen Sabharwal et al. die Indikationshäufigkeit von IVC-Filtern als durchaus akzeptabel an.

IVC-Filter bei Katheter-basierter Thrombolyse

In der National Inpatient Sample (NIS) - Datenbasis der Jahre 2005 bis 2013 fanden Akhtar et al. (2018) 7119 Patienten, die wegen proximaler oder cavaler tiefer VT eine Katheter-basierte Thrombolyse erhielten. Bei 2421 (34 %) von ihnen wurde zusätzlich ein IVC-Filter eingesetzt. Zwischen Filtergruppe und Nicht-Filtergruppe gab es Propensity Score gematcht keine signifikanten Unterschiede hinsichtlich Krankenhaussterblichkeit (0,7 % vs. 1,0 %), Prozedur-bezogener Blutung (1,4 % vs.

1,0 %) oder intrakranieller Blutung (0,7 % vs. 0,6 %). Jedoch waren Krankenhausliegezeit, Blutungen und Kosten in der Filtergruppe höher (◘ Tab. 20.1). Es ließ sich folgern, dass bei Patienten mit proximaler oder cavaler tiefer VT und Katheter-basierter Thrombolyse die Implantation eines IVC-Filters nicht indiziert ist – obwohl dies in den USA noch bei einem Drittel der Patienten so gehandhabt wird.

Prophylaktischer IVC-Filter bei bariatrischer Chirurgie

Von 258.480 Patienten mit bariatrischer Chirurgie, die in der NIS-Datenbank der Jahre 2005 bis 2015 erfasst wurden, erhielten 1047 (0,41 %) einen IVC-Filter prophylaktisch (Reddy et al. 2019). Patienten mit prophylaktischem IVC-Filtern wiesen ein signifikant höheren kombinierten Endpunkt von Krankenhaussterblichkeit oder Lungenembolie auf (1,4 % vs. 0,4 %; p = 0,019). Außerdem waren Patienten mit prophylaktischem IVC-Filter mit höheren Raten an tiefen Thrombosen der unter Extremität oder V. cava (1,8 % vs. 0,3 %; p < 0,01), längerem Krankenhausaufenthalt und Kosten assoziiert. Angesichts des Fehlens randomisierter Studien ist folglich der Routineeinsatz von prophylaktischen IVC-Filtern in der bariatrischen Chirurgie nicht gerechtfertigt.

Filter-Rückholung und temporäre IVC-Filter

Leitlinien empfehlen, IVC-Filter so rasch wie möglich zu entfernen, wenn sie nicht mehr benötigt werden. Wie in realiter die Entfernung der IVC-Filter in den USA gehandhabt wird, untersuchten Mohapatra et al. (2019) in einer populationsbezogenen Kohorte von 131.791 IVC-Filtern der Jahre 2004 bis 2014 in Florida. In diesem Zeitraum stieg zunächst die Rate der jährlichen Filterimplantationen bis zum Jahr 2010 um 50 % an, um in den folgenden Jahren um 24 % wieder abzufallen. Das mittlere Fol-

◘ Tab. 20.1   Outcome von Patienten mit und ohne zusätzliche IVC-Filter-Implantation bei Katheter-basierter Thrombolyse wegen tiefer Venenthrombose. Propensity-Score gematchter Vergleich. (Nach Akhtar et al. 2018)

Parameter	Kein IVC-Filter (n = 2259)	IVC-Filter (n = 2259)	P
Tod, n (%)	23 (1,0)	15 (0,7)	0,20
Bluttransfusion, n (%)	237 (10,5)	255 (11,3)	0,37
GI-Blutung, n (%)	44 (1,9)	32 (1,4)	0,17
Intrakranielle Blutung, n (%)	13 (0,6)	15 (0,7)	0,70
Hämatom, n (%)	47 (2,1)	76 (3,4)	0,009
Prozedurbezogene Blutung, n (%)	23 (1,0)	32 (1,4)	0,23
Krankenhausgebühren, US $	92.881 ± 80.194	104.049 ± 75.572	<0,001
Periphere Angioplastie, n (%)	1329 (58,8)	1394 (61,7)	0,048
Peripherer Stent, n (%)	634 (28,1)	673 (29,8)	0,20
Prozedurbezogenes Nierenversagen, n (%)	8 (0,4)	4 (0,2)	0,25
Akutes Nierenversagen, n (%)	188 (8,3)	195 (8,6)	0,71
TIA, n (%)	2 (0,1)	1 (0,04)	0,57
Embolischer Schlaganfall, n (%)	2 (0,1)	2 (0,1)	0,99
Prozedurbezogene kardiale Komplikationen, n (%)	5 (0,2)	5 (0,2)	0,98

GI Gastrointestinal TIA Transitorische Ischämische Attacke

low-up nach Filterimplantation betrug 17,3 ± 25,5 Monate, nur 8637 IVC-Filter (6,6 %) wurden zurückgeholt. Die Rate an zurückgewonnen Filtern stieg im Beobachtungszeitraum lediglich von 3,4 % auf 8,5 % im Jahr 2013 an. Die Rate an zurückgeholten Filtern war am höchsten bei Patienten <20 Jahre (34 %) und am geringsten in der Medicare-Population (2,5 %). Die Autoren wiesen darauf hin, dass diese Filter-Rückholraten („Retrieval rate") eher der Realität entsprechen als die, die in klinischen Studien von spezialisierten Zentren publiziert werden. Die Handhabung der IVC-Filterimplantation und ihre Rückgewinnung ist demnach in der Fläche alles andere als leitliniengerecht und stark verbesserungsbedürftig. Dies zeigt auch eine Untersuchung von Brown et al. (2017) in einer Ko-

horte von 54.766 Patienten mit IVC-Filtern. Bei 36,9 % bestand eine Lungenembolie, bei 43,9 % eine tiefe Venenthrombose, bei 19,2 % war keine venöse Thromboembolie dokumentiert. Die Autoren errechneten über 1 Jahr Follow-up eine Rate an wieder entfernten Filtern von 18,4 %, mit einem Anstieg auf 38,2 % im letzten Untersuchungsjahr 2014. Trotz Sicherheitswarnungen bei Belassen der Filter blieben demnach die Mehrzahl der IVC-Filter implantiert, speziell bei älteren Patienten, was regional sehr unterschiedlich gehandhabt wurde. Die Dauer der Implantation ließ sich nicht zum Beginn der Antikoagulation korrelieren.

Höhere Rückholraten nach IVC-Filterimplantation nannten Williams et al. (2022). Sie fanden in der Medicare-

Datenbank unter 516.978 Patienten mit der Diagnose venöse Thromboembolie 5864 (1,1 %) Patienten, bei denen ein IVC-Filter im Median 24 Tage nach dem Indexereignis implantiert worden war. Bei 1884 (32,1 %) Patienten wurde der Filter zurückgeholt, im Median 103 (Interquartil-Range 58–170) Tage nach Implantation. Die Autoren wiesen auf die große Streubreite der Implantations- und Rückholraten hin, abhängig von Demographie, Komorbiditäten, Patientenalter, Institution (ambulant/stationär) und geographischer Region.

IVC-Filter-Thrombosen

Die Rate an IVC-Filter-Thrombosen untersuchten King et al. (2022) in der Vascular Quality Initiative (VQI)-Datenbasis der Jahre 2013 bis 2019. Bei 5780 von 12.874 Patienten mit IVC-Filterimplantation gab es Follow-up-Daten über 2 Jahre, 78 (1,3 %) dieser Patienten hatten eine IVC-Filterthrombose entwickelt. Bei Patienten, bei denen eine postoperative Bildgebung erfolgte, war die Cavathromboserate höher (2,2 %). Fünf unabhängige Faktoren waren mit einer IVC-Filterthrombose assoziiert: eine neue tiefe VT im Follow-up, ein Zugang über die V. jugularis interna, eine venöse Thromboembolie bei Einweisung, ein temporärer IVC-Filter und eine fehlende Thrombozytenaggregationshemmung im Follow-up. Die Folgerung dieser Erhebung war, dass Patienten mit IVC-Filter eine Thrombozytenaggregationshemmung erhalten sollten.

20.3 Fazit für die Praxis

> **Übersicht**
> 1. Vena-Cava-Filter sind selten erforderlich; wenn überhaupt, sollen passagere Filter eingesetzt werden.
> 2. Temporäre Vena-Cava-Filter können in Einzelfällen indiziert sein. Dazu gehören Patienten mit rezidivierenden Lungenembolien trotz therapeutischer Antikoagulation.
> 3. Eine weitere Indikation stellt ein hohes Blutungsrisiko (z. B. bei Polytrauma oder in der perioperativen Phase) bei gleichzeitig hohem Lungenembolierisiko (akute schwere venöse Thromboembolie) dar.
> 4. Wegen der nicht unerheblichen Komplikationsrate sollen Vena-Cava-Filter sobald wie möglich wieder entfernt werden, sofern der Patient für ein Antikoagulantientherapie geeignet ist.

Literatur

Akhtar OS, Lakhter V, Zack CJ, Hussain H, Aggarwal V, Oliveros E, Brailovsky Y, Zhao H, Dhanisetty R, Charalel RA, Zhao M, Bashir R (2018) Contemporary trends and comparative outcomes with adjunctive inferior vena cava filter placement in patients undergoing catheter-directed thrombolysis for deep vein thrombosis in the United States: insights from the national inpatient sample. JACC Cardiovasc Interv 11:1390–1397

Barginear MF, Gralla RJ, Bradley TP, Ali SS, Shapira I, Greben C, Nier-Shoulson N, Akerman M, Lesser M, Budman DR (2012) Investigating the benefit of adding a vena cava filter to anticoagulation with fondaparinux sodium in patients with cancer and venous thromboembolism in a prospective randomized clinical trial. Support Care Cancer 20:2865–2872

Brown JD, Raissi D, Han Q, Adams VR, Talbert JC (2017) Vena cava filter retrieval rates and factors associated with retrieval in a large US Cohort. J Am Heart Assoc 6:e006708

Cook AD, Gross BW, Osler TM, Rittenhouse KJ, Bradburn EH, Shackford SR, Rogers FB (2017) Vena cava filter use in trauma and rates of pulmonary embolism, 2003–2015. JAMA Surg 152: 724–732

Decousus H, Leizorovicz A, Parent F, Page Y, Tardy B, Girard P, Laporte S, Faivre R, Charbonnier B, Barral FG, Huet Y, Simonneau G (1998) A clinical trial of vena caval filters in the prevention of pulmonary embolism in patients with proximal deep-vein thrombosis. Prévention du Risque d'Embolie Pulmonaire par Interruption Cave Study Group. N Engl J Med 338:409–415

Deutsche Gesellschaft für Angiologie – Gesellschaft für Gefäßmedizin e.V. (DGA) (2015) Venenthrombose und Lungenembolie: Diagnostik und Therapie. AWMF Leitlinien-Register Nr.065/002. Stand: 10. Oktober 2015

Farge D, Frere C, Connors JM et al (2019) International Initiative on Thrombosis and Cancer (ITAC) advisory panel. 2019 international clinical practice guidelines for the treatment and prophylaxis of venous thromboembolism in patients with cancer. Lancet Oncol 20:e566–e581

Gilligan TC, Cook AD, Hosmer DW, Hunter DC, Vernon TM, Weinberg JA, Ward J, Rogers FB (2020) Practice variation in vena cava filter use among trauma centers in the national trauma database. J Surg Res 246:145–152

Ho KM, Rao S, Honeybul S et al (2019) A multicenter trial of vena cava filters in severely injured patients. N Engl J Med 381:328–337

Kaufman JA, Barnes GD, Chaer RA et al (2020) Society of Interventional Radiology Clinical Practice guideline for inferior vena cava filters in the treatment of patients with venous thromboembolic disease: developed in collaboration with the American College of Cardiology, American College of Chest Physicians, American College of Surgeons Committee on Trauma, American Heart Association, Society for Vascular Surgery, and Society for Vascular Medicine. J Vasc Interv Radiol 31:1529–1544

King RW, Wooster MD, Veeraswamy RK, Genovese EA (2022) Contemporary rates of inferior vena cava filter thrombosis and risk factors. J Vasc Surg Venous Lymphat Disord 10:313–324

Konstantinides SV, Meyer G, Becattini C et al (2019) 2019 ESC Guidelines for the diagnosis and management of acute pulmonary embolism developed in collaboration with the European Respiratory Society (ERS): the Task Force for the diagnosis and management of acute pulmonary embolism of the European Society of Cardiology (ESC). Eur Respir J 54:1901647

Liu Y, Lu H, Bai H, Liu Q, Chen R (2021) Effect of inferior vena cava filters on pulmonary embolism-related mortality and major complications: a systematic review and meta-analysis of randomized controlled trials. J Vasc Surg Venous Lymphat Disord 9:792–800

Mismetti P, Laporte S, Pellerin O, PREPIC2 Study Group et al (2015) Effect of a retrievable inferior vena cava filter plus anticoagulation vs anticoagulation alone on risk of recurrent pulmonary embolism: a randomized clinical trial. JAMA 313:1627–1635

Mohapatra A, Liang NL, Chaer RA, Tzeng E (2019) Persistently low inferior vena cava filter retrieval rates in a population-based cohort. J Vasc Surg Venous Lymphat Disord. 7:38–44

NICE (2020) Venous thromboembolic diseases: diagnosis, management and thrombophilia testing. Clinical guideline [NG158]. https://www.nice.org.uk/guidance/ng158. Zugegriffen im Oktober 2022

PREPIC Study Group (2005) Eight-year follow-up of patients with permanent vena cava filters in the prevention of pulmonary embolism: the PREPIC (Prevention du Risque d'Embolie Pulmonaire par Interruption Cave) randomized study. Circulation 112:416–422

Reddy S, Zack CJ, Lakhter V, Aggarwal V, Pitt HA, Edwards MA, Zhao H, Bashir R (2019) Prophylactic inferior vena cava filters prior to bariatric surgery: insights from the national inpatient sample. JACC Cardiovasc Interv 12:1153–1160

Sabharwal S, Fox AD, Vives MJ (2019) The use of inferior vena cava filters in spine trauma: a nationwide study using the National Trauma Data Bank. J Spinal Cord Med 42:228–235

Sarosiek S, Rybin D, Weinberg J, Burke PA, Kasotakis G, Sloan JM (2017) Association between inferior vena cava filter insertion in trauma patients and in-hospital and overall mortality. JAMA Surg 152:75–81

Shariff M, Kumar A, Adalja D, Doshi R (2021) Inferior vena cava filters reduce symptomatic but not fatal pulmonary emboli after major trauma: a meta-analysis with trial sequential analysis. Eur J Trauma Emerg Surg 47:1805–1811

Williams AO, Sridharan N, Rojanasarot S, Chaer R, Anderson N, Wifler W, Jaff MR (2022) Population-based disparities in inferior vena cava filter procedures among medicare enrollees with acute venous thromboembolism. J Am Coll Radiol 19:722–732

Young T, Sriram KB (2020) Vena caval filters for the prevention of pulmonary embolism. Cochrane Database Syst Rev 10(10):CD006212

20

Venöses Ulcus cruris

Inhaltsverzeichnis

© Springer-Verlag GmbH Deutschland, ein Teil von Springer Nature 2022
E. S. Debus, R. T. Grundmann, *Evidenzbasierte Gefäßchirurgie*, Evidenzbasierte Chirurgie,
https://doi.org/10.1007/978-3-662-66422-3_21

21

21.1 Leitlinien

21.1.1 Society for Vascular Surgery und das American Venous Forum

Die Society for Vascular Surgery und das American Venous Forum haben Praxisleitlinien zur Behandlung venöser Beinulzera veröffentlicht, die unter anderem folgende Empfehlungen enthalten (O'Donnell et al. 2014):

— Wir schlagen als Standarddefinition eines venösen Ulkus vor: „eine offene Hautläsion am Bein oder Fuß, die in einem Gebiet mit venöser Hypertension auftritt". (beste Praxis)

— Wir empfehlen, dass bei allen Patienten mit Verdacht auf Beinulzera, die der Definition eines venösen Beinulkus entsprechen, eine klinische Untersuchung hinsichtlich des Belegs einer chronischen venösen Erkrankung durchgeführt wird. (beste Praxis)

— Wir empfehlen die Identifikation von medizinischen Bedingungen, die die Ulkusabheilung beeinflussen und andere nichtvenöse Ursachen der Ulzera. (beste Praxis)

— Wir empfehlen die fortlaufende Wundmessung venöser Beinulzera und ihre Dokumentation. (beste Praxis)

— Wir raten von der Routinekulturabnahme venöser Beinulzera ab und empfehlen die Wund-Kulturabnahme ausschließlich bei klinischem Beleg für das Vorhandensein einer Infektion. (Grad-2-Empfehlung; Evidenzlevel C)

— Wir empfehlen die Wundbiopsie für Beinulzera, die sich unter Standard-Wund- und Kompressionstherapie nicht nach 4 bis 6 Wochen verbessern und für alle Ulzera mit atypischen Merkmalen. (Grad-1-Empfehlung; Evidenzlevel C)

— Wir raten zur Laboruntersuchung auf Thrombophilie bei Patienten mit einer Anamnese von rezidivierender venöser Thrombose und chronischen rezidivierenden venösen Beinulzera. (Grad-2-Empfehlung; Evidenzlevel C)

— Wir empfehlen die arterielle Pulsmessung und die Bestimmung des Knöchel-Arm-Index bei allen Patienten mit venösen Beinulzera. (Grad-1-Empfehlung; Evidenzlevel B)

— Wir empfehlen die umfassende venöse Ultraschalluntersuchung der unteren Extremität bei allen Patienten mit Verdacht auf venöse Beinulzera. (Grad-1-Empfehlung; Evidenzlevel B)

— Wir empfehlen die selektive CT-Phlebografie, MR-Phlebografie, Kontrast-Phlebographie und/oder intravaskulären Ultraschall bei Patienten mit Verdacht auf venöse Beinulzeration, falls eine zusätzliche fortgeschrittene venöse Diagnostik erforderlich ist hinsichtlich thrombotischem oder nichtthrombotischem Beckenvenen-Verschluss oder zur operativen Planung vor offenen oder endovenösen Interventionen. (Grad-2-Empfehlung; Evidenzlevel C)

— Wir empfehlen, alle Patienten mit venösen Beinulzera auf der Basis von venösen Klassifikationsbewertungen zu klassifizieren, einschließlich klinischer CEAP, revidiertem Venous Clinical Severity Score und für Lebensqualität spezifisch für venöse Erkrankung. (beste Praxis)

Wundversorgung

— Wir raten, venöse Beinulzera initial und bei jedem Verbandswechsel mit einer neutralen, nicht-reizenden, nicht-toxischen Lösung zu reinigen, durchgeführt mit einem Minimum an chemischem oder mechanischem Trauma. (Grad-2-Empfehlung; Evidenzlevel C)

— Wir empfehlen, dass venöse Beinulzera bei ihrer ersten Evaluation ein sorgfältiges Débridement erhalten, um offensichtlich nekrotisches Gewebe, exzessive bakterielle Belastung und Belastung aufgrund von toten und alten Zellen zu entfernen. (Grad-1-Empfehlung; Evidenzlevel B). Wir empfehlen, dass ein zusätzliches Erhaltungs-Débridement vorgenommen wird, um das Aussehen und die Bereitschaft des Wundbetts für eine Heilung aufrechtzuerhalten. (Grad-2-Empfehlung; Evidenzlevel B).

- Wir empfehlen, dass Lokalanästhesie (topisch oder Lokalinjektion) angewendet wird, um den Diskomfort bei chirurgischem Débridement von venösen Beinulzera zu minimieren. In ausgewählten Fällen kann ein Regionalblock oder Allgemeinanästhesie erforderlich sein. (Grad-1-Empfehlung; Evidenzlevel B).

- Wir empfehlen, dass ein chirurgisches Débridement für venöse Beinulzera mit sich ablösendem, nicht-vitalem Gewebe oder Schorf durchgeführt wird. Eine fortlaufende Wundbewertung ist wichtig, um die Notwendigkeit eines wiederholten Débridements zu bestimmen. (Grad-1-Empfehlung; Evidenzlevel B).

- Wir raten zum hydrochirurgischen Wunddebridement als eine Alternative zum Standard-chirurgischen Débridement von venösen Beinulzera. (Grad-2-Empfehlung; Evidenzlevel B).

- Wir raten dagegen, das Ultraschall-Débridement dem chirurgischen Débridement bei der Behandlung venöser Beinulzera vorzuziehen. (Grad-2-Empfehlung; Evidenzlevel C).

- Wir raten zum enzymatischen Débridement venöser Beinulzera, wenn kein Kliniker – trainiert im chirurgischen Débridement – zur Verfügung steht, um die Wunde zu debridieren. (Grad-2-Empfehlung; Evidenzlevel C).

- Wir empfehlen *nicht*, das enzymatische Débridement dem chirurgischen Débridement vorzuziehen. (Grad-2-Empfehlung; Evidenzlevel C).

- Wir empfehlen, dass die Larventherapie bei venösen Beinulzera als Alternative zum chirurgischen Débridement angewendet werden kann. (Grad-2-Empfehlung; Evidenzlevel B).

Primärer Wundverband

- Wir empfehlen einen topischen Wundverband, der das Exsudat des venösen Beinulkus managen und ein feuchtes warmes Wundbett aufrechterhalten kann, anzuwenden. (Grad-2-Empfehlung; Evidenzlevel C).

- Wir empfehlen, einen primären Wundverband zu wählen, der das durch das Ulkus produzierte Wundexsudat absorbieren kann (Alginate, Schäume) und die Haut um das Ulkus herum schützt. (Grad-2-Empfehlung; Evidenzlevel B).

- Wir sprechen uns gegen den Routineeinsatz von topischen antimikrobiellen Wundverbänden bei der Behandlung von nichtinfizierten venösen Beinulzera aus. (Grad-2-Empfehlung; Evidenzlevel A).

Spalthaut/Hautersatz

- Wir sprechen uns gegen die Spalthauttransplantation als Primärtherapie bei Behandlung venöser Beinulzera aus. (Grad-2-Empfehlung; Evidenzlevel B).

- Wir raten zur Spalthauttransplantation mit kontinuierlicher Kompression bei ausgewählten großen venösen Beinulzera, die keine Zeichen der Abheilung bei Standardversorgung von 4 bis 6 Wochen gezeigt haben. (Grad-2-Empfehlung; Evidenzlevel B).

- Wir raten zum Einsatz von Gewebe aus Schweine-Dünndarm-Submukosa zusätzlich zur Kompressionstherapie bei Behandlung venöser Beinulzera, die keine Zeichen der Abheilung nach Standardtherapie von 4 bis 6 Wochen gezeigt haben. (Grad-2-Empfehlung; Evidenzlevel B).

21

- Wir sprechen uns gegen den primären Routineeinsatz der Unterdruck-Wundtherapie bei venösen Beinulzera aus. (Grad-2-Empfehlung; Evidenzlevel C).

Kompression

- Bei einem Patienten mit venösem Beinulkus empfehlen wir die Kompressionstherapie der Behandlung ohne Kompression vorzuziehen, um die Heilungsrate venöser Beinulzera zu steigern. (Grad-1-Empfehlung; Evidenzlevel A).
- Bei einem Patienten mit abgeheiltem venösem Beinulkus empfehlen wir die Kompressionstherapie, um das Risiko des Ulkusrezidivs zu senken. (Grad-2-Empfehlung; Evidenzlevel B).
- Wir empfehlen, die Multikomponenten-Kompressions-Bandage der Einzel-Komponenten-Bandage bei Behandlung venöser Beinulzera vorzuziehen. (Grad-2-Empfehlung; Evidenzlevel B).
- Bei einem Patienten mit einem venösen Beinulkus und zugrundeliegender arterieller Erkrankung empfehlen wir keine Kompressionsbandagen oder Strümpfe, wenn der Knöchel-Arm-Index 0,5 oder weniger ist oder wenn der absolute Knöcheldruck weniger als 60 mm Hg ist. (Grad-2-Empfehlung; Evidenzlevel C).
- Wir empfehlen die intermittierende pneumatische Kompression, wenn andere Kompressionsoptionen nicht zur Verfügung stehen, nicht angewendet werden können oder beim Abheilen venöser Beinulzera nach verlängerter Kompressionsbehandlung versagt haben. (Grad-2-Empfehlung; Evidenzlevel C).

21.1.2 European Society for Vascular Surgery

Die Leitlinien der European Society for Vascular Surgery (ESVS) zum Management chronischer Venenerkrankungen der unte-

ren Extremität merken zu venösen Beinulzera unter anderem an (De Maeseneer et al. 2022):

- **Empfehlung 67**
Für Patienten mit aktiven venösen Beinulzera ohne Infektion wird die Anwendung von lokalen oder systemischen Antibiotika, um die Ulkusheilung zu verbessern, *nicht* empfohlen. (Empfehlungsklasse III/ Evidenzgrad B)

- **Empfehlung 68**
Für Patienten mit aktiven Beinulzerationen wird eine objektive arterielle Untersuchung empfohlen. (Empfehlungsklasse I/Evidenzgrad C)

- **Empfehlung 69**
Für Patienten mit aktiven venösen Beinulzerationen wird die Kompressionstherapie zur Verbesserung der Ulkusheilung empfohlen. (Empfehlungsklasse I/Evidenzgrad A)

- **Empfehlung 70**
Für Patienten mit aktiven venösen Beinulzerationen werden mehrlagige oder unelastische Bandagen oder adjustierbare Kompressionsbekleidung empfohlen, die einen Zieldruck von wenigstens 40 mm Hg am Knöchel ausüben, um die Ulkusheilung zu verbessern. (Empfehlungsklasse I/ Evidenzgrad A)

- **Empfehlung 71**
Bei Patienten mit aktiven venösen Beinulzerationen sollten überlagert-aufgebrachte elastische Kompressionsstrümpfe, die einen Zieldruck von bis zu 40 mm Hg am Knöchel ausüben, bei kleinen und kürzlich aufgetreten Ulzera in Betracht gezogen werden. (Empfehlungsklasse IIa/Evidenzgrad B)

- **Empfehlung 72**
Bei Patienten mit aktiven venösen Beinulzerationen, mit einem Knöcheldruck unter 60 mm Hg, Zehendruck unter 30 mm

Hg oder Knöchel-Arm-Index unter 0,6 wird eine anhaltende Kompressionsbehandlung *nicht* empfohlen. (Empfehlungsklasse III/ Evidenzgrad C)

■ Empfehlung 73

Bei Patienten mit aktiven venösen Beinulzerationen sollte die intermittierende pneumatische Kompression in Betracht gezogen werden, wenn andere Kompressionsoptionen nicht zur Verfügung stehen, nicht angewendet werden können oder versagt haben, die Ulkusheilung zu fördern. (Empfehlungsklasse IIa/Evidenzgrad B)

■ Empfehlung 74

Für Patienten mit einem gemischten Ulkus, das durch koexistierende arterielle und venöse Erkrankung verursacht wird, kann eine modifizierte Kompressionsbehandlung unter enger klinischer Überwachung in Betracht gezogen werden, mit einem Kompressionsdruck von weniger als 40 mm Hg, vorausgesetzt, der Knöcheldruck ist höher als 60 mm Hg. (Empfehlungsklasse IIb/Evidenzgrad C)

■ Empfehlung 75

Bei Patienten mit abgeheiltem venösem Beinulkus sollte die langfristige Kompressionsbehandlung erwogen werden, um das Risiko des Ulkusrezidivs zu reduzieren. (Empfehlungsklasse IIa/Evidenzgrad B)

■ Empfehlung 76

Für Patienten mit aktiver venöser Beinulzeration und oberflächlicher Veneninkompetenz wird die frühe endovenöse Ablation empfohlen, um die Ulkusheilung zu beschleunigen. (Empfehlungsklasse I/ Evidenzgrad B)

■ Empfehlung 77

Für Patienten mit oberflächlicher Veneninkompetenz und abgeheiltem venösem Beinulkus wird die Behandlung der inkompetenten Venen empfohlen, um das Risiko des Ulkusrezidivs zu vermindern. (Empfehlungsklasse I/Evidenzgrad A)

■ Empfehlung 78

Bei Patienten mit aktiver venöser Beinulzeration sollte die Ablation des venösen Plexus unter dem Ulkus mittels Ultraschallgesteuerter Schaum-Sklerotherapie (UGSS) als Teil der Behandlungsstrategie in Betracht gezogen werden. (Empfehlungsklasse IIa/Evidenzgrad C)

■ Empfehlung 79

Für Patienten mit oberflächlicher Veneninkompetenz und aktivem oder abgeheiltem venösem Beinulkus wird die Behandlung oberflächlicher inkompetenter Venen empfohlen, auch bei Vorhandensein von tiefer Veneninkompetenz. (Empfehlungsklasse I/ Evidenzgrad A)

■ Empfehlung 80

Bei Patienten mit aktiver venöser Beinulzeration infolge oberflächlicher venöser Inkompetenz und Perforatorvenen-Inkompetenz nahe dem Ulkus kann die gleichzeitige Behandlung von beiden, Stammreflux und inkompetente Perforatoren, in Betracht gezogen werden. (Empfehlungsklasse IIb/Evidenzgrad C)

■ Empfehlung 81

Bei Patienten mit aktiver oder abgeheilter venöser Beinulzeration und Beckenvenen-Ausfluss-Obstruktion sollte ein venöses Stenting in Betracht gezogen werden. (Empfehlungsklasse IIa/Evidenzgrad B)

■ Empfehlung 82

Bei Patienten mit aktiver venöser Beinulzeration sollten mikronisierte Flavonoid-Fraktion, Hydroxyethylrutoside, Pentoxifyllin oder Sulodexid in Betracht gezogen werden als Zusatz zur Kompression und lokalen Wundversorgung, um die Ulkusheilung zu verbessern. (Empfehlungsklasse IIa/Evidenzgrad A)

21.2 Ergebnisse

21.2.1 Randomisierte Studie

Frühe endovenöse Ablation bei venösen Ulzera

Die Kompressionstherapie gilt als Standard bei der Behandlung venöser Ulzera. Inwieweit bei Patienten mit Kompressionstherapie eine zusätzliche frühe endovenöse Behandlung des venösen Reflux in den oberflächlichen Venen (=Varikosis) von Nutzen ist, überprüften Gohel et al. (2018) in der randomisierten kontrollierten „Early Venous Reflux Ablation (EVRA)"- Studie. Die endovenöse Therapie umfasste thermische und nicht-thermische Ablationsverfahren. 224 Patienten wurden der frühen Intervention zugeteilt. Diese Patienten erhielten innerhalb zwei Wochen nach Randomisierung neben der Kompressionstherapie eine endovenöse Behandlung des oberflächlichen venösen Reflux. Bei Patienten der Kontrollgruppe (n = 226) wurde eine endovenöse Behandlung erst in Betracht gezogen, wenn das Ulkus unter Kompressionstherapie abgeheilt war oder 6 Monate nach Randomisierung bei nicht-abgeheiltem Ulkus („verzögerte Intervention"). Primärer Studienendpunkt war die Zeit bis zur Ulkusabheilung. Sekundäre Endpunkte waren Ulkusheilungsrate nach 24 Wochen, Ulkusrezidiv, Ulkus-freie Zeit und Patientenberichtete Lebensqualität. Die mediane Zeit bis zum Abheilen der Ulzera war bei früher Intervention signifikant kürzer (im Median 56 Tage) als bei verzögerter Intervention (Median 82 Tage), die Rate an Ulkusabheilungen nach 24 Wochen höher (85,6 % vs. 76,3 %) und die mediane Ulkus-freie Zeit im ersten Jahr nach Randomisierung länger. Die Daten dieser randomisierten Studie sprechen dafür, bei venösen Ulzera mit oberflächlichem venösem Reflux die frühe endovenöse Ablation (hier bevorzugt mit UGSS) zusätzlich zur Kompressionstherapie vorzunehmen. Zu dieser Studie liegt des Weiteren eine Kosten-Effektivitätsanalyse vor. Danach ist die frühe Intervention im Vergleich zur verzögerten die kostengünstigere Strategie, mit einer 91,6 % Wahrscheinlichkeit, kosteneffektiv zu sein auf Basis einer Bereitschaft, £20.000 pro QALY zu bezahlen (Gohel et al. 2020).

21.2.2 Metaanalysen

Kompressionsbandagen und -Strümpfe

Shi et al. (2021) überprüften in einem Cochrane Review den Effekt von Kompressionsbandagen und Strümpfen im Vergleich zu keiner Kompression auf die Heilung venöser Beinulzera. Eingeschlossen in die Analyse wurden insgesamt 14 Studien mit 1391 Teilnehmern. Im Ergebnis ergab sich mäßiggradige Evidenz, dass wahrscheinlich eine kürzere Zeit bis zur kompletten Abheilung venöser Beinulzera bei Patienten besteht, die Kompressionsbandagen oder Strümpfe tragen, im Vergleich zu solchen, die keine Kompression tragen (gepoolte Hazard Ratio für die Zeit bis zur kompletten Abheilung 2,17, 95 % Konfidenzintervall (CI) 1,52 bis 3,10; 5 Studien, 733 Teilnehmer); und dass zweitens Patienten, die Kompressionsbandagen oder Strümpfe tragen, häufiger innerhalb 12 Monaten eine komplette Ulkus-Heilung erleben (10 Studien, 1215 Teilnehmer) im Vergleich zu Patienten ohne Kompression (Risiko-Ratio für komplette Heilung 1,77, 95 % CI 1,41 bis 2,21). Die Verwendung von Kompressionsbandagen oder Strümpfen reduziert wahrscheinlich den Schmerz und kann die Krankheits-spezifische Lebensqualität verbessern. Hinsichtlich unerwünschter Nebenwirkungen und Kosteneffektivität besteht keine Gewissheit.

Verbände

Zur Evidenz von Verbänden und topischen Agentien bei Behandlung venöser Beinulzera erstellten Norman et al. (2018) auf Basis von 78 randomisierten Studien (7014 Teilnehmer) einen Cochrane Review. Die Evidenz des Netzwerks als solches war von geringer Gewissheit, es gab lediglich eine gewisse Evidenz dafür, dass silberhaltige Wundauflagen die Heilungsrate eventuell fördern können.

Die Evidenz von Hydrogelverbänden bei venösen Beinulzera wurde von Ribeiro et al. (2022) in einem Cochrane Review untersucht. Vier randomisierte Studien (10 Artikel) gingen in eine qualitative Analyse ein. Insgesamt wurden 272 Teilnehmer randomisiert. Die Studien verglichen Hydrogelverbände mit Gaze und Kochsalz, Alginat-Verbänden, Manuka-Honig und Hydrocolloiden. Es gab keine schlüssige Evidenz, um die Wirksamkeit von Hydrogelverbänden verglichen mit Gaze und Kochsalz, Alginat, Manuka-Honig oder Hydrocolloiden auf die Heilung von venösen Ulzera zu bestimmen. Der Praktiker kann daher beim Therapieentscheid andere Parameter, wie die Kosten und das Symptommanagement, bei der Auswahl der Verbände in Betracht ziehen. Darüber hinaus fehlten in den bisherigen Untersuchungen wichtige Parameter wie gesundheitsbezogene Lebensqualität, Schmerzen und Ulkusrezidivrate.

Wachstumsfaktoren zur Behandlung chronischer venöser Beinulzera

In einer systematischen Übersicht mit Metaanalyse überprüften Lee et al. (2022) den Einfluss von Wachstumsfaktoren auf komplette Wundheilung, prozentuale Wundgrößen-Reduktion und Nebenwirkungen bei Patienten mit chronischen venösen Ulzera. 13 Studien mit 991 Teilnehmern gingen in die Auswertung ein. Es ergab sich ein signifikanter Unterschied zwischen irgendeinem Wachstumsfaktor und Plazebo bei der kompletten Wundheilung (p = 0,004). Jeder Wachstumsfaktor verglichen mit Plazebo erhöhte signifikant die Wahrscheinlichkeit einer prozentualen Wundflächenreduktion um 48,8 % (p = 0,0001). Hinsichtlich unerwünschter Nebenwirkungen fanden sich keine signifikanten Unterschiede. Insgesamt waren die Studien aber generell von schwacher Qualität und hoher Heterogenität hinsichtlich der untersuchten Wachstumsfaktoren. Die Vermutung, dass Wachstumsfaktoren einen Nutzen bei der Wundheilung chronischer venöser Ulzera haben, ist demnach nur schwach bis mäßig gesichert und mit einem Publikationsbias behaftet.

Die schwache Evidenz hinsichtlich des Nutzens von Wachstumsfaktoren bei Behandlung venöser Ulzera wird durch eine weitere Metaanalyse von Carvalho et al. (2019) bestätigt. Sie erfassten 802 Patienten in 10 Studien, 472 in der Interventionsgruppe (Applikation von Wachstumsfaktoren), 330 in der Kontrollgruppe. Das relative Risiko für eine komplette Ulkusabheilung war bei Applikation von Wachstumsfaktoren 1,06 [95 % CI 0,92–1,22], p = 0,41. In der Tendenz zeigten Studienteilnehmer, die thrombozytenreiches Plasma und epidermale Wachstumsfaktoren erhielten, eine leichte Tendenz, eine komplette Heilung zu erreichen, aber ohne statistische Signifikanz. Die meisten Studien mussten mit mäßigem Biasrisiko klassifiziert werden.

Wundreinigung

Zu der Frage, welche Methode zur Wundreinigung bei venösen Ulzera besonders geeignet sei, liegt ein Cochrane Review auf Basis von lediglich vier Studien mit 254 Teilnehmern vor (McLain et al. 2021). Es ergab sich keine ausreichende Evidenz, um zu belegen, ob eine Polyhexamethylenbiguanid (PHMB)-Lösung im Vergleich zu Kochsalzlösung; eine Wasserstoffperoxidlösung verglichen mit sterilem Wasser; Propylbetain und Pollihexanid verglichen mit einer Kochsalzlösung; oder Octenidindihydrochlorid/Phenoxyethanol (OHP) verglichen mit einer Ringerlösung irgendeinen Unterschied in der Behandlung venöser Ulzera ausmachen.

Medikamentöse Behandlung

Den Nutzen von Sulodexid bei Patienten mit chronischer Venenerkrankung überprüften Pompilio et al. (2021) in einer systematischen Übersicht mit Metaanalyse. Randomisierte Studien lagen nicht vor. Die Beobachtungsstudien zeigten jedoch, dass Sulodexid signifikant Schmerzen und das Gefühl von Schwellung, Schwere und Parästhesien bei chronischer Venenerkrankung zu reduzieren vermag. Für Sulodexid ergab sich die höchste Wahrscheinlichkeit (48 %), die effektivste adjuvante Therapie mit Steigerung der Heilungsrate venöser Ulzera zu sein, gefolgt von einer Wahrscheinlichkeit von 37 % bei Pentoxifyllin und lediglich 16 % bei MPFF (mikronisierte gereinigte Flavonoid-Fraktion). Die Autoren empfahlen demnach Sulodexid zur adjuvanten Therapie bei chronischen venösen Ulzera unter dem Vorbehalt, dass die Studienlage nicht robust ist.

Phlebotonika repräsentieren eine heterogene Medikamentengruppe, die bei chronischer venöser Insuffizienz zur Anwendung kommen. Die meisten von ihnen sind natürliche Flavonoide, die aus Pflanzen extrahiert werden. Synthetische Produkte mit Flavonoid-ähnlichen Eigenschaften werden auch verwendet. Martinez-Zapata et al. (2020) untersuchten in einem Cochrane Review Wirksamkeit und Sicherheit von Phlebotonika bei oraler oder topischer Anwendung zur Behandlung der chronischen venösen Insuffizienz der unteren Extremitäten. Der Cochrane Review analysierte Daten von 56 Studien mit 7690 Patienten. Lediglich die orale Applikation der Phlebotonika konnte überprüft werden, da keine der identifizierten Studien zur topischen Anwendung die Einschlusskriterien erfüllte. Die verschiedensten Phlebotonika wurden untersucht (unter anderen 28 Studien zu Rutosiden, 11 zu Hidrosmin und Diosmin, 10 zu Calciumdobesilat). Es ergab sich eine moderate Gewissheit, dass Phlebotonika wahrscheinlich die Ödembildung leicht reduzieren, verglichen mit Plazebo; eine moderate Gewissheit von geringem oder keinem Unterschied in der Lebensqualität; und geringe Evidenz, dass diese Medikamente die Ulkusheilung nicht beeinflussen. Mäßige Gewissheit lässt vermuten, dass Phlebotonika wahrscheinlich mit einem höheren Risiko unerwünschter Nebenwirkungen als Plazebo assoziiert sind. Die Studien berichteten nur über kurzfristige Ergebnisse, so dass die mittel – und langfristige Sicherheit von Phlebotonika nicht abgeschätzt werden konnte.

21.3 Fazit für die Praxis

Übersicht

1. Für Patienten mit aktiven venösen Beinulzerationen wird die Kompressionstherapie zur Verbesserung der Ulkusheilung empfohlen. Dabei sollen mehrlagige oder unelastische Bandagen verwendet werden, die einen Zieldruck von wenigstens 40 mm Hg am Knöchel ausüben.
2. Bei Patienten mit abgeheiltem venösem Beinulkus sollte die langfristige Kompressionsbehandlung erwogen werden, um das Risiko des Ulkusrezidivs zu reduzieren.
3. Zur Versorgung des Ulkus wird ein Wundverband empfohlen (z. B. Alginate, Schäume), der das Exsudat des venösen Beinulkus absorbieren und ein feuchtes warmes Wundbett aufrechterhalten kann.
4. Bei Patienten mit oberflächlicher Veneninkompetenz und aktivem oder

abgeheiltem venösem Beinulkus wird die Behandlung oberflächlicher inkompetenter Venen empfohlen, auch bei Vorhandensein von tiefer Veneninkompetenz.

5. Bei Patienten mit aktiver oder abgeheilter venöser Beinulzeration und Beckenvenen-Ausfluss-Obstruktion sollte ein venöses Stenting in Betracht gezogen werden.

6. Bei Patienten mit aktiver venöser Beinulzeration können Phlebotonika als adjuvante Therapie eingesetzt werden, wobei Sulodexid signifikant Schmerzen und das Gefühl von Schwellung, Schwere und Parästhesien bei chronischer Venenerkrankung zu reduzieren vermag.

Literatur

Carvalho MR, Silveira IA, Oliveira BGRB (2019) Treatment of venous ulcers with growth factors: systematic review and meta-analysis. Rev Bras Enferm 72:200–210. English, Portuguese

De Maeseneer MG, Kakkos SK, Aherne T et al (2022) Editor's choice – European Society for Vascular Surgery (ESVS) 2022 clinical practice guidelines on the management of chronic venous disease of the lower limbs. Eur J Vasc Endovasc Surg 63:184–267

Gohel MS, Heatley F, Liu X, Bradbury A, Bulbulia R, Cullum N, Epstein DM, Nyamekye I, Poskitt KR, Renton S, Warwick J, Davies AH, Trial Investigators EVRA (2018) A randomized trial of early endovenous ablation in venous ulceration. N Engl J Med 378:2105–2114

Gohel MS, Mora MSc J, Szigeti M, Early Venous Reflux Ablation Trial Group et al (2020) Long-term clinical and cost-effectiveness of early endovenous ablation in venous ulceration: a randomized clinical trial. JAMA Surg 155:1113–1121

Lee Y, Lee MH, Phillips SA, Stacey MC (2022) Growth factors for treating chronic venous leg ulcers: a systematic review and meta-analysis. Wound Repair Regen 30:117–125

Martinez-Zapata MJ, Vernooij RW, Simancas-Racines D et al (2020) Phlebotonics for venous insufficiency. Cochrane Database Syst Rev 11(11):CD003229

McLain NE, Moore ZE, Avsar P (2021) Wound cleansing for treating venous leg ulcers. Cochrane Database Syst Rev 3(3):CD011675

Norman G, Westby MJ, Rithalia AD, Stubbs N, Soares MO, Dumville JC (2018) Dressings and topical agents for treating venous leg ulcers. Cochrane Database Syst Rev 6(6):CD012583

O'Donnell TF Jr, Passman MA, Marston WA, Society for Vascular Surgery; American Venous Forum et al (2014) Management of venous leg ulcers: clinical practice guidelines of the Society for Vascular Surgery ® and the American Venous Forum. J Vasc Surg 60(2 Suppl):3S–59S

Pompilio G, Nicolaides A, Kakkos SK, Integlia D (2021) Systematic literature review and network meta-analysis of sulodexide and other drugs in chronic venous disease. Phlebology 36:695–709

Ribeiro CT, Dias FA, Fregonezi GA (2022) Hydrogel dressings for venous leg ulcers. Cochrane Database Syst Rev 8(8):CD010738

Shi C, Dumville JC, Cullum N, Connaughton E, Norman G (2021) Compression bandages or stockings versus no compression for treating venous leg ulcers. Cochrane Database Syst Rev 7(7):CD013397

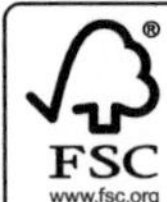